MANUAL DE MEDICINA DE FAMÍLIA E COMUNIDADE DE McWHINNEY

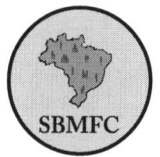 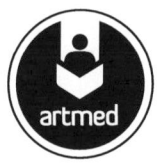

A Artmed é a editora oficial da Sociedade Brasileira de Medicina de Família e Comunidade

DIRETORIA DA SBMFC (2016-2018)

Presidente	Thiago Gomes da Trindade
Vice-presidente	Paulo Poli Neto
Secretário Geral	Daniel Knup
Diretora Administrativo e Financeiro	Samantha França
Diretor de Comunicação	Rodrigo Bandeira de Lima
Diretor de Titulação e Certificação	Nulvio Lermen Junior
Diretora de Exercício Profissional e Mercado de Trabalho	Denize Ornelas
Diretor de Medicina Rural	Magda Moura de Almeida
Diretor de Residência e Especialização	André Luiz da Silva
Departamento de Residência	André Andrade Justino
Departamento de Especialização	Patrícia Chueri
Diretora Residente	Laís Melo
Diretor Residente	José Carlos Arrojo
Diretor de Graduação e Pós-graduação *Stricto Sensu*	Marcelo Rodrigues Gonçalves
Departamento de Graduação	Olivan Queiroz
Departamento de Pós-graduação *Stricto Sensu*	Maria Eugênia
Diretor Científico e de Desenvolvimento Profissional Contínuo	Giuliano Dimarzio
Departamento de Educação Permanente	Martim Elviro
Departamento de Publicação	Gustavo Gusso
Departamento de Pesquisa	Sandro Batista

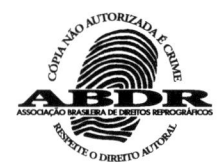

F855m Freeman, Thomas R.
   Manual de medicina de família e comunidade de McWhinney / Thomas R. Freeman ; tradução: André Garcia Islabão, Anelise Teixeira Burmeister ; revisão técnica: José Mauro Ceratti Lopes, Lêda Chaves Dias Curra. – 4. ed. – Porto Alegre : Artmed, 2018.
   xvi, 520 p. : il. ; 23 cm.

   ISBN 978-85-8271-464-5

   1. Medicina de família e comunidade. I. Título.

   CDU 614

Catalogação na publicação: Poliana Sanchez de Araujo – CRB 10/2094

Thomas R. Freeman, MD, MCISc, CCFP, FCFP
Professor of Family Medicine
Schulich School of Medicine and Dentistry
The University of Western Ontario
London, Ontario, Canada

MANUAL DE MEDICINA DE FAMÍLIA E COMUNIDADE DE McWHINNEY

4ª EDIÇÃO

Tradução:
André Garcia Islabão
Anelise Teixeira Burmeister

Revisão Técnica:

José Mauro Ceratti Lopes (falecido)
Médico do Serviço de Saúde Comunitária do Grupo Hospitalar Conceição (SSC-GHC).
Especialista em Medicina de Família e Comunidade pela SBMFC.
Especialista em Medicina do Trabalho pela Universidade Federal do Rio Grande do Sul (UFRGS).
Mestre em Educação pela UFRGS.
Ex-presidente da Associação Gaúcha de Medicina de Família e Comunidade (AGMFC).

Lêda Chaves Dias Curra
Médica do SSC-GHC.
Especialista em Medicina de Família e Comunidade pela AMB/SBMFC.
Terapeuta de Família pelo Instituto da Família de Porto Alegre (INFAPA).
Especialista em Saúde Pública pela Escola de Saúde Pública do Rio Grande do Sul (ESP-RS).
Mestre em Epidemiologia pela UFRGS.

Reimpressão 2019

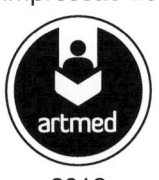

2018

Obra originalmente publicada sob o título *McWhinney's textbook of family medicine*, 4th Edition
ISBN 9780199370689

Copyright © Oxford University Press, 2016

This translation is published by arrangement with Oxford University Press. Artmed Editora Ltda., a Grupo A Educação S.A. company, is solely responsible for this translation from the original work and Oxford University Press shall have no liability for any erros, omissions or inaccuracies or ambiguities in such translation or for any losses caused by reliance thereon.

Esta é uma tradução autorizada pela editora original Oxford University Press. A editora da tradução é totalmente responsável pela tradução da obra original – a Oxford University Press não tem qualquer responsabilidade por eventuais erros, omissões ou imprecisões na tradução ou por eventuais perdas incorridas.

Os editores efetuaram todos os esforços para localizar os detentores de direitos dos materiais que aparecem nesta obra. Se inadvertidamente foi omitido algum crédito, faremos as devidas inserções através de errata aos que se manifestarem contatando esta editora.

Gerente editorial: *Letícia Bispo de Lima*

Colaboraram nesta edição:

Coordenador editorial: *Alberto Schwanke*

Assistente editorial: *Tiele Patricia Machado*

Capa: *Márcio Monticelli*

Imagem da capa: *©shutterstock.com / Ollyy, Smiling people*

Preparação de originais: *Luana Peixoto Neumann e Maria Regina Borges-Osório*

Leitura final: *Pietra Cassol Rigatti*

Editoração: *Kaéle Finalizando Ideias*

Reservados todos os direitos de publicação, em língua portuguesa, à
ARTMED EDITORA LTDA., uma empresa do GRUPO A EDUCAÇÃO S.A.
Av. Jerônimo de Ornelas, 670 – Santana
90040-340 Porto Alegre RS
Fone: (51) 3027-7000 Fax: (51) 3027-7070

Unidade São Paulo
Rua Doutor Cesário Mota Jr., 63 – Vila Buarque
01221-020 São Paulo SP
Fone: (11) 3221-9033

SAC 0800 703-3444 – www.grupoa.com.br

É proibida a duplicação ou reprodução deste volume, no todo ou em parte, sob quaisquer formas ou por quaisquer meios (eletrônico, mecânico, gravação, fotocópia, distribuição na Web e outros), sem permissão expressa da Editora.

IMPRESSO NO BRASIL
PRINTED IN BRAZIL

À memória de Ian Renwick McWhinney:
médico de família e comunidade, filósofo, mentor de muitos.

Agradecimentos

Um livro desse tipo é representativo do esforço de muitas pessoas. Primeiramente, gostaria de agradecer à Dra. Moira Stewart, que, ao longo dos 40 anos de nosso casamento, tem sido um apoio constante e uma inspiração para mim. Dra. Moira foi a primeira aluna de graduação de Ian McWhinney, me apresentou a ele quando eu ainda era estudante de medicina e, assim, mudou o curso de minha carreira.

O Department of Family Medicine da Western University é um centro de trabalho acadêmico em medicina de família e comunidade desde a sua fundação por Ian McWhinney como primeiro professor da área no Canadá. Poder trabalhar com uma ampla variedade de estudiosos no Centre for Studies in Family Medicine (CSFM) foi algo inestimável e sou grato ao atual Presidente, Dr. Stephen Wetmore, pelo suporte contínuo no trabalho acadêmico no Department of Family Medicine. Não menos importante foi o apoio de meus colegas médicos no Byron Family Medical Centre: permanecer conectado ao trabalho clínico é fundamental para compreender a medicina de família e comunidade.

Lynn Dunikowski e sua equipe na biblioteca do College of Family Physicians no Canadá foram de grande ajuda na localização de materiais de referência fundamentais e de informações importantes.

Também quero agradecer aos muitos estudantes de graduação que, ao longo dos anos, contribuíram para a disciplina sobre fundamentos teóricos da medicina de família e comunidade do programa de graduação do Department of Family Medicine, aqui na Western University. Esse programa e, especificamente, essa disciplina foram fundados por Ian McWhinney e têm atraído estudantes de graduação do mundo todo. As discussões feitas na disciplina, em seminários e *online*, são fonte constante de estímulo e ímpeto para o refinamento dos conceitos deste livro.

Muitos leitores ajudaram a melhorar vários capítulos – eu gostaria de reconhecer a sua contribuição, enfatizando que quaisquer erros ou omissões são de minha responsabilidade. Os comentários do Dr. Stephen Wetmore para os capítulos sobre doença respiratória e dor musculoesquelética foram muito úteis para melhorá-los. Já Dr. David Haslam ofereceu comentários e discussões importantes sobre a depressão. Lauren Gurland, na época uma estudante de graduação em Medicina do segundo ano, trabalhou de forma diligente no capítulo sobre diabetes, para o qual Joan Mitchell RN(EC), NP-PHC, fez comentários críticos muito úteis, e Dra. Sonja Reichert forneceu referências e comentários importantes. O capítulo sobre obesidade foi criticamente revisado pela

Dra. Helena Piccinini-Vallis e por Kim Sandiland, RD, sendo que seus comentários me possibilitaram uma maior compreensão e melhoraram o capítulo. O Canadá tem a sorte de ter um dos principais pesquisadores sobre multimorbidade, Dr. Martin Fortin, o qual revisou de forma crítica esse capítulo. O capítulo sobre administração de recursos, informações de pacientes e dados foi revisado de forma crítica pela Dra. Amanda Terry e pelo Dr. Sonny Cejic. Dra. Moira Stewart foi de grande ajuda no capítulo sobre pesquisa.

Sou muito grato à Andrea Burt pelo uso de sua considerável experiência e conhecimento na preparação deste livro.

Obrigado à Rebecca Suzan, editora associada de medicina na Oxford University Press, por seu apoio para trazer este livro à realidade.

Thomas R. Freeman

Apresentação à edição brasileira

Era o primeiro dia de aula da disciplina "Theoretical Foundations of Family Medicine" (fundamentos teóricos da medicina de família e comunidade) do curso de Mestrado em Medicina de Família da Universidade de Western Ontario no Canadá, criado por Ian McWhinney em 1977. O professor, Tom Freeman, dividiu a turma aleatoriamente em dois grupos deixando duas pessoas de fora. A turma deveria ter lido *A Natureza das Revoluções Científicas*, de Thomas Kuhn, previamente, e a maioria de fato havia lido. Logo o professor passaria as instruções: um grupo deveria defender que a medicina de família é um novo paradigma e outro deveria defender que a medicina de família não é um novo paradigma, de acordo com as ideias de Kuhn, não importando o que o componente do grupo pensava sobre o assunto. Ou seja, se defendesse uma ideia contrária, deveria participar do exercício de organizar a argumentação que coube ao grupo. Após alguns minutos estruturando a defesa, os dois grupos debateriam e os dois alunos sobressalentes fariam o julgamento. Tive a sorte de ter cursado essa disciplina com Tom Freeman, que a assumiu diretamente das mãos do seu mentor. Ainda hoje reproduzo essa atividade esporadicamente, utilizando porém uma outra pergunta-chave derivada de uma conferência de McWhinney: "a medicina de família é diferente?"[1]. Nas duas atividades, o conceito de "paradigma" e "diferente" devem ser dos respectivos autores e não do senso comum. Esse debate tem sido feito de forma tácita ou explícita no meio acadêmico e também por gestores motivados a conduzir as reformas em sistemas de saúde. O *Manual de Medicina de Família e Comunidade de McWhinney* tem a vantagem de conduzir essa discussão com os "pés no chão".

Ian McWhinney foi um médico de família e filósofo que nos deixou em 2012. Nasceu na Inglaterra, e era filho de um médico geral. Migrou para o Canadá ainda jovem médico, mas já com livros publicados e com a missão de implementar o primeiro departamento de medicina de família nesse país. Essa era uma prática consagrada na Inglaterra, mas no Canadá necessitava de uma base epistemológica consistente para vencer as resistências. Este livro é resultado desse esforço que McWhinney realizou e que acabou servindo de fundamento teórico para inúmeros países, transformando McWhinney na principal referência da área.

O enorme diferencial reconhecido pelos médicos de família e clínicos gerais do mundo todo é que este Manual tem uma base conceitual sólida que permite ao profissional navegar por aspectos profundos da prática da medicina geral, porém sempre com uma conexão com a realidade do paciente, com o tempo de consulta, com o prontuário eletrônico, com a classificação de atenção primária, entre outras ferramentas. É um livro que oferece um caminho para o médico geral se encontrar na confusão que tomou conta de muitos serviços e sistemas de saúde. Não promove o distanciamento do médico com a medicina ou com o paciente, como tantos textos puramente filosóficos acabam fazendo involuntariamente. Ao contrário, consegue ir fundo, refletir sobre o que há de mais complexo na medicina e sobre os equívocos que se prega a respeito do generalista, e, ao mesmo tempo, transpirar otimismo. O leitor termina o livro sabendo onde está e, acima de tudo, onde quer chegar. Isso porque McWhinney estudava as bases filosóficas da medicina geral, mas atendeu pacientes como médico de família e paliativista até poucos anos antes de morrer. Esse é outro legado que deixa a acadêmicos e profissionais em geral: os pacientes ensinam, diária e profundamente.

Esta nova edição é a primeira em que Ian McWhinney não está como autor, e sim faz parte do nome do livro para diferenciar de outros manuais de medicina de família. É uma justa homenagem àquele que dedicou sua vida aos pacientes e ao fortalecimento da medicina de família como disciplina acadêmica.

Gustavo Gusso
Médico de família e comunidade
Professor de Clínica Geral e Propedêutica da Universidade de São Paulo

NOTA

[1] McWhinney IR. William Pickles Lecture 1996. The importance of being different. *Br J Gen Pract*. 1996 July; 46(408): 433–436.

Prefácio

Há dois tipos de livros-texto: aqueles cuja meta é abordar um campo de conhecimento e aqueles cujo objetivo é definir esse campo e estabelecer seus conceitos. Este livro encaixa-se no segundo tipo. A maioria dos livros-texto nas disciplinas clínicas é estruturada de acordo com o sistema convencional de classificação de doenças. Um livro de medicina de família e comunidade que adota essa estrutura confronta-se com duas dificuldades. Os médicos de família e comunidade encontram problemas clínicos antes mesmo de tais problemas serem classificados em categorias de doença. Em princípio, tais médicos estão disponíveis para qualquer tipo de problema. Não há, dessa forma, qualquer doença, não importa quão rara, que esse profissional não possa encontrar em sua prática. No entanto, se um livro tentar abordar a área completa, corre o risco de se tornar um manual de medicina interna sem consistência. A diferença entre a medicina de família e comunidade e a maioria das outras especialidades médicas é tão fundamental que a estrutura convencional, apesar de usada na medicina de família e comunidade quando apropriado, está em desacordo com o pensamento organísmico, que é comum e natural à nossa especialidade.

Um pouco antes de sua doença final, professor McWhinney e eu fomos contatados pelo editor para a preparação de uma 4ª edição deste Manual. Sua doença o impediu de participar, mas ele me estimulou a realizar as revisões necessárias. Com a ajuda do editor, foram buscados comentários sobre a 3ª edição com os principais pensadores da medicina de família e comunidade e, a partir dessas sugestões, foram feitas as revisões.

A Parte I do livro aborda os princípios básicos da medicina de família e comunidade, começando com as origens da disciplina. Os princípios fundamentais são então descritos, junto com suas implicações e equívocos comuns. Os médicos de família e comunidade, devido ao seu comprometimento com a pessoa e a abrangência e continuidade de seus cuidados, desenvolvem um conjunto único de conhecimentos. Nosso trabalho contribui e ajuda a definir o capital social da sociedade. A atividade da medicina de família e comunidade reflete as doenças das comunidades atendidas. Embora as doenças contagiosas continuem a apresentar desafios significativos, as doenças crônicas e não transmissíveis dominam grande parte da atividade clínica do médico de família e comunidade. As famílias são a base biológica, psicológica, social e espiritual de nossas vidas. Ainda que as estruturas familiares evoluam ao longo do tempo e variem conforme as culturas, elas têm efeitos profundos na saúde e na doença. Mesmo que os avanços na genética tenham sido marcantes, talvez seja o recente reconhecimento da epigenética – a influência do ambiente, incluindo o ambiente social, sobre a expressão genética – que terá o maior impacto na medicina de família e comunidade. Ao aplicar os princípios no contexto de mudanças em padrões sociais, constelações familiares, padrões de doenças e novos conhecimentos, é importante que os médicos de família e comunidade estejam cientes de que há uma base filosófica e científica bem definida para a medicina de família e comunidade. Essa base ilumina e fornece informações sobre o método clínico utilizado nessa área conforme definido nas últimas décadas. Por outro lado, a atual medicina alopática convencional em sua prática e organização parece entusiasmada pelo ideal de curar todos os males da humanidade. Esse ideal já foi desafiado há muito tempo por pessoas como René Dubos, sendo que o encontro constante com doenças incuráveis e com o sofrimento humano que caracteriza grande parte da medicina de família e comunidade nos faz desviar o foco da cura para ajudar as pessoas a lidarem com as doenças – a alcançarem um equilíbrio em seu mundo apesar das limitações impostas por suas doenças. Algumas vezes, chegamos até a testemunhar um processo de cura.

Para ilustrar os princípios da 1ª seção do livro, novos capítulos clínicos foram escritos e são apresentados na Parte II. Como nas edições anteriores, esses capítulos visam oferecer uma forma de pensar e abordar problemas clínicos comuns na medicina de família e comunidade. Todos eles são escritos usando o mesmo modelo: prevalência na medicina de família e comunidade; fatores familiares, fatores sociais, experiência subjetiva e abordagem clínica. Os tópicos clínicos são: doença respiratória, dor musculoesquelética, depressão, diabetes, obesidade e multimorbidade.

A Parte III aborda questões relevantes para a prática diária. Várias revisões foram feitas nesta edição do livro. A prática da medicina de família e comunidade ocorre em conjunto com outros profissionais de saúde e em uma rede de provedores de serviços comunitários. O atendimento das pessoas em suas próprias casas tem sido desde sempre uma parte da medicina de família e comunidade; melhoras em suportes tecnológicos, como exames no local de cuidados e o custo elevado e, em alguns casos, com retorno reduzido dos cuidados hospitalares, garantem que este aspecto de nosso trabalho continuará sendo importante. Foi acrescentado um novo capítulo, chamado *Administração de recursos, informações de pacientes e dados*. O custo dos cuidados de saúde se tornou um problema significativo nas nações desenvolvidas, assim como naquelas em desenvolvimento. Todos os médicos são importantes na questão dos custos crescentes, incluindo exames diagnósticos e tratamentos. A tecnologia médica moderna é importante na questão dos custos. Muitos acreditam que a tecnologia do prontuário de saúde eletrônico (PSE) é promissora na identificação e redução de gastos desnecessários. Porém, nenhuma tecnologia chega sem consequências, e o PSE não é exceção. Os médicos de família e comunidade têm sido sempre os guardiões do prontuário médico da pessoa, mas agora, com mais informações pessoais disponíveis do que nunca, muitas outras organizações e pessoas – planejadores de cuidados de saúde, seguradoras, governantes e pesquisadores, por exemplo – têm grande interesse na informação dos bancos de dados que surgem na medicina de família e comunidade. Isso representa novos desafios para o profissional.

A Parte IV aborda o conhecimento em um nível pessoal e a geração de conhecimento a partir da pesquisa. Como em qualquer profissão, os médicos de família e comunidade são responsáveis por garantir a sua educação continuada. A importância do autoconhecimento é frequentemente menos reconhecida. Existe o crescente reconhecimento do valor da consciência plena em nosso desenvolvimento como pessoas e como profissionais. Como disciplina acadêmica, a medicina de família e comunidade fez grandes contribuições para o estabelecimento e o desenvolvimento de uma base de conhecimentos. Os métodos de várias disciplinas, como epidemiologia, ciências sociais e outras, foram adaptados e usados para abordar questões de pesquisa específicas da medicina de família e comunidade, mas que também têm implicações para outros ramos da medicina.

Médicos-filósofos são raros em qualquer período da história e talvez mais ainda no final do século XX. O professor McWhinney era uma pessoa assim. Ao citar o sociólogo Daniel Bell, o autor Robert Fulford afirma que "o estudioso [...] tem um campo de conhecimento compreendido e uma tradição na qual tenta encontrar um lugar. O intelectual começa sua própria tradição, iniciando com sua experiência pessoal, suas percepções individuais do mundo, seus privilégios e privações – e julga o mundo por seus próprios padrões"[1]. McWhinney era um intelectual assim: apesar de ter se formado com o melhor treinamento médico que a Grã-Bretanha tinha a oferecer em 1948, ele não estava satisfeito com a preparação recebida para a clínica geral, o que o estimulou a realizar uma viagem pelos Estados Unidos e Canadá, apoiada pelo Nuffield Trust. Ele visitou profissionais médicos em todos os campos da medicina e discutiu as condições de treinamento para a clínica geral, culminando com a publicação de um artigo no jornal *The Lancet* em 1966,[2] que se mostrou essencial para a fundação da medicina de família e comunidade como disciplina acadêmica. Nesse artigo, ele esboça um modelo para transformar a clínica geral, no momento considerada em construção, em uma disciplina dentro da medicina, atualmente conhecida como medicina de família e comunidade.

Professor McWhinney forneceu um novo mapa para a medicina de família e comunidade, definindo os principais locais que estavam ausentes no mapa que ele tinha disponível. Ele definiu os caminhos até esses locais marcados e, ao fazer isso, também mudou o mapa mais amplo da medicina, trazendo à discussão conceitos fundamentais como a importância central da relação pessoa-médico; a renúncia da divisão entre mente e corpo; e a distinção do poder entre a pessoa e o médico. Ele ensinou que nosso comprometimento com as pessoas nos leva a realmente conhecê-las e não a apenas saber sobre elas. Ele compreendia que os conceitos teóricos não podem se tornar reais se não mudarem o comportamento e que, para fazer justiça àquilo que os melhores médicos sempre fizeram, deve-se mudar o comportamento no nível do método clínico. Ele era a força intelectual por trás do método clínico centrado na pessoa conforme definido e estudado na Western University e em outros locais.

É raro que uma pessoa tenha tamanho impacto em tantas pessoas ao redor do mundo. Ele influenciou fortemente várias gerações de médicos de família e comunidade acadêmicos, mas, mais importante do que isso, muitas pessoas se beneficiaram – sem saber – dos cuidados de médicos que colocaram as ideias dele em prática. O espírito dessas lições vem à tona sempre que um profissional senta ao lado de uma pessoa doente ou que está morrendo e atende – prestando atenção verdadeira e irrestrita – ao sofrimento da pessoa e, ao fazer isso, dá-se conta de que também sofre; sempre que um médico mantém-se leal durante as vicissitudes da doença da pessoa atendida; sempre que os estudiosos se aprofundam no significado da experiência com a doença e do sofrimento.

Embora professor McWhinney não tenha conseguido participar na revisão da 4ª edição, seu pensamento e sua perspectiva estão presentes por todo o livro. Devido à generosidade de suas filhas, tive acesso a vários artigos que ele guardou ao longo dos anos, os quais foram uma fonte de inspiração e conhecimento frequentes. Em um desses artigos ele coloca a seguinte observação (escrita ao redor de 1991), chamada de "uma boa livraria": "a marca de uma boa livraria não é o seu tamanho, mas o raciocínio por trás da exibição dos livros. Quantas vezes tive o prazer de encontrar em suas mesas um livro que era novo para mim e que preenchia uma necessidade atual. É como se algum membro da equipe fosse capaz, de alguma maneira misteriosa, de encontrar o leitor que precisa daquele livro. Era assim que um livro praticamente caía em minhas mãos". Que este livro seja assim para você!

Thomas R. Freeman

NOTAS

[1] http://news.nationalpost.com/2011/01/29/robert-fulford-death-of-an-intellectual/.

[2] McWhinney IR, General practice as an academic discipline: Reflections after a visit to the United States, *The Lancet* (1966), 1 (7434):419–423.

Sumário

PARTE I   Princípios básicos

1. Origens da medicina de família e comunidade 3
2. Princípios da medicina de família e comunidade 17
3. A experiência com a doença na comunidade 36
4. A família na saúde e na doença 47
5. Um perfil da prática de medicina de família e comunidade............ 86
6. Fundamentos filosóficos e científicos da medicina de família e comunidade 104
7. Experiência com a doença, sofrimento e cura 146
8. Comunicação pessoa-médico.. 173
9. Método clínico 203
10. A melhora da saúde e a prevenção de doenças.............................. 265

PARTE II   Problemas clínicos

11. Doença respiratória 297
12. Dor musculoesquelética 308
13. Depressão... 320
14. Diabetes melito... 335
15. Obesidade 362
16. Multimorbidade... 376

PARTE III   A prática da medicina de família e comunidade

17. Visitas domiciliares 393
18. Administração de recursos, informações de pacientes e dados...... 407
19. Administração do serviço de atendimento médico........................ 417

20. Os diversos profissionais na área da saúde comunitária 430
21. A rede de serviços na comunidade 441
22. Consultas com outros especialistas e encaminhamentos............... 447
23. Medicina alternativa ou complementar.. 461

PARTE IV   Educação e pesquisa
24. Autoeducação continuada 477
25. A pesquisa na medicina de família e comunidade 481

Índice 499

PARTE I

Princípios básicos

CAPÍTULO 1

⁐⋎⋑

Origens da medicina de família e comunidade

As significativas mudanças que agora ocorrem na medicina só podem ser totalmente entendidas se forem vistas a partir de uma perspectiva histórica. Não existe nada de novo no ato de mudar, pois a medicina muda constantemente desde o seu princípio. Apenas a velocidade da mudança é que difere.

A medicina se transforma em resposta a diversas influências: algumas científicas e tecnológicas, outras sociais. A medicina de família e comunidade é apenas uma das muitas especializações que se desenvolveram ao longo da história da medicina. Novas especializações surgem de várias formas: algumas, como a cirurgia e a obstetrícia, desenvolveram-se a partir de antigas habilidades artesanais; outras ascenderam com novas técnicas, como a otorrinolaringologia no século XIX e a anestesiologia no século XX; outras, ainda, se formaram porque alguma área importante, como a saúde da criança, era negligenciada pelas especialidades existentes. Todas essas influências tiveram seu papel no recente crescimento da medicina de família e comunidade. Mudanças sociais, especialização e padrões inéditos de experiência com a doença exigem um novo tipo de médico; a ciência tem mostrado entendimentos modernos sobre antigos problemas, e as especialidades existentes têm demonstrado uma tendência a negligenciar os problemas encontrados na medicina de família e comunidade.

Novas especialidades podem iniciar-se de três modos: pela transformação de uma antiga especialidade, pela criação de uma área completamente nova ou pela fragmentação de uma área mais ampla. A medicina de família e comunidade* evoluiu a partir de uma ramificação mais antiga da medicina – a clínica geral. A relação entre elas, entretanto, não é simples, e será discutida novamente mais adiante. Examinaremos agora mais detalhadamente algumas tendências atuais que influenciaram o desenvolvimento da medicina de família e comunidade.

---

* N. de R.T. No Brasil, a especialidade recebeu inicialmente a denominação "medicina geral comunitária" (1981) e, posteriormente, passou a ser chamada de "medicina de família e comunidade" (2001). Passaremos a adotar esta última denominação no texto. Mais informações podem ser obtidas no site www.sbmfc.org.br.

MUDANÇAS EM TAXAS DE MORTALIDADE E MORBIDADE

A epidemiologia é o estudo da distribuição de eventos relacionados à saúde, como doenças e morte, em uma população, com o propósito de tentar controlar problemas de saúde (Porta, 2008). À medida que ocorrem mudanças culturais, econômicas e ambientais, também mudam os padrões de morbidade e mortalidade. Essas mudanças são chamadas transições epidemiológicas (Fried e Gaydos, 2012). Quando as sociedades passaram de coletoras de alimentos a baseadas na agricultura, surgiram novas doenças com a domesticação de animais. À medida que a urbanização foi disseminada, doenças transmissíveis como cólera, sarampo, varíola e outras ocorreram em proporções epidêmicas e tiveram impacto significativo na saúde e longevidade da população. Essa é considerada a primeira transição epidemiológica.

O controle eficiente das principais doenças infecciosas, que devastaram até os países mais desenvolvidos nos primeiros anos do século XX, foi seguido, em países com alta qualidade de vida, pela emergência de um novo padrão de doenças. Em vez de doenças graves agudas, como febre tifoide, pneumonia lobar e difteria, o médico[1] agora enfrenta, na maioria das vezes, doenças crônicas, distúrbios de desenvolvimento, transtornos de comportamento, acidentes, além de um espectro diverso de doenças infecciosas. A mortalidade reduzida de crianças e adultos aumentou, a cada nova geração, a proporção de pessoas idosas na sociedade.

Esse novo padrão produziu uma mudança gradual no papel do profissional médico. Uma pessoa afetada por uma das antigas infecções morria ou se recuperava em um espaço de tempo comparativamente curto, em geral de algumas semanas. Uma pessoa com uma doença crônica frequentemente luta durante um tempo prolongado para se adaptar ao seu ambiente. Logo, em vez de lidar com situações agudas de vida ou morte, atualmente o médico está envolvido em situações nas quais deve ajudar as pessoas a atingir um novo equilíbrio com seu ambiente devido a uma doença ou incapacidade crônica.

As abordagens terapêuticas de distúrbios crônicos exigem um entendimento tanto da pessoa quanto do seu ambiente. Como muitas das situações encontradas pelos médicos são combinações complexas de fatores físicos e comportamentais, a separação convencional entre problemas de saúde físicos e mentais não é mais realista. A prática de medicina preventiva também mudou. De certa forma, passamos de uma era de saúde pública para um tempo de saúde particular. A saúde da sociedade depende menos de novas legislações e mais de milhões de decisões individuais acerca de questões diversas, como tabagismo, planejamento familiar e imunizações. Ao influenciar tais decisões, o papel educacional do médico assume importância renovada.

Isso não quer dizer que a saúde pública tenha deixado de ser importante. Água tratada, dieta equilibrada e boas condições de moradia ainda são determinantes fundamentais na saúde. Ainda há espaço para melhorar a saúde pública por meio de decretos em questões de riscos industriais, tabagismo, poluição ambiental e acidentes de trânsito. Entretanto, algumas das ameaças atuais para a saúde estão fora do alcance da legislação.

Uma terceira transição epidemiológica ocorreu com o ressurgimento de doenças infecciosas, facilitado por resistência microbiana, viagens rápidas, globalização, mudanças tecnológicas, falência da saúde pública e consequências de mudanças ecológicas causadas pela devastação das florestas, alterações climáticas e outros fatores. A compreensão da conexão entre essas mudanças e o surgimento de doenças, como as causadas por hantavírus e por novas cepas de influenzavírus, está facilitando o entendimento de que a saúde consiste em um organismo em equilíbrio com o ambiente. Isso dependeu da mudança de uma visão mecanicista para uma visão mais orgânica da saúde e da doença (ver o Capítulo 6, *Fundamentos filosóficos e científicos da medicina de família e comunidade*).

As observações aqui apresentadas se aplicam amplamente às sociedades industriais desenvolvidas. No entanto, grande parte da população mundial ainda vive em condições que não existem nos países avançados desde o século XIX. Isso significa que o papel do médico de família e comunidade nessas sociedades é diferente do seu papel nas sociedades desenvolvidas. Essas diferenças serão discutidas de forma mais detalhada adiante.

O CRESCIMENTO DA ESPECIALIZAÇÃO

Uma breve revisão do desenvolvimento da profissão médica moderna ajudará a colocar em perspectiva a situação atual. Nossa profissão, como a conhecemos, só passou a existir no século XIX. Antes disso, a sociedade era atendida por uma variedade de tipos de curandeiros, dos quais apenas um pequeno percentual era médico. Nos séculos XVII e XVIII, os médicos eram um pequeno grupo de elite, formado por homens cultos educados nas poucas universidades existentes. Atuavam nas cidades, entre as pessoas ricas e influentes, não faziam cirurgias nem prescreviam remédios, e não se associavam profissional ou socialmente aos artesãos e comerciantes que tratavam das necessidades médicas das pessoas pobres e dos moradores da zona rural. Os cirurgiões eram artesãos treinados como aprendizes; os boticários eram comerciantes que originalmente receitavam e vendiam medicamentos, mas que, em resposta a novas necessidades, gradualmente assumiram o papel do médico clínico.

Havia alguns médicos entre os primeiros imigrantes para a América do Norte; contudo, seu número era insuficiente para suprir as necessidades da população. Nesse contexto, as primeiras colônias americanas eram atendidas por uma grande variedade de profissionais. Como não havia faculdades de medicina antes da fundação da faculdade na Filadélfia na década de 1760, aqueles que quisessem se tornar médicos precisavam estudar na Europa. Ainda assim, sua quantidade não era suficiente para a crescente população: no século XVIII, na Virgínia, por exemplo, apenas 1 a cada 9 praticantes de medicina havia sido treinado como médico (Boorstin, 1958).

Por muito tempo, os médicos formados que voltavam de seus estudos na Europa tentaram manter sua singularidade e se negavam a fazer cirurgias ou receitar remédios.

Os alunos norte-americanos na faculdade de Edimburgo formaram o "Virginia Club", em cujo estatuto havia um artigo que determinava "que cada membro deste clube deve fazer seu o esforço de, se possível e para a honra de sua profissão, não degradá-la no futuro ao misturar sua profissão com a ocupação comercial de um boticário ou cirurgião". No entanto, a alta demanda por serviços e a quebra das velhas barreiras sociais nas novas colônias tornaram impossível cumprir tal promessa. Não demorou muito para que todos os praticantes de medicina, formados ou não, estivessem atuando como clínicos gerais. Dessa forma, nasceu o clínico geral nos Estados Unidos da América do século XVIII.

Na Grã-Bretanha, enquanto isso, o mesmo processo histórico estava acontecendo. Até o início do século XIX, a condição de cirurgião e boticário havia se tornado substancialmente mais importante, e seu trabalho, cada vez mais relacionado à profissão médica. Edward Jenner (1749-1823), o descobridor da vacina, foi um cirurgião no interior da região oeste da Inglaterra. Com a chegada do século XIX, o treinamento para cirurgia havia melhorado, e os cirurgiões precisavam fazer um exame para se tornar membros do Royal College of Surgeons (MRCS) após uma combinação de aprendizagem prática e treinamento em hospitais.

Em 1815, o Apothecaries Act reconheceu o direito de os boticários na Grã-Bretanha darem aconselhamento médico e fornecerem remédios. Essa lei tornou obrigatório que os boticários passassem por um período de aprendizagem de cinco anos e fizessem cursos de anatomia, fisiologia, prática de medicina e farmacologia (*materia medica*). Também criou um exame de qualificação, a Licentiate of the Society of Apothecaries (LSA). Logo se tornou comum para os médicos obterem a dupla qualificação (LSA e MRCS) e, quando um exame para obstetrícia foi adicionado, os graduados eram qualificados para praticar medicina, cirurgia e realizar partos.[2] O termo "clínico geral" foi primeiramente usado no *Lancet*, no início do século XIX. O clínico geral, que surgiu na América no século XVIII, recebeu sua denominação na Grã-Bretanha do século XIX. Por meio de um processo lento de resposta às demandas sociais, os cirurgiões e boticários gradualmente se integraram aos médicos para formar a profissão médica moderna. O processo levou muitos anos para se completar, e mesmo nos tempos vitorianos os resíduos das antigas distinções eram evidentes. Os livros *Middlemarch*, de George Eliot, e *Dr. Thorne*, de Anthony Trollope, oferecem vislumbres fascinantes da vida e do trabalho de um clínico geral na Inglaterra do século XIX.

Esses eventos históricos são bastante relevantes para a condição da profissão médica nos dias de hoje. Há duas lições que devem ser consideradas:

1. Se a profissão falhar em responder a uma necessidade do público, a sociedade encontrará uma forma de responder a essa necessidade se voltando, se necessário, para grupos de fora da profissão.[3]
2. As profissões evoluem em resposta às pressões sociais, muitas vezes de formas que entram em conflito com as intenções expressas por seus membros.

A ERA DO CLÍNICO GERAL

Na Europa e na América do Norte, o século XIX foi a era do clínico geral. Nos dois continentes, a maioria dos membros da profissão era de clínicos gerais e havia pouca diferenciação entre as funções, mesmo entre os professores nas faculdades de medicina. Todavia, mais para o fim do século, grandes especialidades começaram a surgir. A palestra de Osler "Remarks on Specialism" (1892) foi dada para marcar a origem da pediatria como uma especialidade independente. Ao mesmo tempo, o progresso das ciências – química, física, fisiologia e bacteriologia – começava a ter um impacto na medicina. A educação médica, especialmente na América do Norte, estava separada dos fundamentos científicos da medicina e tinha, em grande parte, uma qualidade muito precária. Em seu relatório de 1910, Abraham Flexner descreveu condições assustadoras em muitas das centenas de pequenas faculdades de medicina que existiam nos Estados Unidos e no Canadá. Até mesmo o consagrado sistema de aprendizes havia ficado para trás. A América do Norte tinha um grande número de médicos tanto nas cidades quanto no campo, mas esses médicos estavam pouco preparados para a revolução tecnológica que estava prestes a transformar a medicina.

A fundação do Johns Hopkins, em 1889, foi um marco no desenvolvimento da medicina na América do Norte. O objetivo dos seus fundadores – Osler, Halsted, Hurd, Welch e Kelly – era dar à educação médica uma base científica sólida. Desde o início, todo o corpo docente era formado inteiramente por especialistas. Em suas propostas de reforma, Flexner usou o Johns Hopkins e as faculdades de medicina alemãs como modelos. As reformas de Flexner entre 1910 e 1930 pavimentaram o caminho para um novo estágio: a era da especialização.

A ERA DA ESPECIALIZAÇÃO

A primeira metade do século XX viu o surgimento das mais importantes especialidades médicas, cada uma com seu programa de treinamento definido e seus exames de qualificação. O progresso tecnológico era rápido, e o investimento em pesquisa produzia bons dividendos. A educação médica voltou-se, cada vez mais, para as ciências laboratoriais e a tecnologia da medicina. O crescente prestígio dos especialistas e a valorização das habilidades técnicas e de pesquisa em relação ao atendimento pessoal fizeram com que a prática generalista se tornasse impopular como carreira.

O número de clínicos gerais diminuiu de forma constante a partir da década de 1930, tanto em termos absolutos como proporcionais na profissão médica como um todo. O processo foi acelerado pelo quase desaparecimento dos clínicos gerais nos corpos docentes das faculdades de medicina após a Segunda Guerra Mundial e pela fragmentação das grandes especialidades a partir da década de 1950.

Desde a década de 1960, tornou-se frequente a distinção entre três tipos de serviços médicos, correspondentes a três níveis de atenção à saúde. No nível primário, os médicos generalistas ou de atenção primária prestam atendimento pessoal continuado e abrangente. Os médicos podem ser clínicos gerais ou médicos que limitam sua prática ao atendimento de adultos ou de crianças. No nível secundário, os especialistas prestam atendimento apenas para pessoas com problemas em seu campo de especialização, em geral por encaminhamento de um médico de atenção primária. O nível terciário é composto por serviços altamente especializados, frequentemente disponíveis apenas em centros regionais.

A fragmentação da profissão e a ênfase na tecnologia tiveram um outro efeito marcante: a deterioração da relação pessoa*-médico. Há mais de 60 anos, Flexner (1930) notou que havia ganhos e perdas com a reforma da educação médica. Em seu livro *Universities: American, English and German*, ele escreveu: "a própria intensidade com que a medicina científica é cultivada ameaça nos custar, por vezes, e na melhor das hipóteses, o julgamento maduro e a cultura ampla de uma geração mais velha. Osler, Janeway e Halsted não foram substituídos (p. 93)". Essa negligência quanto aos aspectos pessoais e de atenção da medicina começa agora a ter consequências, como o aumento dos processos judiciais por erro médico e um crescente desencantamento com a tecnologia.

Assim, à medida que a era da especialização chega ao seu clímax, percebe-se a necessidade de um novo tipo de médico generalista. Os novos generalistas, entretanto, devem ser diferentes dos antigos clínicos gerais. Em vez de pertencer a um grupo indiferenciado dentro da profissão, definido principalmente pela falta de treinamento e qualificação, esse novo generalista agora tem um papel claramente diferenciado e um conjunto determinado de habilidades. Nos Estados Unidos, as exigências para um médico generalista foram estabelecidas em dois relatórios fundamentais: *The Graduate Education of Physicians* (Millis, 1966) e *Meeting the Challenges of Family Practice* (Willard, 1966). Não é coincidência o fato de que mudanças paralelas aconteceram no Canadá, Reino Unido, Holanda, Austrália e em outros países industrializados.

Uma resposta ao declínio da prática generalista foi a formação, nas décadas de 1950 e 1960, de faculdades e centros de prática generalista em vários países. Os primeiros cursos de pós-graduação[4] foram estabelecidos, e houve muito progresso na definição do currículo e na elaboração de exames. Nessa época, as primeiras disciplinas acadêmicas estabeleceram-se na Grã-Bretanha, Canadá, Países Baixos e Estados Unidos, e a medicina de família e comunidade foi introduzida no currículo de graduação. Em 1972, foi formada a Organização Mundial de Médicos de Família (World Organization of National Colleges and Academies of General Practice/Family Medicine) (WONCA).[5]

---

* N. de R.T. No original, "*patient*". Especialmente na atenção primária à saúde, temos substituído o vocábulo "paciente" por "pessoa", pois a utilização do termo "paciente", em sua própria definição, retira os aspectos volitivos e a autonomia daqueles que buscam ajuda para seus problemas de saúde, determinando um comportamento passivo. O uso do termo "paciente" está mais de acordo com outros cenários do sistema de cuidados à saúde (p. ex., hospitalar), nos quais a pessoa fica submetida às regras e normas daquele ambiente. O termo "pessoa" lembra aos profissionais de saúde e ao sistema que a autonomia e a participação de quem é cuidado são fundamentais para o sucesso do manejo.

NOVAS DESCOBERTAS NAS CIÊNCIAS DO COMPORTAMENTO

O estudo do comportamento humano sempre foi importante para os clínicos gerais. No passado, entretanto, o entendimento acontecia de forma intuitiva e não por meio de uma abordagem estruturada dos problemas. Descobertas recentes das ciências comportamentais e sociais foram importantes para a medicina como um todo, sobretudo para a medicina de família e comunidade.

A ciência do comportamento tem direcionado nosso olhar para o modo como as pessoas procuram atendimento médico, uma área crucial para todos os médicos da atenção primária. Ela fez com que os próprios médicos se tornassem objeto de estudo, deixando-os mais conscientes da importância do seu próprio comportamento na definição da qualidade de atendimento, por exemplo, na tomada de decisões e na prescrição de tratamentos. Ela aumentou nosso entendimento acerca da relação médico-pessoa, relacionamentos familiares e aspectos comportamentais da experiência com a doença. Ela nos fez pensar sobre alguns aspectos fundamentais da medicina, como nossos conceitos de saúde, doença e experiência com a doença, o papel do médico e a ética da medicina. Ela nos fez ver a grande porção do *iceberg* da experiência da doença oculta que não é normalmente vista pela profissão médica. Por fim, ela aumentou nosso conhecimento a respeito dos fatores comportamentais e sociais envolvidos nas causas das doenças.

A situação da ciência comportamental é semelhante à da química e da fisiologia mais de um século atrás. Um novo conjunto de conhecimentos exigiu a integração com a medicina, e essa integração foi finalmente alcançada, em parte devido a mudanças nos currículos, mas principalmente por mudanças na prática clínica iniciadas por um grupo de médicos que já haviam dominado esse novo conhecimento. Da mesma forma, o novo conhecimento originado nas ciências comportamentais será integrado à medicina por meio de mudanças na prática clínica. Como clínicos generalistas que põem em prática o método clínico centrado na pessoa, os médicos de família e comunidade têm um papel central na realização dessa síntese.

MUDANÇAS NO PAPEL DO HOSPITAL

Outro fator no desenvolvimento da medicina de família e comunidade foi o ressurgimento do interesse no atendimento de saúde fora dos hospitais. O custo do atendimento da pessoa hospitalizada tornou-se tão proibitivo que os critérios de admissão têm se tornado cada vez mais rígidos. O hospital para tratamento de casos agudos está se transformando em uma instituição em que apenas aquelas pessoas que precisam de atendimento altamente técnico e especializado são tratadas, seja como pessoas internadas ou em atendimento ambulatorial nas diversas especialidades. Para aqueles que precisam de atendimento para uma variedade de problemas durante um longo período de tempo, o hospital é uma opção muito menos satisfatória. Grandes instituições raramente podem evitar a fragmentação do atendimento e as constantes mudanças de funcionários, que são a antítese da medicina integrada e personalizada. Existem também riscos relacionados à hospitalização, especialmente para os idosos.

A prática da medicina fora dos hospitais, sobretudo nas comunidades, adquiriu uma nova importância. Percebemos agora que a enorme concentração de atendimento nos hospitais durante as últimas décadas foi um erro de ênfase. Durante as próximas décadas, a necessidade fará com que se obtenha um sistema equilibrado, em que o atendimento personalizado e continuado estará disponível em todos os níveis das comunidades, ao passo que os hospitais prestarão atendimento especializado quando necessário. Em alguns sistemas de saúde, inclusive algumas organizações de planos de saúde nos Estados Unidos, os médicos da atenção primária não são responsáveis pelo atendimento hospitalar das pessoas, a não ser como apoio ao tratamento no hospital.

ATENÇÃO GERENCIADA E A ERA DA INTEGRAÇÃO

Nos dias de hoje, ainda se nota a rápida reorganização da atenção à saúde como resposta às forças econômicas. A divisão dos serviços em três níveis (primário, secundário e terciário) mostrou-se bastante efetiva e validou o trabalho feito no treinamento para a medicina de família e comunidade nas décadas anteriores. Na conferência de 1978 de Alma-Ata, a Organização Mundial da Saúde reconheceu a importância fundamental da atenção primária (World Health Organization, 1978).

O médico de família e comunidade bem treinado tornou-se uma figura-chave e, muitas vezes, um líder, na organização da atenção à saúde. Ao mesmo tempo, a integração de serviços tornou-se essencial para preservar os recursos e eliminar o desperdício. Horizontalmente, a integração é alcançada pelos médicos de família e comunidade que trabalham como membros de equipes junto a outros profissionais da saúde e em colaboração com serviços de apoio comunitários. A integração vertical é alcançada na colaboração entre os três níveis de atendimento, como no planejamento da alta hospitalar.

Uma forma de reorganização dos cuidados de saúde foi o sistema de atenção gerenciada (*managed care*) em seus vários formatos. Uma organização de atenção gerenciada é aquela que assume o orçamento financeiro e se responsabiliza pela coordenação de uma grande quantidade de serviços clínicos. Os serviços de saúde ou organizações de manutenção da saúde (*health service or maintenance organizations – HMOs*) e grupos organizados por médicos são exemplos de atenção gerenciada nos Estados Unidos. Em países com serviços de saúde nacionais, como o Canadá e a Grã-Bretanha, a responsabilidade pelo financiamento e a prestação de serviços é do governo. Dentro de uma organização, um pouco do risco pode ser transferido para pequenos grupos de médicos que atendem populações definidas.[6]

Nos Estados Unidos, o papel do médico de família e comunidade nas HMOs é, por vezes, descrito como o de um "porteiro" (*gatekeeper*), no sentido de controlador de acesso. Essa denominação assumiu, lamentavelmente, a conotação negativa de alguém que tenta manter as pessoas do lado de fora. Há, entretanto, muitos aspectos positivos nesse papel. O "porteiro" também pode ser descrito como a pessoa que recepciona outras, atende muitas de suas necessidades e guia essas pessoas pelo sistema de atendimento. A divisão de função entre os médicos de atenção primária e secundária permite que ambos façam aquilo que melhor sabem fazer. Os médicos da atenção primária ajudam os especialistas a preservarem suas habilidades, permitindo que eles concentrem sua experiência em doentes cujos problemas estão dentro do seu campo de especialidade.

Apesar de a atenção gerenciada dar grandes oportunidades aos médicos que trabalham com atenção primária, o ritmo acelerado das mudanças e a perda de independência podem ser perturbadores. À medida que os médicos se tornam mais envolvidos no gerenciamento financeiro, podem colocar-se em um conflito de interesses entre as necessidades das pessoas e as exigências da organização.

A insatisfação com alguns aspectos desse sistema de atenção gerenciada, como o acesso restrito a serviços por meio da revisão de utilização, as restrições de cobertura para os profissionais e a capitação, levou a que se evitassem algumas formas do sistema de atenção gerenciada. Em alguns países, incluindo os Estados Unidos, esses e outros problemas se tornaram intensamente políticos à medida que o sistema tentou "[...] navegar as tensões entre recursos limitados e expectativas ilimitadas sem explicar exatamente como faria isso" (Robinson, 2001, p. 2623). Companhias de seguro, profissionais médicos e governo se provaram incapazes ou relutantes a tentar navegar o sistema. Ao mesmo tempo, uma população crescentemente sofisticada e educada na internet começou a ter um papel cada vez mais central.

Embora praticamente todas as nações tenham encontrado os mesmos problemas de controle de custos (mais agudos devido a incertezas econômicas após a Grande Recessão de 2008), expectativas crescentes, novas tecnologias e envelhecimento da população, as soluções particulares foram variadas, refletindo imperativos históricos e culturais. Nos Estados Unidos, a manutenção da autonomia e das opções individuais foram mais fundamentais do que em alguns outros países com um histórico de maior aceitação da influência governamental. As revoluções sociais da década de 1960 se refletiram, no final do século XX e início do século XXI, no questionamento geral da autoridade, no movimento pela saúde das mulheres, nos direitos das minorias e na popularidade da medicina complementar e alternativa.

A ubiquidade da informação facilmente obtida na internet foi outro fator que desviou as decisões sobre cuidados de saúde da profissão médica, das companhias de seguro e do governo em direção ao indivíduo. Porém, essa prática tem suas desvantagens, principalmente em relação à variabilidade na qualidade e na acurácia da informação obtida na internet e às dificuldades na integração e na ação dentro de um sistema de saúde cada vez mais complexo. É nesse contexto que ter um médico pessoal ganhou maior importância.

O conceito de um médico pessoal não era novo (Fox, 1960; Folsom, 1966), mas à medida que ficaram mais aparentes as falhas dos cuidados especializados, também ficou mais evidente a necessidade de uma pessoa de confiança com o conhecimento e as habilidades necessárias para ajudar na integração do conhecimento médico com suas próprias circunstâncias e valores. O médico pessoal é a base de muitas versões da reforma do sistema de saúde, como no modelo *Patient-Centered Medical Home** nos Estados Unidos (ver Cap. 19). Esses fatores, combinados com o aumento nos custos hospitalares e a disponibilidade de tecnologia móvel, significam mais cuidados de saúde ocorrendo na comunidade.

A educação clínica tem de acompanhar a pessoa; logo, essa mudança de atendimento na comunidade precisa, no final, levar a uma mudança no currículo clínico. Logicamente, os estudantes de medicina devem ter sua base em instituições de atenção primária, nas quais possam ter a experiência do atendimento de longo prazo perto do local onde as pessoas e suas famílias vivem e trabalham. Um pouco de experiência dentro de sua especialidade pode também ser adquirido no mesmo ambiente, no qual médicos de família e comunidade, outros especialistas e profissionais da saúde estão, cada vez mais, trabalhando em colaboração. Para outros aspectos de sua preparação dentro da especialização, os alunos podem ter a complementação em hospitais de atendimento de condições agudas.[7]

CLÍNICA GERAL OU MEDICINA DE FAMÍLIA E COMUNIDADE

Na época da renascença da clínica geral, houve um movimento para mudar sua denominação para "prática de família" ou "medicina de família" e para chamar o clínico geral de médico de família. Logo, o novo Conselho nos Estados Unidos foi chamado de Board of Family Practice (Conselho de Medicina de Família). A Academy of General Practice (Academia de Clínica Geral) mudou para Academy of Family Practice (Academia de Medicina de Família). No Canadá, o College of General Practitioners (Colegiado de Clínicos Gerais) mudou seu nome para College of Family Physicians (Colegiado de Médicos de Família).

As razões para essa mudança foram variadas. Por um lado, havia o sentimento de que o nome "clínica geral" estava associado a um tipo obsoleto de medicina. Por outro lado, havia um desejo de enfatizar que a prática de família era algo novo e diferente da clínica geral. Também havia a necessidade de achar um nome para aquele conjunto de conhecimentos, a nova disciplina clínica que estava se definindo.

A mudança de nome teve algumas repercussões. Muitos clínicos gerais prestavam ótimo atendimento e funcionavam exatamente como se esperava que trabalhassem os médicos de família e comunidade. A medicina de família e comunidade tem por base o melhor da clínica geral. Muitas vezes, ficava difícil explicar exatamente o que era diferente. Alguns clínicos gerais, na época, também se sentiram ofendidos em virtude de aquilo que ofereciam ser considerado inferior.

---

* N. de R.T. Modelo de cuidados em equipe liderados por um médico que cuida de uma pessoa continuamente pela vida inteira para melhorar os desfechos de saúde. O serviço de saúde tem a responsabilidade de fornecer cuidados para todas as necessidades de saúde da pessoa ou encaminhar para outros profissionais qualificados.

Nos novos departamentos acadêmicos, a mudança de nome foi recebida de diferentes formas. Para alguns, o uso do termo "família e comunidade" significava que o novo conjunto de conhecimentos era sobre família e comunidade e saúde, e que isso era o que tornava a medicina de família e comunidade única entre as disciplinas clínicas. Para outros, o "médico de família e comunidade" era o reaparecimento de um título consagrado pelo tempo, usado por muitos anos como uma alternativa ao título de clínico geral. O termo "medicina de família e comunidade" tornou-se, então, o nome de um conjunto de conhecimentos em que a prática de medicina de família se baseia, um conjunto que inclui também muito mais além da família. Esse último ponto de vista é o que assumimos, e, neste livro, usamos os termos "médico de família e comunidade" e "clínico geral" de forma intercambiável. "Medicina de família e comunidade" é o termo que usamos para o conjunto de conhecimentos em que se baseia a prática desses médicos.

A MEDICINA DE FAMÍLIA E COMUNIDADE COMO UMA DISCIPLINA CLÍNICA E ACADÊMICA

As disciplinas clínicas na medicina têm base em uma série de fatores, alguns epistemológicos, outros práticos e administrativos. Uma base epistemológica para uma disciplina é um consenso entre seus membros a respeito de quais problemas devem ser confrontados, e qual o conhecimento apropriado para lidar com esses problemas (do grego, *episteme*, "conhecimento"). Em disciplinas clínicas, isso inclui a experiência em comum sobre os problemas clínicos e um método clínico aceito por seus membros, da mesma forma que uma agenda de consenso para a pesquisa. Para que uma disciplina seja efetivamente independente, precisa haver algumas perguntas de pesquisa que só possam ser abordadas dentro daquela disciplina. Mesmo que os métodos sejam trazidos de outras disciplinas, apenas os profissionais que trabalham dentro da disciplina podem conhecer o contexto em que os métodos são aplicados, especialmente as dificuldades metodológicas. Uma base epistemológica também acarreta uma concordância sobre o que é conhecimento nessa disciplina e como esse conhecimento é adquirido. Kuhn (1970) observou que os membros de uma disciplina também compartilham uma visão de mundo, em grande parte inconscientemente.

Acreditamos que a medicina de família e comunidade seja uma disciplina clínica, como a descrevemos. Não seria verdadeiro dizer que há completa concordância sobre todas as questões observadas na seção anterior. Kuhn também observou que ocorrem desacordos em certos estágios do desenvolvimento de uma disciplina. A psiquiatria tornou-se uma das mais importantes disciplinas clínicas sem nunca ter resolvido algumas questões fundamentais. Mesmo aceitando tais desacordos, é surpreendente quando percebemos, ao conversar com médicos de família e comunidade de várias partes do mundo, o quanto compartilham da mesma visão de mundo, moldada por experiências médicas semelhantes.

Alguns já duvidaram que a medicina de família e comunidade fosse uma disciplina por si só, pelo quanto compartilha com outras disciplinas de atenção primária, principalmente com a medicina interna. Essas dúvidas levaram a tentativas de encontrar sua singularidade na ideia da "família como foco do cuidado". O fato de compartilharmos uma visão de mundo com outra disciplina não deve ser motivo de preocupação. Se um médico internista estiver prestando atenção primária, abrangente e contínua a famílias de adultos de acordo com a mesma base epistemológica do médico de família e comunidade, será considerado, para todas as definições e fins, um médico de família e comunidade. É importante não confundir as coisas com as palavras que usamos para nominá-las. Nossa própria visão é de que a medicina interna em atenção primária e a medicina de família e comunidade, nos Estados Unidos, são agora tão próximas que poderiam se unir para formar uma única disciplina. Os obstáculos a essa união não são epistemológicos, mas administrativos e políticos. Não é incomum, na medicina, que as separações entre disciplinas sejam administrativas, em vez de epistemológicas. As questões que definem se a cardiologia pediátrica pertence à pediatria ou à cardiologia, ou se a psicogeriatria pertence à psiquiatria ou à geriatria, são provavelmente resolvidas no âmbito administrativo, de várias diversas em diferentes instituições. Não devemos dar muita importância às divisões entre disciplinas na medicina, nem em qualquer outro campo de conhecimento. A respeito disso, o filósofo da ciência Karl Popper (1972) escreveu que:

> Mas a matéria de estudo, ou os tipos de coisas, não se constituem, acredito eu, na base para a distinção das disciplinas. As disciplinas são distinguidas em parte por razões históricas e por razões de conveniência administrativa [...] e em parte porque as teorias que construímos para a resolução de problemas têm uma tendência a se tornarem sistemas unificados. No entanto, toda essa classificação e diferenciação é um assunto comparativamente superficial. Não somos estudantes de uma matéria de estudo, mas estudantes de problemas. E os problemas podem atravessar as fronteiras de qualquer matéria de estudo ou disciplina (p. 112).

A medicina de família e comunidade poderia ter se desenvolvido como uma divisão da medicina interna. As razões pelas quais essa divisão não ocorreu são tanto históricas e administrativas quanto epistemológicas. Nas primeiras décadas do século XX, os médicos internistas deixaram de tratar crianças e de trabalhar com ginecologia. Ao mesmo tempo, em muitos países, a medicina interna havia se tornado funcionalmente diferente da clínica geral. Na década de 1950, quando a medicina de família e comunidade começou a se desenvolver como uma disciplina, a liderança da medicina interna acadêmica, com poucas exceções, não via importância nos problemas levantados pela medicina de família e comunidade. Naquela época, a medicina interna tinha sua atenção focada no laboratório e não na observação puramente clínica ou nos estudos comportamentais ou populacionais. Não há razão para acreditar que esse direcionamento para a medicina interna fosse inadequado. Restou, entretanto, um conjunto de problemas sem ser abordado, e a medicina de família e comunidade era a disciplina adequada para tratar desses problemas.

Como disciplina acadêmica, a medicina de família e comunidade progrediu de maneira excepcional nos últimos 50 anos. Os periódicos dedicados à medicina de família e comunidade tiveram seu início na década de 1950, com o advento de colegiados nacionais de clínica geral. Surgiram departamentos acadêmicos em muitas faculdades de medicina no final da década de 1960 e início da década de 1970 e, com isso, novos periódicos foram publicados, de modo que, em 2010, havia 19 apenas em língua inglesa e muitos outros em diferentes idiomas. Os livros-texto também proliferaram; em 2010, houve pelo menos 400 dedicados à medicina de família e comunidade ou atenção primária publicados em língua inglesa. Além das pesquisas encontradas nessas fontes, muitos pesquisadores da medicina de família e comunidade publicam em outros periódicos e livros. De forma coletiva, esse material representa a crescente base de conhecimentos da disciplina.

Desde sua fundação como disciplina acadêmica, a medicina de família e comunidade fez contribuições únicas para a prática e a teoria da medicina em geral (Freeman, 2012). Entre essas contribuições estão as seguintes:

1. A ênfase na importância de se compreender a experiência subjetiva da doença na pessoa.
2. O foco de atenção no papel desempenhado pelo contexto próximo (como a família e a ocupação) e distante (como a vizinhança e o ambiente) na saúde e na doença.
3. A ênfase das humanidades na medicina. É claro que a medicina de família e comunidade não está sozinha nisso, mas muitos acadêmicos de departamentos de medicina de família e comunidade têm feito grandes contribuições para reforçar uma abordagem mais humana à medicina, a fim de contrabalançar a abordagem cada vez mais tecnológica ou instrumental aos cuidados de saúde.
4. A medicina de família e comunidade presta atenção ao marginalizado na sociedade. Talvez por trabalharem na comunidade, os médicos dessa área estão mais atentos para os efeitos das necessidades que não são satisfeitas. Os docentes da medicina de família e comunidade costumam ser os líderes em faculdades de medicina no estabelecimento e manutenção da equidade nas universidades e comunidades adjacentes.
5. A discussão da cura ocorre na medicina de família e comunidade, um conceito que muitas vezes soa estranho em centros acadêmicos de ciências da saúde, onde a cura é mais comumente o objetivo subliminar e utópico.
6. O método clínico centrado na pessoa (Stewart et al., 2014) surgiu na prática de família e a partir desta. Ele foi definido, seus efeitos sobre os desfechos clínicos foram investigados e os métodos para o seu ensino foram todos desenvolvidos dentro da medicina de família e comunidade. Os seus princípios e práticas foram amplamente adotados em toda a medicina e em outras disciplinas de cuidados de saúde, sendo desenvolvida uma rica literatura para o refinamento e avanço de sua utilização.

NOTAS

[1] Na Grã-Bretanha, Austrália, Nova Zelândia e África do Sul, o termo "médico" (*physician*) significa o mesmo que "internista" (*internist*) na América do Norte. Nos Estados Unidos e Canadá, "médico" (*physician*) é um termo genérico para todos os médicos clínicos. Neste livro, usamos "médico" em seu sentido genérico.

[2] A integração gradual do boticário na profissão médica pode ter um paralelo nos tempos modernos. Se os profissionais graduados em enfermagem continuarem a assumir funções atualmente consideradas "médicas", poderão, em algum momento, ser redefinidos como "médicos".

[3] O uso crescente da medicina alternativa poderia ser interpretado como uma resposta a algumas das desvantagens da medicina.

[4] Um dos pioneiros do treinamento em pós-graduação para a clínica geral foi o Dr. Andrija Stamper, da então Iugoslávia.

[5] A WONCA promoveu o desenvolvimento internacional da medicina de família e comunidade e da atenção primária em projetos como a Classificação Internacional de Atenção Primária (International Classification of Primary Care, 1987) e sua Declaração do Papel do Médico de Família/Clínico geral em Sistemas de Atenção à Saúde (Statement on the Role of the Family/General Practitioner in Health Care Systems, 1988).

[6] Para uma discussão mais detalhada sobre o sistema de atenção gerenciada, ver Capítulo 19.

[7] Uma visão da faculdade de medicina é apresentada no relatório da Pew-Fetzer Task Force (Tresolini, CP e Pew-Fetzer Task Force, *Health Professions Education and Relationship-Centred Care*, San Francisco, CA: Pew Health Professions Commission, 1994).

REFERÊNCIAS

Boorstin DJ. 1958. *The Americans: The Colonial Experience*. New York: Random House.

Flexner A. 1910. *Medical Education in the United States and Canada: A Report to the Carnegie Foundation for the Advancement of Teaching*. The Carnegie Foundation for the Advancement of Teaching. New York.

Flexner, A. 1930. *Universities, American, English and German*. New York: Oxford University Press.

Folsom MB. 1966. *National Commission on Community Health Services: Health Is a Community Affair*. Cambridge, MA: Harvard University Press.

Fox TF. 1960. The personal doctor and his relation to the hospital. *The Lancet* 2:743–760.

Freeman T. 2012. Family medicine's academic contributions. *Turk Aile Hek Derg* 16(4):181–198.

Fried BJ, Gaydos LM (eds). 2012. *World Health Systems: Challenges and Perspectives*, 2nd edition. Chicago: Health Administration Press.

Kuhn TS. 1970. *The Structure of Scientific Revolutions*. Chicago, IL: University of Chicago Press.

Millis JS (chairman). 1966. *The Graduate Education of Physicians: Report of the Citizens Committee on Graduate Medical Education*. American Medical Association. Chicago, Illinois.

Osler W. 1892. Remarks on specialism. *Archives of Paediatrics* 9:481.

Popper KR. 1972. *Conjectures and Refutations*, 4th edition. London: Routledge and Kegan Paul.

Porta M. 2008. *A Dictionary of Epidemiology*, 5th edition. Oxford; New York: Oxford University Press.

Robinson JC. 2001. The end of managed care. *JAMA* 285(20):2622–2628.

Stewart M, Brown JB, Weston WW, McWhinney IR, McWilliam C, Freeman TR. 2014. *Patient-Centered Medicine: Transforming the Clinical Method*, 3rd edition. Oxford: Radcliffe Press.

Willard RD (chairman). 1966. *Meeting the Challenges of Family Practice: Report of the Ad Hoc Committee on Education for Family Practice of the Council on Medical Education*. American Medical Association. Chicago, Illinois.

World Health Organization. 1978. *Alma-Ata 1978: Primary Health Care*. Geneva: World Health Organization.

CAPÍTULO 2

∽∨∽

Princípios da medicina de família e comunidade

A medicina de família e comunidade pode ser descrita como um conjunto de conhecimentos sobre os problemas encontrados pelos médicos de família e comunidade. Isso é, obviamente, uma tautologia, mas também o são as descrições de todas as ciências aplicadas. Como em outras disciplinas práticas, o conjunto de conhecimentos abrangidos pela medicina de família e comunidade inclui, além de conhecimento factual, também habilidades e técnicas. Praticantes de uma mesma disciplina clínica são identificáveis não tanto pelo que sabem, mas pelo que fazem. Os cirurgiões, por exemplo, são identificáveis mais por suas habilidades em diagnosticar e tratar doenças que requeiram tratamento cirúrgico do que por qualquer conhecimento em particular de anatomia, patologia ou medicina clínica. O que os cirurgiões fazem é uma questão de sua forma de pensar, de seus valores e atitudes e dos princípios que dirigem suas ações.

Logo, ao descrever a medicina de família e comunidade, é melhor começar pelos princípios que orientam nossas ações. Descreveremos nove desses princípios; nenhum deles é exclusivo da medicina de família e comunidade. Nem todos os médicos de família e comunidade são exemplos de todos esses nove princípios. Entretanto, quando tomados em seu conjunto, esses princípios representam uma visão de mundo distinta, um sistema de valores e uma abordagem de problemas que se identificam como diferentes daqueles adotados em outras disciplinas.

1. Os médicos de família e comunidade são comprometidos, em primeiro lugar, com a pessoa, e não com um conjunto de conhecimentos, grupo de doenças ou técnica especial. O comprometimento é aberto em dois sentidos. Primeiro, não se limita pelo tipo de problema de saúde. Os médicos de família e comunidade estão disponíveis para qualquer problema de homens e mulheres de qualquer idade. A prática desses médicos não é limitada a problemas de saúde rigidamente definidos: a pessoa define o problema. Isso significa que o médico de família e comunidade nunca poderá dizer "sinto muito, mas a sua doença não está no meu campo de especialização". Qualquer problema de saúde de uma pessoa está dentro de nosso campo de trabalho. Talvez tenhamos de encaminhar a pessoa para tratamento especializado, mas continuaremos responsáveis por sua avaliação inicial e pela coordenação e continuidade do atendimento. Em segundo lugar, o comprometimento não tem um

ponto final definido. Não se encerra na cura de uma doença*, no final de um tratamento, ou no fato de uma doença ser incurável. Em muitos casos, o compromisso é estabelecido quando a pessoa é saudável, antes de qualquer problema ter aparecido. Em outras palavras, a medicina de família e comunidade é definida em termos de relacionamentos, o que a torna única entre as principais áreas da medicina clínica. As implicações completas dessa diferença são discutidas na seção *O trabalho do médico*, mais adiante neste capítulo.

2. O médico de família e comunidade procura entender o contexto da experiência com a doença. "Para entender uma coisa de forma correta, precisamos observá-la tanto fora quanto dentro de seu ambiente, e nos familiarizarmos com toda a gama de suas variações", escreveu o filósofo americano William James (1958). Muitas experiências com a doença não podem ser completamente entendidas, a não ser que sejam observadas em seu contexto pessoal, familiar e social. Quando uma pessoa é hospitalizada, muito do contexto da experiência com a doença fica distante ou obscurecido. A atenção parece se concentrar no primeiro plano e não no plano de fundo, o que frequentemente nos remete a uma visão limitada da experiência da doença.

3. O médico de família e comunidade vê cada contato com as pessoas como uma oportunidade de prevenção de doenças ou promoção da saúde. Uma vez que os médicos de família e comunidade veem as pessoas, em média, quatro vezes em um ano, essas consultas são fontes ricas de oportunidade para colocar em prática a medicina preventiva.

4. O médico de família e comunidade vê as pessoas que atende como uma "população de risco". Os médicos clínicos em geral pensam em termos de cada pessoa isoladamente, em vez de grupos populacionais. Os médicos de família e comunidade têm de pensar nas duas formas. Isso significa que as pessoas que não fazem, por exemplo, vacinas, exames preventivos de câncer de colo do útero ou medições de pressão arterial, constituem um grupo de atenção para esses médicos, tanto quanto as pessoas que regularmente seguem esses procedimentos. Os registros eletrônicos facilitam muito a manutenção atualizada dos dados a respeito de consultas de toda a população atendida pelo médico.

5. O médico de família e comunidade considera-se parte de uma rede comunitária de agências de apoio e de atenção à saúde. Todas as comunidades têm redes de apoio social, oficiais e não oficiais, formais e informais. A palavra "rede" transmite a ideia de

---

* N. de R.T. Um dos elementos fundamentais nessa quebra de paradigmas na abordagem médica refere-se à necessidade de incorporar à prática diária os conceitos de *disease* e *illness*. E, para que isso ocorra, é fundamental o entendimento e a diferenciação desses conceitos, acarretando também uma busca de palavras para "etiquetá-los" na linguagem médica brasileira. Em inglês, a diferenciação entre as alterações no organismo produzidas pelas doenças (traduzidas por sinais, sintomas, alterações em exames) e o sofrimento das pessoas (representado por queixas, problemas, disfunções) é estabelecida respectivamente pelas palavras *disease* e *illness*, as quais, embora sejam intimamente relacionadas (o que gera muita confusão na hora de utilizar uma ou outra), têm uma importante descontinuidade entre si. As traduções mais corretas de *disease* e *illness* para o português provavelmente seriam "afecção" para *disease* e "doença" para *illness*. Mas afecção não é uma palavra de uso corrente no meio médico brasileiro, e doença, em português, tem sido usada costumeiramente para traduzir "*disease*". Não existe, em português, uma palavra equivalente a *illness*, sendo doença o vocábulo que talvez mais se aproxime. No entanto, como já vimos, essa palavra (doença) tem seu uso consagrado para *disease*. A partir disso, temos optado em manter doença para *disease*, e utilizar "experiência com a doença" ou "experiência da doença" para *illness*.

um sistema coordenado. Até recentemente, o que se via com frequência não era isso. Muitas vezes, médicos de família e comunidade, médicos em hospitais, responsáveis médicos pela saúde, enfermeiros em casas de repouso, assistentes sociais e outros trabalhadores da área trabalhavam de forma absolutamente isolada, sem entender o sistema como um todo. No momento em que este livro estava sendo escrito, muitas organizações estavam no processo de reformular o atendimento da prática de família para torná-la um elo importante nessa rede, o que permitirá que as pessoas se beneficiem de quaisquer encontros com provedores de saúde que precisarem procurar.

6. O ideal seria que os médicos de família e comunidade compartilhassem o mesmo hábitat que as pessoas que eles atendem. Recentemente, isso se tornou menos comum, exceto nas áreas rurais. Mesmo nesse caso, havia médicos que se deslocavam para trabalhar. Em algumas comunidades, notavelmente em regiões centrais de grandes cidades, os médicos praticamente desapareceram. Isso tudo faz parte da recente tendência à separação entre vida e trabalho. Para Wendell Berry (1978), essa é a causa de muitos males modernos: "Se não vivemos onde trabalhamos e quando trabalhamos", escreveu, "estamos desperdiçando nossas vidas e nosso trabalho também". O desastre no Love Canal, nas cataratas do Niágara, é uma ilustração viva do que pode acontecer quando os médicos estão distantes do ambiente das pessoas. Esse canal abandonado havia sido usado por uma indústria local para descartar produtos tóxicos. Depois disso, o canal foi coberto e, alguns anos mais tarde, foram construídas casas no local. Durante a década de 1960, os donos das casas começaram a notar que uma lama química estava brotando em seus porões e jardins. Árvores e arbustos morreram, e a atmosfera ficou poluída com gases malcheirosos. Por volta da mesma época, moradores na comunidade começaram a sofrer de experiências com doenças causadas por substâncias químicas tóxicas. Entretanto, somente após um jornalista local fazer um levantamento sobre a saúde na área, algum estudo oficial foi realizado. Os resultados mostraram taxas de doenças, abortos e defeitos congênitos que excediam em muito os valores de referência (Brown, 1979). Como pôde um aglomerado de doenças em um ambiente obviamente poluído não ser notado pelos médicos locais? A única hipótese possível é a de que os médicos tratavam as pessoas sem vê-las em seu ambiente de residência. É difícil acreditar que um médico de família e comunidade, que visitasse as pessoas em suas casas e se interessasse por seus ambientes, tivesse ficado alheio ao problema por tanto tempo. Para ser completamente eficaz, o médico de família e comunidade ainda precisa ser uma presença visível na comunidade.

7. O médico de família e comunidade visita as pessoas em suas casas. Até a idade moderna, o atendimento médico em casa era uma das experiências mais profundas da prática de família. Era nas casas que muitos dos grandes eventos da vida aconteciam: nascer, morrer, passar por doenças graves ou se recuperar. Estar presente com a família nesses eventos proporcionava ao médico de família e comunidade muito de seu conhecimento sobre as pessoas e suas famílias. Conhecer a casa dava-lhe um entendimento tácito sobre o contexto ou a ecologia da experiência com a doença. "Ecologia", palavra derivada das palavras gregas *oikos* (lar) e *logos*, significa, literalmente,

"estudo do lar". O surgimento do hospital moderno tirou muito dessa experiência do lar. Houve vantagens técnicas e ganhos de eficiência; no entanto, o preço foi o empobrecimento da experiência da prática de família. A redefinição atual acerca do papel do hospital está novamente alterando esse equilíbrio, e temos a oportunidade de restaurar o cuidado domiciliar como uma das experiências definidoras das habilidades essenciais na medicina de família e comunidade. O médico de família e comunidade deve ser um ecologista por natureza (ver Cap. 17). No momento em que este livro estava sendo escrito, uma falta de clínicos gerais tornou difícil a visita domiciliar para as pessoas em necessidade. Ao mesmo tempo, há novas razões para atender pessoas em suas casas. Os hospitais são perigosos para os idosos, os quais são suscetíveis a infecções hospitalares e à rápida deterioração devido à mudança de ambiente. Atender pessoas com problemas de saúde de curta duração em casa impede que elas espalhem ou adquiram doenças nas salas de espera das emergências ou nos consultórios médicos. Além disso, os avanços tecnológicos tornaram o diagnóstico e a terapia no local de cuidados muito mais fáceis do que no passado.

8. O médico de família e comunidade dá importância aos aspectos subjetivos da medicina. Durante muitos anos, a medicina foi dominada por uma abordagem estritamente objetiva e positivista dos problemas de saúde. Para os médicos de família e comunidade, essa abordagem sempre teve de ser conciliada com a sensibilidade aos sentimentos e o entendimento dos relacionamentos. Para entender os relacionamentos, é preciso conhecer as emoções, inclusive as nossas próprias. Em consequência, a medicina de família e comunidade deve ser uma prática de autorreflexão (ver Cap. 6).
9. O médico de família e comunidade é um gerenciador de recursos. Como clínico geral e médico que tem o primeiro contato com a pessoa, os médicos de família e comunidade têm controle sobre muitos recursos e são capazes, dentro de certos limites, de controlar as hospitalizações, os pedidos de exames, a prescrição de tratamentos, além de fazer o encaminhamento para especialistas. Em todas as partes do mundo, os recursos são limitados; muitas vezes, bastante limitados. Dessa forma, é responsabilidade do médico de família e comunidade administrar esses recursos de forma que beneficie as pessoas e a comunidade como um todo (para mais detalhes sobre o gerenciamento de recursos, ver Cap. 18). Em certos casos, os interesses de uma pessoa podem estar em conflito com os interesses da comunidade em geral, e tal divergência pode suscitar problemas éticos.

IMPLICAÇÕES DOS PRINCÍPIOS

Ao definir nossa disciplina em termos de relacionamentos, a separamos da maioria dos outros campos da medicina. É mais comum definir uma área em termos de conteúdo: doenças, sistemas orgânicos ou tecnologias. Os médicos clínicos de outras áreas também estabelecem relacionamentos com as pessoas; na clínica geral, porém, o relacionamento é anterior ao conteúdo. Conhecemos as pessoas antes de saber quais serão os seus problemas de saúde. É claro que é possível definir um conteúdo da clínica geral, com base nas condições comumente encontradas pelos médicos de família e comunidade em um tempo e lugar específicos. Todavia, estritamente falando, o conteúdo para um médico específico é qualquer condição que a pessoa apresente. Uma das consequências disso é que as clínicas de médicos de família e comunidade em geral têm uma baixa prevalência de muitas doenças raras, por exemplo, doença de Charcot-Marie-Tooth, ou *miastenia gravis*. Isso significa que, às vezes, um médico em especial passa a ser conhecedor de doenças raras específicas, sobretudo a respeito de como tais doenças afetam as pessoas. Outros relacionamentos também definem nosso trabalho. Ao atender os membros de uma família, o médico de família e comunidade poderá se tornar parte dos complexos relacionamentos familiares, e muitos compartilham a mesma comunidade e o mesmo meio ambiente com as pessoas que cuidam.

Definir nossa área nesses termos tem consequências, tanto positivas quanto negativas. O fato de não se estar ligado a uma determinada tecnologia ou a conjunto de doenças é algo libertador. Isso empresta à clínica geral uma qualidade de imprevisibilidade e flexibilidade na adaptação às mudanças. Porém, isso é entendido de forma inadequada em uma sociedade que parece dar cada vez menos valor para os relacionamentos e costuma priorizar breves encontros episódicos. Na sociedade atual, muitos equiparam a ideia de especialização à própria ideia de progresso, apesar de haver críticas a esse conceito. De acordo com Wright, "à medida que as culturas se tornam mais elaboradas, e as tecnologias mais poderosas, elas mesmas se tornam especializações importantes, vulneráveis e, em casos extremos, mortais"[1]. Uma das mais importantes consequências da visão de mundo da medicina de família e comunidade é que não podemos nos acostumar com a metáfora mecanicista que domina a medicina, ou com o dualismo mente/corpo que se deriva dessa metáfora. Outra consequência consiste no fato de que o valor que damos para os relacionamentos afeta nossa valorização do conhecimento. Aqueles que valorizam os relacionamentos tendem a conhecer o mundo por meio de experiências e não por intermédio do que Charles Taylor (1991) chamou de razão "instrumental" ou "desengajada". A experiência traz o engajamento de nossos sentimentos tanto quanto de nosso intelecto. As emoções têm um papel muito significativo na medicina de família e comunidade.

Os relacionamentos de longa data levam à construção de um conhecimento específico sobre as pessoas; muito desse conhecimento se encontra no nível tácito. Dar assistência às pessoas está associado a prestar atenção aos detalhes; logo, esse conhecimento de especificidades possui grande valor quando se trata de atenção de saúde. No entanto, ele pode tornar-nos um tanto ambivalentes quanto a classificar as pessoas em categorias de doença. "Sim", podemos dizer, "essa pessoa tem um transtorno da personalidade *borderline*, mas é também o João da Silva, que tenho tratado há quinze anos". No geral, nossa tendência de pensar em termos de uma pessoa individualmente, em vez de em termos de abstrações, é um ponto forte, apesar de poder tirar-nos do caminho se nos desviar da busca adequada pela precisão diagnóstica. Nossa avaliação do conhecimento específico, contudo, tornaria difícil nos sentirmos à vontade no meio acadêmico moderno, no qual o diagnóstico e o manejo são mais comumente vistos em termos de generalização do que em detalhes específicos. O risco de estar muito ligado a um mundo de generalizações e abstrações é o distanciamento da experiência da pessoa e a falta de sentimentos por seu sofrimento. As abstrações produzem relatos de experiência que são, apesar de todo o seu poder de generalização, desnudados de seu colorido afetivo e muito afastados das realidades da vida. O ideal para os médicos é a integração dos dois tipos de conhecimento: a capacidade de ver o universal no particular.

A diferença mais significativa entre a medicina de família e comunidade e as outras especialidades médicas é que ela transcende a divisão mente/corpo que atravessa a medicina como se fosse uma falha geológica. A maioria das disciplinas clínicas encontra-se em um lado ou no outro: medicina interna, cirurgia e pediatria em um lado; psiquiatria, psiquiatria infantil e psicogeriatria no outro. Há classificações separadas das doenças em cada um dos lados: manuais de medicina e cirurgia em um lado, e o *Manual Diagnóstico e Estatístico de Transtornos Mentais* em outro. As terapias são divididas em físicas e psicológicas. Na prática clínica, os médicos internistas e os cirurgiões não avaliam, em geral, as emoções; os psiquiatras não avaliam o corpo. A medicina de família e comunidade define-se em termos de relacionamentos, e, logo, não pode ser dividida dessa maneira.[2]

Um dos legados da divisão entre mente e corpo é o método clínico, o qual não inclui a atenção às emoções entre as características essenciais do diagnóstico e manejo das doenças. Seu outro legado é a negligência da educação médica quanto ao desenvolvimento emocional dos médicos. Um escritor contemporâneo fez referência às emoções dos médicos como "subdesenvolvidas" (Price, 1994). Podemos ver as consequências dessa negligência no fato de as pessoas estarem se alienando em relação aos médicos, na crítica generalizada à atenção à saúde, na busca de alternativas à medicina alopática (ver Cap. 23) e nos altos níveis de transtornos emocionais entre os médicos.

Visto que a medicina de família e comunidade transcende essa divisão, o método clínico convencional nunca se adaptou bem à prática dessa disciplina. Talvez seja por isso que os movimentos a favor de reformar o método tenham seguidamente partido da medicina de família e comunidade. A diferença mais importante do método clínico centrado na pessoa é que a atenção às emoções representa uma de suas exigências. A medicina de família e comunidade surgiu também como uma das especializações que mais exigem a autorreflexão.

Com os avanços da ciência cognitiva e da psiconeuroimunologia e a alta prevalência de doenças que não estão nem de um lado, nem de outro, essa "falha geológica" tende a se tornar cada vez mais desnecessária. Já que a medicina luta para alcançar uma síntese, muito poderia ser aprendido com nossa experiência.

PAPÉIS CONFLITANTES

Ocultos entre os princípios da medicina de família e comunidade estão alguns conflitos potenciais entre os papéis e as responsabilidades do médico. O primeiro princípio é o comprometimento com o indivíduo para responder a qualquer problema trazido pela pessoa, sendo a própria pessoa quem define o problema. Já no caso do terceiro princípio (responsabilidade pela prevenção), é geralmente o médico quem define o problema, frequentemente em situações em que a pessoa foi ao médico por motivos completamente diferentes. É possível dizer que a medicina preventiva é um aspecto da boa prática clínica. Medir a pressão arterial é parte da avaliação clínica geral e, se a pressão diastólica for 120 mmHg, a boa prática preventiva e clínica requer que o problema seja abordado, mesmo que a pessoa não tenha sintoma algum relacionado à pressão alta e tenha procurado o médico apenas por causa de uma dor de cabeça tensional.

A questão torna-se mais complexa à medida que nos movemos ao longo do contínuo que vai da detecção pré-sintomática da doença à identificação de fatores de risco determinados pelos hábitos da pessoa e seu modo de vida. O número de fatores de risco aumenta, e a redução de riscos envolve mudanças de comportamento que podem ser muito difíceis de alcançar. Tudo isso pode ser integrado com sucesso à prática clínica, e pode até mesmo ser exigido pelo público, que já está educado para esperar que o médico trabalhe com atendimento preventivo. Em algum momento, entretanto, a ênfase no atendimento preventivo vai competir, em termos de tempo e recursos, com o atendimento que tem por base as respostas aos problemas identificados pela pessoa. Atingir o equilíbrio adequado pode ser difícil se os médicos estiverem restritos às exigências da atenção gerenciada ou por esquemas de financiamento desenvolvidos para enfatizar o atendimento preventivo.

O quarto princípio (as pessoas são uma população de risco) traz outra dimensão. Aqui, o foco muda do indivíduo para o grupo, sendo que a medida do sucesso é estatística. A motivação pode ser a extensão do atendimento efetivo para todas as pessoas que utilizam o serviço, especialmente para aquelas que podem não ter conhecimento da disponibilidade desse atendimento. O outro extremo, porém, é julgar o sucesso pelos números de adesão da população ao serviço de medicina de família e comunidade. Se o financiamento depende de certas metas, a abordagem da população do serviço de medicina de família e comunidade pode competir com outros serviços por tempo e recursos, e pode haver pressões para que as pessoas sigam as recomendações feitas pelo serviço. A demanda pelos recursos do serviço pode aumentar devido a iniciativas cuja meta é identificar necessidades não atendidas na área geográfica do serviço e realizar auditorias que exigem métodos epidemiológicos muito caros. Uma ênfase exagerada na abordagem populacional em detrimento do atendimento das necessidades individuais das pessoas poderá, conforme sugerido por Toon (1994), ter efeitos na orientação e padrões de pensamento dos médicos. Em vez de pensar nas pessoas, esses médicos podem estar preocupados com seus resultados numéricos.

O nono princípio (administração dos recursos) também poderá se tornar uma fonte de conflito caso um serviço fique responsável pela administração e pagamento de todos os atendimentos necessários para as pessoas. O tempo exigido para a administração pode reduzir o tempo disponível para o atendimento de pessoas, e conflitos de interesse podem surgir quando os interesses individuais da pessoa estão em desacordo com os interesses do grupo, ou quando o médico ganha com base nas economias feitas nos gastos.

Ideias conflitantes nos papéis do médico de família e comunidade podem dificultar a possibilidade de um acordo sobre critérios de qualidade, especialmente quando estamos em épocas de rápidas mudanças sociais, como atualmente. Toon (1994) sugeriu que, onde já existe uma forte tradição de atendimento em medicina geral, pode haver um conceito intuitivo da boa clínica geral, que levará, por fim, a uma síntese. O caminho para uma síntese pode ser mais fácil se os administradores e gerenciadores tiverem cuidado ao fazer mudanças que alteram o equilíbrio entre as responsabilidades dos médicos, sobretudo aquelas mudanças que nos afastam de nossas responsabilidades tradicionais em relação às pessoas como indivíduos.

CONTINUIDADE DO ATENDIMENTO

Para uma especialidade que se define em termos de relacionamentos, a continuidade, no sentido de um relacionamento duradouro entre o médico e a pessoa, é fundamental. Hennen (1975) descreveu cinco dimensões da continuidade: interpessoal, cronológica, geográfica (continuidade entre locais: casa, hospital, consultório), interdisciplinar (continuidade no atendimento a uma série de necessidades, como atendimento obstétrico, procedimentos cirúrgicos), e de informação (continuidade por meio dos registros médicos). Usamos a palavra *continuidade* aqui no sentido de uma responsabilidade geral, direta ou de coordenação das diferentes necessidades médicas da pessoa (Hjortdahl, 1992a). A palavra-chave aqui é *responsabilidade*. Obviamente, o médico não pode estar disponível em todos os momentos, nem pode prestar todo o atendimento do qual as pessoas precisam. O médico é responsável por garantir que haverá continuidade no atendimento por um representante competente e pelo acompanhamento quando algum aspecto do tratamento é delegado para um consultor. A responsabilidade é a chave de todos os relacionamentos importantes.

Com base em uma sequência de estudos a partir de várias perspectivas, Veale (1995, 1996)[3] descreveu quatro tipos de usos do atendimento em clínica geral. No primeiro, um cliente vai a apenas um clínico geral. No segundo, todas as consultas são feitas em uma única clínica de saúde. No terceiro tipo, o cliente procura diferentes clínicos gerais para diferentes propósitos. Um médico pode ser consultado devido à proximidade do seu local de trabalho, outro por causa da proximidade de sua casa, ou a escolha do clínico geral é determinada pela natureza e gravidade do problema e a experiência do médico. Esse tipo de uso parece funcionar bem para clientes que tomam a responsabilidade pela coordenação de seu próprio atendimento de saúde. No quarto tipo de uso, os clientes decidem qual médico vão procurar a cada nova consulta, sem esperar que haja continuidade no atendimento por nenhum desses médicos.

Tanto clientes quanto médicos mostraram uma forte preferência pelo primeiro padrão de uso. Três benefícios foram relacionados às consultas feitas com um único clínico geral: coordenação do atendimento, familiaridade e abertura na relação terapêutica, e a oportunidade de monitoração do tratamento e concordância mútua sobre o manejo. Entretanto, clientes que faziam todas as suas consultas com um mesmo clínico geral nem sempre colhiam os benefícios da continuidade, e a continuidade também não deixou de existir no caso de consultas com vários clínicos gerais na mesma clínica, ou com clínicos gerais em diferentes clínicas.

Brown e colaboradores (1997) mostraram que a pessoa pode ter a oportunidade da continuidade do atendimento, mesmo no caso de um curso de prática de ensino em uma universidade em que há mudanças frequentes de estagiários.[4] Pessoas que consultavam há muito tempo em uma mesma clínica foram recrutadas para grupos de foco e identificaram quatro fatores que contribuíam para sua experiência de continuidade: o sentimento de ser conhecida como uma pessoa pelos médicos, enfermeiros e recepcionistas; o relacionamento com a equipe de médico-enfermeiro-estagiário-recepcionista; os sentimentos de responsabilidade mostrados pelos médicos, inclusive sua abertura e honestidade em lidar com a incerteza, e a amplitude e disponibilidade dos serviços prestados, inclusive o atendimento 24 horas e a disposição de atender pessoas em suas casas ou no hospital.

A continuidade no relacionamento pessoa-médico por ele tratada é um compromisso mútuo. Veale (1996) concluiu que a continuidade é melhor compreendida "não como uma entidade propiciada pelos médicos, mas como uma interação ao longo do tempo, construída conjuntamente pelos clientes e seus clínicos gerais". A continuidade "não pode ser entregue pelo clínico geral para um receptor passivo, mesmo que o médico seja muito habilidoso". As precondições essenciais para a continuidade eram o pronto acesso, a competência do médico e a boa comunicação, além de um mecanismo para criar pontes entre uma consulta e outra. Percebe-se que entre pessoas jovens e saudáveis existe a preferência pelo sistema de escolha a cada visita; entre pessoas jovens com filhos, pela continuidade com uma clínica; entre aqueles com vários problemas diferentes, por consultar com uma série de clínicos gerais, e entre os mais velhos e pessoas com doenças graves, a preferência pela continuidade com um único médico. As atitudes em relação à continuidade podem, nesse sentido, mudar à medida que as pessoas envelhecem e passam a ter diferentes necessidades (Veale, 1996).

É difícil para um médico se sentir continuamente responsável por uma pessoa que não valorize isso. É preciso que haja algum tipo de experiência de compromisso continuado para que o senso de responsabilidade se desenvolva. Hjortdahl (1992a) viu que a duração do relacionamento e a frequência de contatos (densidade) eram muito importantes para o desenvolvimento do senso de responsabilidade. Após um ano, as chances de um médico ter esse senso foram duplicadas e, após cinco anos, tinham aumentado 16 vezes. Se houvesse quatro ou cinco contatos no ano anterior, havia um aumento de 10 vezes no senso de responsabilidade continuada, comparado com o caso de uma única consulta.

Após esse comprometimento mútuo se desenvolver, o fato de não honrá-lo poderá ser visto como uma quebra de confiança, quando o médico, por exemplo, interrompe o relacionamento porque a pessoa tem Aids ou está tão doente que não pode mais sair de casa.

Um compromisso dessa natureza carrega consigo um sentimento de lealdade. Spiro, citando Royce, nos lembra que a lealdade é "a devoção voluntária, prática e completa de uma pessoa a uma causa. Um homem [ou mulher] é leal quando, primeiramente, tem uma causa à qual é leal; quando, em segundo lugar, está disposto a se devotar inteiramente a essa causa, e, em terceiro lugar, expressa sua devoção de forma sustentável e prática por meio de ações constantes no serviço de sua causa" (Spiro, 1998, p. 221). A lealdade é uma virtude se estiver direcionada a algo maior do que o interesse próprio ou de um grupo. A aplicação adequada de qualquer virtude, como a lealdade, exige muita atenção para o contexto de constante mudança e um senso de proporcionalidade. Tal aplicação está ligada ao antigo conceito de justiça como o sentido de dar a algo ou a alguém exatamente o que lhe "é devido" (Grant, 1986, p. 56). Esse exercício exige autodisciplina e é, por vezes, chamado de consciência plena. "Se sou leal, minha causa deve fascinar-me a todo o momento, despertar meu vigor muscular, estimular-me com certa avidez para o trabalho, mesmo que seja um trabalho doloroso. Não posso ser leal por abstrações infrutíferas. Só posso ser leal ao que minha vida pode interpretar em termos de ações efetivas." (Royce, 1909, p. 130). Nas palavras de George Grant, "nos ensinamentos tradicionais sobre justiça, reconhecia-se que a natureza humana se constitui de tal forma que qualquer desejo que não passe pela carne por meio de ações e disposições determinadas e adequadas a ela não é, no final das contas, verdadeiro na alma" (Grant, 1986, p. 56).

O valor dado à continuidade do atendimento pessoal reflete-se na forma como o serviço de saúde é organizado. O pessoal da recepção pode esforçar-se por agendar as consultas das pessoas com os médicos de sua escolha. A filosofia de continuidade do serviço pode ser esclarecida e divulgada para todos os funcionários e as pessoas. As preferências individuais das pessoas em relação à continuidade podem ser observadas e, se possível, atendidas. O sistema de plantões pode ser organizado de forma que as pessoas sejam atendidas por um médico que entrará em contato com o médico delas, terá acesso aos seus registros médicos e poderá atender essas pessoas em casa quando necessário. Pessoas em fase terminal de doença, e outras com necessidades especiais, podem ser mantidas fora desse sistema de plantões. A fim de garantir a continuidade, os registros das pessoas podem estar sempre disponíveis para aqueles que prestarão o atendimento.

O TRABALHO DO MÉDICO

A continuidade de atendimento tem base na ideia de que os médicos não podem substituir uns aos outros como peças intercambiáveis de uma máquina. Que tipo de pessoas se tornarão os médicos que tratarem a si mesmos como peças substituíveis? Em seu livro *The Transformations of Man*, Lewis Mumford (1972) descreve o trabalho como um processo educativo. Segundo esse autor, Le Play disse que "o produto mais importante de uma mina é o mineiro". Em seu livro *Good Work*, Schumacher (1979) descreve o trabalho como "uma das influências mais decisivas no caráter e personalidade (de uma pessoa)". Mesmo assim, observa que "muito raramente se questiona sobre o que o trabalho faz para o trabalhador".

Hannah Arendt descreveu três diferentes tipos de atividade: ação, trabalho e labor (Graner, 1987). A ação (a mais alta das atividades humanas) é a autoexpressão; ela não é secundária a produto algum; a atividade é boa por seu próprio mérito. O trabalho tem um fim ou um produto, mas ainda assim tem um elemento de autoexpressão à medida que o trabalhador, que é um artesão ou artista, pode colocar algo de si mesmo no produto. Os produtos não são padronizados; cada um é único. Em seu livro *Akenfield*, sobre as mudanças na vida de um vilarejo inglês, Ronald Blythe (1969) descreve como um lavrador costumava trabalhar no passado:

Cada homem lavrava à sua própria maneira e deixava sua marca própria. Pareciam todos iguais para quem não entendia de lavragem, mas um fazendeiro podia caminhar em um campo lavrado por diferentes equipes e apontar qual parte havia sido lavrada por qual equipe. Algumas vezes, o fazendeiro pagava um centavo a mais por acre de terra para ter um lavradio perfeito. [...] Os homens trabalhavam de forma perfeita para ganhar esse extra, mas também trabalhavam com perfeição porque esse era o seu trabalho. Pertencia a eles. Era deles.

No que chamou de labor, o homem tem a menor oportunidade de autoexpressão e nada produz que seja propriamente seu. A linha de produção é um exemplo moderno de labor, no entanto a história tem muitos outros exemplos. (Um trabalhador, nesse caso, é realmente substituível por qualquer outro.) Até mesmo o labor pode ser redimido, mas apenas ao se tornar uma oportunidade para o companheirismo, como quando os trabalhadores compartilham situações de perigo ou cantam juntos durante o trabalho.

Algumas tendências históricas têm afastado a medicina da ação, levando-a em direção ao labor. Em geral, a meta da tecnologia é conseguir fabricar um produto padronizado de alta qualidade e consistência. Essa meta não é ignóbil e, sempre que possível, deve ser bem acolhida na medicina. Algumas vezes, as novas tecnologias substituem as atividades humanas que se tornaram extenuantes. Quando a prensa tipográfica foi inventada, a cópia manual havia se tornado uma atividade padronizada e repetitiva. Na medicina, entretanto, as oportunidade de padronização são limitadas. A variabilidade entre os seres humanos é tanta que, para uma pessoa gravemente enferma, o médico não pode ser totalmente substituído por uma máquina. Se nos tratarmos dessa forma, não poderemos ficar surpresos se a sociedade nos tratar mais como trabalhadores em série do que como profissionais. Também não devemos nos surpreender se isso tiver consequências para nós enquanto pessoas. À medida que nos afastarmos das pessoas que cuidamos, seremos os mais pobres por isso. Nossas vidas profissionais serão menos satisfatórias e perderemos muito da profundidade da experiência que a medicina pode nos dar.

Mudanças na organização do serviço de saúde podem interferir no relacionamento pessoa-médico. A dificuldade para conseguir consultas pode desviar as pessoas para os atendimentos de emergência ou para clínicas de atendimento imediato, ou ainda para outro médico trabalhando no mesmo serviço. Deixar alguns horários livres na agenda para pessoas com problemas agudos não consome muito tempo e permitirá que o médico dê continuidade à sua experiência nesse ramo da medicina. Um serviço de saúde que escolhe não fazer atendimentos a domicílio, em hospitais ou fora de horários acarretará o isolamento de muitas pessoas.

Robert Louis Stevenson acreditava que o médico, como o soldado, o marinheiro e o pastor, estava acima do rebanho comum. Em todas as gerações até a nossa, as pessoas que seguiram essas vocações ficaram face a face com os fatos fundamentais da existência humana. Para o médico, era a confrontação diária com a doença e a morte. A nossa tecnologia hoje permite vivenciar a doença mais como uma impressão do computador, uma digitalização, uma leitura em um monitor, e nos afastar daqueles que estão morrendo. Nosso trabalho tem grande influência no tipo de pessoa que nos tornamos e, assim, as implicações para a nossa profissão são profundas. Susanne Langer (1979) também escreveu sobre como fazemos sentido de nosso trabalho:

> Os homens que seguem os mares geralmente têm um amor profundo por aquela vida difícil. [...] Águas e navios, céus e tempestades e portos, de alguma forma todos contêm símbolos que possibilitam enxergar significados e sentidos no mundo [...] uma concepção unificada do modo como a vida pode ser vivida racionalmente. Todo homem que ama sua vocação não a ama apenas por causa de sua utilidade, mas porque parece ter "sentido". (Langer, 1979, p. 288).

Infelizmente, nem sempre conseguimos escolher a forma como vamos trabalhar. Há uma forte tendência para o trabalho em atenção gerenciada, tanto na forma de grandes corporações quanto nos serviços de saúde controlados pelo estado. Muito disso é resultado inevitável da crescente complexidade da medicina, da necessidade de controlar custos e do desejo de igualdade no acesso ao atendimento. A busca por eficiência por parte dos gerenciadores da saúde pode ser causa de estresse nas relações entre médicos e pessoas e entre colegas de profissão. A aplicação rígida de diretrizes clínicas e a adoção de papéis profissionais detalhadamente definidos podem ser uma ameaça ao julgamento clínico e ao ânimo profissional. A fragmentação da medicina torna necessário distinguir os papéis do médico que trata da atenção primária e do especialista para encaminhamento. Todavia, os tipos de colaboração entre o médico de família e comunidade e o especialista variam de pessoa para pessoa e de condição para condição. É melhor deixar espaço para o julgamento clínico e para alguma flexibilidade dos papéis profissionais. Em vez de uma melhoria, o controle rígido pode destruir a alma e levar a uma redução final na eficiência e na qualidade.

O CONHECIMENTO CUMULATIVO SOBRE AS PESSOAS

O atendimento continuado e abrangente permite que o médico de família e comunidade acumule, aos poucos, um "capital" de conhecimento sobre as pessoas e suas famílias. Esse é um dos bens mais preciosos de um médico de família e comunidade. Hjortdahl (1992a) encontrou um forte elo entre a continuidade do atendimento pessoal e o conhecimento acumulado. O conhecimento acumula-se pouco a pouco durante os primeiros meses de um relacionamento, aumenta marcadamente entre 3 e 12 meses, e, embora seu ritmo de certa forma se reduza, continua a aumentar regularmente durante alguns anos mais. A frequência dos contatos também contribui para o acúmulo de conhecimento, e o impacto maior é percebido quando acontecem de 4 a 5 consultas por ano. Muito desse conhecimento está no nível tácito. Foi visto que o conhecimento prévio reduz a duração do atendimento em 40% das consultas, e que está associado a menos exames, mais uso de manejo conservador, menos prescrições, mais uso de atestados e mais encaminhamentos (Hjortdahl e Borchgrevink, 1991; Hjortdahl, 1992b). Os médicos sentiam que o conhecimento prévio contribuía mais para o manejo do que para o diagnóstico, e mais para problemas crônicos do que para infecções ou lesões de menor importância. A contribuição do conhecimento pessoal para o nosso trabalho explica o sentimento de desnudamento que sentimos ao ver uma pessoa pela primeira vez e, de forma mais aguda, quando deixamos um serviço de saúde e nos damos conta de que há todo um conhecimento reunido que não podemos levar conosco. Entretanto, é errado supor que se tem um conhecimento abrangente em relação a todas as pessoas que cuidamos, mesmo após muitos anos. O conhecimento é adquirido apenas quando há oportunidades e quando é necessário. Muitas vezes, é adquirido apenas quando a pessoa está pronta a compartilhá-lo. Esse conhecimento só corresponde a uma visão completa da pessoa em apenas uma minoria dos casos.

O PAPEL DO GENERALISTA

O médico de família e comunidade é, por natureza e função, um generalista. Para que qualquer organização permaneça saudável, precisa haver um equilíbrio entre generalistas e especialistas. Se isso parece óbvio, deixe-nos lembrar que, até recentemente, muitas vozes influentes na medicina questionavam o valor do médico generalista. A explosão de conhecimento, argumentavam, tornava impossível que qualquer indivíduo pudesse dar conta de toda essa área; seria inevitável, portanto, que a medicina se fragmentasse em especializações à medida que se desenvolvesse. O erro do argumento é assumir que o conhecimento é uma quantidade, uma porção de material que cresce por adição. Chamamos isso da "falácia da porção". A ingenuidade dessa suposição pode ser demonstrada se acompanharmos o argumento até sua conclusão. Digamos que o conhecimento de uma especialização (p. ex., pediatria) é atualmente de tal quantidade que pode ser coberta por um médico. Se o conhecimento está crescendo rapidamente, então, após certo número de anos, terá de se fragmentar em subespecializações da pediatria e, após mais um intervalo de tempo semelhante, cada subespecialização terá de se fragmentar novamente, e assim por diante. Se a suposição original estiver correta, logo não haverá razão para o processo parar em momento algum, já que uma fragmentação maior será sempre possível. No final, é claro, terminamos com uma *reductio ad absurdum*. Apesar disso, o prospecto de ser um médico generalista é visto como assustador por muitos alunos e residentes. Pode ser útil, dessa forma, examinar o papel do generalista na medicina e em outras instâncias da vida, uma vez que o problema do generalista *versus* especialista atravessa toda a sociedade moderna.

O papel de generalistas em qualquer organização, seja ela um negócio, uma universidade ou uma orquestra, pode ser descrito na seguinte maneira. Eles têm uma perspectiva da organização como um todo, sua história e tradições, sua estrutura geral, suas metas e objetivos e suas relações com o mundo externo. Entendem como cada parte funciona dentro do todo. Agem como um centro de comunicações: a informação vem para os generalistas de todas as partes da organização e do mundo externo, e dos generalistas a informação parte para esses dois destinos. Ajudam a organização a se adaptar a mudanças, tanto internas quanto externas. Os problemas que surgem dentro da organização, ou entre a organização e seu ambiente, são trazidos ao generalista para avaliação. Após definir o problema, o generalista pode tratá-lo ou encaminhá-lo para um especialista.

Assim que o problema é definido como parte de seu campo de atuação, o especialista poderá então assumir o papel de tomador de decisão, com o generalista mantendo a responsabilidade geral para assegurar que o problema será tratado de acordo com o interesse de toda a organização. Se o especialista entender que o problema não está dentro de seu campo de atuação, fará o encaminhamento de volta para o generalista. Se substituirmos por "organização" as palavras *organismo*, *pessoa* ou *família*, não será difícil perceber como essas funções são desempenhadas pelo médico de família e comunidade.

Grande parte da apreensão em se tornar um generalista tem por base seis conceitos equivocados sobre os papéis do generalista e do especialista na medicina:

1. *O generalista tem de conhecer todo o campo do conhecimento médico.* O conhecimento do generalista é tão seletivo quanto o do especialista. Como os especialistas, também o generalista seleciona o conhecimento necessário para cumprir seu papel. Em um caso de hemorragia subaracnóidea, por exemplo, o médico de família precisa conhecer os sintomas iniciais e as pistas que permitem estabelecer um diagnóstico precoce e o encaminhamento. O neurocirurgião, no entanto, precisa conhecer a patologia detalhadamente e as técnicas de avaliação e tratamento cirúrgico. Escolhemos como exemplo uma condição em que o papel do generalista é principalmente identificar o problema. Em outras condições, é claro, o generalista assumirá total responsabilidade pelo manejo, e o conhecimento exigido será diferente conforme a situação.
2. *Em qualquer campo da medicina, o especialista sempre sabe mais do que o generalista.* Essa afirmativa expressa o sentimento dos generalistas de que, quando avaliam o campo de conhecimento médico, não há uma área específica que possam dizer que lhes pertence. Para onde um generalista olha, há sempre um especialista cujo conhecimento é maior do que o seu. No entanto, isso não é verdade, pois nos tornamos conhecedores dos problemas que comumente encontramos. Os especialistas tornam-se conhecedores de variantes mais raras de uma doença, porque são essas variantes que os generalistas encaminham para eles. Os generalistas tornam-se conhecedores das condições comuns que raramente chegam aos especialistas. Os médicos de família e comunidade às vezes encaram essa situação quando, por pressão de uma pessoa ou da família dela, consultam um especialista mesmo nos casos em que sabem que têm o comando completo da situação. Nesses casos, descobrem, para sua surpresa, que o especialista está fora de sua profundidade, já que essa é uma variante comum da doença que o especialista raramente encontra em seu trabalho. Veja que os dois domínios complementam um ao outro. Os especialistas podem tornar-se conhecedores de variantes mais raras de uma doença apenas porque os generalistas lhes oferecem uma concentração desses casos por meio de encaminhamentos.
3. *Ao se especializar, a incerteza pode ser eliminada.* A única forma de eliminar a incerteza é, como salientou Gayle Stephens (1975), reduzir os problemas a seus elementos mais simples e isolá-los de seu ambiente. Qualquer especialidade que fizesse tal isolamento logo deixaria de ter qualquer valor.
4. *É apenas por meio da especialização que se pode atingir a profundidade do conhecimento.* Essa falácia confunde profundidade com detalhamento. A profundidade do conhecimento depende da qualidade da mente, não do seu conteúdo de informação. A diferença entre profundidade e detalhamento é ilustrada por uma história sobre a

Guerra do Vietnã contada por Peer de Silva (1978). De Silva estava escutando uma preleção de Robert McNamara durante uma de suas visitas a Saigon. McNamara estava bombardeando os oficiais, na preleção, com perguntas a respeito de metros de arame farpado e galões de gasolina. "Eu fiquei sentado lá, espantado", escreveu, "e pensei comigo mesmo, o que será que esse homem está pensando? Isso não é um problema de logística. [...] Isso é uma guerra que precisa de discussões de objetivos estratégicos e da estratégia em si. Do que ele está falando?" (de Silva, 1978, p. 210). McNamara, é claro, era um generalista, e bastante competente. Nesse caso, contudo, estava confundindo profundidade com detalhamento e, dessa forma, não conseguia identificar o problema principal.

5. *À medida que a ciência avança, a carga de informação aumenta.* O contrário é verdadeiro. São os ramos imaturos da ciência que possuem a maior carga de informação: "a carga factual de uma ciência varia de forma inversa ao seu nível de maturidade", escreveu Sir Peter Medawar (1967). "À medida que a ciência avança, os fatos específicos são incluídos e, em consequência, aniquilados, por afirmativas de poder e amplitude constantemente crescentes; dessa forma, os fatos não precisam mais ser conhecidos de forma explícita, ou seja, soletrados e mantidos na mente." (Medawar, 1967, p. 114). Imagine como deve ter sido aprender sobre as doenças infecciosas antes dos dias de Koch e Pasteur! É verdade, claro, que a informação medida pelas publicações tem crescimento exponencial. Não podemos cometer o erro, entretanto, de tomar por iguais a informação e o conhecimento. Muito dessa informação é de pouco valor, muito é efêmero, muito tem interesse técnico apenas para os especialistas, e muito é relacionado a testes de hipóteses que serão, no final das contas, rejeitadas ou incorporadas ao conjunto principal do conhecimento médico.

6. *O erro em medicina é geralmente causado por falta de informação.* Pouquíssimos erros médicos são causados pelo fato de o médico ser mal informado. Muitos mais são causados por falta de atenção, insensibilidade, falha em escutar, ineficiência administrativa, falhas na comunicação, além de muitos outros fatores que estão mais relacionados a atitudes e habilidades do médico do que à sua falta de conhecimento de fatos. Naturalmente, queremos que os médicos sejam bem-informados, mas isso não garantirá que o atendimento médico seja de alta qualidade. O médico também tem de saber como obter informações e como usá-las.

A atitude da sociedade em relação aos generalistas, como sua atitude em relação ao trabalho, traz implicações para o desenvolvimento da personalidade humana. Em seu livro *The Conduct of Life*, Lewis Mumford (1951) descreve os efeitos da fragmentação produzida por nossa cultura mecanicista. "Ao aceitar essa partição das funções e a ênfase exagerada em uma única habilidade restrita, os homens não se contentavam meramente em se tornar fragmentos de homens, mas em se tornar fragmentos de fragmentos: o médico deixou de tratar do corpo como um todo e se ocupa de apenas um órgão. [...]"(Mumford, 1951, p. 185).

"Assim," continua Mumford, "a noção aparentemente simples da pessoa equilibrada [...] quase desapareceu: reprimida na vida, rejeitada em pensamentos. Mesmo grupos e classes que haviam escolhido o ideal aristocrático de viver uma vida plena e equilibrada, [...] abandonaram suas aspirações tradicionais e tornaram-se especialistas, essas pessoas que Nietzsche chamou de *aleijados às avessas*, deficientes não por terem perdido um único órgão, mas porque supervalorizaram esse órgão." (Mumford, 1951, p. 185).

Para Alfred North Whitehead (1926), a sabedoria é fruto de um desenvolvimento equilibrado da personalidade. Sua crítica à educação profissional da época (a década de 1920) referia-se ao fato de que faltava equilíbrio. O estudante deveria dominar um conjunto de abstrações, mas não havia qualquer desenvolvimento emocional e moral que propiciasse o equilíbrio. A educação profissional em nossa própria época é, no mínimo, ainda mais desequilibrada. Talvez isso explique o declínio da sabedoria, uma característica notável do último século.

Muitos de nós vivem em sociedades que valorizam a excelência. A ideia de excelência, entretanto, é o desenvolvimento de um talento singular até seu limite máximo, seja nos esportes, negócios ou vida profissional. Pouca atenção é dada para o preço que deve ser pago por essa excelência ao custo de personalidades atrofiadas e parciais, ou para os efeitos na sociedade como um todo de promover em seus membros apenas um tipo de excelência. Ao decidirem ser generalistas, os médicos de família e comunidade renunciam a um desenvolvimento unilateral, em favor de equilíbrio e plenitude. Eles pagam um preço por isso: a falta de reconhecimento por uma sociedade que é, ela própria, desequilibrada, e o sacrifício de talentos especiais em favor da excelência geral. As recompensas pessoais, porém, são notáveis. "Apenas homens que são, eles mesmos, íntegros", escreveu Mumford, "podem entender as necessidades e desejos de outros homens." (Mumford, 1951, p. 186).

Dois últimos pontos devem ser abordados. O fato de o médico de família e comunidade ser um generalista não quer dizer que todos os médicos de família e comunidade têm conhecimentos e habilidades idênticos. Todos compartilham o mesmo compromisso com as pessoas que atendem. Como consequência de um interesse ou treinamento especial, contudo, um médico pode ter conhecimentos que não são compartilhados por seus colegas. Em qualquer grupo de médicos de família e comunidade, esse compartilhamento pode ser uma fonte de enriquecimento. Um desses médicos pode ter habilidades de interpretação de ECGs, outro pode ter um interesse especial na saúde da criança ou no atendimento de pessoas idosas. Essa distinção por vezes se torna confusa nos debates entre os médicos rurais e urbanos, cujas cargas de trabalho diferem. Ambos se adaptaram às necessidades das pessoas e aos recursos disponíveis na comunidade em que praticam medicina. Pode-se exigir do médico de família e comunidade rural que realize mais procedimentos, incluindo cirurgias, enquanto o médico de família e comunidade do ambiente urbano pode desenvolver conhecimento e experiência maiores no manejo, por exemplo, de dependência de drogas. Apesar de seus perfis de trabalho serem diferentes, ambos são médicos de família e comunidade que atendem de forma abrangente a população do serviço de saúde e às necessidades de sua comunidade. O ponto importante é que isso não deve levar à fragmentação. Os médicos de família e comunidade podem apresentar diferenças, mas a medicina de família e comunidade não deve fragmentar a prática. Se fizesse isso, o papel do generalista se perderia.

O médico de família e comunidade age não só através de fronteiras clínicas, mas também atravessa uma linha muito difícil de ser cruzada: a fronteira entre os problemas médicos e sociais. A fronteira é difícil, pois não costuma ser clara. Os problemas dos pacientes conseguem atravessá-la. Para o médico de família e comunidade, então, cabe a responsabilidade de administrar a interface entre a prática clínica e as profissões especializadas em aconselhamento.

A ESCALA HUMANA

A clínica geral é tradicionalmente baseada em unidades pequenas e amplamente espalhadas, em vez de grandes instituições. Isso foi importante para propiciar um ambiente fundamentado na escala humana, no qual as pessoas doentes podem sentir-se em casa em ambientes familiares, perto de suas próprias comunidades. Para preservar esse senso de intimidade, é importante que essas pequenas unidades continuem a ser a organização básica da clínica geral. Em tempos passados, o consultório ou clínica ficava geralmente na casa do médico, a qual era parte da comunidade servida pela clínica. Agora, o cenário comum é um centro médico onde os médicos de família e comunidade trabalham em equipes com outros profissionais. Apesar de muitos benefícios nesse tipo de organização, há também alguns riscos. Quanto maior a organização, e quanto mais pessoas envolvidas, mais difícil se torna preservar o senso de uma clínica como um lugar acolhedor e familiar.

Uma desvantagem da dispersão do atendimento de clínica geral em pequenas unidades é a dificuldade que temos em nos organizar para as atividades que vão além da clínica individual. Isso pode ser necessário quando, por exemplo, são tratados problemas de saúde que afetam toda a comunidade, se negocia o atendimento partilhado com serviços de saúde especializados ou se providenciam serviços complementares. O financiamento de divisões de clínica geral pelo governo australiano, por exemplo, é uma abordagem usada para suprir essa necessidade. São fornecidos recursos financeiros para grupos de médicos generalistas que desejem se organizar para discutir as questões em seus serviços de saúde locais. Nos Estados Unidos, o crescimento da atenção gerenciada tem estimulado o desenvolvimento das organizações de médicos que trabalham com atenção primária. O *Patient-Centered Medical Home** está sendo desenvolvido, assim como outras versões de equipes de saúde da família. No mundo desenvolvido, há inúmeras versões de renovação de atenção primária. Uma característica comum para muitas dessas formas de organização na atenção primária é o conceito de abordagem por equipes para prestar o atendimento na comunidade (Institute of Medicine, 2001). Nota-se que equipes que funcionam efetivamente melhoram o acesso ao atendimento, a continuidade do atendimento, a satisfação da pessoa e os processos de atendimento para doenças específicas (Grumbach e Bodenheimer, 2004). Contudo, a organização de equipes interdisciplinares para o cenário de medicina de família e comunidade é

---

* N. de R.T. Modelo de cuidados em equipe liderados por um médico que cuida de uma pessoa continuamente pela vida inteira para melhorar os desfechos de saúde. O serviço de saúde tem a responsabilidade de fornecer cuidados para todas as necessidades de saúde da pessoa ou encaminhar para outros profissionais qualificados.

uma tarefa desafiadora que pode envolver uma grande quantidade de dificuldades. O médico de família e comunidade pode sentir que algumas das importantes interações positivas com as pessoas lhe são tiradas e delegadas para outros membros da equipe, o que reduz sua satisfação com o trabalho. A montagem ideal de equipes que respondam à variedade de problemas comuns na medicina de família e comunidade é diferente de uma área para outra. Há um movimento em direção a uma abordagem voltada para o manejo de doenças na atenção primária, mas as pessoas não têm apenas uma doença, nem os médicos "lidam" com as pessoas como se fossem empregados.

A MEDICINA DE FAMÍLIA E COMUNIDADE É UNIVERSAL?

Se os princípios estabelecidos neste capítulo têm valor duradouro, eles devem ser aplicados a todas as culturas e grupos sociais. Se a medicina de família e comunidade se tornasse um serviço disponível apenas para os membros economicamente privilegiados das sociedades industrializadas, logo perderia seguidores. No entanto, alguns veem os problemas dos países e comunidades pobres como tão diferentes que exigiriam uma abordagem distinta e mais básica. Suas necessidades, argumenta-se, são água limpa, melhores moradias, saneamento e vacinação, em vez do tipo de atendimento pessoal fornecido pelos médicos de família e comunidade.

Há algo de verdadeiro nessa afirmativa. As medidas elementares de saúde pública ainda são a primeira necessidade em muitas sociedades. Mas elas não são a única necessidade. Outros problemas apenas serão resolvidos pela abordagem pessoal centrada na família. A doutora Cicely Williams (1973), conhecida por sua descrição do *kwashiorkor*, convenceu-se de que a resposta para a subnutrição é o atendimento de saúde com base na família.

Existe a crença de que esses princípios têm aplicação universal. Como são aplicados, entretanto, varia de acordo com as circunstâncias. Se há apenas 1 médico para 50 mil pessoas, é óbvio que seu papel como administrador de recursos, líder, professor e conselheiro para os problemas difíceis será predominante. A aplicação dos princípios no nível pessoal será responsabilidade de outros profissionais trabalhando sob sua supervisão. Em alguns países com populações de certas cidades crescendo a ponto de atingir mais de 30 milhões de habitantes, os serviços de saúde pública podem tornar-se sobrecarregados, especialmente quando muitas áreas são cobertas por favelas sem esgotos, recolhimento de lixo ou comunicações básicas. Nesses casos, a tarefa de manter a saúde pode ficar a cargo de organizações com médicos que têm uma orientação generalista.

NOTAS

[1] Wright R, *A Short History of Progress* (Toronto: House of Anansi Press, 2004), p. 29.
[2] Para uma discussão mais completa dessas implicações, ver o artigo de McWhinney, IR, The importance of being different, *British Journal of General Practice* (1996), 46:433–436.
[3] Bronwyn Veale usou quatro métodos de pesquisa: questionários epidemiológicos, entrevistas, grupos de foco e diários de saúde escritos pelas pessoas, combinados com entrevistas mensais. O último método permitia que cada pessoa fosse acompanhada ao longo de um período de tempo.

⁴ Brown e colaboradores formaram cinco grupos de foco de pessoas que frequentavam a clínica por mais de 15 anos (n = 55). A idade média dos participantes era de 55 anos, e o tempo médio da pessoa como paciente da clínica era de 21 anos. Aproximadamente metade das pessoas havia consultado com médicos do corpo clínico e estagiários, e as outras foram atendidas inicialmente por um médico do corpo clínico ou por uma sucessão de estagiários.

REFERÊNCIAS

Berry W. 1978. *The Unsettling of America: Culture and Agriculture*. New York: Avon Books.

Blythe R. 1969. *Akenfield: Portrait of an English Village*. London: Allen Lane, Penguin Press.

Brown JB, Dickie I, Brown L, Biehn J. 1997. Long-term attendance at a family practice teaching unit. *Canadian Family Physician* 43:901–906.

Brown MH. 1979. Love Canal and the poisoning of America. *Atlantic Monthly*, December.

De Silva P. 1978. *Sub rosa: The C.I.A. and the Uses of Intelligence*. New York: Times Books.

Graner JL. 1987. The primary care crisis, part II: The physician as labourer. *Humane Medicine* 3:20.

Grant G. 1986. *Technology and Justice*. Toronto: Anansi Press.

Grumbach K, Bodenheimer T. 2004. Can health care teams improve primary care practice? *Journal of the American Medical Association* 291(10):1246–1251.

Hennen BKE. 1975. Continuity of care in family practice, part 1: Dimensions of continuity. *Journal of Family Practice* 2(5):371.

Hjortdahl P, Borchgrevink CF. 1991. Continuity of care: Influence of general practitioners' knowledge about their patients on use of resources in consultations. *British Medical Journal* 303:1181.

Hjortdahl P. 1992a. Continuity of care: General practitioners' knowledge about, and sense of responsibility towards their patients. *Family Practice* 9(1):3.

Hjortdahl P. 1992b. The influence of general practitioner's knowledge about their patients on the clinical decision-making process. *Scandinavian Journal of Primary Health Care* 10(4):290.

Institute of Medicine. 2001. *Crossing the Quality Chasm: New Health System for the 21st Century*. Washington, DC: National Academy Press.

James W. 1958. *The Varieties of Religious Experience*. New York: Penguin Books.

Langer SK. 1979. *Philosophy in a New Key*. Cambridge, MA: Harvard University Press.

Medawar PB. 1967. *The Art of the Soluble*. London: Methuen.

Mumford L. 1951. *The Conduct of Life*. New York: Harcourt Brace and World.

Mumford L. 1972. *The Transformations of Man*. New York: Harper Torchbooks.

Price R. 1994. *A Whole New Life*. New York: Atheneum Macmillan.

Royce J. 1909. *The Philosophy of Loyalty*. New York: Macmillan Company.

Schumacher EF. 1979. *Good Work*. New York: Harper and Row.

Spiro H. 1998. *The Power of Hope: A Doctor's Perspective*. New Haven, CT, and London: Yale University Press.

Stephens GG. 1975. The intellectual basis of family practice. *Journal of Family Practice* 2:423.

Taylor C. 1991. *The Malaise of Modernity*. Concord, Ontario: Anansi Press.

Toon PD. 1994. What is good general practice? Occasional Paper 65. Royal College of General Practitioners.

Veale BM, McCallum J, Saltman DC, Lonesgan J, Wadsworth YJ, Douglas RM. 1995. Consumer use of multiple general practitioners: An Australian epidemiological study. *Family Practice* 12:303.

Veale BM. 1996. Continuity of care and general practice utilization in Australia. Ph.D. thesis, Australian National University.

Whitehead AN. 1926. *Science and the Modern World*. Cambridge: Cambridge University Press.

Williams C. 1973. Pediatric perceptions: Health services in the home. *Pediatrics* 52:773.

CAPÍTULO 3

✧

A experiência com a doença na comunidade

Estudos acerca de experiência com a doença em comunidades revelaram que os médicos percebem apenas uma pequena fração dos problemas de saúde vivenciados pela população em geral. Green e colaboradores (2001) recentemente atualizaram um resumo dos dados de uma série de pesquisas comunitárias em um diagrama reproduzido na Figura 3.1. De cada 1.000 pessoas na população geral acima de 16 anos de idade, em um mês típico, 800 irão relatar algum tipo de sintoma e 327 considerarão buscar atenção médica. Cento e treze pessoas irão consultar um médico da atenção primária, 65 consultarão um profissional de cuidados complementares ou alternativos, 21 irão a um ambulatório de hospital e 14 receberão cuidados em casa. Apenas 13 buscarão atendimento em um serviço de emergência e 8 serão hospitalizadas. Menos de 1 será hospitalizada em um centro universitário de ciências da saúde.

Em pesquisas populacionais retrospectivas, aproximadamente 90% dos adultos confessaram ter sintomas nas duas semanas anteriores. Apenas 1 em cada 4-5 desses consultaram um médico no período (Wadsworth, Butterfield e Blaney, 1971; Dunnell e Cartwright, 1972).

Em uma pesquisa por entrevistas em Glasgow, Hannay (1979) mostrou que 86% dos adultos e crianças relataram pelo menos um sintoma físico em um período de duas semanas. Os sintomas mais comuns, em ordem de frequência, eram os respiratórios, o cansaço e as dores de cabeça. O predomínio dos sintomas respiratórios foi semelhante ao encontrado em pesquisas na Austrália e nos Estados Unidos. As doenças respiratórias também são o diagnóstico mais comum na clínica geral. Entre os adultos, 51% tiveram um ou mais sintomas mentais no período de duas semanas (p. ex., ansiedade, depressão, insônia, pensamentos obsessivos, ideias paranoides). Segundo o relato dos pais, 24% das crianças têm problemas comportamentais (p. ex., problemas de desenvolvimento, enurese, problemas escolares, problemas disciplinares). Quase um quarto dos adultos teve pelo menos um problema social (p. ex., desemprego, dificuldades financeiras).

Uma análise de correlações simples na pesquisa de Glasgow mostrou que uma alta prevalência de sintomas estava relacionada a idade mais avançada, sexo feminino, desemprego devido à enfermidade, separação conjugal ou divórcio, afiliação religiosa pas-

Capítulo 3 ■ A experiência com a doença na comunidade

- 1.000 pessoas
- 800 relataram sintomas
- 327 pensaram em procurar atendimento médico
- 217 consultaram um médico (113 consultaram um médico da atenção primária)
- 65 consultaram um provedor de atendimento médico complementar ou alternativo
- 21 consultaram um ambulatório hospitalar
- 14 receberam cuidados domiciliares
- 13 consultaram em serviços de atendimento de emergência
- 8 foram hospitalizadas
- <1 foi hospitalizada em um centro médico universitário

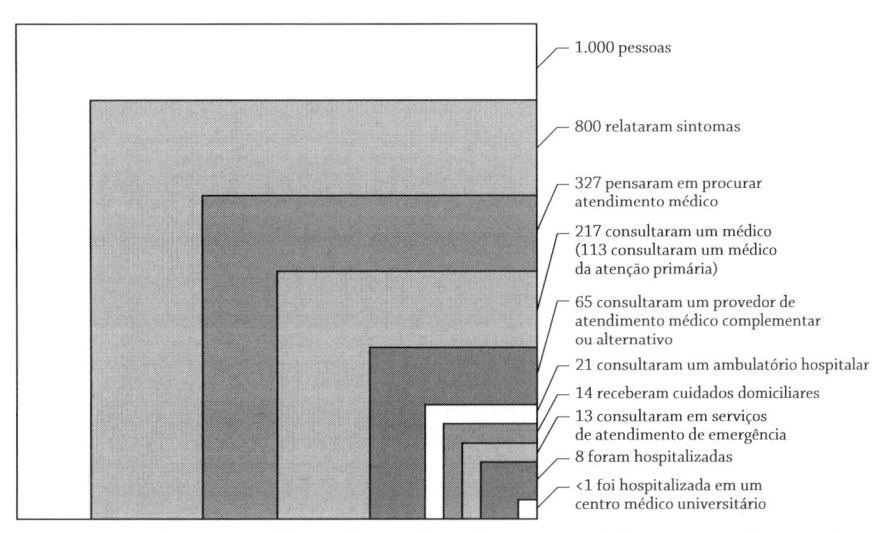

Figura 3.1 Prevalência mensal de problemas de saúde na comunidade e os papéis de várias fontes de atendimento de saúde.

Reimpressa, com permissão, de Green, L, Fryer, GE, Yawn, BP, Lanier, D, Dovey, SM, 2001. The ecology of medical care revisited. *New England Journal of Medicine* 344(26):2021–2025.

siva em vez de ativa, morar no quinto andar ou em andar mais alto em apartamentos de prédios altos e um grande número de mudanças de domicílio (mobilidade). O escore de neuroticismo aumentou com todas as frequências de sintomas nos adultos. Pessoas com baixos escores de extroversão tinham significativamente mais sintomas de problemas mentais e sociais. Na análise de regressão, as variáveis escore de neuroticismo, idade e sexo, morar em apartamentos de edifícios altos, afiliação religiosa passiva e mobilidade mantiveram-se significantes.

Estudos usando o método de diários sobre a saúde têm fornecido entendimentos úteis a respeito da carga de sintomas na população. Em um estudo prospectivo, os adultos registraram pelo menos uma queixa em 21,8% dos dias e apenas em 6% desses dias consultaram um médico (Roghmann e Haggerty, 1972). Em um estudo com 107 participantes durante um período de três semanas, 3,25 problemas foram registrados, mas menos de 6% desses resultaram em procura por atendimento profissional (Demers et al., 1980). Em um grupo de idosos, descobriu-se que o autotratamento é comum, com medicações prescritas ou vendidas sem receita sendo as intervenções mais frequentes. Para eles, a decisão de procurar ajuda profissional estava mais relacionada ao nível de dor ou desconforto, à interferência em atividades diárias ou à crença de que fosse algo grave, do que à familiaridade com o sintoma ou à explicação das causas (Stoller, Forster e Portugal, 1993). Em outro estudo prospectivo com mulheres, os sintomas foram registrados em 10 de cada 28 dias em média. A média anual de episódios de sintomas foi 81. Um médico foi consultado para 1 de cada 37 episódios de sintomas (Banks et al., 1975). As mulheres consistentemente relatam mais sintomas físicos do que os homens e, em um estudo comparando anotações em diários de saúde de um grupo de mulheres e homens durante um período de quatro semanas, descobriu-se que o humor negativo era o mais forte fator preditivo para sintomas físicos, que eram, por sua vez, os preditores mais fortes de comportamentos de enfermidade. Diferenças em estados de humor parecem mediar as diferenças de gênero no registro de sintomas (Gijsbers van Wijk, Huisman e Kolk, 1999). É claro que a ocorrência de sintomas é a norma e não a exceção. As perguntas importantes, nesse sentido, não se referem ao fato de os sintomas estarem presentes ou não, mas quão graves ou frequentes são, e como se agirá a respeito desses problemas.

O PAPEL DE DOENTE E O COMPORTAMENTO DA EXPERIÊNCIA COM A DOENÇA

Dois conceitos são úteis para a análise da decisão a respeito de consultar ou não um médico: o papel de doente e o comportamento da experiência com a doença. O conceito do papel de doente foi inicialmente usado por Sigerist (1960) e Parsons (1951). De acordo com Parsons, quando uma pessoa consulta um médico e é definida como doente, passa a ocupar um papel especial na sociedade. Assumir o papel de doente acarreta certas obrigações e privilégios. O indivíduo fica isento de obrigações sociais normais e não é responsável por sua incapacidade. Porém, espera-se que a pessoa doente busque ajuda profissional e empenhe todos os esforços para sua recuperação. O fato de uma pessoa decidir assumir ou não o papel de doente quando adoece depende de muitos fatores individuais e de grupo, os quais são independentes da gravidade da experiência com a doença.

O comportamento da experiência com a doença é definido por Mechanic (1962) como "as formas em que certos sintomas podem ser diferentemente percebidos, avaliados e influenciados (ou não) por diferentes tipos de pessoas". O comportamento da experiência com a doença de um indivíduo determina se ele assumirá o papel de doente e consultará um médico. Lamberts (1984) apresentou o conceito de comportamento-problema: as ações de uma pessoa com um problema de vida em contraste com uma experiência com a doença.

A importância de se distinguir entre experiência com a doença e comportamento da experiência com a doença é ilustrada pela síndrome do intestino irritável. Pessoas com distúrbios gastrintestinais funcionais (DGF), inclusive síndrome do intestino irritável, foram comparadas à população em geral em relação a traços psicológicos, eventos de vida recentes, apoio social, autoclassificação de saúde e frequência de consultas com o médico. O grupo com DGF teve escores significativamente piores do que a população geral para depressão, emocionalidade e sintomas físicos. Essas pessoas preocupavam-se mais com sua saúde, sua qualidade de vida era pior, tiveram mais eventos de vida negativos nos 12 meses anteriores, a classificação de sua própria saúde em geral era baixa, e tinham menos fontes de apoio social. Entretanto, ao dividir o grupo com DGF entre aqueles que consultaram um médico e aqueles que não consultaram, os que não consultaram diferiam da população em geral em um número menor de variáveis (somatização, emocionalidade, qualidade de vida, classificação de saúde e apoio social). As idas ao médico foram diretamente relacionadas à depressão, classificação subjetiva de saúde e duração dos períodos com sintomas. A opinião que tinham do sistema de atenção à saúde também era importante. Parecia que, entre as pessoas com DGF, havia dois tipos de condições psicológicas: as relacionadas com a própria experiência com a doença e as relacionadas com a decisão de buscar atendimento médico. É importante notar que, nesse estudo, os eventos da vida, percebidos como positivos ou negativos, estavam relacionados aos comportamentos de consulta (Herschbach, Henrich e von Rad, 1999).

Um entendimento do comportamento com a experiência de doença pode mudar a perspectiva do médico. A pergunta-chave pode ser "por que a pessoa veio aqui?" A meta da terapia pode não ser eliminar os sintomas, mas ajudar a pessoa a viver com eles, como muitas outras na população aprenderam a fazer.

NÃO RELATO DE SINTOMAS GRAVES E CONSULTAS POR SINTOMAS DE MENOR IMPORTÂNCIA

Variações no comportamento da experiência com a doença são responsáveis por dois fenômenos de interesse para os médicos de família e comunidade: não consultar em caso de sintomas graves e buscar atendimento quando houver sintomas sem maior importância.

Na pesquisa de Glasgow, Hannay calculou o grau de encaminhamentos inadequados, definidos como não consultar, avaliação dos sintomas pela pessoa como graves, ou consultar por sintomas avaliados pela pessoa como de menor importância. Sintomas físicos, mentais e comportamentais foram classificados de acordo com a dor, incapacitação, gravidade e duração, usando a avaliação da própria pessoa (ou, para sintomas comportamentais de crianças, a avaliação dos próprios pais). Um escore médio de gravidade foi calculado para cada sujeito. Os sintomas sociais foram classificados separadamente de acordo com a preocupação ou inconveniência que causavam. Os números de encaminhamentos indevidos de ambos os tipos são mostrados na Figura 3.2. Das pessoas com sintomas físicos, mentais ou comportamentais, 26% não procuraram ajuda profissional para sintomas graves; sendo que 11% procuraram ajuda profissional para sintomas sem maior importância. Para sintomas sociais, os números foram 16 e 12%, respectivamente. Dos sintomas médicos, os sintomas comportamentais em crianças foram os mais frequentemente encaminhados para assistência profissional, seguidos por sintomas físicos em todos os sujeitos; os sintomas mentais em adultos apresentaram a menor probabilidade de encaminhamento.

Nessa pesquisa realizada em Glasgow, não consultar por sintomas graves estava relacionado ao desemprego devido à experiência com a doença, afiliação religiosa passiva, classe social mais baixa, morar sozinho e escores mais altos de neuroticismo. A análise de regressão mostrou que neuroticismo, saúde fraca no passado e na atualidade, idade mais avançada, sexo feminino e mobilidade mantinham-se como variáveis significativamente relacionadas.

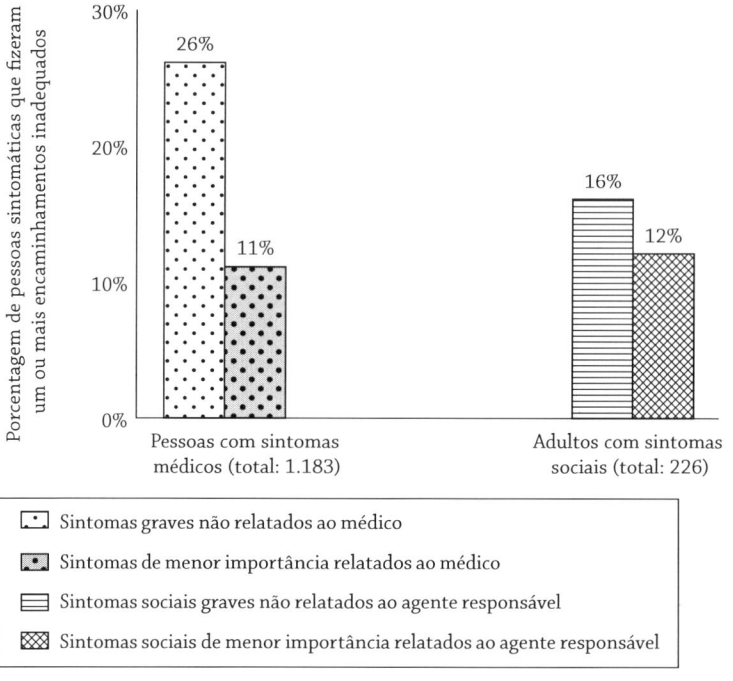

Figura 3.2 Incidência de encaminhamentos inadequados na pesquisa de Glasgow.
Reimpressa, com permissão, de Hannay, DR. 1979. *The Symptom Iceberg: A Study in Community Health*. London: Routledge and Kegan Paul.

Legenda:
- Sintomas graves não relatados ao médico
- Sintomas de menor importância relatados ao médico
- Sintomas sociais graves não relatados ao agente responsável
- Sintomas sociais de menor importância relatados ao agente responsável

Eixo Y: Porcentagem de pessoas sintomáticas que fizeram um ou mais encaminhamentos inadequados

Pessoas com sintomas médicos (total: 1.183): 26%, 11%
Adultos com sintomas sociais (total: 226): 16%, 12%

Na análise de regressão, as consultas por problemas de menor importância estavam associadas a um maior número de experiências com a doença na atualidade, separação ou divórcio, idade mais avançada, sexo feminino, poucos anos na residência atual, pouca experiência com médicos ou hospitais, dificuldades em contatar o médico, bem como o número de hospitalizações.

Usando a mesma definição para consultas inadequadas do estudo de Glasgow, Elliot e colaboradores (Elliott, McAteer e Hannaford, 2012) analisaram os pacientes registrados em 20 clínicas gerais britânicas, buscando informações sobre sua experiência com uma gama de sintomas (desde aqueles considerados pelo médico como autolimitados e menores até os potencialmente graves) nas duas semanas anteriores. Os sujeitos da pesquisa também foram solicitados a classificar cada sintoma quanto à gravidade e à extensão em que interferia na vida diária, bem como se eles buscavam uma consulta com seu médico para o sintoma. Dos entrevistados, 75% relataram pelo menos um dos sintomas listados, havendo maior chance de sintomas nas pessoas mais jovens, naquelas com problemas crônicos ou naquelas incapacitadas para o trabalho por doença ou que não têm trabalho remunerado. Apenas 8% das pessoas com sintomas consultaram com seu clínico geral. Cerca de um quinto dos 7.995 sintomas resultaram em consultas inadequadas: 3,2% foram consultas por sintomas percebidos pela pessoa como de baixo impacto e 17,3% foram não consultas por sintomas percebidos pela pessoa como de alto impacto. O Quadro 3.1 lista os 10 sintomas mais frequentemente endossados. Sintomas como sangue nas fezes, desmaios, sibilância torácica, falta de ar, perda de peso involuntária e dor torácica – todos podendo representar um problema grave – dominaram as razões para consultas de baixo impacto. Os médicos poderiam concluir que as pessoas tomaram uma decisão adequada de consultar nessas situações, mesmo que os sintomas fossem de baixo impacto. Por outro lado, os sintomas mais comuns que tinham alto impacto, mas que não resultaram em consulta, foram desmaios, sensação de depressão, problemas de sono, vômitos e hemoptise. As não consultas de alto impacto excederam as consultas de baixo impacto para todos os sintomas. Os entrevistados que consultaram por sintomas de baixo impacto tinham mais chance de apresentar um problema crônico, ter escores físicos ruins, escores corporais de dor ruins e uma crença na importância da tranquilização por um profissional de saúde. As pessoas que não consultaram e tinham problemas de alto impacto tendiam a ser mais jovens, ex-tabagistas, incapacitadas para o trabalho devido a experiência com a doença, ter saúde ruim e acreditar que não deviam ocupar o tempo de seu clínico geral.

Outros pesquisadores descreveram fatores que afetam o comportamento com a experiência de doença. Em seu livro *The Health of Regionville*, Koos (1954) notou que as pessoas de classe social mais alta declaravam-se doentes mais frequentemente do que as pessoas de classe mais baixa, e apresentavam maior probabilidade de procurar tratamento quando sentiam algo. As pessoas de classes mais baixas, por sua vez, tinham mais sintomas, mas se declaravam doentes menos frequentemente e tinham menor probabilidade de consultar um médico. Algumas dessas diferenças em relação a sintomas específicos estão ilustradas no Quadro 3.1.

QUADRO 3.1

OS 10 SINTOMAS MAIS FREQUENTEMENTE ENDOSSADOS PELAS PESSOAS

1. Sensação de fadiga/esgotamento
2. Dor de cabeça
3. Dor nas articulações
4. Dor nas costas
5. Dificuldade de dormir
6. Dor de garganta
7. Nervosismo/ansiedade
8. Indigestão/azia
9. Tosse
10. Sensação de depressão

Adaptado de Elliott AM, McAteer A, Hannaford PC. 2012. Incongruous consultation behaviour: results from a UK-wide population survey. *BMC Family Practice* 13:21.

Em um estudo de mulheres com idades entre 20–44 anos, Banks e colaboradores (1975) descobriram que aquelas que apresentavam um nível de ansiedade fora de controle tinham maiores probabilidades de consultar com seus clínicos gerais por causa de seus sintomas. A natureza dos sintomas tinha uma forte correlação com a decisão de buscar atendimento médico. A Tabela 3.1 ilustra a ampla variação das respostas a diferentes sintomas.

Mechanic (1962) descobriu que as pessoas com altos níveis relatados de estresse, especialmente dificuldades interpessoais, mostravam grande tendência a fazer uso de serviços médicos.

Um dos autores deste livro (McWhinney, 1972) concebeu uma taxonomia do comportamento com a experiência de doença para tentar integrar, de maneira completa, as ciências comportamentais com o diagnóstico clínico tradicional. Essa taxonomia permanece relevante na compreensão de algumas consultas incongruentes. Nessa estrutura, as pessoas consultarão seu médico por uma de cinco razões, ou por uma combinação delas: limite de tolerância (quando não consegue ou não quer mais lidar com um sinto-

Tabela 3.1 PORCENTAGEM DE ENTREVISTADOS EM CADA CLASSE SOCIAL QUE RECONHECEM A NECESSIDADE DE ATENÇÃO MÉDICA PARA SINTOMAS ESPECÍFICOS

Sintoma	Classe I ($n = 51$) (%)	Classe II ($n = 335$) (%)	Classe III ($n = 128$) (%)
Perda de apetite	57	50	20
Dor persistente nas costas	53	44	19
Tosse persistente	77	78	23
Dores persistentes nas articulações e nos músculos	80	47	19
Sangue nas fezes	98	89	60
Sangue na urina	100	93	69
Sangramento vaginal excessivo	92	83	54
Inchaço nos tornozelos	77	76	23
Perda de peso	80	51	21
Sangramento nas gengivas	79	51	20
Fadiga crônica	80	53	19
Falta de ar	77	55	21
Dores de cabeça persistentes	80	56	22
Desmaios	80	51	33
Dor no peito	80	51	31
Nódulo no seio	94	71	44
Nódulo no abdome	92	65	34

Reimpressa, com permissão, de Koos, EL. 1954. *The Health of Regionville: What the People Thought and Did about It*. New York: Columbia University Press.

ma); limite de ansiedade (preocupação com as possíveis implicações de um sintoma); problema de vida apresentando-se como um sintoma; razão administrativa; consulta por outras razões que não a doença.

Zola (1966) entrevistou pessoas ítalo-americanas e americanas de origem irlandesa antes de falarem com o médico durante novas consultas no atendimento clínico em um hospital. Informações sobre o diagnóstico primário, diagnóstico secundário, gravidade potencial e grau de urgência foram obtidas do médico. Além das comparações entre os dois grupos, também foram feitas comparações entre pares de uma pessoa irlandesa e uma italiana do mesmo sexo que apresentavam diagnóstico inicial semelhante, a mesma duração da doença e o mesmo grau de gravidade.

Apareceram diferenças importantes. Os irlandeses negavam que a dor fosse uma das características de sua experiência com a doença com mais frequência do que os italianos. Mais irlandeses descreviam seu problema principal em termos de uma disfunção específica; mais italianos descreviam o problema em termos de uma dificuldade difusa. Os irlandeses mostravam uma tendência a limitar e subestimar suas dificuldades, enquanto os italianos tendiam a ampliar e generalizar seus problemas. Nos pares, os italianos queixavam-se de mais sintomas, mais partes do corpo afetadas e mais tipos de disfunções do que os irlandeses, e com mais frequência sentiam que os sintomas afetavam seu comportamento interpessoal (Tab. 3.2).

Zborowski (1951) estudou as reações à dor em pessoas de três diferentes origens: judaica, italiana e tradicional americana ("*Old American*"). Os dados foram coletados em entrevistas com pessoas, em observações de seu comportamento quando sentindo dor e em conversas com médicos e enfermeiros envolvidos nos tratamentos.

Tabela 3.2 PROBABILIDADE DE EPISÓDIOS DE SINTOMA QUE LEVAM A CONSULTAS COM MÉDICO

Sintoma	Índice de episódios de sintomas por consulta
Mudança no nível de energia	456:1
Dor de cabeça	184:1
Distúrbio da função gástrica	109:1
Dor nas costas	52:1
Dor nos membros inferiores	49:1
Emocional/psicológico	46:1
Dor abdominal	29:1
Distúrbios menstruais	20:1
Dor de garganta	18:1
Dor no peito	14:1

Adaptada de Banks, MH, Beresford, SAA, Morrell, DC, Waller, JJ, Watkins, CJ 1975. Factors influencing demand for primary medical care in women aged 20–44 years: A preliminary report. *International Journal of Epidemiology* 4:189.

Os descendentes judaicos e italianos foram considerados muito emotivos em suas respostas à dor. Os italianos, entretanto, estavam mais preocupados com a questão imediata da dor, ao passo que os judeus concentravam sua preocupação no significado da dor e suas implicações em longo prazo. Os dois grupos também diferiam em suas atitudes em relação a medicamentos analgésicos. Os italianos esperavam alívio da dor, e logo esqueciam seu sofrimento assim que a dor passava. Os judeus relutavam em aceitar os medicamentos, preocupavam-se com os efeitos colaterais, além de acreditar que lhes dariam apenas alívio temporário.

As pessoas de origem tradicional americana costumavam ter uma atitude distanciada e não emotiva em relação à dor. Assim como as pessoas de ascendência judaica, os americanos de origem tradicional preocupavam-se com o significado e as futuras implicações da dor; mas, enquanto as ansiedades dos judeus eram tingidas de pessimismo sobre os desfechos, os americanos frequentemente apresentavam uma atitude de otimismo nascida de sua confiança na habilidade do especialista.

A interpretação dos últimos dois estudos demonstra o perigo de estereotipar as pessoas com base em sua origem cultural. Os médicos não devem fazer esse tipo de suposição. Os estudos foram mantidos na presente edição para demonstrar que o ambiente cultural pode ter um impacto significativo sobre como alguém percebe mudanças na saúde e responde a essas mudanças. É provável que as diferenças individuais sejam mais importantes.

Em resumo, o comportamento em caso de experiência com a doença é relacionado a origem étnica, classe social, idade, sexo, natureza da enfermidade, afiliação religiosa, personalidade e fatores ambientais. Os achados relatados por Hannay (1979) desafiam a crença de que o neuroticismo está diretamente relacionado à alta taxa de utilização dos serviços de saúde e a consultas por questões triviais. No estudo de Glasgow, os menos neuróticos mostraram maiores probabilidades de procurar atendimento tanto em geral quanto para questões triviais. Foram os mais neuróticos que apresentavam maiores probabilidades de fazer parte de um *iceberg* de sintomas.

AUTOCUIDADO E OUTRAS ALTERNATIVAS AO ATENDIMENTO MÉDICO

Fica claro, a partir dos estudos citados, que muitos dos episódios de sintomas são resolvidos por aqueles que os sofrem sem recorrer a consultas médicas. O autocuidado refere-se a todas as ações daquele que sofre a doença, exercidas em seu próprio benefício. Essas ações podem tomar o lugar do aconselhamento médico, ou podem preceder a consulta com um médico. O autocuidado pode ocorrer de inúmeras formas:

1. Estudos na Grã-Bretanha e nos Estados Unidos (Freer, 1978) mostraram altas taxas de automedicação; entre os adultos, 50 a 80% relataram ter tomado remédios não controlados nas últimas 2 a 4 semanas. A grande maioria era de analgésicos, remédios para resfriado e antiácidos. O farmacêutico frequentemente representa uma fonte

de aconselhamento para a medicação não controlada. Em um estudo sobre atenção primária dispensada por farmacêuticos na cidade de London (Ontário, Canadá), Bass (1975) viu que, nas farmácias de bairro, para cada 100 prescrições atendidas, aproximadamente 19 outras pessoas pediam conselhos a respeito de problemas de saúde. Os problemas mais comuns eram infecções respiratórias altas, queixas estomacais e intestinais, dor e perguntas sobre vitaminas. O aumento no autocuidado se tornou a norma com o uso disseminado da internet. Mesmo medicamentos que normalmente necessitam de receita médica podem ser obtidos diretamente por meio da internet. À medida que as doenças crônicas passaram a dominar os cuidados de saúde, o autocuidado ganhou importância. Isso representa um dos componentes do Modelo de Cuidados Crônicos e diversas jurisdições desregulamentaram algumas medicações e instituíram linhas telefônicas de ajuda para o autocuidado, parcialmente na crença de que isso reduza os custos dos cuidados de saúde.
2. Apesar de a maior atenção se concentrar na medicação, um grande número de outras ações para melhorar a saúde pode ser desenvolvido. Em um estudo que usou o método de diários de saúde, Freer (1978) percebeu que muitas ações não médicas foram relatadas. Algumas eram ações sociais, como conversar com amigos ou parentes, ir a um clube ou sair para jantar; outras eram ações individuais, como fazer trabalhos da casa, sair para fazer compras ou cuidar do jardim. Todas essas ações foram registradas porque eram consideradas terapêuticas.
3. Um leigo pode fazer um encaminhamento, ou a pessoa pode consultar membros da família, amigos, vizinhos ou pessoas que não sejam profissionais, mas cujo conselho pode ser buscado. Certos indivíduos em uma comunidade podem ter a fama de conhecedores de questões de saúde. Outros podem ser valorizados por seus conselhos para problemas pessoais. Todas as sociedades têm recursos desse tipo, os quais são bastante independentes do sistema de assistência à saúde. Kleinman (1980) chamou isso de "setor popular", o qual representa o maior setor de qualquer sistema de saúde (Stevenson et al., 2003). É provável, entretanto, que em sociedades em que existe uma grande mobilidade haja menos oportunidades para que esses sistemas informais de ajuda sejam desenvolvidos. Esse número reduzido de oportunidades pode explicar os numerosos problemas pessoais que são apresentados para os médicos de família e comunidade nas sociedades industrializadas.
4. Curandeiros populares e praticantes de medicina alternativa encontram-se disponíveis em grande escala na maioria das sociedades. Esse setor popular (Kleinman, 1980) pode ser usado como a fonte inicial de atendimento ou como um recurso adicional quando o sistema de atendimento à saúde não responde às expectativas da pessoa. A medicina alternativa é bastante utilizada nos países ocidentais (ver Cap. 23).

O médico de família e comunidade prudente irá sempre questionar os pacientes sobre o que já tentaram fazer antes de fazer suas recomendações. Isso é necessário para uma compreensão holística de seu paciente e para alcançar uma concordância na consulta (ver Cap. 8).

REFERÊNCIAS

Banks MH, Beresford SAA, Morrell DC, Waller JJ, Watkins CJ. 1975. Factors influencing demand for primary medical care in women aged 20–44 years: A preliminary report. *International Journal of Epidemiology* 4:189.

Bass M. 1975. The pharmacist as a provider of primary care. *Canadian Medical Association Journal* 112:60.

Demers RY, Altamore R, Mustin H, Kleinman A, Leonardi D. 1980. An exploration of the dimensions of illness behavior. *The Journal of Family Practice* 11(7):1085–1092.

Dunnell K, Cartwright A. 1972 *Medicine Takers, Prescribers and Hoarders*. London: Routledge and Kegan Paul.

Elliott AM, McAteer A, Hannaford PC. 2012. Incongruous consultation behaviour: results from a UK-wide population survey. *BMC Family Practice* 13:21.

Freer CB. 1978. Self care: A health diary study. Master of Clinical Science thesis, The University of Western Ontario.

Gijsbers van Wijk CM, Huisman H, Kolk AM. 1999. Gender differences in physical symptoms and illness behavior. *Social Science & Medicine* 49(8):1061–1074.

Green L, Fryer GE, Yawn, BP, Lanier D, Dovey SM. 2001. The ecology of medical care revisited. *New England Journal of Medicine* 344(26):2021–2025.

Hannay DR. 1979. *The Symptom Iceberg: A Study in Community Health*. London: Routledge and Kegan Paul.

Herschbach P, Henrich G, von Rad M. 1999. Psychological factors in functional gastrointestinal disorders: Characteristics of the disorder or of the illness behavior? *Psychosomatic Medicine* 61:148–153.

Kleinman A. 1980. *Patients and Healers in the Context of Culture: An Exploration of the Borderland Between Anthropology, Medicine and Psychiatry*. Berkeley: University of California Press.

Koos EL. 1954. *The Health of Regionville: What the People Thought and Did about It*. New York: Columbia University Press.

Lamberts H. 1984. *Morbidity in General Practice: Diagnosis Related Information from the Monitoring Project*. Utrecht: Huisartsenpers.

McWhinney IR. 1972. Beyond diagnosis: An approach to the integration of behavioural science and clinical medicine. *New England Journal of Medicine* 287(8):384–387.

Mechanic D. 1962. The concept of illness behaviour. *Journal of Chronic Disease* 15:189.

Parsons T. 1951. *The Social System*. Glencoe, IL: Free Press.

Roghmann KJ, Haggerty RJ. 1972. The diary as a research instrument in the study of health and illness behaviour. *Medical Care* 10:143.

Sigerist HE. 1960. The special position of the sick. In: Roemer MI, ed., *The Sociology of Medicine*. New York: M.D. Publications.

Stevenson FA, Britten N, Barry CA, et al. 2003. Self-treatment and its discussion in medical consultations: How is medical pluralism managed in practice? *Social Science & Medicine* 57: 513–527.

Stoller EP, Forster LE, Portugal S. 1993. Self-care responses to symptoms by older people: A health diary study of illness behavior. *Medical Care* 31(1):24–42.

Wadsworth MEJ, Butterfield WJH, Blaney, R. 1971. *Health and Sickness: The Choice of Treatment*. London: Tavistock.

Zborowski M. 1951. Cultural components in responses to pain. *Journal of Social Issues* 8:16.

Zola IK. 1966. Culture and symptoms: An analysis of patients' presenting complaints. *American Sociological Review* 31:614.

CAPÍTULO 4

༺༻

A família na saúde e na doença

A importância da família para os médicos de família e comunidade é inerente no paradigma da medicina de família e comunidade. A medicina de família e comunidade não separa a doença da pessoa, nem a pessoa de seu ambiente. Ela reconhece a forte ligação entre saúde e doença, e entre personalidade, modo de vida, ambiente físico e relações humanas. Além disso, entende a forte influência das relações humanas nos desfechos da experiência com a doença e reconhece a família como parte crucial no desenvolvimento da pessoa.

Doherty e Baird (1987) descrevem quatro níveis de envolvimento do médico com as famílias. O primeiro é o envolvimento mínimo. O segundo, o fornecimento de informações e conselhos. Para atuar nesse nível, o médico tem de estar disposto a engajar as famílias de forma colaborativa, ter o cuidado de informar os integrantes da família sobre descobertas médicas e opções de tratamento, além de ouvir atentamente as suas perguntas e preocupações. Nesse nível, não se exige conhecimento especial sobre o desenvolvimento de famílias ou acerca das reações a experiências estressantes.

O médico que atua no terceiro nível faz o que foi descrito no nível anterior, mas também entende os aspectos afetivos das relações familiares. Dessa forma, esse médico é capaz de oferecer suporte emocional e ajudar os integrantes da família a lidar com os sentimentos que surgem quando alguém na família tem um problema de saúde como câncer, esquizofrenia, diabetes ou incapacidade física. Para atuar nesse nível, o médico precisa de conhecimento a respeito do desenvolvimento das famílias e do modo como as famílias reagem a experiências estressantes. E, sobretudo, precisa saber escutar com habilidade e ser sensível às pistas sutis por meio das quais se expressam as necessidades emocionais. Também é necessário ter autoconhecimento, pois o médico deve estar consciente da forma como os seus próprios sentimentos e experiências familiares afetam seu relacionamento tanto com a pessoa quanto com os familiares dela.

No quarto nível, o médico é capaz de avaliar de forma sistemática o funcionamento da família e planejar intervenções para ajudar essa família a lidar com seus problemas. Isso frequentemente incluirá recompor a definição que a família tem do problema e encorajar os familiares a considerar novas formas de lidar com suas dificuldades. Para atuar nesse nível, o médico precisa entender a teoria de sistemas e ter habilidade para organizar e conduzir reuniões com as famílias. Entre as tarefas, está a de tentar convencer os familiares mais resistentes a participar, e encorajar aqueles que têm dificuldades de comunicação a se expressarem.

Os níveis três e quatro devem ser distinguidos da terapia de família, a qual se baseia na ideia de que a pessoa identificada apresenta um "sintoma" de disfunção familiar. A terapia é, assim, direcionada a todo o sistema familiar. Nos níveis três e quatro, um integrante da família está doente, e o médico ajuda a família a dar atendimento à pessoa. É claro que os níveis podem sobrepor-se à terapia de família. Qualquer família com um integrante doente também pode ser disfuncional; porém, os médicos de família e comunidade, na maior parte do tempo, estarão ajudando famílias comuns a conseguirem recursos para melhorar suas habilidades de lidar com problemas.

Eventualmente, surge uma confusão entre medicina de família e terapia de família. Na terapia de família, o médico pode dar curso a uma terapia planejada para uma família disfuncional. O médico precisa ter o entendimento e a habilidade necessários para intervir de forma a mudar o funcionamento da família. Os poucos médicos de família e comunidade que atuam dessa forma são especializados em terapia de família e acumulam os papéis de médico e terapeuta, alguns recebendo pessoas encaminhadas por outros médicos de família e comunidade.

A meta do terapeuta é mudar a forma como a família funciona. Em geral, ele não tem o compromisso contínuo de garantir a manutenção da saúde dos integrantes da família individualmente. Se a mudança na família é contra os interesses de um de seus integrantes, então as necessidades da família podem preceder às do indivíduo.

Há outras diferenças entre o terapeuta de família e o médico de família e comunidade.[1] Os terapeutas que começam a trabalhar com uma família geralmente não estão influenciados por relacionamentos anteriores com integrantes individuais da família. Começam como observadores neutros e distanciados. Os médicos de família e comunidade, no entanto, muitas vezes serão o objeto de sentimentos variados por parte de diferentes membros de uma mesma família. O médico pode ser visto, por exemplo, como um aliado pela esposa, como um inimigo pelo marido e como um pai autoritário pelos filhos. Da mesma forma, é difícil para o médico evitar o viés a favor ou contra um ou outro integrante da família. O terapeuta de família não tem outro compromisso com os integrantes da família além da responsabilidade de conduzir a terapia. O médico de família e comunidade, mesmo quando tenta ajudar uma família a mudar, precisa tratar da infecção urinária da mãe, da infecção respiratória dos filhos ou da depressão do marido. Ao fim da terapia, o terapeuta de família provavelmente não tenha mais nenhuma responsabilidade em relação à família. A responsabilidade do médico de família e comunidade em relação a cada um dos integrantes individualmente não tem um fim determinado. O contexto no qual o médico de família e comunidade trabalha está muito distante do contexto de trabalho de um terapeuta de família. Não significa, porém, que os médicos de família e comunidade não ajudem as famílias a mudar: significa que fazem isso de sua própria maneira, que é adequada a seu contexto. O fracasso em entender essa diferença tem causado desapontamentos em psiquiatras e cientistas comportamentais que tentam ensinar terapia de família para médicos de família e comunidade, e em médicos de família e comunidade que não entendem bem sua missão. Esse é ainda outro exemplo de que os métodos clínicos não podem ser transferidos de um contexto para outro sem nenhuma modificação.

Brennan (1974) estabeleceu a importante distinção entre "a pessoa na família" e a "família na pessoa". A pessoa na família representa os relacionamentos interpessoais no grupo familiar. A família na pessoa simboliza a vivência pessoal incorporada a partir da família de origem, uma vivência que afeta profundamente o conceito que a pessoa tem de si própria e os seus relacionamentos com os outros. Uma pessoa é criada e nutrida em uma família nos seus primeiros anos de vida, mas a família permanece "na" pessoa até a sua morte.

É claro que os médicos de família e comunidade não são os únicos médicos que têm esse tipo de entendimento da família. Outros médicos, especialmente aqueles que prestam atendimento por muito tempo, podem trabalhar com consciência da importância do contexto da família. Os médicos de família e comunidade não podem ter a pretensão de serem os únicos detentores desse conhecimento. Entretanto, o fato de um médico ter tal conhecimento é uma questão, sobretudo, de treinamento. Um médico que não aprendeu a "pensar em termos de família" durante sua educação provavelmente não "pensará em termos de família" na prática. Da experiência de Ian Renwick McWhinney (IRMcW), um dos autores desse livro, temos um exemplo disso:

> Minha preparação para a clínica geral foi obtida em um ano como residente em medicina interna, que culminou no Membership of the Royal College of Physicians (MRCP). Quando comecei a praticar, não tinha ideia alguma sobre a importância da família na medicina. Por exemplo, eu nem fazia a conexão entre as graves dores de cabeça em um homem jovem e o fato de que seu filho tinha distrofia muscular. Só depois de muitos anos, sob a influência da medicina de família e comunidade acadêmica, é que desenvolvi alguma capacidade de 'pensar em termos de família'.

Outros médicos podem trabalhar com famílias, mas o fato é que, fora da medicina de família e comunidade, poucos têm preparação para exercer esse trabalho com famílias de forma adequada.

Apesar de um médico de outra especialidade poder, por sua capacidade de "pensar em termos de família", assemelhar-se a um médico de família e comunidade, há ainda importantes diferenças que surgem do fato de que o médico de família e comunidade em geral atende a vários integrantes da mesma família. Em primeiro lugar, esse conhecimento pessoal dos integrantes individualmente pode dar ao médico a vantagem de ter um conhecimento sobre o contexto familiar que não pode ser obtido de nenhuma outra maneira (Caso 4.1).

Pode-se argumentar que o médico que atende a um dos indivíduos do Caso 4.1 seria capaz de obter, ao ouvir com atenção, o mesmo conhecimento sobre a família. O conhecimento, contudo, seria de uma qualidade diversa daquela obtida no relacionamento pessoal com todos os três integrantes da família, e provavelmente não seria aplicado até que uma avaliação exaustiva fosse feita.

A visão geral de uma família idealizada por um de seus integrantes é frequentemente muito diferente daquela obtida por intermédio do conhecimento pessoal do médico sobre outros integrantes da família. Isso é consequência do fato de que a realidade que a família vivencia é diferente para cada um dos seus integrantes. Aceitar sem confirmação a versão dada por um integrante da família é um dos perigos mais comuns para o médico de família e comunidade (Caso 4.2).

CASO 4.1

Uma jovem mulher casada e sem filhos veio consultar comigo (IRMcW) com dores no abdome inferior. Como havia previamente apresentado uma gravidez ectópica, essa foi minha primeira hipótese diagnóstica. O período de observação no hospital foi suficiente para excluir tal diagnóstico. As dores continuaram, entretanto, e ficou claro que essa jovem estava passando por uma grave crise conjugal. Durante a mesma semana, seu marido veio me ver com dores musculares intercostais, e seu pai consultou por causa de sua depressão, mas nenhum deles associou o seu problema à situação familiar. As enfermidades do marido e do pai tinham um novo significado no contexto da crise familiar. A crise teve um fim na mesma semana com a separação do casal.

CASO 4.2

Um homem que consultava em meu serviço de atendimento à saúde casou-se com uma mulher de outra localidade. Logo após seu casamento, o marido veio me ver (IRMcW) porque estava preocupado com o comportamento de sua esposa. Pela sua descrição, pensei que ela poderia estar desenvolvendo esquizofrenia. Sugeri que ela mesma viesse consultar comigo. Não veio, mas pouco tempo depois fui chamado a atendê-la em casa porque estava vomitando. Seu marido estava lá quando cheguei para a consulta. Em pouco tempo, ficou claro que ela tinha hiperêmese gravídica. Expliquei o problema e seu tratamento, e combinei o acompanhamento. Apesar de ser um pouco reservada, seu comportamento parecia normal. Logo após a minha visita, o homem confessou que a esposa o havia deixado e voltado para sua localidade de origem. Não fiquei sabendo nada mais até que um dia essa mulher veio me ver, já quando a gravidez estava adiantada. Veio explicar por que havia partido repentinamente. Logo depois de seu casamento, tinha desenvolvido uma profunda antipatia ao seu marido, devido ao comportamento deste nas coisas que se relacionavam a ela. Pouco depois de minha visita, a situação se tornara crítica, e a mulher havia decidido deixá-lo. Voltou para a sua cidade natal e tomou providências para ter o bebê lá. Não havia evidência alguma de instabilidade mental.

Quando o médico tem conhecimento pessoal de todos os integrantes da família, pode ser capaz de elaborar hipóteses com base nesse conhecimento (Caso 4.3).

Outra vantagem de atender toda a família é ter mais opções de manejo disponíveis. Se, por exemplo, o médico identificou que o problema com um bebê que chora é a exaustão e depressão da mãe, a atenção pode ser direcionada para a mãe.

CASO 4.3

Uma senhora idosa que dividia a casa com sua irmã tinha uma neurodermatite complicada e parecia ansiosa e tensa. Sua irmã também consultava comigo, e sempre me causou (IRMcW) um sentimento vago de ameaça e desconforto. Perguntei-me se, por acaso, não estaria tendo o mesmo efeito em sua irmã. A resposta para a pergunta "como você se dá com sua irmã?" foi uma explosão de sentimentos.

Atender mais de um integrante de uma família pode levar o médico a enfrentar algumas questões éticas que não ocorrem em outras áreas da medicina. Essas questões surgem quando os interesses de diferentes integrantes da família estão em conflito. Lidar adequadamente com esses interesses exige tanto conscientização moral quanto conhecimento dos perigos envolvidos.

Pode-se argumentar que esse conhecimento e essas habilidades não são exclusivos da medicina de família e comunidade. Um internista poderia atender uma família com integrantes adultos exatamente da mesma forma. É claro que poderia, mas estaria, então, funcionando como um médico de família e comunidade. O título e a classificação acadêmica não são realmente importantes. Na prática, porém, acreditamos que muitos médicos de fora da medicina de família e comunidade não estejam treinados a pensar e agir dessa forma.

NORMAS FAMILIARES

Nos países ocidentais, temos a tendência de acreditar que as normas que aceitamos sem pensar sobre o desenvolvimento humano e o funcionamento da família são universais. As premissas ocidentais acerca do valor da autonomia individual e da necessidade de criar os filhos para serem independentes são estranhas às culturas da Índia, do Japão e de muitos outros países. A criação de crianças na Índia e no Japão, por exemplo, promove a dependência e a interdependência. A Índia é uma sociedade de "alto contexto" (ver Cap. 8). Roland (1988) observa que

> a contextualização, e não a universalização, é central para a cognição na Índia. [...] Tudo, desde [...] o momento do dia, o qual tem seu próprio astral e ritmo, até casas específicas [e] paisagens [...] tem suas próprias substâncias, aparentes ou sutis, que fluem de seu contexto para aqueles ao seu redor por meio de barreiras permeáveis no ego [...] tudo no ambiente de alguém se torna personalizado. (Roland, 1988, p. 273)

Essas características são convincentemente descritas na literatura contemporânea da Índia (Mistry, 2002).

Apesar de as normas serem tão diferentes entre uma cultura e outra, a importância das relações familiares na saúde e na doença são universais. Diferenças entre culturas podem ter implicações terapêuticas. Estudos sobre famílias no Ocidente e na

Índia mostraram que as famílias indianas têm uma maior tolerância e aceitação de integrantes da família com esquizofrenia, e apresentam menores chances de responder a esses familiares com emoções negativas (Leff, 1989). Ainda que grupos de parentesco altamente interdependentes possam limitar a liberdade individual, eles também podem fornecer grande apoio na enfermidade e na adversidade. Um alto valor colocado na independência pode provocar diferentes necessidades de integrantes da família, as quais são difíceis de conciliar sem conflitos. Em uma cultura de relacionamentos familiares restritivos, pode-se esperar que os indivíduos sacrifiquem suas próprias aspirações para o bem maior da família, e dessa forma sufoquem seus sentimentos. Roland (1988) observa que as mulheres indianas que são obrigadas a sufocar seus sentimentos frequentemente desenvolvem sintomas somáticos. Em contrapartida às pessoas com problemas de saúde semelhantes no Ocidente, há maior probabilidade, entretanto, de os indianos entenderem a ligação entre seus sintomas e os estresses de viver em uma família estendida.

Nas famílias de imigrantes, a primeira geração nascida na nova cultura tende a adotar os novos valores e não aqueles de seus genitores. Consequentemente, se estabelece o cenário para um estressante conflito entre as gerações.

O QUE É UMA FAMÍLIA?

A natureza variável da família em sociedades industriais acarreta questionamentos que procuram estabelecer se a ideia de um médico de família e comunidade é ainda adequada. O erro aqui é identificar "família" com um grupo específico de parentesco, como no chamado núcleo familiar composto por pai, mãe e filhos. Se a família é definida como um grupo de pessoas íntimas que têm uma história e um futuro em conjunto (Ransom e Vandervoort, 1973), então a estrutura efetiva do grupo pode variar sem mudar sua função essencial. Grupos familiares de diferentes tipos podem ser encontrados em qualquer serviço de atenção geral à saúde. A maioria das famílias provavelmente representará o grupo de parentesco comum na cultura do local de origem da população do serviço. Essa representação varia nas diferentes partes do mundo: se o serviço é na América do Norte, América Latina, Antilhas, África, e assim por diante. Também pode variar dentro do mesmo país, como no caso de o serviço atender uma população de imigrantes, de nativos ou socialmente desfavorecida.

Apesar do fato de a maioria das famílias atendidas em um serviço provavelmente representarem grupos de parentesco convencionais, outros tipos de família estarão quase sempre representados. Isso não é novidade. Quando eu (IRMcW) comecei a clinicar, na década de 1950, esses grupos familiares atípicos eram bastante comuns: mulheres idosas vivendo juntas, muitas vezes viúvas ou irmãs solteiras; irmãos e irmãs solteiros; casais de homens e de mulheres vivendo relacionamentos estáveis; viúvos idosos com empregadas da casa que haviam se tornado parte da família e casais homoafetivos. Aceitávamos sem questionar que esses grupos funcionavam como famílias.

O declínio da família estendida em muitas sociedades industrializadas tem sido supervalorizado. É verdade que muitas famílias acabam espalhadas a grandes distâncias, porém as comunicações modernas tornam muito mais fácil que os integrantes da família permaneçam em contato uns com os outros, e se juntem em momentos de crise. Passou a ser comum o fato de as pessoas de uma família viajarem de lados opostos do mundo para se encontrarem.

MUDANÇAS RECENTES NA ESTRUTURA E NO FUNCIONAMENTO DA FAMÍLIA

Parece óbvio afirmar que as estruturas familiares estão mudando. Quando isso foi diferente? A estrutura das famílias em diferentes culturas e ao longo do tempo está sempre mudando. No entanto, durante a Idade Média, a estrutura familiar mudou de forma muito lenta. O início da revolução industrial rapidamente acelerou as mudanças familiares. Embora a mudança constante não seja novidade, a velocidade da mudança na segunda metade do século XX e nos primeiros anos do século XXI tem sido extraordinária e está presente em todas as culturas e ao redor do mundo. As estruturas familiares mais antigas e tradicionais tendem a durar mais tempo em áreas rurais, mas, à medida que as populações se tornam mais urbanizadas, essas estruturas mudam também, muitas vezes produzindo tensão entre as gerações.

As mudanças nas estruturas e funcionamentos familiares aceleraram com a educação de mulheres na sociedade e a disponibilidade do controle de natalidade. O novo papel das mulheres nas sociedades urbanas e industrializadas e naquelas que surgem de economias baseadas na agricultura tem sido um evento importante no final do século XX e início do século XXI. Essas tendências representam um desafio para as sociedades tradicionais e patrilineares. A combinação de educação e controle da fertilidade nas mulheres está associada com famílias menores. A presença de mais mulheres na força de trabalho significa que elas têm maior autonomia econômica. As taxas decrescentes de fertilidade têm sido um fator nas políticas de imigração, e novas famílias de imigrantes são comuns em muitos países. Tecnologias como inseminação artificial, fertilização *in vitro*, transplante de útero e "barriga de aluguel" permitem novas constelações familiares (Segalen, 1996). Famílias com pais do mesmo sexo são cada vez mais comuns.

Como muitas das mudanças causaram desorganização, seu impacto foi sentido no tipo de problema encontrado pelo médico de família e comunidade. As famílias frágeis, abaladas por forças econômicas e sociais adversas, tornaram-se uma fonte de "nova morbidade" (Haggerty, Roghmann e Pless, 1975): violência conjugal e familiar, abuso sexual, sofrimento dos pais, transtornos alimentares e gravidez na adolescência. A própria violência doméstica gera ou exacerba muitos outros problemas de família vistos pelos médicos de família e comunidade (Heise, Pitanguy e Germain, 1994; Day, 1995).

Nos Estados Unidos, desde 2013, a taxa de pobreza era de 14,5%, menos que os 15% de 2012, mas a taxa de crianças vivendo na pobreza foi de 19,9% (U.S. Census Bureau, 2013). Esse número é de grande importância, uma vez que a pobreza simboliza um forte determinante da saúde.

Também nos Estados Unidos, houve um aumento na idade média dos que casam e no número de famílias sem filhos menores de 18 anos. Há uma maior proporção de nascimentos cujas mães têm mais de 30 anos. A taxa de nascimentos no grupo de mulheres não casadas passou de 5,3% em 1960 para 40,6% em 2008. As taxas de divórcios praticamente duplicaram a partir da década de 1950, alcançando um pico na década de 1980 e mostrando um pequeno declínio desde então. A maioria dos casais divorciados volta a se casar, sendo comuns as famílias "por parte de pai/mãe". As famílias com um único genitor e encabeçadas por mulheres experimentaram um rápido crescimento desde a década de 1970, representando 29,5% de todos os lares com crianças. Essas famílias relatam rendas de apenas 31% daquelas famílias com casais. À medida que mais mulheres se juntam à força de trabalho, há um aumento na demanda por formas alternativas de cuidados infantis. Há um custo oculto nessas formas de atendimento, já que as crianças passam a ter dias mais longos fora de casa e mais exposição a doenças infecciosas. Os adultos da geração do *"baby boom"* norte-americano já foram chamados de "geração sanduíche", pois tentam equilibrar as necessidades dos familiares idosos com aquelas das gerações mais novas. As crianças são, cada vez mais, criadas em um ambiente rico em formas de comunicação, como televisão, computadores e *smartphones*, sobre as quais parece haver pouco controle. Não é surpreendente que muitos pais expressem preocupação a respeito de sua própria capacidade de cumprir as demandas conflitantes e os desafios representados por essas mudanças (American Academy of Pediatrics, 2003). As adolescentes grávidas formam um grupo particularmente vulnerável, geralmente de famílias mais pobres, com menos educação e piores possibilidades de trabalho. Em 2011, 63% dos filhos com menos de 18 anos de idade viviam com pai/mãe casados, 5% com pai/mãe não casados e 24% viviam apenas com a mãe. Cinco por cento viviam com um tutor (Laughlin, 2014). Uma proporção muito mais alta de famílias afro-americanas tem um só dos genitores em casa, geralmente a mãe. Cinquenta e nove por cento de homens com idade entre 18 e 24 anos ainda viviam na casa dos pais, em comparação com apenas 51% das mulheres de mesma idade. O número de lares com apenas uma pessoa aumentou de 17,1% em 1970 para 27,5% em 2012, com o maior aumento ocorrendo entre homens que vivem sozinhos (Vespa, Lewis e Kreider, 2013).

Há ligações entre as tendências econômicas e essas mudanças na composição e estabilidade das famílias. Altas taxas de desemprego e baixa capacidade de ganhos entre homens estão associadas a baixas taxas de casamentos, mais nascimentos no grupo de mães solteiras e probabilidades maiores de rupturas no casamento. É mais comum que homens adultos não casados e sem emprego ainda vivam com seus pais.

O QUE SIGNIFICA "PENSAR EM TERMOS DE FAMÍLIA"

Uma família é uma organização ou um sistema social, e tem características em comum com outros sistemas sociais. Um sistema (ver Cap. 5, *Fundamentos filosóficos e científicos da medicina de família e comunidade*) é definido como determinado número de partes e processos em interação mútua. O sistema familiar sofre mudanças ao longo do tempo à medida que seus integrantes crescem e envelhecem. Parte do "pensar em termos de família" é estar consciente dos desafios enfrentados por uma família para se adaptar a essas mudanças.

Qualquer mudança em uma parte do sistema familiar tem repercussões em toda a família. Uma mudança importante, como um nascimento, morte, casamento, divórcio, incapacidade ou perda de emprego, provoca efeitos profundos. Um médico de família e comunidade deve estar atento às necessidades dos integrantes da família afetados pelos infortúnios de seus parentes: os filhos de casais divorciados, os irmãos de um adolescente com incapacidade, os viúvos e viúvas, a esposa de um homem desempregado.

Os sistemas sociais dependem de informação e comunicação para funcionarem adequadamente. Problemas familiares seguidamente são causados por dificuldades de comunicação que podem ser corrigidas, principalmente na comunicação a respeito de sentimentos. "Pensar em termos de família" é estar consciente da responsabilidade do médico de fornecer informação de boa qualidade, e de estar vigilante para identificar bloqueios de comunicação dentro de uma família.

"Pensar em termos de família" é ser sensível aos estresses não mencionados pela família que, muitas vezes, estão por trás de depressão e de sintomas somáticos, como dores de cabeça, dispepsia ou dores abdominais recorrentes. Também é estar atento aos efeitos das ações do próprio médico no sistema familiar, seja, por exemplo, ao hospitalizar algum integrante da família ou fazer um diagnóstico de uma doença grave. O Caso 9.1, no Capítulo 9, é um exemplo de fracasso em "pensar em termos de família".

"Pensar em termos de família" é estar consciente de algumas das armadilhas que aguardam o médico desavisado: ser cooptado por um lado do conflito da família, aceitar a visão da família sobre o adolescente problemático e passar para outros integrantes da família informações que deveriam ser confidenciais.

A INFLUÊNCIA DA FAMÍLIA NA SAÚDE E NA DOENÇA

A família tem seis principais efeitos na saúde de seus integrantes.

Influências genéticas

Cada indivíduo é produto das interações entre seu genótipo e o ambiente. Os avanços recentes na descrição e no entendimento do genoma humano exigem que os médicos de família e comunidade estejam a par desses fenômenos e capacitados para comunicar às pessoas e suas famílias o que significam os resultados do aconselhamento genético.

A família é crucial para o desenvolvimento infantil

As crianças têm uma capacidade impressionante de superar dificuldades no início da vida, mas há uma quantidade grande de evidências que confirmam a relação entre o funcionamento inadequado da família e distúrbios da infância, tanto físicos quanto comportamentais.

A privação do contato com os pais por longos períodos está associada a problemas psicológicos, inclusive suicídio, depressão e transtornos de personalidade. Essa relação não é, de forma alguma, constante, e o desfecho depende de fatores individuais, tais como o relacionamento anterior entre pais e filhos e a disponibilidade dos substitutos parentais. As evidências sugerem, entretanto, que o médico de família e comunidade aconselhe os pais a evitar se separar dos filhos sempre que possível no estágio crucial entre 3 meses e 4 anos de idade. Quando a separação é inevitável, como no caso de doença grave da mãe ou do filho, deve-se ter o cuidado de minimizar o trauma, o que pode ser feito ao conseguir uma boa substituta para a mãe ou ao manter a criança no hospital o menor tempo possível.

Um dos estudos longitudinais mais importantes sobre funcionamento familiar e saúde infantil foi o estudo Newcastle-upon-Tyne "Thousand Families" (Miller et al., 1960). Um grupo de 1.142 bebês foi incluído no início do estudo, em 1947. Essas crianças e suas famílias foram observadas e examinadas durante 15 anos por uma equipe de visitadores da área da saúde (enfermeiros de saúde pública) e pediatras. Em 1962, havia ainda 763 crianças no estudo. Os resultados são geralmente aplicáveis a qualquer comunidade em uma área industrial, apesar de ser necessário considerar a preponderância de famílias da classe trabalhadora e a pobreza comparativa da comunidade nos primeiros anos do estudo.

As doenças respiratórias representavam o problema de saúde mais comum. Nos primeiros cinco anos, essas doenças foram responsáveis por metade dos casos de doença e dois terços de todas as infecções. A frequência e a gravidade diminuíram durante os anos escolares, mas a razão entre as doenças respiratórias e o total de doenças se manteve. Em todas as idades, a incidência e a gravidade de infecções das vias respiratórias inferiores estavam diretamente relacionadas a fatores familiares adversos. Em 1961, 45 crianças apresentaram algum tipo de deficiência devido a doenças respiratórias: 6 tiveram otite média supurativa; 11, bronquite recorrente; 10, asma; 6, rinite alérgica; e 4, bronquiectasia.

As infecções intestinais eram fortemente relacionadas a condições inadequadas de moradia, superpopulação e cuidados maternais inadequados. Em 20 "famílias estreptocócicas", houve repetidas infecções por estreptococo em diferentes integrantes da família ao longo de meses ou anos. Em 25 "famílias estafilocócicas", houve um padrão semelhante de repetidas infecções por estafilococo. A infecção por estafilococo em pré-escolares tinha uma forte relação com famílias grandes, superpopulação e atendimento materno inadequado.

As convulsões não febris estavam significativamente relacionadas à baixa classe social, histórico familiar de convulsões, doença mental, privação dos pais e atendimento infantil inadequado.

Os casos de acidentes nos primeiros cinco anos representavam 8% do total dos problemas de saúde e aproximadamente 50% das doenças não infecciosas. O pico da incidência era no segundo ano de vida. Nessa faixa etária, mais da metade dos acidentes ocorria em casa. Acidentes durante os anos escolares aconteciam mais frequentemente fora de casa. Em todas as idades, havia uma associação significativa com atendimento materno inadequado e baixa inteligência da criança.

A enurese afetava 18% das crianças aos 5 anos; 12%, aos 10; 6%, aos 13; e 2%, aos 15 anos. As crianças com enurese eram menores, tinham um QI médio inferior e um número maior delas eram mal-adaptadas. A enurese estava relacionada à baixa classe social, superpopulação, cuidados maternos inadequados e à falta ou ineficácia do pai. Os autores concluíram que "a enurese é vista como uma deficiência de desenvolvimento, determinada principalmente pela interação de fatores adversos sociais, emocionais e intelectuais" (p. 153). Distúrbios da fala foram encontrados em 43 crianças, e 9 ainda tinham gagueira aos 15 anos. A gagueira era mais comum nas crianças de famílias que sofriam com fatores adversos.

As crianças com transtorno de comportamento (aproximadamente 20%) tinham altura, peso, inteligência, desempenho escolar e capacidade de comunicação abaixo da média. Seus pais eram mais jovens, casados há menos tempo, frequentemente viviam com parentes e tendiam a ser dependentes de seus próprios pais. Uma alta proporção de mães apresentava histórico de problemas mentais e tinha vivenciado estresse severo durante a gravidez. Miller e colaboradores (1960) concluíram que

> no centro do ajuste inadequado, está um relacionamento profundamente insatisfatório entre a mãe e a criança. A separação era um fator de contribuição, sobretudo pela intensificação da instabilidade familiar preexistente. A extensão do desajuste sugere que há uma necessidade urgente de estudos críticos acerca dos métodos existentes para tratamento e uma busca mais intensiva por meios racionais de prevenção. (p. 255)

Outro trabalho deu continuidade à demonstração da importância do papel dos genitores e tornou evidente o efeito danoso do fracasso parental para o desenvolvimento infantil. Klaus e Kennell (1976) demonstraram a importância do estabelecimento do vínculo entre a mãe e a criança logo após o nascimento, um laço promovido pela amamentação no seio, mas dificultado por alguns procedimentos usados em unidades obstétricas no passado. Dá-se mais atenção ao tempo de contato de pele imediatamente após o nascimento. Isso se refere ao período de tempo em que o recém-nascido está em contato direto com a mãe ou o pai e está positivamente associado a um melhor controle fisiológico e cognitivo nas crianças (Feldman, Rosenthal e Eidelman, 2014).

A negligência pelos pais, tanto física quanto emocional, é considerada a causa mais comum do fracasso em se desenvolver bem. Nas crianças privadas emocionalmente, a produção do hormônio do crescimento é reduzida. Cuidados inadequados por parte dos pais acarretam uma série de efeitos no desenvolvimento da criança, desde trauma físico em uma das extremidades do espectro até transtornos comportamentais moderados na outra. O que torna isso duplamente importante é o fato de que crianças privadas de cuidados adequados pelos pais têm chances de repetir o mesmo padrão de comportamento quando tiverem filhos.

A importância do pai no desenvolvimento das crianças recebeu mais atenção recentemente. O vínculo ou envolvimento do pai com seus filhos está associado com menos problemas comportamentais na adolescência, melhor funcionamento social na infância e vida adulta e melhores resultados educacionais (Sarkadi et al., 2008).

Boyce (2009) resume várias décadas de pesquisa epidemiológica e biomédica sobre a saúde das crianças. Eventos adversos na infância, como abuso físico, sexual ou emocional ou a perda de pai/mãe ou a presença de pai/mãe viciado ou deprimido, estão associados com riscos elevados para as maiores fontes de mortalidade em adultos, assim como infecções respiratórias e problemas de saúde mental. O estresse crônico afeta o envelhecimento celular e a expressão epigenética e genética.

Uma série de estudos longitudinais (Smith e Joshi, 2002; Batty et al., 2004), junto a novos conhecimentos na área de neurociências, propiciam importantes entendimentos sobre a influência do ambiente inicial (biológico, psicológico e social) e da vida familiar na saúde futura dessa pessoa. As pesquisas sobre o desenvolvimento da vida começaram a destacar que muitas doenças crônicas da vida adulta têm suas raízes na infância. O conceito de "janelas" de desenvolvimento para o estabelecimento ideal de várias funções humanas é importante para que se entenda o impacto da vida familiar inicial na saúde no futuro.

O Early Years Study (McCain e Mustard, 1999) resumiu a literatura sobre as influências ambientais no desenvolvimento da neuroarquitetura das crianças. Os primeiros anos de vida representam uma janela de oportunidade que, se não aproveitada por causa de nutrição inadequada ou de estresses físicos e psicológicos, tem impacto duradouro. Nesse período inicial da vida, quando as conexões neurais estão sendo criadas e alimentadas, são estabelecidas as bases para funções como a visão binocular, a competência emocional, as formas habituais de resposta e a linguagem. Depois dos 6 anos, torna-se muito mais difícil mudar essas áreas. Se a criança receber estímulos inadequados ou insuficientes durante esse período, será mais suscetível a dificuldades de aprendizagem e problemas comportamentais e emocionais mais tarde em sua vida. Para alguns, isso pode incluir delinquência juvenil e criminalidade. Além disso, a nutrição inadequada no início da vida predispõe, mais tarde, ao desenvolvimento de hipertensão, diabetes e obesidade. As respostas neurais e endócrinas ao estresse são determinadas durante esses anos iniciais e, tanto em estudos com animais quanto com humanos, ficou evidenciado que o cuidado inadequado nesse período da vida pode levar a respostas hormonais prolongadas, muito depois do término da estimulação original. Isso tem efeitos biológicos negativos em longo prazo, pois, apesar de os hormônios do estresse propiciarem uma adaptação útil em curto prazo, quando sua estimulação é prolongada, eles podem causar múltiplos efeitos deletérios. Quando há um desenvolvimento disfuncional do sistema límbico e do mesencéfalo, parece que a criança vive em um estado constante de estimulação, o qual pode ter um impacto negativo em sua capacidade de aprendizagem. Elas começam a ser rotuladas como crianças com "deficiências de aprendizagem" e podem recorrer a comportamentos inadequadamente agressivos para lidar com seu estresse.

Estudos longitudinais demonstraram que mulheres que passam por situações de ruptura e conflito familiar durante o início da vida eram mais propensas à depressão e a outros problemas mentais na vida adulta (Maughan e McCarthy, 1997). O advento dos estudos longitudinais contribuiu para uma nova área da epidemiologia, com uma metodologia chamada *abordagem da história de vida*. A aprendizagem emocional no início da vida acontece de forma implícita, começa ainda antes do nascimento e toma forma no "nexo límbico" da vida familiar. O conceito de "atratores límbicos" foi emprestado da teoria de sistemas para explicar a tendência a repetir certas respostas comportamentais emocionais, mesmo quando desejamos um resultado diferente. Esse conceito foi usado para explicar a observação de que alguns indivíduos envolvem-se repetidamente em relacionamentos prejudiciais, por exemplo.

Algumas famílias são mais vulneráveis a problemas de saúde do que outras

Em um importante estudo em medicina de família e comunidade, Huygen (1982) descreveu e analisou sua experiência com famílias de uma comunidade rural na Holanda por um período de mais de 30 anos. Em uma das etapas de seu estudo, examinou as influências da família na morbidade em uma amostra de 100 famílias jovens e 100 famílias mais velhas. Nas famílias jovens havia uma correlação significativa entre as taxas de morbidade dos integrantes de uma mesma família. A correlação era maior entre mães e filhos. A diferença entre famílias na frequência de doenças mostrava uma tendência à estabilidade ao longo dos anos. Nas famílias com altas taxas de morbidade, essas taxas mostravam tendência a permanecerem altas ao longo de todo o período de 20 anos, e naquelas com baixas taxas, essas tendiam a continuar baixas durante todo o período. As diferenças entre famílias com taxas altas e baixas não foram explicadas por fatores como higiene, moradia ou renda. Porém, havia relações significativas entre estabilidade emocional dos pais e taxas de enfermidades na família. As taxas de enfermidades eram maiores em famílias em que um ou ambos os pais eram emocionalmente instáveis, e quando havia conflitos conjugais.

Nas famílias mais velhas, foram encontradas relações semelhantes. Havia uma incidência familiar de distúrbios dermatológicos, do trato respiratório e gastrintestinal, e de transtornos nervosos e acidentes. Nos transtornos nervosos, as correlações eram significativas apenas entre pai e mãe, e não havia correlação significativa alguma entre os pais para acidentes e distúrbios gastrintestinais. Análises aprofundadas mostraram que as famílias vulneráveis eram suscetíveis a todo o espectro das doenças, e não apenas a uma categoria específica. Esse resultado está de acordo com as descobertas de Hinkle (1974), o qual constatou que os indivíduos vulneráveis são suscetíveis a todo o espectro de doenças em todos os níveis, o que o levou a formular o conceito de "suscetibilidade geral a problemas de saúde".

Huygen percebeu que os integrantes da mesma família, apesar de terem padrões de doença semelhantes, não eram semelhantes quanto às taxas de consultas com o médico e hospitalizações. Isso sugere que as semelhanças entre os integrantes da família aconteciam em função da frequência de problemas de saúde semelhantes, e não em virtude de semelhanças no comportamento diante da experiência com a doença.

Em 1970, Huygen e colaboradores realizaram um estudo transversal com 210 famílias selecionadas aleatoriamente no seu serviço de saúde, as quais não haviam participado dos estudos anteriores. As idades dos filhos variavam de 12 a 22 anos, e as dos pais, de 40 a 64 anos. Estudantes de medicina visitaram as famílias e coletaram dados sobre seu bem-estar, sintomas, conhecimento médico, prontidão para buscar assistência médica e nível de ansiedade, além de experiência com doenças graves em sua vizinhança. Esses dados foram relacionados ao número de contatos com o médico de família e comunidade e o número de diagnósticos entre 1967 e 1970.

Foram encontradas correlações altamente significativas entre os integrantes da família quanto ao bem-estar e ao número de sintomas. A ajuda médica foi buscada para menos de 10% de todos os sintomas. Houve correlações significativas entre os integrantes da família quanto à prontidão para buscar assistência médica e aos contatos com o médico de família e comunidade. Os escores para ansiedade, entretanto, não mostraram grande correlação entre os integrantes das famílias.

As características psicológicas e sociais dos pais mostraram-se mais relacionadas à frequência de problemas de saúde em seus filhos, do que a essa frequência neles mesmos. Os filhos tinham mais problemas de saúde quando:

- seu pai/mãe tendia a evitar conflitos;
- sua mãe se envolvia pouco nas redes de interação social fora da família;
- seu pai/mãe era propenso(a) a queixas somáticas;
- seu pai/mãe tinha sensação de bem-estar abaixo da média;
- sua mães era fortemente inclinadas a aceitar o papel de doente;
- havia uma discrepância no conhecimento que o pai/a mãe tinha da queixa de seu cônjuge.

Huygen interpretou esses resultados como confirmação do conceito definido por Balint, o qual considerava "o filho como sintoma de apresentação".

Em um estudo prospectivo da relação entre a estrutura e o funcionamento da família e os eventos da vida, por um lado, e o desfecho da gravidez, por outro, Ramsey, Abell e Baker (1986) observaram que o funcionamento anormal da família era um preditor forte de baixo peso ao nascer. As anormalidades de funcionamento incluíam distanciamento, envolvimento inadequado e famílias rígidas e caóticas.

Um dos maiores estudos a examinar a associação entre maus-tratos na infância e saúde no adulto é o Adverse Childhood Experiences (ACE) Study. Ele iniciou em 1995 e envolve 17.000 membros de organizações de manutenção da saúde (HMOs), continuando ainda a coletar informações. Com o uso de um escore do total de eventos adversos na infância (escore), esse estudo demonstrou que, à medida que o escore aumenta, também aumenta o risco de um grande número de problemas de saúde. Esses problemas estão listados no Quadro 4.1.

As doenças infecciosas propagam-se em famílias

As infecções familiares por estreptococo e estafilococo já foram mencionadas. Meyer e Haggerty (1962) mostraram que a infecção por estreptococo está relacionada ao estresse familiar agudo e crônico.

QUADRO 4.1

PROBLEMAS DE SAÚDE RELACIONADOS AO ESCORE ACE NA INFÂNCIA

- Alcoolismo e abuso de álcool
- Doença pulmonar obstrutiva crônica (DPOC)
- Depressão
- Morte fetal
- Qualidade de vida relacionada à saúde
- Uso de drogas ilícitas
- Cardiopatia isquêmica
- Doença hepática
- Risco de violência doméstica
- Múltiplos parceiros sexuais
- Doenças sexualmente transmissíveis (DSTs)
- Tabagismo
- Tentativas de suicídio
- Gestações não desejadas
- Início precoce do tabagismo
- Início precoce da atividade sexual
- Gestação na adolescência

As infecções virais têm uma forte tendência a se propagarem do caso-índice para outros integrantes da família. Em um estudo sobre infecções em famílias em Cleveland, Dingle, Badger e Jordan (1964) perceberam que as infecções eram trazidas para casa, em ordem decrescente de frequência, por escolares com menos de 6 anos, pré-escolares, escolares acima de 6 anos, mães e pais. As infecções respiratórias e intestinais decrescem de frequência com o aumento da idade. O número de infecções é diretamente proporcional ao tamanho da família. Os pré-escolares são os mais suscetíveis a infecções por ainda não terem adquirido imunidade. As crianças que são novas na escola têm mais probabilidades de trazer infecções para casa, porque estão expostas a outras crianças em uma época em que sua imunidade ainda é incompleta. O número de infecções decai rapidamente à medida que a imunidade é adquirida durante os primeiros anos escolares.

A mesma infecção pode assumir diferentes formas conforme vai se espalhando na família. Um vírus pode causar dor de garganta em um integrante da família, diarreia em outro, tosse e coriza em um terceiro. O vírus da caxumba pode produzir parotidite em um integrante e orquite no outro.

Tuberculose, doenças venéreas, parasitas intestinais e infecções dermatológicas devem ser incluídas em todas as listas de infecções de famílias.

Os fatores familiares afetam a morbidade e a mortalidade nos adultos

A mortalidade é significativamente aumentada entre viúvos e viúvas no primeiro ano após a perda do cônjuge. Esse aumento da mortalidade não se refere apenas a uma ou duas causas de morte, ele inclui todos os tipos de doenças.

Na maioria dos casos, a mortalidade é muito maior entre viúvos, divorciados e pessoas solteiras do que entre as casadas. Os viúvos são especialmente suscetíveis. Kraus e Lilienfeld (1959) mostraram que os viúvos jovens (com idade entre 25 e 35 anos) têm uma taxa de mortalidade 12 vezes maior do que o grupo comparável de casados nos casos de tuberculose; 8 vezes para lesões vasculares do sistema nervoso; 10 vezes para doença cardíaca hipertensiva; 8 vezes para gripe e pneumonia, e quase 5 vezes para doença cardíaca aterosclerótica.

A perda do cônjuge é associada a um aumento na taxa de consultas. Isso provavelmente representa tanto um aumento real na taxa de morbidade quanto um aumento na utilização dos serviços médicos.

Em cidades da Carolina do Norte, Estados Unidos, a mortalidade por acidente vascular cerebral (AVC) entre os homens afro-americanos mostrou-se significativamente relacionada à desorganização familiar medida em termos de taxas de divórcio, separação e presença de apenas um dos pais. Em homens com idade entre 35 e 44 anos, a mortalidade aumentava quase 3 vezes à medida que o nível de desorganização passava do mais baixo para o mais alto (Nesser, 1975).

Medalie e Goldbourt (1976) mostraram que os homens com sérios problemas familiares eram três vezes mais suscetíveis a apresentar angina do que aqueles com baixos escores de problemas familiares. Em homens com altos índices de ansiedade, o risco de ter angina naqueles que recebiam muito apoio e carinho de suas esposas era significativamente mais baixo do que naqueles que não o recebiam.

Por razões não muito claras, maridos e mulheres frequentemente têm resultados mais concordantes para a hipertensão do que poderia ser esperado ao acaso.

Os fatores familiares afetam não só a ocorrência de problemas de saúde, mas também a utilização de serviços médicos, a qual aumenta durante períodos de estresse familiar. O acúmulo de consultas pode ser uma importante indicação de problemas na família.

A família é importante na recuperação de uma enfermidade

O apoio familiar é um fator importante no desfecho de todos os tipos de experiências com a doença, especialmente nas situações crônicas e nas deficiências. Pless e Satterwhite (1973) constataram que crianças com doenças crônicas se saíam melhor em famílias com bom funcionamento do que em famílias desajustadas.

Com base no entendimento emergente das neurociências, surge um quadro em que se reconhece o impacto da herança genética, e do ambiente pré-natal e do início da infância na saúde física e mental e durante todo o curso da vida de uma pessoa. Isso começa a fornecer uma visão unificada da saúde e da doença humanas para os profissionais da medicina de família e comunidade, combinando bem com as suposições fundamentais da disciplina de medicina de família e comunidade. Quando encontramos um adulto com um novo diagnóstico, precisamos entender toda a história da pessoa, não apenas suas escolhas recentes e o estilo de vida atual. O médico que atende uma pessoa por um longo período de sua vida, talvez inclusive durante o pré-natal, parto e infância, possui uma vantagem óbvia para chegar a um entendimento profundo e ajudar a pessoa a lidar de forma realista com as implicações de um novo diagnóstico, doença ou evento da vida. Na verdade, tal médico torna-se uma parte integrante da história de vida da pessoa, e vice-versa. Além disso, esse novo conceito da importância de fatores de risco do hospedeiro no início da vida exige que os médicos lutem por medidas contra as influências ambientais negativas no início da vida.

O CICLO DE VIDA DA FAMÍLIA

O entendimento do ciclo de vida da família, junto com o entendimento do desenvolvimento individual, pode ajudar o médico a formar boas hipóteses acerca dos problemas que as pessoas estão vivenciando. No curso de seu desenvolvimento, a família passa por uma série de transições previsíveis: casamento, nascimento dos filhos, anos escolares e adolescência, formatura e início do trabalho ou continuação dos estudos, filhos que saem de casa, involução, aposentadoria e viuvez. O médico, ao usar seu conhecimento a respeito dessas transições, pode ajudar as famílias a prever e se preparar para tais transições e, ao mesmo tempo, enriquecer seu próprio entendimento sobre o contexto das experiências com a doença.

As famílias também passam por crises inesperadas que exigem respostas de adaptação: experiências com doenças, acidentes, divórcio, perda de emprego e morte de um de seus integrantes.

Duvall (1977) desenvolveu um diagrama de oito estágios para o ciclo de vida da família. Esse diagrama é mostrado na Figura 4.1, com o número de anos esperado que uma família dos Estados Unidos permaneça em cada estágio. Nem todas as famílias, é claro, passam pelo ciclo completo nessa sequência ou no prazo de tempo mostrado na figura. Um dos filhos pode continuar morando com os pais depois de chegar à idade adulta e pode ficar até eles morrerem. As pessoas divorciadas que têm filhos, quando casam novamente, passam pelos estágios 1 e 4 ao mesmo tempo.

TAREFAS DE DESENVOLVIMENTO

As tarefas de desenvolvimento são definidas por Duvall como tarefas que surgem em certo estágio da vida do indivíduo ou da família, sendo que a adaptação a elas pode levar à felicidade e ao sucesso com tarefas posteriores. A má adaptação a essas tarefas pode levar à infelicidade, desaprovação pela sociedade e dificuldades em tarefas posteriores. Ao assumir uma tarefa de desenvolvimento, o indivíduo deve (1) perceber novas possibilidades para o seu comportamento; (2) formar novos conceitos a respeito de si mesmo; (3) lidar efetivamente com demandas conflitantes; e (4) ter a motivação para

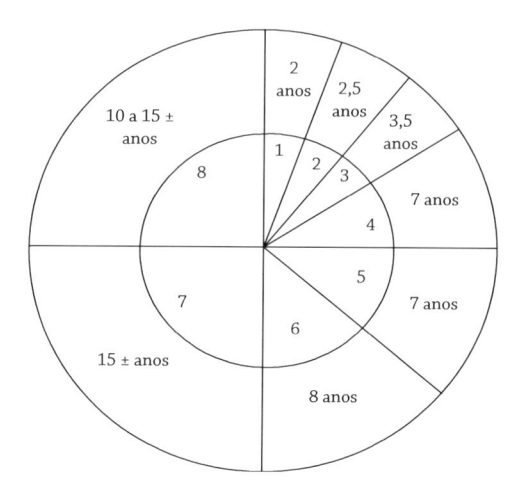

1. Casais casados (sem filhos)
2. Famílias criando filhos (filho mais velho com 30 meses)
3. Famílias com filhos em idade pré-escolar (filho mais velho com 30 meses a 6 anos)
4. Famílias com filhos em idade escolar (filho mais velho com 6 a 13 anos)
5. Famílias com filhos adolescentes (filho mais velho com 13 a 20 anos)
6. Famílias com filhos que estão saindo de casa (saída do primeiro filho até saída do último filho)
7. Pais de meia-idade (sem filhos em casa até a aposentadoria)
8. Integrantes da família envelhecendo (aposentadoria até morte dos dois cônjuges)

Figura 4.1 O ciclo de vida da família por período de tempo em cada um dos oito estágios.
De Duvall, EM 1977. *Marriage and Family Development*, 5. ed. Philadelphia, PA: Lippincott.

alcançar o próximo estágio do seu desenvolvimento. Algumas vezes, as tarefas de desenvolvimento de diferentes integrantes da família estão em harmonia, como quando o marido e a mulher estão juntos aprendendo a viver em um "ninho vazio", ou seja, em um lar de onde os filhos já saíram. Frequentemente, entretanto, as tarefas de desenvolvimento da família estão em conflito, e muitas das tensões da vida familiar são causadas por esses conflitos. A necessidade que os adolescentes têm de alcançar a independência quase que inevitavelmente os coloca em conflito com a tarefa de seus pais de guiar seu desenvolvimento para uma maturidade responsável. Quando o marido e a esposa têm carreiras profissionais, suas necessidades de educação e de desenvolvimento profissional podem facilmente entrar em conflito em algum estágio do ciclo de vida da família.

O conceito desenvolvido por Duvall para as tarefas de desenvolvimento enfrentadas pela família a cada estágio de seu ciclo de vida é ilustrado na Tabela 4.1. As tarefas de desenvolvimento da família mantêm o foco nas funções mais importantes da família: a criação dos filhos, do nascimento à maturidade. Obviamente, estão muito relacionadas às tarefas de desenvolvimento dos integrantes da família separadamente.

Tabela 4.1 TAREFAS DE DESENVOLVIMENTO FAMILIAR CRÍTICAS EM CADA ESTÁGIO DO CICLO DE VIDA DA FAMÍLIA

Estágio do ciclo de vida da família	Integrantes da família	Tarefas de desenvolvimento familiar críticas
1. Casal casado	Esposa/Marido	Estabelecer um casamento satisfatório para ambos
		Ajustar-se à gravidez e à possibilidade de serem pais
		Adaptar-se a uma nova rede de parentesco
2. Criação dos filhos	Esposa-mãe	Ter bebês, ajustar-se a eles e estimular seu desenvolvimento
	Marido-pai	
	Bebê menina ou menino ou ambos	Estabelecer um lar satisfatório para os pais e os bebês
3. Idade pré-escolar	Esposa-mãe	Adaptar-se às necessidades críticas e aos interesses das crianças em idade pré-escolar de formas estimulantes e que promovam seu crescimento
	Marido-pai	Lidar com a depleção de energia e a falta de privacidade como pais
	Filha-irmã	
	Filho-irmão	
4. Idade escolar	Esposa-mãe	Inserir-se na comunidade de famílias com filhos em idade escolar de formas construtivas
	Marido-pai	Incentivar as realizações educacionais dos filhos
	Filha-irmã	
	Filho-irmão	
5. Adolescência	Esposa-mãe	Equilibrar liberdade e responsabilidade durante o tempo em que os adolescentes amadurecem e se emancipam
	Marido-pai	Estabelecer outros interesses além dos filhos e carreiras como pais que se desenvolvem
	Filha-irmã	
	Filho-irmão	
6. Centro de lançamento	Esposa-mãe-avó	Entregar os adultos jovens para o trabalho, serviço militar, casamento, etc., com rituais adequados e apoio
	Marido-pai-avô	
	Filha-irmã-tia	
	Filho-irmão-tio	
7. Pais de meia-idade	Esposa-mãe-avó	Reconstruir o relacionamento no casamento
	Marido-pai-avô	Manter laços de parentesco com gerações mais velhas e mais jovens
8. Integrantes da família envelhecendo	Viúvo-viúva	Lidar com perdas de entes queridos e morar sozinho(a)
	Esposa-mãe-avó	Fechar a casa da família ou adaptá-la para o envelhecimento
	Marido-pai-avô	Ajustar-se à aposentadoria

Reimpressa, com permissão, de Duvall, EM. *Marriage and Family Development*, 5th ed. Philadelphia, PA: Lippincott. 1977.

Ao se recomendar o ciclo de vida da família e o conceito de tarefas de desenvolvimento como uma perspectiva para os médicos de família e comunidade, é necessário fazer um alerta. As famílias assumiram muitas novas dimensões, inclusive casais não casados, adoção por pais ou mães solteiros, lares onde há apenas um dos pais e união de pessoas do mesmo sexo com ou sem filhos. A familiarização com essas várias constelações familiares e seu funcionamento é importante para o médico de família e comunidade (Walsh, 2012). As expectativas dos indivíduos e das famílias variam muito entre culturas. Diferentes normas de comportamento podem ser encontradas em outros grupos culturais, localizados em outras partes do mundo ou mesmo na América do Norte. Os médicos de família e comunidade devem estar atentos aos rituais culturais que marcam as principais transições da vida familiar em seus pacientes – daí a importância de que os médicos de família e comunidade aprendam as normas culturais das pessoas que eles tratam. Sejam quais forem as diferenças culturais, entretanto, é provavelmente uma realidade universal o fato de que a vida em família é marcada por crises e conflitos, adaptações e desajustes.

OS TRAUMAS DA VIDA EM FAMÍLIA

Além das transições normais, muitas famílias também enfrentam condições adversas e passam por episódios traumáticos que têm profundos efeitos na saúde (McEwen e Seeman, 1999; Seeman, Crimmins e Huang, 2004). O efeito cumulativo da herança genética e do estresse ambiental, ou o desgaste natural, é conhecido como alostase, e está associado à relação já há muito observada entre a condição socioeconômica e a saúde.

Os efeitos de cuidados inadequados por parte dos pais

Em todas as famílias, a chegada dos filhos é uma mudança importante. Em algumas famílias, pode produzir estresses se o sistema é muito frágil para suportar. Os efeitos nos filhos podem variar do fracasso em se desenvolver até maus-tratos físicos.

Os médicos de família e comunidade estão em uma posição muito boa para identificar famílias que correm o risco de sofrer esses problemas, especialmente quando atendem a mãe durante a gravidez. Não há uma pista única que indique a existência de problemas. Isso apenas indica a necessidade de maior vigilância. Sabe-se que algumas situações estão relacionadas a problemas na atuação dos pais:

Pais: experiência de infância insatisfatória com seus próprios pais; casamento precoce; mãe ou pai solteiros, problema psiquiátrico, imaturidade, histórico de prisão do pai, passado de alcoolismo na família de origem.
Filhos: prematuridade, deficiência, filho não desejado, bebês que choram muito.

Os problemas na criação dos filhos devem ser entendidos não como o resultado de uma única causa, mas como resultado do desencontro entre pais e filhos e dos estresses de um ambiente difícil. Uma mãe que consegue lidar com um filho normal pode se tornar abusiva se seu filho for deficiente. O médico tem de observar a interação entre os pais e o filho e não apenas o comportamento individual. Os períodos pré e pós-natal fornecem oportunidades para serem feitas observações sistemáticas do comportamento da mãe e do filho. Os Quadros 4.2, 4.3 e 4.4 trazem sinais de alerta que podem ser detectados durante a gravidez, no parto e no pós-parto. Assim que uma família é reconhecida como vulnerável, poderá receber apoio adicional na forma de consultas e visitas mais frequentes pelo médico ou por enfermeiros e tempo extra para lidar com os problemas.

QUADRO 4.2

SINAIS DE ALTO RISCO NO ATENDIMENTO PRÉ-NATAL

Abaixo, constam indicadores de possíveis problemas. Uma situação de alto risco é criada por combinações variáveis desses sinais, pelo grau de ênfase que a família apresenta sobre esses sinais e pela disposição da família em mudar. O entrevistador deve levar em consideração a idade, cultura e educação da mãe, além das observações sobre seu afeto e a significância de seus sentimentos. Muitos desses sinais podem ser observados durante todo o período pré-natal; estão listados nesta ordem porque são mais comumente encontrados nesses momentos:

- Preocupação excessiva com o sexo do bebê
  - Razões que tornam um sexo tão importante, por exemplo, para satisfazer as necessidades da mãe
  - A necessidade de a mãe agradar o pai por meio do sexo do bebê
  - A qualidade e a rigidez dessas necessidades
- Expressar grandes expectativas para o bebê
  - Preocupação exagerada com o progresso físico, desenvolvimento, comportamento e disciplina do bebê
  - A necessidade de os pais terem controle sobre as ações e reações do bebê
  - Essa criança é desejada para preencher necessidades não atendidas nas vidas dos pais?
- Essa criança vai representar um número excessivo de filhos?
  - Há um intervalo de tempo suficiente entre o nascimento desse filho e do filho imediatamente mais jovem?
  - Durante a gravidez, houve evidência de desintegração do relacionamento com filhos mais velhos, por exemplo, maus-tratos físicos ou emocionais pela primeira vez?
- Evidência do desejo da mãe em negar a gravidez
  - Falta de disposição de ganhar peso

- Recusa em falar sobre a gravidez de forma compatível com a realidade da situação
- Não usar roupas de maternidade quando seria adequado
- Nenhum plano feito para o quarto do bebê, o enxoval, etc., em casa
- Grande depressão em relação à gravidez
  - Início de depressão associada a essa gravidez
  - Relato de distúrbios do sono que não estão relacionados aos aspectos físicos da gravidez
  - Tentativa de suicídio
  - Afastamento social
  - Afeto deprimido
- Algum dos pais chegou a pensar seriamente em fazer um aborto anteriormente?
  - Por que não o fizeram?
  - Foram deixando a decisão para mais tarde, passivamente, até que um aborto terapêutico de acordo com a medicina não era mais possível?
- Os pais consideraram, a qualquer momento, dar a criança à adoção?
  - Por que mudaram de ideia?
  - A realidade e a qualidade expressada na mudança de decisão
- A quem a mãe recorre na busca por apoio?
  - Essas pessoas são confiáveis e a ajudam?
  - Quem acompanha a mãe às consultas?
  - Alguma agência comunitária está envolvida em lhe dar apoio de alguma forma?
- A mãe é muito solitária e/ou está amedrontada?
  - Isso só tem relação com a falta de educação ou de entendimento sobre a gravidez e o parto?
  - A mãe é muito preocupada com as mudanças físicas durante a gravidez, trabalho de parto e parto?
  - Explicações cuidadosas, aulas de orientação pré-natal, etc., dissipam esses medos?
  - A mãe tende a manter o foco da entrevista em seus medos e necessidades, e não na antecipação, entusiasmo ou alegria projetados no novo bebê?
- A mãe faz muitas consultas não marcadas no atendimento pré-natal ou no serviço de emergência
  - Apresenta queixas físicas exageradas que não têm fundamento nos exames físicos ou laboratoriais
  - Queixas psicossomáticas múltiplas
  - Dependência exagerada do médico ou do enfermeiro

- Quais são as condições de moradia da pessoa?
  - As acomodações físicas são adequadas?
  - A gestante tem telefone? Há transporte disponível?
  - Há amigos ou parentes nas proximidades?
- Os pais não conseguem falar livremente sobre os tópicos anteriores e evitam o contato visual
- O que você consegue descobrir sobre o passado dos pais?
  - Cresceram como filhos adotivos ou na casa de pais substitutos?
  - Eles viviam mudando da casa de um parente para outro?
  - Que tipo de disciplinamento era usado? (Podem não ver essa forma de disciplina como maus-tratos).
  - Planejam criar seus filhos como seus pais os criaram?

Fonte: Gray, Cutler, Dean e Kempe, 1976. Reproduzido, com permissão, de *Child Abuse and Neglect: The Family and the Community*, Copyright 1976, Ballinger Publishing Company.

QUADRO 4.3

SINAIS DE ALTO RISCO NA SALA DE PARTO

Formulário anexado à ficha do bebê, no qual se descrevem as reações dos pais ao nascimento.

- Como está a aparência da mãe?
- O que a mãe diz?
- O que a mãe faz?

As frases abaixo podem ajudar a organizar as informações sobre as observações no formulário.

- A mãe/o pai parece triste, feliz, apática(o), desapontada(o), braba(o), exausta(o), assustada(o), ambivalente?
- A mãe/o pai fala com o bebê, fala com o cônjuge, usa o nome do bebê, estabelece contato visual, toca, acaricia, examina?
- O cônjuge/amigo/parente oferece apoio, críticas, rejeição, ambivalência?

Se a interação parece dúbia, uma avaliação mais profunda deve ser iniciada. Algumas reações preocupantes na sala de parto são:

- Falta de interesse no bebê, ambivalência, reação passiva
- Mantém o foco de atenção em si mesmo(a)

- Falta de disposição ou recusa em segurar o bebê, mesmo quando lhe é oferecido
- Hostilidade em relação ao pai do bebê, que a fez passar "por tudo isso"
- Verbalizações inadequadas, olhares dirigidos ao bebê com expressão de clara hostilidade
- Comentários sem nexo sobre o sexo do bebê ou suas características físicas
- Desapontamento a respeito do sexo ou outras características físicas do bebê

Fonte: Gray, Cutler, Dean e Kempe, 1976. Reproduzido, com permissão, de *Child Abuse and Neglect: The Family and the Community*, Copyright 1976, Ballinger Publishing Company.

QUADRO 4.4

SINAIS DE ALTO RISCO NO PERÍODO PÓS-NATAL

- A família continua desapontada com o sexo do bebê?
- Qual é o nome da criança?
  - De onde veio o nome da criança?
  - Quem escolheu o nome?
  - Quando o nome foi escolhido?
  - Usam o nome quando falam a respeito do bebê ou com ele?
- Qual foi/é a reação do marido e/ou da família em relação ao novo bebê?
  - Eles têm oferecido apoio?
  - Têm se mostrado críticos?
  - Tentam assumir e controlar a situação?
  - O marido está com ciúmes das demandas do bebê quanto ao tempo e energia da mãe?
- Que outro tipo de suporte, além da família, a mãe recebe?
- Há problemas de rivalidade entre irmãos? A mãe espera que aconteçam? Como planeja lidar com eles? Ou nega que o novo bebê irá mudar os relacionamentos familiares já existentes?
- A mãe fica incomodada com o choro do bebê?
  - Como a faz se sentir? Com raiva? Inadequada? Com vontade de chorar também?
- Alimentação
  - A mãe considera o bebê como exigente demais em suas necessidades de alimentação?

- Ignora suas demandas?
- Fica com repulsa da sujeira, como da regurgitação?
- Fica com repulsa dos sons que o bebê faz ao mamar?
- Como vê a troca de fraldas?
  - Fica com repulsa das fezes, do cheiro, etc.?
- As expectativas de desenvolvimento da criança ficam muito além das capacidades do bebê?
- Controle ou falta de controle da mãe quanto à situação
  - Ela se envolve e toma conta das necessidades do bebê e do que vai acontecer (sala de espera e durante a interação na consulta)?
  - A mãe passa o controle para o médico, o enfermeiro, entre outros (tirar a roupa, segurar o bebê, permitir que o bebê expresse medo, etc.)?
- A mãe consegue expressar que está se divertindo com o bebê?
  - Consegue vê-lo como um indivíduo separado dela?
  - Consegue focar a atenção no bebê e consegue ver algo positivo para ela mesma ao fazer isso?
- Consegue estabelecer e manter contato visual e contato direto com o bebê?
- Como ela fala com o bebê?
- Suas verbalizações sobre a criança são normalmente negativas?
- Quando a criança chora, ela conforta ou pode confortar a criança?

Fonte: Gray, Cutler, Dean e Kempe, 1976. Reproduzido, com permissão, de *Child Abuse and Neglect: The Family and the Community*, copyright 1976, Ballinger Publishing Company.

Violência doméstica

Alguns conflitos ocorrem em todas as famílias. A maneira como se lida com o conflito e como ele se resolve está diretamente ligada a quão bem a família funciona. Conflitos continuados não resolvidos entre marido e esposa, ou entre pais e filhos, podem ser apresentados para o médico de família e comunidade como depressão no adulto ou na criança, como lesão física na esposa, como sintomas somáticos nos adultos ou nas crianças, problemas de comportamento na escola ou comportamentos de rebeldia nos adolescentes. Algumas vezes, a apresentação é um conjunto de experiências com doenças em diferentes integrantes da família (Caso 4.4). A violência doméstica é comum e costuma passar despercebida. Nos Estados Unidos, 35,5% das mulheres e 28,5% dos homens relatam ter sofrido estupro, violência física e/ou perseguição por um parceiro íntimo durante sua vida (Black et al., 2011). Em um estudo realizado em Bangladesh, onde mais de 40% das mães e crianças menores tinham sofrido violência doméstica, foi concluído que essas crianças apresentavam significativamente mais infecções respiratórias e diarreia do que aquelas que não tinham sofrido violência doméstica (Silverman et al., 2009).

> **CASO 4.4**
>
> Um menino de 10 anos com dores generalizadas foi trazido para a consulta por sua mãe. Nenhuma anormalidade física foi encontrada. Poucas semanas depois, sua irmã adolescente foi hospitalizada devido a uma tentativa de suicídio. Ao ser questionada novamente, a mãe revelou que o marido andava acordando à noite e aterrorizando toda a família com seu comportamento violento.

As lesões resultantes de violência familiar em mulheres são frequentemente escondidas ou explicadas como acidentais. O médico deve estar preparado para isso. A discórdia entre casais é uma razão comum para a depressão crônica, especialmente em mulheres. Uma grande variedade de sintomas médicos e psicológicos pode ter suas raízes em uma relação de maus-tratos. Com frequência, o fato de a mulher revelar tais fatos para seu médico depende da percepção de abertura do médico para o que é visto pela pessoa como um segredo vergonhoso. A avaliação da depressão e dos sintomas causados pelo estresse deve sempre incluir perguntas sobre os relacionamentos familiares.

Quando o médico de família e comunidade confirma ou tem uma suspeita forte de que uma mulher ou seus filhos correm risco de violência doméstica, deve avaliar se o risco é imediato e ajudar a desenvolver um plano de fuga, se necessário. A maioria das comunidades atualmente tem abrigos e apoios para mulheres que sofrem maus-tratos com seus filhos. Ter essa informação à mão no consultório é uma ferramenta essencial na medicina de família e comunidade.

Outro aspecto de conflito é o estresse induzido por lealdades em conflito entre diferentes integrantes da família. Isso ser observado, por exemplo, em uma mulher que fica dividida entre suas obrigações em relação a seus filhos e seus pais idosos, ou entre compromissos de trabalho e de família.

Divórcio

O divórcio é uma experiência semelhante à perda de um ente querido em sua capacidade de causar tristeza. Surgem os mesmos sentimentos de raiva, amargura, culpa e autodesconfiança, sem o conforto que aquele que perde alguém por morte pode obter das lembranças de um relacionamento amoroso. O conflito continuado sobre os arranjos do divórcio ou em relação aos filhos serve para intensificar e prolongar a dor.

Os filhos são especialmente vulneráveis aos efeitos do divórcio. Cerca de um terço dos filhos ficam profundamente abalados com o divórcio e continuam a sofrer por muitos anos. Filhos muito novos (até a idade de 5 anos) apresentam regressão no seu desenvolvimento: problemas de alimentação ou de uso do banheiro, enurese, distúrbios do sono e ansiedade de separação. Nos filhos que estão nos primeiros anos escolares, o sofrimento pode ficar escondido pela negação das dificuldades. Nessa idade, entretanto, os filhos podem guardar sentimentos poderosos de culpa que se derivam da sua fantasia de terem causado a separação. O sofrimento pode ser expresso na forma de problemas escolares, sintomas somáticos, enurese e pesadelos.

Os filhos mais velhos frequentemente ficam chocados e não acreditam no que está acontecendo. Podem ver-se diretamente envolvidos em batalhas pela guarda, e isso se relaciona a ajustes inadequados mais tarde. Sofrem com os conflitos de lealdade, e podem acabar resolvendo por meio da rejeição completa de um dos pais. Os filhos adolescentes de pais divorciados podem ter uma adolescência especialmente tumultuada, e têm chances de ter um autoconceito mais baixo do que o de seus colegas.

É importante que o médico de família e comunidade identifique e ajude os filhos vulneráveis de casais divorciados. A quantidade de sofrimento dos filhos é proporcional à quantidade de conflito entre os pais. O Toronto Family Study (Homatidis et al., 1986) observou que os filhos vulneráveis mudavam mais de escola, tinham menos amigos, mais sentimentos de culpa, precisavam de mais ajuda com o trabalho escolar e vivenciavam a separação como algo que causava muito estresse. Outros estudos mostraram que um bom relacionamento com um dos pais e com colegas, sucesso acadêmico e envolvimento em programas de aconselhamento escolar estavam associados a melhor ajustamento.

Depois de identificar crianças vulneráveis, o médico pode fornecer aconselhamento dentro de seu próprio serviço ou providenciar para que a criança e seus pais recebam ajuda de serviços especiais ou da escola.

Para as crianças mais novas, geralmente, não se fala a respeito de uma separação iminente, com base na crença de que "são muito jovens para entender". O efeito disso é aumentar a ansiedade e o sofrimento da criança. O médico pode ajudar os pais a entenderem a importância de explicar o que está acontecendo para as crianças.

Os médicos de família e comunidade podem, de várias maneiras, envolver-se em processos de divórcio e guarda de filhos. Tentativas podem ser feitas por ambas as partes de alistar o apoio do médico nos conflitos maritais, uma situação particularmente difícil quando ambos os cônjuges estão sob seus cuidados. Porém, se o médico se mantiver neutro, pode ter um papel significativo na resolução do conflito. Quando o divórcio torna-se inevitável, o médico pode ser chamado a apresentar evidências no tribunal, ou corroborar os maus-tratos ou fracassos nos cuidados de um dos pais. Quando há disputas sobre direitos de visitação, o médico pode ser chamado pelo pai ou mãe favorecido a certificar que as visitas do ex-cônjuge deixam a criança doente ou ansiosa, ou que a criança sofre abuso sexual.

Problemas de saúde e deficiência

Problemas de saúde graves e deficiências têm efeitos profundos na vida de uma família. O efeito real varia com o tipo de situação e o integrante da família que está envolvido: uma criança com deficiência mental ou física; um adolescente paraplégico, com diabetes ou esquizofrenia; uma mãe com esclerose múltipla; um pai com câncer ou alcoolismo. O fator comum em todas essas situações é a necessidade de outros integrantes da família de se ajustarem à situação diferente e adotar novos papéis. Com essas mudanças adaptativas, surgem novos riscos de outros integrantes da família, que podem, por sua vez, afetar o integrante que está doente ou tem uma deficiência (Caso 4.5). O prejuízo causado por essas mudanças é potencialmente evitável, se os integrantes da família puderem ser ajudados a atingir um entendimento que os leve a evitar os riscos. O controle glicêmico em adolescentes com diabetes tipo 1 afeta e é afetado pelo estresse familiar (Tsiouli et al., 2013).

O aconselhamento para famílias de pessoas com esquizofrenia é um bom exemplo do que pode ser feito para ajudar as famílias a cuidarem de pessoas com doenças crônicas. Vários estudos mostraram uma grande redução na recorrência de doenças quando as famílias são aconselhadas em casa mesmo ou convidadas a assistir às sessões de grupo com outras famílias (Leff, 1989). Os temas que fazem parte das sessões de grupo são a educação sobre a esquizofrenia, sobre a resolução de problemas e sobre modos de melhorar a comunicação e lidar com a expressão de emoções. As pessoas com esquizofrenia são muito vulneráveis a críticas, hostilidade e envolvimento exagerado. Os parentes podem criticar as pessoas doentes por causa de sua apatia e falta de iniciativa, não se dando conta de que essas são manifestações da doença. Os integrantes da família podem aprender a controlar suas emoções negativas e a ser mais tolerantes.

Em estudos publicados, o tratamento é geralmente conduzido por equipes psiquiátricas, porém os métodos podem ser adaptados para a medicina de família e comunidade. O médico de família e comunidade ou o conselheiro na equipe do atendimento à família pode oferecer uma série de sessões na casa da família, por meio de visita domiciliar, ou para integrantes de várias famílias, na unidade de saúde. De forma menos formal, o médico pode aconselhar durante os contatos de rotina com os integrantes da família. O médico de família e comunidade pode ser a única pessoa que consegue alcançar aqueles parentes que não frequentam as sessões em grupos ou que talvez mais necessitem de ajuda.

Podem acontecer casos em que se concentra tanta atenção em uma criança ou adolescente com deficiência, que as necessidades do cônjuge ou dos irmãos não são atendidas. O esforço de tomar conta de uma pessoa doente pode não ser notado pelo

---

CASO 4.5

Uma senhora idosa com insuficiência cardíaca congestiva foi cuidada por seu marido durante sua longa doença terminal. Eu (IRMcW) o vi durante as muitas visitas domiciliares e, apesar de ele sempre parecer pálido, nunca suspeitei de nada errado. Logo após a morte da mulher, o marido procurou-me com uma queixa de fadiga severa. Apresentava obstrução prostática, insuficiência renal e uremia com anemia secundária, todas condições que já estavam presentes durante a experiência com a doença de sua esposa.

médico ou outros integrantes da família, pois concentram sua atenção no integrante que está doente. Outros integrantes da família podem esconder seus problemas de saúde ou seu desespero até que seja muito tarde para ajudá-los. Medalie (1975) destacou a necessidade de ficarmos atentos para o "paciente oculto". Os irmãos de crianças com transtorno de desenvolvimento pervasivo (TDP) têm mais chances de apresentar problemas de ajustamento que os irmãos de crianças com síndrome de Down ou normais. Isso pareceu estar relacionado com o sofrimento dos pais, o qual era maior no grupo do TDP (Fisman et al., 2000).

A pergunta "e *você*, como está?" pode ser suficiente para permitir que outro integrante da família expresse seus sentimentos. As pessoas em uma família em que um dos integrantes possui uma doença crônica têm mais altas taxas de adoecimento do que as pessoas de famílias sem problemas de saúde crônicos.

O período de doença terminal é um tempo particularmente estressante para as famílias, esteja a pessoa doente em casa ou no hospital (Caso 4.6). Os filhos ou netos, além de estarem tristes pelo sofrimento e fisicamente exaustos por tudo que enfrentam, podem ficar perturbados por conflitos relacionados a como dividir a carga de atendimento, ou pelo ressurgimento de antigos conflitos que haviam ficado latentes por anos.

É impossível imaginar um exemplo mais claro de morte devido a um coração partido. A "síndrome do coração partido" (miocardiopatia por estresse, atordoamento miocárdico, miocardiopatia de Takotsubo) foi descrita por Wittstein e colaboradores (2005), e foram encontradas evidências de uma ligação fisiológica por meio de uma forte descarga neuro-hormonal. Essa síndrome deveria ser considerada quando as pessoas apresentam sintomas de infarto do miocárdio após um forte estresse emocional, tal como a morte de alguém amado. Olhando em retrospecto, o atendimento a essa mulher poderia ter sido diferente se a equipe de atendimento paliativo, a equipe da unidade de tratamento coronariano e o médico de família e comunidade a tivessem reconhecido como uma pessoa altamente vulnerável. O risco de parada cardíaca poderia ter sido suspeitado. Seu

---

CASO 4.6

Uma mulher solteira, filha de um casal de idosos, estava morrendo de câncer em uma unidade de atendimento paliativo. Apesar dos vigorosos esforços da equipe de atendimento, sua dor continuava incontrolável e seu sofrimento era intenso. Em seus últimos dias de vida, sua mãe foi hospitalizada na unidade de tratamento coronariano em outro hospital, com dores no peito. Depois de vários dias sob observação, teve alta, mas continuou a sentir a dor e estava muito agitada. O médico de família e comunidade, que não estava envolvido no tratamento da filha, tranquilizou-a sobre sua dor e lhe prescreveu um sedativo. No entanto, como sua agitação continuava, outros integrantes da família ficaram impacientes com ela, e um dos filhos foi embora, voltando para sua casa. No mesmo dia, essa mulher morreu repentinamente em casa.

sofrimento intenso era inevitável; uma reunião de família chamada às pressas poderia ter ajudado ao fazer os familiares responderem com um aumento de seu apoio.

Os problemas de comunicação são comuns, mesmo em famílias com um bom funcionamento. De acordo com Stedeford (1981), um psiquiatra que tem trabalhado muito com famílias de pessoas à beira da morte, a má comunicação causa mais sofrimento à pessoa que está morrendo e à sua família do que qualquer outro problema, exceto a dor não aliviada. Os casais, mesmo quando próximos um do outro, percebem que é difícil conversar quando um dos cônjuges fica doente e está em fase terminal. As informações podem não ser passadas para integrantes importantes da família. Uma criança dependente pode não ser informada de que seu pai ou mãe está morrendo. Pode, consequentemente, sentir pelo resto da vida que foi privada de momentos preciosos com seu pai ou sua mãe. Um cônjuge pode tentar esconder o diagnóstico da pessoa doente, e dessa forma provocar desgastes intoleráveis em seu relacionamento.

A adaptação de uma família a um integrante doente pode, por si só, tornar-se um problema quando ele alcança a reabilitação. Os cônjuges de alcoolistas podem ficar tão acostumados ao seu papel adaptativo que passa a ser uma tarefa muito difícil largar esse controle em casos de recuperação do cônjuge. Assim, um cônjuge pode ser levado a facilitar o abuso do álcool. Os pais de uma criança com deficiência podem protegê-la tão exageradamente que a criança não tem a oportunidade de se tornar independente. O papel de doente de um adulto na família pode ser reforçado de forma tão forte pela família que a reabilitação torna-se impossível.

A perda de um ente querido

A perda de alguém que se ama é o maior trauma emocional que uma pessoa pode vivenciar. Como vimos, a perda tem profundos efeitos tanto na mente como no corpo, e torna a pessoa que sofreu a perda especialmente vulnerável a problemas físicos, bem como ao esgotamento mental. Não interessa quão bem preparada a pessoa possa estar, o efeito é de devastação, isolamento e perda de propósito. O Dr. Samuel Johnson descreveu seus próprios sentimentos após a morte de sua esposa com as seguintes palavras: "Desde então, pareço para mim mesmo como afastado da humanidade; um tipo de viajante sem destino na selvageria da vida, sem qualquer direção ou ponto de vista fixo: um contemplador melancólico de um mundo com o qual tenho pouca relação" (Boswell, 1754).

Os sentimentos de raiva e culpa são comuns e, algumas vezes, projetados no médico ("se ele tivesse diagnosticado isso antes..."). Os amigos podem piorar o problema ao tentar evitar a discussão dos sentimentos, ou mesmo evitando encontrar a pessoa que perdeu alguém querido por medo de não saber o que dizer.

Os sintomas somáticos são comuns: perda de apetite, perda de peso, diarreia e dor. A experiência com uma doença pode ser tão grave que chega a sugerir uma doença que ameaça a vida. Há uma armadilha aqui para o médico incauto. Se avaliações intensivas são iniciadas sem permitir que a pessoa expresse sua tristeza, o resultado pode ser o colapso mental e o suicídio. Esquece-se, às vezes, que outros tipos de perda causam sofrimento: perda de uma gravidez, perda da saúde, de um emprego, de um bem valorizado, até a morte de um animal de estimação da família. Para alguns, os animais de estimação são sua única companhia e podem servir como substitutos para os filhos. A perda de um pai ou mãe apresenta desafios únicos, pois tende a evidenciar muitas questões antes reprimidas da vida pessoal. A morte de um filho pode ampliar qualquer pequena rachadura em um relacionamento conjugal e, sem assistência, a separação e o divórcio tornam-se desfechos comuns.

Os médicos de família e comunidade encontram sofrimento que toma muitas formas. Ao cuidar de uma pessoa à beira da morte, esses médicos podem ser capazes de prevenir algumas coisas que preocupam aqueles que perdem alguém querido. É possível minimizar a dor e o sofrimento da pessoa que está morrendo, protegendo-a de avaliações traumáticas e perturbadoras e de tratamentos que não levam a qualquer propósito útil. Os médicos de família e comunidade podem garantir que esteja tudo preparado para a morte, de forma que não haja correria alguma de último minuto para o hospital em uma ambulância. Além disso, podem assegurar à família que a pessoa não está sofrendo, dizer-lhes como estão cuidando bem da pessoa e garantir que os integrantes da família que moram longe tenham tempo de vê-la mais uma vez. É preciso estar atento aos integrantes da família que podem ter dificuldades em expressar suas necessidades, tais como crianças em idade escolar.

Após a perda, os médicos de família e comunidade podem garantir que será oferecido apoio à família para suportar a tristeza, tanto para os familiares como para alguma outra pessoa. Quando aqueles que perderam um ente querido adoecem, podem lembrar a vulnerabilidade daquela pessoa e encorajar sua expressão de sentimentos. Os médicos também experimentam reações emocionais em relação à morte de um doente, mesmo quando esperada e planejada. Essas emoções podem ser de uma diversidade que pode ir desde a culpa ou a vergonha até o sentimento de perda pessoal. Cabe também aos médicos estarem atentos e terem pronto um método para lidar com essas reações.

Pobreza

A pobreza é o mais forte preditor de saúde fraca na infância, como indicado por taxas de mortalidade, limitações de atividades e utilização de serviços de atendimento à saúde. A grande maioria das famílias que não conseguem cumprir a tarefa de criar seus filhos é pobre. Nos Estados Unidos, o Food Research and Action Center relatou que mais de 15,3 milhões de crianças viviam em lares com insegurança alimentar (2014). Os incêndios de moradias são uma das principais causas de morte por lesão entre crianças de 1 a 5 anos (Baker et al., 1992). Em janeiro de 2014, havia 578.424 pessoas sem teto nos Estados Unidos e 216.197 dessas faziam parte de famílias. Cerca de 15% desse total são considerados cronicamente sem teto (National Alliance to End Homelessness, 2015).

A relação entre pobreza e funcionamento familiar é complexa. Uma família forte em uma comunidade estável que lhe dá suporte pode minimizar muitos dos efeitos adversos da pobreza. Porém, a pobreza pode enfraquecer a capacidade de uma família de cumprir sua função de proteção e criação dos filhos. A pobreza está associada à gravidez entre mães solteiras jovens com pouca educação formal, as quais não têm capacidade de sustentar os filhos, nem as habilidades necessárias para cuidar deles. Longe de viverem em comunidades que lhes dão suporte, são condenadas, por sua pobreza, a viver em bairros violentos e socialmente desorganizados.

Os médicos de família e comunidade pouco podem fazer para curar esses problemas sociais durante seu relacionamento com as famílias no serviço de atendimento à saúde. Entretanto, podem contribuir muito para minimizar seus efeitos, ao trabalhar em colaboração com enfermeiros e assistentes sociais. Os médicos de família e comunidade muitas vezes têm conhecimento de famílias vulneráveis, às quais podem dar apoio e colocar em contato com agências de apoio social. Devem estar atentos a indicações de violência familiar e ter competência para notificar e lidar com esses casos. Precisam, contudo, estar particularmente atentos às necessidades das crianças e adolescentes de famílias pobres, instáveis ou violentas.

Mesmo nos países mais ricos, as taxas de doença e morte prematura são mais altas entre os pobres. As diferenças em taxas de mortalidade entre as classes sociais não desaparecem quando há um serviço nacional de saúde com acesso gratuito à assistência médica. Na Grã-Bretanha, por exemplo, depois de mais de 60 anos do serviço nacional de saúde, ainda há grandes diferenças entre os ricos e os pobres. Algumas dessas diferenças são, sem dúvida, causadas por fatores ambientais. Tudor Hart (1971), na Grã-Bretanha, e Ford (1976), nos Estados Unidos, mostraram que as áreas mais pobres do país também têm os piores serviços de saúde.[2] As barreiras econômicas foram afastadas, mas há outras barreiras menos visíveis entre os pobres e os serviços de saúde: dificuldades de transporte, longas esperas nos atendimentos, falta de conhecimento dos serviços, problemas de comunicação e o simples peso dos problemas que uma família tem de suportar, sendo os problemas de saúde apenas mais um. Grandes diferenças de renda entre os mais ricos e os mais pobres na sociedade são um fator independente para a determinação da saúde da população (Daniels, Kennedy e Kawachi, 2000). Muitos desses problemas podem ser amenizados pelos médicos de família e comunidade que ajudam as famílias mais pobres a usarem os serviços de saúde e de assistência social e mobilizam apoios adicionais para essas pessoas. Shi, Starfield e colaboradores notaram que o acesso à atenção primária pode minimizar o efeito negativo de grandes diferenciais de renda sobre a saúde (Shi et al., 1999). Entretanto, o atendimento médico tem um papel limitado como fator das desigualdades sociais na saúde[3] (Marmot, Bobak e Smith, 1995).

Trinta e seis mulheres vivendo em abrigos ou moradias temporárias foram convidadas a formar grupos focais em cinco locais para discutir suas preocupações com a saúde. Os grupos, liderados pela Dra. Susan Woolhouse, exploraram as vivências e interações das mulheres com os médicos de família e comunidade. Dois temas dominantes apareceram. Os desequilíbrios de poder na relação pessoa-médico podiam levar as mulheres a se sentirem diminuídas, marginalizadas e sem importância, criando relutância em consultar a respeito de sua saúde. As mulheres que descreveram relacionamentos próximos e de confiança com seus médicos de família e comunidade experimentaram apoio e colaboração, e a continuidade do atendimento mostrou-se de importância essencial (Woolhouse, Brown e Lent, 2004).

Um estudo na Escócia comparou áreas ricas com áreas pobres do país. Mais de 3 mil pessoas participaram da pesquisa, e foram coletados dados sobre fatores demográficos e socioeconômicos, variáveis de saúde e fatores relacionados à qualidade do atendimento. As pessoas nas áreas com menos condições tinham experiências com doenças de maior duração, mais casos de várias doenças ao mesmo tempo e mais problemas psicológicos. Essas pessoas apresentavam mais problemas a serem discutidos, mas um tempo mais curto com seus médicos do que as pessoas em áreas mais ricas. O estresse dos clínicos gerais era mais alto nas áreas mais pobres (Mercer e Watt, 2007).

Em países mais pobres, a pobreza é a principal razão para a saúde abalada, em virtude da desnutrição, superpopulação, água contaminada e ignorância a respeito de higiene. Alguns desses problemas podem ser tão básicos que a tarefa mais importante do médico é trabalhar com a comunidade para elevar os padrões da saúde pública. Nessas condições, porém, a abordagem da saúde na família é ainda mais importante. Ensinar às mães sobre nutrição e manejo da diarreia dos bebês, por exemplo, pode melhorar a saúde das crianças e reduzir a mortalidade infantil.

A perda das raízes

As migrações de vários tipos estão entre as experiências mais traumáticas pelas quais uma família pode passar. O trauma depende do tipo de migração, que varia do movimento forçado dos refugiados até os movimentos dos "emergentes" de uma família em seu caminho de ascensão na escala social. O trauma também se modifica de acordo com os aspectos de cultura e de língua envolvidos na mudança. A migração afeta diferentes integrantes de uma família de várias formas. Para uma pessoa ambiciosa, a mudança pode ser um desafio; para seu cônjuge, uma situação de alienação. Uma mulher que se mudou de outra parte do país para a área do meu (IRMcW) atendimento com seu marido admitiu que se sentia como um "caracol sem sua concha". Os filhos mais jovens podem não ser afetados; os filhos mais velhos podem ser perturbados pelas rupturas nas amizades e em suas trajetórias escolares. A migração é relacionada a um aumento nas taxas de problemas de saúde e na utilização de serviços de saúde.

Desemprego

A perda de emprego, acompanhada de outras perdas, de renda, de autorrespeito e de condição social, é traumática para o indivíduo e para a família. Quando a perda de emprego está associada a um fracasso de um negócio ou ao insucesso de uma propriedade rural da família, o efeito é ainda maior. Relatórios mostram que o desemprego está associado a taxas de experiências com doença e de mortalidade mais altas.

COMO O MÉDICO DE FAMÍLIA E COMUNIDADE TRABALHA COM AS FAMÍLIAS

Sabemos muito pouco de que forma os médicos de família e comunidade trabalham com as famílias como grupos. Poucas pesquisas têm examinado essa questão. Além do livro de Huygen (1982) e alguns estudos de caso, a literatura sobre esse assunto tem se preocupado principalmente com o desenvolvimento de teorias. Percebe-se, contudo, que os médicos de família e comunidade raramente funcionam como terapeutas de família. É praticamente certo que os médicos de família e comunidade auxiliam as famílias de sua própria maneira, dando-lhes informações e apoio em momentos de vulnerabilidade, e ajudando os integrantes da família a encontrar o autoconhecimento. Assim, apenas estudos longitudinais descritivos poderão mostrar como isso é feito e quão eficaz é essa ajuda.

Apesar de um médico de família e comunidade não ser capaz de trabalhar como um terapeuta de família em sua própria clínica, ele pode ajudar as pessoas selecionadas ao encaminhá-las para a terapia de família. Muitas pessoas, entretanto, resistem em fazer terapia de família, pois lhes falta até o reconhecimento de que têm um problema. Ainda assim, os médicos de família e comunidade precisam trabalhar com essas famílias da melhor maneira possível.

Questões úteis a serem incluídas ao discutir problemas de saúde importantes com uma pessoa são as seguintes: como este problema tem afetado você e sua família? Quem conhece esse problema? Que sugestões foram feitas pela família? Isso irá naturalmente abrir a discussão sobre o contexto familiar do problema.

REUNIÃO COM A FAMÍLIA

Não sabemos com que frequência os médicos de família e comunidade encontram o grupo familiar inteiro. Encontros com pais e filhos, e marido e esposa são provavelmente mais frequentes na maioria dos serviços. Os encontros com grupos maiores podem ocorrer naturalmente em tempos de crise e durante visitas domiciliares, mas raramente podem ser tão eficazes como uma reunião com a família especialmente organizada.

Uma reunião com a família é particularmente útil em casos de doença que ameaça a vida da pessoa ou que é incapacitante, de tratamento difícil ou nos casos em que é preciso fazer escolhas de internação, ou quando um integrante da família possui uma doença em fase terminal (Schmidt, 1983). A definição de quem participa da reunião varia com as circunstâncias. Geralmente o encontro inclui a pessoa e todos os integrantes da família que estão disponíveis no local. Além do médico de família e comunidade, podem ser incluídos outros integrantes da equipe de atendimento à saúde: enfermeiro, assistente social ou outro especialista que estava envolvido no atendimento da pessoa.

A reunião pode tratar de questões tanto cognitivas quanto afetivas. Passar informações para toda a família ao mesmo tempo pode minimizar o risco de confusão de informações, especialmente se o médico abrir um momento para perguntas e respondê-las com cuidado.⁴

A reunião pode ser uma oportunidade para os integrantes da família expressarem sentimentos que tiveram dificuldade de expressar antes (Caso 4.7). A boa habilidade de escutar os outros poderá fazer com que o médico perceba as pistas sobre os conflitos familiares, ou identifique um integrante da família que seja especialmente vulnerável. Pode ser, por exemplo, alguém que senta silenciosamente durante toda a reunião, ou alguém que não comparece, embora esteja sempre receptivo e aparentemente disponível.

CASO 4.7

Uma mulher idosa em estágio bem avançado de câncer de fígado estava sendo cuidada em casa por sua filha viúva, que trabalhava em tempo integral como bibliotecária. Duas netas adolescentes também viviam na casa. A paciente também tinha outra filha que morava perto. A paciente queria morrer em casa, e toda a família a apoiava nisso. A carga do atendimento, entretanto, estava ficando principalmente com a filha viúva, que começava a mostrar sinais de exaustão. O resto da família parecia não perceber, e a tal filha havia sido incapaz de tornar evidentes seus sentimentos.

Em uma reunião com a família em casa, a paciente, suas duas filhas e duas netas estavam presentes. O médico de família e comunidade, um enfermeiro assistente e um voluntário de uma organização de asilo também estavam presentes. A filha viúva então conseguiu expressar seus sentimentos de exaustão e desesperança, e os outros integrantes da família entenderam, pela primeira vez, que essa mulher estava próxima de um colapso. Fizeram-se acertos para aliviar sua carga e dar-lhe apoio. O médico e o enfermeiro responderam perguntas a respeito dos sintomas da pessoa e esclareceram o que estava planejado para obter ajuda em caso de crises. A senhora conseguiu ficar em casa até sua morte.

PRECEITOS DO ATENDIMENTO À FAMÍLIA

Os seguintes preceitos resumem o conteúdo deste capítulo. Consideramos que são as responsabilidades básicas do médico de família e comunidade em relação às famílias das pessoas.

1. Ficar atento às famílias vulneráveis e lhes dar apoio adicional.
2. Fornecer informações de qualidade durante doenças graves. Perguntar aos familiares se eles têm alguma pergunta.
3. "Estar lá" ao lado da pessoa em momentos de crise: doenças graves e terminais e perda de entes queridos.

4. Tomar a iniciativa quando a pessoa precisar do médico, em casos de alta do hospital, por exemplo. Não esperar que as pessoas saibam quando lhe telefonar para obter conselho ou assistência.
5. Prestar atenção aos integrantes vulneráveis da família, o "paciente oculto".
6. Prestar atenção às pessoas que são os "bodes expiatórios" da família ou que representam o sintoma de apresentação de um problema familiar.
7. Evitar ser levado a tomar partido em conflitos de família.
8. Oferecer a realização de uma reunião com a família em momentos críticos.

A IMPORTÂNCIA UNIVERSAL DA FAMÍLIA

A família é importante em todas as partes do mundo. Os princípios apresentados neste capítulo são tão importantes – se não os mais importantes – em partes do mundo afetadas pela pobreza quanto nos países ricos. A Dra. Cicely Williams, uma pediatra que passou sua vida trabalhando na África e que foi a primeira pessoa a descrever o *kwashiorkor*, foi enfática ao defender a necessidade de envolver a família para se conseguir melhorar a saúde da criança. Em sua palestra no Boston Children's Hospital (Blackfan Lecture, 1973), explicou que "as condições que mais prejudicam as crianças são gastrenterite, doenças respiratórias, dispepsia, vermes e cuidado materno inadequado. [...] Desnutrição e desenvolvimento inadequado têm, é claro, inúmeras causas, não apenas a insuficiência de comida".

Os serviços de saúde pública podem melhorar o macroambiente ao instituir suprimentos de água potável, destinação de lixo, controle de pragas, higiene alimentar, e assim por diante. No entanto, o microambiente do lar e suas redondezas são os mais importantes para a criança. Esses ambientes são controlados pelos pais e dependem de seus valores e sua diligência.

Considerando-se a literatura desenvolvida nas últimas décadas, tornando clara a ligação entre ambiente pré-natal e infantil com a saúde posterior na vida, é importante que os médicos de família e comunidade dediquem sua autoridade moral e energia para o desenvolvimento de esforços da comunidade e políticas nacionais que abordem as desigualdades e violência que fazem parte da vida de muitas crianças (Boyce, 2009).

Seja em países ricos ou pobres, "desenvolvidos" ou "em desenvolvimento", a saúde dos indivíduos é influenciada pela vida familiar, e as famílias são afetadas pela experiência com as doenças e infelicidades de seus integrantes.

NOTAS

[1] Agradecemos ao Dr. Michael Brennan por essas observações.

[2] A "lei do inverso do quadrado", publicada por Tudor Hart em 1971, afirma que áreas com a maior necessidade de atendimento médico tendem a ter menos recursos. Para um relato em primeira mão do atendimento de pessoas vivendo em áreas pobres das cidades, ver *Not All of Us Are Saints: A Doctor's Journey with the Poor*, de David Hilker (New York: Ballantine Books, 1994).

[3] Para uma discussão sobre as desigualdades sociais na saúde, ver Marmot, Bobak e Smith (1995). A pobreza não responde pelo gradiente de classe social nas taxas de mortalidade e morbidade. Essas taxas diminuem em cada elevação de nível na condição social, da mais baixa para a mais alta. A diferença entre os dois níveis mais altos não pode ser, obviamente, atribuída à pobreza. Além disso, as diferenças são encontradas na maioria das causas principais de enfermidade e morte. Não há uma única explicação simples sobre a relação entre classe social e saúde. A classe social é relacionada a muitos fatores com conhecidas associações à saúde: experiências iniciais na vida, educação, condições materiais, comportamentos de saúde, emoções negativas que surgem da falta de controle sobre sua própria vida e quantidade de apoio social. Nesse aspecto, parece significativo que as diferenças entre países no gradiente da classe social estejam relacionadas mais a diferenças na distribuição de renda do que a diferenças na riqueza total.

[4] Um excelente guia é o "Conducting a Family Conference", capítulo 6 do livro *Family Oriented Primary Care*, de Susan McDaniel, Thomas Campbell e David Seaburn (New York: Springer-Verlag, 1990).

REFERÊNCIAS

American Academy of Pediatrics. 2003. Report of the Task Force on the Family. *Pediatrics* 111(6):1541–1571.

Baker SP, O'Neill B, Ginsburg MJ, Li G. 1992. *The Injury Fact Book*, 2nd ed. New York: Oxford University Press.

Batty GD, Morton SMR, Campbell D, Clark H, et al. 2004. The Aberdeen Children of the 1950's cohort study: Background, methods and follow-up information on a new resource for the study of life course and intergenerational influences on health. *Paediatric and Perinatal Epidemiology* 18:221–239.

Black MC, Basile KC, Breiding MJ, Smith SG, Walters ML, Merrick MT, Chen J, Stevens MR. 2010. The National Intimate Partner and Sexual Violence Survey: 2010 Summary Report. Centers for Disease Control and Prevention. http://www.cdc.gov/violenceprevention/pdf/nisvs_executive_summary-a.pdf

Boswell J. 1754. *Boswell's Life of Samuel Johnson*. Vol II. John Murray. London.

Boyce WT. 2009. The family is (still) the patient. *Archives of Pediatrics & Adolescent Medicine* 163:768–770.

Brennan M. 1974. *Personal communication*.

Centers for Disease Control and Preventions; Injury Prevention & Control: Division of Violence Prevention. *The ACE Study*. http://www.cdc.gov/violenceprevention/acestudy/index.html

Daniels N, Kennedy B, Kawachi I. 2000. *Is Inequality Bad For Our Health?* Boston, MA: Beacon Press.

Day T. 1995. *The Health Related Costs of Violence Against Women in Canada, The Tip of the Iceberg*. London, ON: Centre for Research on Violence against Women and Children.

Dingle JH, Badger GF, Jordan WS. 1964. *Illness in the Home: A Study of 25,000 Illnesses in a Group of Cleveland Families*. Cleveland, OH: Western Reserve University Press.

Doherty WJ, Baird MA, eds. 1987. *Family Centered Medical Care: A Clinical Casebook*. New York: Guilford Press.

Duvall EM. 1977. *Marriage and Family Development*, 5th ed. Philadelphia, PA: Lippincott.

Feldman R, Rosenthal Z, Eidelman AI. 2014. Maternal-preterm skin-on-skin contact enhances child physiologic organization and cognitive control across the first 10 years of life. *Biological Psychiatry* 75(1):56–64.

Fisman S, Wolf L, Ellison D, Freeman T. 2000. A longitudinal study of siblings of children with chronic disabilities. *Canadian Journal of Psychiatry* 45(4):369–375.

Food Action and Research Center. 2014. *Hunger and Poverty in the U.S.* http://frac.org/reports-and-resources/hunger-and-poverty/

Ford AB. 1976. *Urban Health in America*. New York: Oxford University Press.

Gray JD, Cutler C, Dean J, Kempe CH. 1976. Perinatal assessment of a mother–baby interaction. In: Kempe CH, Helfer RE, eds., *Child Abuse and Neglect: The Family in the Community*. Cambridge: Ballinger.

Haggerty RJ, Roghmann KH, Pless IB. 1975. *Child Health and the Community*. New York: John Wiley.

Hart JT. 1971. The inverse care law. *Lancet* 696:405.

Heise L, Pitanguy J, Germain A. 1994. *Violence against women: The hidden health burden*. World Bank Discussion Papers. Washington, DC.

Hinkle LE. 1974. The effect of exposure to culture change and changes in interpersonal relationships in health. In: Dohrenwerd BP, Dohrenwerd BS, eds. *Stressful Life Events: Their Nature and Effects*. New York: John Wiley.

Homatidis G, Johnson L. Orlando F, Robson B. 1986. *The Toronto Family Study*. Toronto: Toronto Board of Education Publications.

Huygen FJA. 1982. *Family Medicine: The Medical Life History of Families*. New York: Brunner/Mazel.

Klaus AS, Kennell JH. 1976. *Maternal–infant Bonding*. St. Louis, MO: C. V. Mosby.

Kraus AS, Lilienfeld AM. 1959. Some epidemiologic aspects of the high mortality rate in the young widowed group. *Journal of Chronic Disease* 10:296.

Laughlin L, 2014. *A Child's Day: Living Arrangements, Nativity, and Family Transitions: 2011 (Selected Indicators of Child Well-Being)*. http://www.census. gov/content/dam/Census/library/publications/2014/demo/p70-139.pdf.

Leff J. 1989. Family factors in schizophrenia. *Psychiatric Annals* 19(10):542.

Marmot M, Bobak M, Smith GD. 1995. Explanations for social inequalities in health. In: Amick BC III, Levine S, Tarlow AR, Walsh DC, eds., *Society & Health*. New York: Oxford University Press.

Maughan B, McCarthy G. 1997. Childhood adversities and psychosocial disorders. *British Medical Bulletin* 53:156.

McCain M, Mustard F. 1999. *The Early Years Study: Reversing the Real Brain Drain*. Ontario, The Canadian Institute for Advanced Research, and The Founders' Network.

McEwen BS, Seeman T. 1999. Protective and damaging effects of mediators of stress: Elaborating and testing the oncepts of allostasis and allostatic load. *Annals of New York Academy of Sciences* 896(1):30–47.

Medalie JH. 1975. The hidden patient. Lecture at Quail Hollow Conference. November. Case Western Reserve School of Medicine.

Medalie JH, Goldbourt U. 1976. Angina pectoris among 10,000 men: Psychosocial and other risk factors as evidenced by a multivariate analysis of a 5-year medicine study. *American Journal of Medicine* 60(6):910–921.

Mercer SW, Watt GC. 2007. The inverse care law: Clinical primary care encounters in deprived and affluent areas of Scotland. *Annals of Family Medicine* 5(6):503–510.

Meyer RJ, Haggerty RH. 1962. Streptococcal infections in families, factors altering individual susceptibility. *Pediatrics* 29:539.

Miller FJW, Court WKM, Walton WS, Knox EG. 1960. *Growing up in Newcastle upon Tyne*. London: Oxford University Press.

Mistry R. 2002. *Family Matters*. Toronto: McClelland and Stewart.

National Alliance to End Homelessness. *Snapshot of Homelessness*. http://www.endhomelessness.org/pages/snapshot_of_homelessness.

Nesser WB. 1975. Fragmentation of black families and stroke susceptibility. In: Kaplan BH, Cassel JC, eds., *Family and Health: An Epidemiological Approach*. Chapel Hill: University of North Carolina Press.

Pless IB, Satterwhite BB. 1973. A measure of family functioning and its application. *Social Science and Medicine* 7:613.

Ramsey CN, Abell TD, Baker LC. 1986. The relationship between family functioning, life events, family structure, and the outcome of pregnancy. *Journal of Family Practice* 22:521.

Ransom DC, Vandervoort HC. 1973. The development of family medicine: Problematic trends. *Journal of the American Medical Association* 225:1098.

Roland A. 1988. *In Search of the Self in India and Japan*. Princeton, NJ: Princeton University Press.

Sarkadi A, Kristiansson R, Oberklaid F, Bremberg S. 2008. Fathers' involvement and children's developmental outcomes: A systematic review of longitudinal studies. *Acta Paediatrica* 97:153–158.

Schmidt DD. 1983. When is it helpful to convene the family? *Journal of Family Practice* 16:967.

Seeman TE, Crimmins E, Huang M-H, et al. 2004. Cumulative biological risk and socioeconomic differences in mortality: MacArthur studies of successful aging. *Social Science and Medicine* 58:1985–1997.

Segalen M. 1996. The Industrial Revolution: From proletariat to bourgeoisie. Chapter 6 in Burguiere A, Klapishc-Zuber C, Segalen M, Zonabend F. eds., *A History of the Family: Volume II: The Impact of Modernity*. Cambridge, MA: The Belknap Press of Harvard University Press. Cambridge, MA.

Shi L, Starfield, Kennedy B, Kawachi I. 1999. Income inequality, primary care, and health indicators. *Journal of Family Practice* 48(4):275–284.

Silverman JG, Decker MR, Gupta J, Kapur N, Raj A, Naved RT. 2009. Maternal experiences of intimate partner violence and child morbidity in Bangladesh: Evidence from a national Bangladeshi sample. *Archives of Pediatrics & Adolescent Medicine* 163(8):700–705.

Smith K, Joshi H. 2002. The Millennium Cohort Study. *Population Trends* (Spring):30–34.

Stedeford A. 1981. Couples facing death: Unsatisfactory communication. *British Medical Journal* 183:1098.

Tsiouli E, Alexopoulos EC, Stefanaki C, Darviri C, Chrousos GP. 2013. Effects of diabetes-related family stress on glycemic control in young patients with type 1 diabetes: Systematic review. *Canadian Family Physician* 59:143–149.

VespaJ, LewisJM, KreiderRM. 2013. *America'sFamiliesandLivingArrangements: 2012*. http://www.mwcog.org/uploads/committee-documents/kV1YX19a20140512145731. pdf.

US Census Bureau, 2013. https://www.census.gov/hhes/www/poverty/about/overview/.

Walsh F. 2012. *Normal Family Processes: Growing Diversity and Complexity. Fourth Edition*. The Guildford Press. New York.

Williams CD. 1973. Health services in the home. *Pediatrics* 52:773.

Wittstein IS, Thiemann DR, Lima JAC, et al. 2005. Neurohormonal features of myocardial stunning due to emotional stress. *New England Journal of Medicine* 352:539–548.

Woolhouse S, Brown JB, Lent B. 2004. Women marginalized by poverty and violence: How patient–physician relationships can help. *Canadian Family Physician* 50:1388–1394.

CAPÍTULO 5

Um perfil da prática de medicina de família e comunidade

É difícil representar fielmente, em termos estatísticos, uma visão geral dos conteúdos da medicina de família e comunidade. Uma abordagem para essa tarefa é registrar o diagnóstico feito em cada encontro entre pessoa e médico. Por esse meio, pode-se obter um quadro preciso da experiência do médico de família e comunidade com doenças bem definidas, como o diabetes. Muitos episódios de doenças vistos por médicos de família e comunidade, entretanto, são muito mais difíceis de definir e rotular. O leitor poderá ter uma ideia dessa dificuldade na leitura do Caso 9.1 no Capítulo 9. Os problemas dessa pessoa não podem ser expressos como simples títulos diagnósticos de doenças. Não há um diagnóstico no sentido habitual do termo. Outra abordagem possível é registrar os sintomas e queixas principais da pessoa. Aqui, novamente, o resultado pode ser um retrato muito parcial da experiência com a doença, visto que uma declaração de quais são os sintomas diz pouco ou nada sobre suas origens. Se classificássemos o Caso 9.1 de acordo com títulos diagnósticos, poderíamos chamá-lo de estado de ansiedade ou insônia. Se o estivéssemos classificando por sintomas, poderíamos chamar de insônia ou sintomas gastrintestinais. Independentemente da rota escolhida, obteremos apenas um retrato parcial, porque o que fazemos é, de certa forma, equivalente a tirar uma fatia de duas dimensões de um objeto que tem três dimensões. Outra dificuldade é o fato de não termos certeza de que todos os médicos classificariam a mesma experiência com a doença da mesma forma. Se um médico classifica tal doença como um estado de ansiedade, aparecerá nas estatísticas na categoria de doenças mentais. Se outro classifica essa mesma experiência como sintomas gastrintestinais (ainda não diagnosticados) aparecerá na categoria de doenças gastrintestinais. Com essas dificuldades de terminologia e padronização, não é surpreendente que haja grandes variações em estimativas, como no caso do volume de experiências com doenças psiquiátricas na medicina de família e comunidade.

Contudo, existem muitas áreas importantes em que há concordância sobre qual é o conteúdo da medicina de família e comunidade em países com um alto padrão de vida em geral. A coleta de dados confiáveis pode ser melhorada com o desenvolvimento de sistemas de codificação padronizados para a atenção primária (p. ex., o ICHPPD-2 e CIAP-2-R), pelo treinamento das pessoas que os utilizam e pela validação dos dados. Estudos sobre morbidade, alguns deles de alcance nacional, foram realizados nos Estados Unidos, Grã-Bretanha, Canadá, Países Baixos, Austrália, Noruega, Alemanha Ocidental, Áustria e Barbados. Neste capítulo, usamos vários desses estudos para descrever um perfil do trabalho dos médicos de família e comunidade, com ênfase especial nas características que são comuns a todos esses lugares citados.

CLASSIFICAÇÃO DA ATENÇÃO PRIMÁRIA À SAÚDE

Mesmo que seja difícil, é necessário usar alguma forma de classificar e registrar a experiência da medicina de família e comunidade se quisermos fazer comparações entre atendimentos ou países, relacionar o processo de atendimento aos resultados ou acompanhar as tendências das experiências com a doença ao longo do tempo. Essa classificação também é necessária se quisermos aprender com nossa experiência por meio da revisão retrospectiva de nossos casos em diferentes categorias de doenças. A classificação precisa é exigida para estudos acerca da história natural da doença e para estudos clínicos.

Antes do desenvolvimento da Classificação Internacional de Atenção Primária (CIAP), apenas a Classificação Internacional de Doenças (CID) estava disponível. A CID foi baseada em categorias de doenças bem definidas e, dessa forma, mais adequadas para a classificação de altas hospitalares e causas de óbito do que para as manifestações precoces da doença encontradas na atenção primária. A CID classifica as experiências com doenças em um alto nível de abstração; os médicos de família e comunidade operam, na maior parte do tempo, em níveis mais baixos de abstração. Além disso, a CID, sem princípios organizacionais, tinha "tornado-se um amálgama não estruturado de capítulos baseados, variavelmente, em anatomia, manifestações clínicas, visões cambiantes de 'causas', especialidades clínicas e faixas etárias" (White, 1985). A CIAP foi publicada pela primeira vez em 1987 pela Organização Mundial de Médicos de Família (WONCA, World Organization of National Colleges, Academies, and Academic Associations of General Practitioners/Family Physicians). Desde sua publicação, teve ampla aceitação e utilização, especialmente na Europa e na Austrália. Originalmente criada para registros em papel, a CIAP-2-R foi lançada, em 2005, para uso com bancos de dados eletrônicos.

A CIAP inovou ao classificar três elementos de um encontro entre pessoa e médico: a razão para o encontro (RPE), o diagnóstico ou o problema e o processo de atendimento. Em vez de se organizar em torno dos desfechos de uma doença (diagnósticos definitivos ou causas do óbito), a CIAP se baseia em episódios de atendimento, definidos como "um problema ou experiência de doença em uma pessoa ao longo de um período completo de tempo decorrido de seu início até sua resolução" (Lamberts e Wood, 1987). Logo, um episódio pode durar muitos encontros, e um único encontro pode incluir inúmeros episódios de experiência com doenças em vários estágios de evolução.

Um episódio de atendimento é diferente de um episódio de experiência com a doença, que é o período em que a pessoa tem sintomas, e de um episódio de doença, que é um problema de saúde desde seu início até sua resolução ou óbito. Uma pessoa pode ter uma experiência com a doença ou uma doença sem receber atendimento, e pode ter atendimento (p. ex., pré-natal) sem ter uma experiência com a doença ou uma doença. A duração do atendimento para uma doença pode ser diferente da duração da doença.

Classificar a RPE é especialmente importante naqueles locais em que há uma influência mais forte na determinação dos custos do que no atendimento especializado, e onde títulos diagnósticos tendem a orientar as análises (Bernstein, Hollingworth e Viner, 1994).

A estrutura da CIAP é biaxial, com 17 capítulos no eixo horizontal e sete componentes no eixo vertical (Fig. 5.1). Nos capítulos, os sistemas do corpo têm precedência sobre a etiologia. A razão da pessoa para o encontro é a razão que ela dá, interpretada pelo médico. A maioria se trata de sintomas e queixas, os quais são registrados sob o título do capítulo apropriado. Cada capítulo tem rubricas para medo ou deficiência associada a um sintoma. Se a RPE for um procedimento de prevenção, prescrição, resultado de exames ou atestado médico, será registrado sob o título do capítulo adequado abaixo dos componentes 2, 3, 4 ou 5. Os processos de atendimento e diagnóstico são codificados e registrados sob o título do capítulo adequado. Com essa estrutura, a CIAP pode fornecer um perfil do serviço de medicina de família e comunidade que representa sua complexidade (ver Fig. 5.1).

CAPÍTULOS	A – Geral e não específico	B – Sangue, órgãos hematopoiéticos e linfáticos (baço, medula óssea)	D – Sistema digestório	F – Olhos	H – Orelha	K – Sistema circulatório	L – Sistema musculoesquelético	N – Sistema nervoso	P – Psicológico	R – Sistema respiratório	S – Pele	T – Endócrino, metabólico e nutricional	U – Sistema urinário	W – Gravidez e planejamento familiar	X – Sistema genital feminino (incluindo mama)	Y – Sistema genital masculino	Z – Problemas sociais
1. Queixas e sintomas																	
2. Procedimentos diagnósticos e preventivos																	
3. Medicações, tratamentos e procedimentos terapêuticos																	
4. Resultados de exames																	
5. Administrativo																	
6. Acompanhamento e outros motivos de consulta																	
7. Diagnósticos e doenças																	

Figura 5.1 A estrutura biaxial da CIAP.
Reproduzida, com permissão, de Lamberts, H e Wood, M, eds. 1987. *ICPC: International Classification of Primary Care.* Copyright 1987, World Organization of National Colleges and Academies of General Practice/Family Medicine.

Como em todos os sistemas de classificação, a exatidão da CIAP depende das habilidades do médico que está fazendo os registros. A RPE não será necessariamente a mesma queixa da apresentação, e as razões subjacentes podem não aparecer no primeiro encontro. Muito depende do conhecimento que o médico tem da pessoa e de suas habilidades em conduzir a consulta. É difícil ser consistente na escolha de títulos diagnósticos para muitas situações de doença que não podem ser diferenciadas em níveis mais altos de abstração. Todos os sistemas de classificação são simplificações de processos complexos. Não podemos esperar que eles representem por completo a complexidade da prática da medicina de família e comunidade. O Caso 5.1 delineia uma situação com dois episódios de atendimento: câncer do útero (uma enfermidade intercorrente) e diabetes (uma doença crônica).

CASO 5.1

UM EPISÓDIO DE CUIDADOS

Primeira consulta: A Sra. C. é uma mulher de 80 anos que mora sozinha desde a morte de seu marido, há oito anos. Mantém-se ativa em sua igreja, sendo bem conhecida por continuar participando das aulas em uma academia de ginástica local. Há 10 anos, foi diagnosticada com diabetes, e assume uma participação ativa no manejo de sua doença. Sua hemoglobina glicosilada indica que o controle é bom. Porém, ela consulta o médico hoje fora de seu esquema habitual de agendamento para revisões. Ela relata que agora tomou coragem para contar que teve um episódio de sangramento vaginal há três meses. O sangramento parou em dois dias, mas depois voltou três dias atrás, e isso fez com que ela marcasse a consulta. Abertamente, ela admite ter medo de câncer. "Existem várias outras coisas que quero fazer." Seu médico marca outro horário para fazer uma biópsia endometrial.

RPE X12 (hemorragia pós-menopausa), X25 (medo de câncer genital); diagnóstico X12, X25

Segunda consulta: O sangramento parou e nenhum outro sintoma é apresentado. A biópsia endometrial é feita no consultório sem problemas.

RPE X37 (procedimento diagnóstico, histologia)

Terceira consulta: Os resultados da biópsia confirmam carcinoma endometrial. Quando essa informação é passada para a pessoa, ela fica compreensivelmente perturbada e tem muitas perguntas sobre quais tratamentos existem. Não entende como pode ter câncer e se sentir tão bem. Seu médico passa um tempo discutindo os próximos passos e fazendo a marcação da consulta para que ela vá a um ginecologista.

RPE X60 (resultados de análises/procedimentos), X45 (educação em saúde/aconselhamento)

Diagnóstico X77 (neoplasia maligna genital, feminina, outras), X60 (resultados de análises/procedimentos), X67 (encaminhado para médico/especialista/clínica/hospital)

Quarta consulta: Após consultar com o ginecologista e ter a informação de que deveria se submeter à cirurgia "o mais rápido possível", essa senhora quer conversar sobre suas preocupações com seu médico de família. Ela precisará fazer quimioterapia? Sente-se bem agora, será que deveria fazer um tratamento que vai fazê-la se sentir mal?

RPE X45 (educação em saúde/aconselhamento), diagnóstico X77 (neoplasia maligna genital, feminina, outras), X58 (aconselhamento terapêutico/escuta terapêutica)

Quinta consulta: Seis semanas após a histerectomia, a pessoa sente-se bastante bem, mas ainda um pouco fraca. O ginecologista disse-lhe que conseguiram "tirar tudo" e que parecia não ter ficado câncer algum. Mesmo assim, ela deve procurar um oncologista na próxima semana para uma consulta. Sua glicose sanguínea indica que o controle não tem sido tão bom quanto no passado, apesar de ela ter perdido um pouco de peso depois da cirurgia. Seu médico de família revisa a necessidade de mais regularidade em sua alimentação e ajusta sua medicação. Suas filhas tornaram-se mais solícitas e começaram a interferir em sua visa (em sua opinião), e ela expressou insatisfação a respeito disso.

RPE X45 (educação em saúde/aconselhamento: resultados de exames), Z20 (problema de relacionamento com familiares), diagnóstico X77 (neoplasia maligna genital, feminina, outras), T90 (diabetes não insulino-dependente), T45 (educação em saúde/aconselhamento)

Sexta consulta: Ela volta ao médico de família e comunidade depois da consulta com o oncologista, que não recomendou outro tratamento no momento, mas que a verá regularmente durante o acompanhamento. Pergunta se o médico de família e comunidade pode fazer o acompanhamento: "Aquela clínica de oncologia me deixa nervosa". Sua glicose estava novamente bem controlada e ela se sente bem de modo geral. Quer conversar sobre seus desejos legais e terapêuticos para o futuro com seu médico de família e comunidade.

RPE X45 (educação em saúde/aconselhamento), P01 (sensação de ansiedade/nervosismo/tensão), diagnóstico X77 (neoplasia maligna genital, feminina, outras), T90 (diabetes não insulino-dependente), P74 (transtorno de ansiedade/estado de ansiedade)

Sintomas

A Tabela 5.1 apresenta os problemas, queixas ou sintomas mais comuns apresentados para os médicos de família e comunidade na Países Baixos, Japão, Polônia e Estados Unidos (Okkes et al., 2002).

Tabela 5.1 GRUPOS DE RAZÕES PARA O ENCONTRO (RPEs) MAIS FREQUENTES[1]

Código CIAP	Sintoma/queixa	Países Baixos	Japão	Polônia	Estados Unidos (%)[2]	
R05/R07	Tosse/espirros/congestão nasal	163	292	684	295	(41)
R21/R22/R23	Queixa/sintoma de garganta/voz/tonsilas	66	81	250	102	(33)
A02/A03	Febre/calafrios	71	158	155	99	(29)
L02/L03/L05	Sintoma/queixa de dor lombar/nas costas/flancos	88	28	64	135	(51)
D01/D06	Dor abdominal	77	34	76	42	(34)
A04	Cansaço	76	21	35	60	(26)
R02/R03	Falta de ar/sibilância	73	9	14	59	(27)
S06/S07	Vermelhidão da pele	72	52	42	64	(31)
N01	Cefaleia	48	49	39	68	(40)
H01	Dor de ouvido	47	12	24	59	(33)
L15	Sintoma/queixa de joelho	45	20	28	55	(12)
P03	Sensação de depressão	16	–	8	53	(16)
S04	Inchaço localizado da pele	53	14	19	28	(56)
L14	Sintoma/queixa de perna/coxa	38	11	14	51	(25)
K01/K02/L04	Dor/aperto no coração/tórax	48	15	49	42	(34)
D09/D10	Náuseas/vômitos	34	49	24	42	(37)
F05/F07	Problemas de visão	8	2	38	48	(8)
P01	Sensação de ansiedade/nervosismo/tensão	26	1	14	47	(17)
U01/U02/U03	Sintomas/queixas sobre ato de urinar	22	3	47	37	(25)

(Continua)

(Continuação)

Tabela 5.1 GRUPOS DE RAZÕES PARA O ENCONTRO (RPEs) MAIS FREQUENTES[1]

Código CIAP	Sintoma/queixa	Países Baixos	Japão	Polônia	Estados Unidos (%)[2]	
L01	Sintomas/queixas de pescoço	36	16	18	44	(48)
L08	Sintomas/queixas de ombro	42	12	16	40	(52)
S03	Verrugas	40	1	4	12	(27)
D11	Diarreia	20	38	21	28	(36)
S02	Prurido	37	19	25	25	(29)
L12	Sintomas/queixas de mão/dedos das mãos	27	12	14	36	(21)
D02/03	Dor de estômago, azia	28	25	33	34	(33)
L17	Sintomas/queixas de pés/dedos dos pés (artelhos)	34	10	19	22	(17)
N17	Vertigem	29	14	17	32	(34)
H02	Queixa de audição	29	2	15	12	(15)
R09	Sintomas/queixas de seios da face	24	2	14	29	(37)
H13	Sensação de orelhas fechadas	22	1	10	12	(36)
P06	Distúrbios do sono	18	6	9	20	(25)
S18	Laceração	18	17	14	10	(46)
D19/D20	Sintomas/queixas de boca/língua/dentes	15	15	12	2	(51)
S12	Picada de insetos	3	11	2	3	(42)
	Total	1.493	1.052	1.867	1.747	
	Total de todos os sintomas/queixas como RPEs por 1.000 pessoas por ano	3.362	1.923	3.375	2.598	(31)

[1]De acordo com sintoma/queixa por 1.000 pessoas por ano, padronizados para a distribuição por sexo/idade da população dos Estados Unidos em 1996. Tabela elaborada de acordo com as 30 RPEs mais frequentes nos Países Baixos, no Japão, na Polônia e nos Estados Unidos (dados do National Ambulatory Medical Care Survey [NAMCS]). [2]Porcentagem em consultas por médicos de família e comunidade. Okkes, IM, Polderman, GO, Fryer, GE et al., 2002. The role of family practice in different health care systems: A comparison of reasons for encounter, diagnoses, and interventions in primary care populations in the Netherlands, Japan, Poland, and the United States. *Journal of Family Practice* 51(1):72.

Apenas 35 grupos de sintomas/queixas incluíam os 30 problemas mais frequentes de todos os bancos de dados, e essa lista representava 45 a 60% de todas as RPEs. Além disso, os 30 problemas mais frequentes representavam 70 a 75% de todos os encontros por 1.000 pessoas por ano. As limitações desse estudo são seus dados, que foram derivados de atividades de pesquisa e podem não ser representativos de todos os serviços de medicina de família e comunidade nos países representados; além disso, os dados dos Estados Unidos não incluíam as razões para o encontro. Há diferenças entre países quanto ao grau em que a medicina de família e comunidade contribui para o atendimento psicológico e ginecológico.

Em uma comparação dos problemas tratados pelos médicos de família e comunidade na Austrália e Nova Zelândia e por pediatras, internistas e médicos de família e comunidade nos Estados Unidos, a frequência dos problemas de saúde manejados mostrou uma considerável sobreposição (Fig. 5.2). Há uma importante semelhança entre os problemas clínicos tratados na atenção primária, mesmo quando há diferenças entre os sistemas de saúde (Bindman et al., 2007).

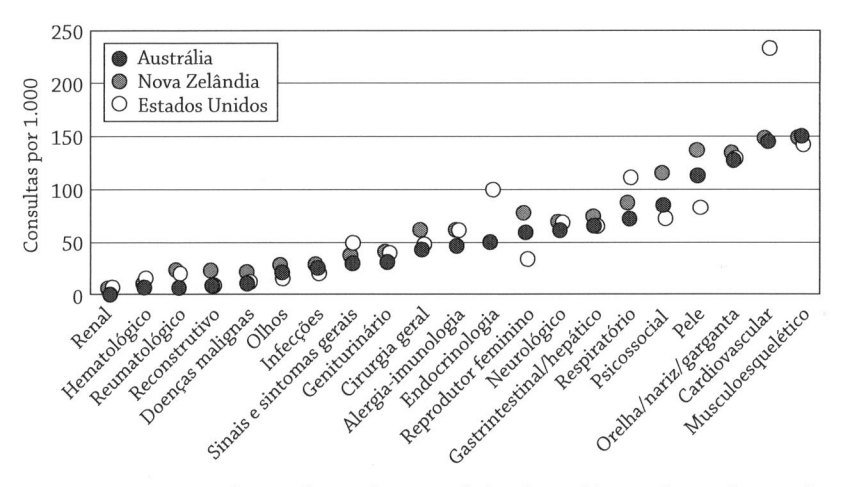

Figura 5.2 Frequência, padronizada conforme a idade, de problemas de saúde tratados na atenção primária na Austrália, na Nova Zelândia e nos Estados Unidos: 2001–2002.
Reimpressa, com permissão, de Bindman, AB, Forrest, CB, Britt, H et al., 2007. Diagnostic scope and exposure to primary care physicians in Australia, New Zealand, and the United States: Cross sectional analysis of results from three national surveys. *BMJ* 334:1261–1264.

Diagnósticos

A Tabela 5.2 mostra o número e a proporção de consultas para os 20 principais diagnósticos divididos por sexo. O estudo Direct Observation in Primary Care (DOPC) forneceu entendimentos importantes a respeito do conteúdo dos serviços de saúde de 138 médicos de família e comunidade no estado de Ohio, nos Estados Unidos. Nesse estudo multimétodos, 4.454 consultas foram observadas por enfermeiros treinados para a pesquisa.

Tabela 5.2 VINTE PRINCIPAIS GRUPOS DE DIAGNÓSTICOS PRIMÁRIOS EM CONSULTAS AMBULATORIAIS: ESTADOS UNIDOS, 2015

Grupo de diagnóstico primário e códigos da CID-9-MC[1]		Número de consultas em milhares (erro padrão em milhares)	Distribuição da porcentagem (erro padrão da porcentagem)	Distribuição da porcentagem feminina[2] (erro padrão da porcentagem)	Distribuição da porcentagem masculina[3] (erro padrão da porcentagem)
Todas as consultas		1.008.802 (46.471)	100,0 [...]	100,0 [...]	100,0 [...]
Consultas de rotina de bebês ou crianças	V20.0-V20.2	44.634 (4.724)	4,4 (0,4)	3,7 (0,4)	5,4 (0,6)
Hipertensão essencial	401	38.916 (3.845)	3,9 (0,3)	3,5 (0,4)	4,4 (0,4)
Artropatias e problemas associados	710-719	36.130 (3.999)	3,6 (0,4)	3,7 (0,4)	3,4 (0,3)
Infecção respiratória alta aguda, exceto faringite	460-461, 463-466	32.207 (3.102)	3,2 (0,3)	3,2 (0,3)	3,3 (0,3)
Problemas da coluna vertebral	720-724	31.593 (4.165)	3,1 (0,4)	2,9 (0,4)	3,5 (0,4)
Diabetes melito	249-250	30.560 (4.369)	3,0 (0,4)	2,5 (0,4)	3,8 (0,5)
Neoplasias malignas	140-208, 209-209.36, 209.7-209.79, 230-234	29.155 (4.310)	2,9 (0,4)	2,5 (0,4)	3,4 (0,4)
Reumatismo, exceto problemas nas costas	725-729	21.835 (2.282)	2,2 (0,2)	2,4 (0,3)	1,9 (0,2)
Gravidez normal	V22	20.879 (2.595)	2,1 (0,2)	3,6 (0,4)	... ...
Exame médico de rotina	V70	19.705 (1.968)	2,0 (0,2)	1,5 (0,2)	2,5 (0,3)
Exame ginecológico	V72.3	16.345 (2.402)	1,6 (0,2)	2,8 (0,4)	... ...
Exame de acompanhamento	V67	15.603 (2.132)	1,5 (0,2)	1,6 (0,2)	1,4 (0,2)

Capítulo 5 ■ Um perfil da prática de medicina de família e comunidade

Otite média e problemas na tuba auditiva	381-382	14.650	(1.545)	1,5	(0,1)	1,1	(0,1)	1,9	(0,2)
Procedimentos específicos e pós-atendimento	V50-V59.9	14.286	(1.836)	1,4	(0,2)	1,3	(0,3)	1,6	(0,2)
Asma	493	14.232	(2.195)	1,4	(0,2)	1,4	(0,3)	1,5	(0,2)
Doenças cardíacas, exceto isquemia	391-392.0, 393-398, 402, 404, 415-416, 420-429	12.405	(1.156)	1,2	(0,1)	1,2	(0,1)	1,3	(0,1)
Distúrbios do metabolismo de lipídeos	272	12.350	(1.777)	1,2	(0,2)	0,9	(0,2)	1,6	(0,2)
Catarata	366	11.266	(1.990)	1,1	(0,2)	1,2	(0,2)	1,0	(0,2)
Rinite alérgica	477	11.057	(2.252)	1,1	(0,2)	1,0	(0,2)	1,2	(0,3)
Neoplasias benignas	210229, 209.4-209.69, 235-239	10.663	(1.131)	1,1	(0,1)	1,1	(0,1)	1,0	(0,1)
Todos os outros diagnósticos[4]		570.331	(27.399)	56,5	(0,9)	56,5	(1,0)	56,5	(1,1)

[...] Categoria não aplicável.

[1] Com base na Classificação Internacional de Doenças. 9ª revisão, Modificação Clínica (CID-9-MC) (U.S. Department of Health and Human Services, Centers for Disease Control and Prevention, Centers for Medicare and Medicaid Services. Versão original autorizada : International Classification of Diseases, Ninth Revision, Clinical Modification, Sixth Edition. DHHS Pub No.(PHS) 06-1260). Entretanto, alguns códigos foram combinados nesta tabela para melhor descrever a utilização dos serviços de atendimento ambulatorial.

[2] Com base em 586.671.000 consultas de mulheres.

[3] Com base em 422.131.000 consultas de homens.

[4] Inclui todos os outros diagnósticos não listados anteriormente, bem como os diagnósticos desconhecidos e em branco. Reimpresso, com permissão, de National Ambulatory Medical Care Survey, 2010.

Os enfermeiros juntaram informações a respeito dos conteúdos de cada consulta usando instrumentos validados (Davis Observation Code), observação direta dos serviços oferecidos, um questionário de saída para a pessoa, revisão dos registros médicos, uma lista de checagem para o ambiente do serviço médico, dados sobre cobrança, diagnósticos de acordo com a CID-9-MC, um questionário para o médico e anotações de campo. Os grupos mais comuns de diagnósticos foram hipertensão, infecção respiratória alta e exame médico geral. Os 25 diagnósticos mais frequentes representavam 61% das consultas. O fato de que aproximadamente 40% das consultas não se classificavam em grupo algum novamente chama atenção para a grande variedade de problemas abordados na medicina de família e comunidade (Stange et al., 1998). Essas tabelas ilustram algumas das características-chave da morbidade na medicina de família e comunidade: a grande variedade de problemas encontrados; a alta incidência de doenças infecciosas, especialmente do trato respiratório; a alta prevalência de doenças crônicas, principalmente hipertensão, diabetes, cardiopatia isquêmica e artrite; a alta frequência de depressão e ansiedade, e a baixa frequência de doenças como câncer, tão comuns no atendimento hospitalar.

A iniciativa Bettering Evaluation and Care of Health (BEACH) na Austrália é o único estudo randomizado contínuo da prática de clínica geral no mundo e inclui atividades terapêuticas como prescrições, encaminhamentos e pesquisas. Ela começou em 1998 e a cada ano 1.000 clínicos gerais selecionados aleatoriamente registram dados padronizados de 100 pacientes consecutivos. Até 2013, esse banco de dados consistia em 1,5 milhão de consultas de 14.793 participantes em 9.630 clínicas (Britt et al., 2013). Houve uma média de 1,55 problema abordado em cada consulta. Das consultas, 62% tiveram 1 problema registrado; 35% tiveram 2 a 3 problemas e 3% tiveram 4 problemas registrados. Entre todos os problemas, os crônicos representavam 36% e os problemas novos correspondiam a 38%. A Tabela 5.3 lista os problemas mais comumente encontrados e a Tabela 5.4 os problemas crônicos mais comuns. Os sete principais nessa categoria representaram 51,7% de todos os problemas crônicos. Devido à natureza contínua desse banco de dados, é possível observar tendências de longo prazo nas razões para os encontros. Na década de 2005–2006 a 2013–2014, houve um aumento no tempo de consulta (de 14,1–14,8 minutos), um aumento no número de problemas abordados (de 1,46–1,58 por encontro), e um aumento na taxa de condições crônicas tratadas (de 5,2–5,6 por encontro). Entre as condições crônicas, houve um aumento significativo em diabetes não gestacional, depressão, doença esofágica, fibrilação atrial/*flutter* atrial, hipotireoidismo, síndrome de ombro e dor crônica não especificada (Britt et al., 2014). Algumas dessas mudanças são provavelmente atribuíveis ao envelhecimento da população geral nesse período de tempo.

Multimorbidade

Uma característica da medicina de família e comunidade que não é demonstrada em tabelas desse tipo é a multimorbidade – definida como a ocorrência simultânea de várias condições médicas na mesma pessoa. Visto que os médicos de família e comunidade

Tabela 5.3 PROBLEMAS MAIS FREQUENTEMENTE TRATADOS

Problema	Número	Porcentagem de problemas totais (n = 152.517)	Taxa por 100 encontros (n = 98.564)	LCI 95%	LCS 95%	Novo como porcentagem de todos os problemas[a]
Hipertensão*	8.482	5,6	8,6	8,1	9,1	5,0
Check-up*	6.304	4,1	6,4	6,0	6,8	45,1
Infecção do trato respiratório superior	5.716	3,7	5,8	5,3	6,3	77,4
Imunização/vacinação (total)*	4.922	3,2	5,0	4,5	5,5	61,3
Diabetes (total)*	4.186	2,7	4,2	4,0	4,5	5,3
Depressão*	4.084	2,7	4,1	3,9	4,4	14,6
Artrite (total)*	3.743	2,5	3,8	3,6	4,0	18,2
Distúrbios de lipídeos	3.292	2,2	3,3	3,1	3,6	10,9
Queixas relacionadas às costas*	2.906	1,9	2,9	2,8	3,1	23,3
Prescrição (total)*	2.677	1,8	2,7	2,4	3,0	5,8
Doença do refluxo gastresofágico*	2.538	1,7	2,6	2,4	2,8	15,8
Bronquiolite/bronquite aguda	2.306	1,5	2,3	2,1	2,5	70,9
Asma	2.124	1,4	2,2	2,0	2,3	17,1
Ansiedade*	2.085	1,4	2,1	1,9	2,3	16,3
Resultados de exames*	2.019	1,3	2,0	1,8	2,2	29,4
Dermatite de contato	1.764	1,2	1,8	1,7	1,9	48,0
Infecção do trato urinário*	1.678	1,1	1,7	1,6	1,8	63,7
Distúrbios do sono	1.534	1,0	1,6	1,4	1,7	18,8
Deficiência vitamínica/nutricional	1.466	1,0	1,5	1,3	1,6	32,5
Procedimento administrativo (total)*	1.414	0,9	1,4	1,3	1,6	42,2

[a] Porcentagem de problemas do total que eram novos para o paciente. *Inclui múltiplos códigos da CIAP-2 ou CIAP-2 PLUS. LCI, limite inferior do intervalo de confiança; LCS, limite superior do intervalo de confiança.

Reimpressa, com permissão, de Britt, H, Miller, GC, Henderson, J et al. *General Practice Activity in Australia; 2012–13. BEACH: Bettering the Evaluation and Care of Health*. Sydney: Sydney University Press, University of Sydney Library, 2013.

Tabela 5.4 PROBLEMAS CRÔNICOS MAIS FREQUENTEMENTE TRATADOS

Problema crônico	Número	Porcentagem de problemas crônicos totais (n = 54.944)	Taxa por 100 encontros (n = 98.564)	LCI 95%	LCS 95%
Hipertensão (não gestacional)*	8.474	15,4	8,6	8,1	9,1
Diabetes (não gestacional)*	4.157	7,6	4,2	3,9	4,5
Transtorno depressivo*	4.038	7,3	4,1	3,9	4,3
Artrite crônica*	3.728	6,8	3,8	3,5	4,0
Distúrbios de lipídeos	3.292	6,0	3,3	3,1	3,6
Doença esofágica	2.568	47	2,6	2,4	2,8
Asma	2.124	3,9	2,2	2,0	2,3

* Inclui múltiplos códigos da CIAP-2 ou CIAP-2 PLUS. LCI, limite inferior do intervalo de confiança; LCS, limite superior do intervalo de confiança.

Reimpressa, com permissão, de Britt, H, Miller, GC, Henderson, J et al. *General Practice Activity in Australia; 2012-13. BEACH: Bettering the Evaluation and Care of Health.* Sydney: Sydney University Press, University of Sydney Library, 2013.

são explicitamente responsáveis por uma abordagem abrangente da pessoa, a multimorbidade representa uma proporção maior da carga de trabalho na medicina de família e comunidade do que em outras especialidades. Starfield e colaboradores (2003) viram que, tanto para condições indexadas quanto para suas comorbidades, as consultas com os médicos da atenção primária excedem em muito as consultas com especialistas, sendo que a única exceção são algumas condições crônicas incomuns. Em um estudo transversal usando registros de vídeo de 229 consultas com 30 clínicos gerais no Reino Unido, encontrou-se uma média de 2,5 problemas por consulta, e que 41% tinham três ou mais problemas. O tempo médio de consulta foi de 11,9 minutos e aumentou 2 minutos para cada problema adicional. Na medicina de família e comunidade, as pessoas e os médicos vêm à consulta com objetivos determinados, e a Tabela 5.5 ilustra os tipos de problemas e quem levantou a questão (pessoa ou médico) (Salisbury et al., 2013).

A multimorbidade tem impacto na medicina de família e comunidade de várias formas:

1. A prestação do atendimento de saúde é complicada, e os encontros individuais com pacientes são mais complexos. Os médicos de família e comunidade tratam mais de três problemas em mais de um terço das vezes (Beasley et al., 2004).
2. As diretrizes da prática clínica (DPC) geralmente se concentram em uma doença por vez e não levam em consideração que a maioria das pessoas tem mais doenças do que as descritas nas diretrizes; estudos controlados randomizados (muitos dos quais servem de base para as diretrizes) geralmente excluem participantes com

Tabela 5.5 TIPOS E FREQUÊNCIAS DOS PROBLEMAS

Problema CIAP	Tipo de problema	Frequência	%	Quem levantou o problema?[a]			
				Paciente	%	CG	%
W	Gravidez e planejamento familiar	16	2,8	15	93,8	1	6,3
S	Pele	46	8,2	42	93,3	3	6,7
N	Sistema nervoso	24	4,3	21	91,3	2	8,7
L	Sistema musculoesquelético	107	19,0	95	88,8	12	11,2
D	Sistema digestório	46	8,2	39	88,6	5	11,4
U	Sistema urinário	19	3,4	16	84,2	3	15,8
R	Sistema respiratório	44	7,8	37	84,1	7	15,9
H	Orelha	9	1,6	7	77,8	2	22,2
X	Sistema genital feminino (incluindo mama)	12	2,1	9	75,0	3	25,0
P	Psicológico	43	7,6	32	74,4	11	25,6
F	Olho	11	2,0	8	72,7	3	27,3
T	Endócrino, metabólico e nutricional	36	6,4	24	66,7	12	33,3
Z	Problemas sociais	12	2,1	7	63,6	4	36,4
K	Sistema circulatório	34	6,0	21	61,8	13	38,2
Y	Sistema genital masculino	11	2,0	6	60,0	4	40,0
A	Geral e não específico	86	15,2	48	57,1	36	42,9
B	Sangue e órgãos hematopoiéticos e linfáticos (baço, medula óssea)	8	1,4	3	37,5	5	62,5
Total		564	100	430	77,3	126	22,7

CG = clínico geral.

[a] Problemas levantados por terceiros (n = 8) são omitidos para facilitar a apresentação. CIAP = Classificação Internacional da Atenção Primária.

Reimpressa, com permissão, de Salisbury, C, Procter, S, Stewart, K et al. 2013. The content of general practice consultations: Cross-sectional study based on video recordings. British Journal of General Practice 63(616):e751–e759.

multimorbidade, o que levanta dúvidas quanto à sua aplicabilidade ou possibilidade de transferência para a medicina de família e comunidade (Fortin et al., 2006).
3. Há um grande impacto na administração de tempo (Ostbye et al., 2005).
4. A multimorbidade afeta as estratégias cognitivas do médico de família e comunidade (Christensen, Fetters e Green, 2005) (para mais detalhes sobre multimorbidade, ver Cap. 16).

FONTES DE VARIAÇÃO NA MEDICINA DE FAMÍLIA E COMUNIDADE

Embora a morbidade média e o uso de padrões na medicina de família e comunidade sejam muito similares em todas as partes do mundo com padrões de vida semelhantes, há algumas diferenças importantes entre os serviços de atendimento. As principais fontes de variação são:

1. CONDIÇÕES LOCAIS. A influência mais forte na medicina de família e comunidade é o contexto local, inclusive a estrutura da população, as condições econômicas, a razão médico-população, a disponibilidade de outros serviços de atenção primária e as restrições administrativas. Em comunidades pobres, em que há uma baixa razão de médicos por habitantes, os médicos de família e comunidade atendem mais pessoas por hora. Quando essa razão é extremamente baixa, os médicos têm de delegar grande parte do atendimento à para outros trabalhadores e agir como consultores, professores e administradores em organização de atenção primária. O uso de exames diagnósticos está relacionado aos serviços locais. Os serviços prestados pelos médicos de família e comunidade são influenciados pela disponibilidade de outros serviços de atenção primária na área. Nos locais em que há serviços de emergência especializados, os médicos de família e comunidade estão menos envolvidos com traumas. O mesmo se aplica a serviços como clínicas de planejamento familiar, clínicas de doenças sexualmente transmissíveis, clínicas pediátricas e assim por diante. A disponibilidade de outros médicos prestando serviços de atenção primária (pediatras, obstetras, internistas) tem uma forte influência sobre o conteúdo da medicina de família e comunidade. Cada vez mais, os médicos de família e comunidade estão realizando tarefas consideradas parte da atenção secundária, além de fornecer serviços a seus colegas (ver Cap. 22, *Consultas com outros especialistas e encaminhamentos*). Como os serviços de atenção primária alternativos estão mais disponíveis em áreas urbanas, os médicos de família e comunidade na zona rural geralmente prestam uma variedade maior de serviços. Compreende-se que o escopo da prática é a gama de serviços oferecidos pelos médicos de família e comunidade, em consultório ou não. Utilizando dados da National Family Physician Workforce Survey, Wong e Stewart (2010) concluíram que fatores geográficos, como a localidade da prática e se ela era rural, explicavam a maior parte das diferenças.

2. A IDADE DO MÉDICO. À medida que os médicos envelhecem, as pessoas sob seus cuidados também envelhecem. O serviço de medicina de família e comunidade é como um organismo, que se desenvolve, muda e se adapta ao longo dos anos conforme os médicos também envelhecem e mudam. As diferenças demográficas entre serviços resultam em diferenças em padrões de morbidade e, consequentemente, em sua utilização. Por essas razões, os médicos mais velhos têm mais casos de doenças crônicas e menos de obstetrícia.
3. O GÊNERO DO MÉDICO. As médicas prestam atendimento a uma proporção maior de mulheres do que os médicos. Nos estudos da National Ambulatory Medical Care Survey (NAMCS), 75% das pessoas atendidas por médicas eram mulheres, comparadas aos 58% de mulheres atendidas por médicos homens. Isso parece ser um achado comum em países nos quais as mulheres começaram há pouco tempo a entrar na medicina de família e comunidade em grandes números. Ainda não se sabe se isso vai mudar à medida que o número de médicas de família e comunidade começa a se igualar ou exceder o número de homens.
4. DISTRIBUIÇÃO DE DIAGNÓSTICOS. Alguns diagnósticos são associados a padrões de alta ou baixa utilização (Lamberts, 1984). Doenças crônicas, por exemplo, estão relacionadas a uma alta taxa de consultas, mas a poucos episódios de nova doença ou novos problemas, e poucos chamados fora do horário de trabalho. Doenças infantis estão relacionadas a muitos novos problemas, muitos chamados fora do horário de trabalho e uma baixa taxa de consultas por episódio. Os problemas psicológicos e sociais (comportamento problemático) estão relacionados a um grande número de episódios de experiência com doenças e um grande número de consultas por episódio.
5. TREINAMENTO DE ESPECIALIZAÇÃO. Os médicos de família e comunidade que fizeram programas de especialização ou residência mostram diferenças em relação àqueles que não fizeram esse tipo de treinamento. Um estudo mostrou que os médicos treinados em residência mantinham serviços de atendimento organizados para a prevenção com ferramentas como os registros de idade e sexo, fluxogramas de prevenção, e sistemas de reconsulta (Audunsson, 1986). Em um estudo canadense, Borgiel et al. (1989) notaram que o treinamento especializado em medicina de família e comunidade estava relacionado de forma significativa e positiva a critérios de qualidade em registros, manutenção periódica de saúde, atendimento médico e uso de medicamentos indicados. Desde aqueles estudos, a residência e a especialização se tornaram a norma em muitos países. Mais recentemente, descobriu-se que serviços preventivos na medicina de família e comunidade do Canadá têm mais chances de estarem associados com médicas mulheres e com aqueles serviços organizados em equipes ou redes de saúde da família ou em centros de saúde comunitários (Thind et al., 2008). Os médicos que trabalham sozinhos ou com graduação médica internacional tinham relativamente menos chances de oferecer os serviços preventivos recomendados. Em uma tentativa de responder à questão sobre se os médicos de família e comunidade que recebem treinamento especializado prestam

melhores serviços, uma revisão da literatura consistindo em 25 estudos concluiu que os graduados em tais programas oferecem serviços de maior qualidade e têm maior conhecimento, melhores habilidades clínicas gerais, maior confiança e maior adesão às diretrizes clínicas (Harre et al., 1998).

Em algumas jurisdições, há uma separação entre a clínica geral e o atendimento de pessoas hospitalizadas. Se isso se aplica à obstetrícia, então a obstetrícia pode ser completamente excluída da clínica geral, ou o papel do clínico geral pode ser limitado ao atendimento pré-natal e pós-natal.

O perfil do serviço de clínicos gerais na Europa varia, dependendo se eles têm um papel de controle sobre a entrada no sistema de saúde e dos métodos de remuneração. "O conceito de cuidado abrangente e familiar está incluído nas definições habituais da clínica geral mas, em alguns países, é feita uma divisão entre ginecologistas e pediatras" (Boerma, Van Der Zee e Fleming, 1997). As variáveis de remuneração, como incentivos, também têm efeito sobre o fluxo de trabalho de médicos de família e comunidade.

Em países economicamente avançados, os médicos de família e comunidade podem geralmente assumir que os serviços básicos de saúde pública, como água limpa, saneamento e inspeção alimentar são prestados. Em outros países, a realidade é bem diferente, e a medicina de família e comunidade será também diferente. Até mesmo em países desenvolvidos, frequentemente há comunidades em que os padrões de saúde pública são precários o suficiente para ter um impacto no conteúdo do serviço. Como isso é incomum, os médicos de família e comunidade em países desenvolvidos não são geralmente bem treinados em aspectos ambientais da medicina.

REFERÊNCIAS

Audunsson GG. 1986. Preventive infrastructure in family practice. Master of Clinical Science thesis, University of Western Ontario.

Beasley JW, Hankey TH, Erickson R, et al. 2004. How many problems do family physicians manage at each encounter? A WReN Study. *Annals of Family Medicine* 2(5):405–410.

Bernstein RM, Hollingworth GR, Viner GS. 1994. Something old, something new, something borrowed: A review of standardized data collection in primary care. *Journal of the American Informatics Association*: Proceedings from the 18th Annual Symposium on Computer Applications in Medical Care.

Bindman AB, Forrest CB, Britt H, et al. 2007. Diagnostic scope and exposure to primary care physicians in Australia, New Zealand, and the United States: Cross sectional analysis of results from three national surveys. *BMJ* 334:1261–1264.

Boerma WGW, Van Der Zee J, Fleming DM. 1997. Service profiles of general practitioners in Europe. *British Journal of General Practice* 47:481–486.

Borgiel AEM, Williams JI, Bass MJ, et al. 1989. Quality of care in family practice: Does residency training make a difference? *Canadian Medical Association Journal* 40:1035.

Britt H, Miller GC, Henderson J, et al. 2013. *General Practice Activity in Australia; 2012–13. BEACH: Bettering the Evaluation and Care of Health*. Sydney: Sydney University Press, University of Sydney Library.

Britt H, Miller GC, Henderson J, et al. 2014. *A Decade of Australian General Practice Activity 2004–05 to 2013–14: BEACH Bettering the Evaluation and Care of Health*. Sydney: Sydney University Press, University of Sydney Library.

Christensen RE, Fetters MD, Green LA. 2005. Opening the black box: Cognitive strategies in family practice. *Annals of Family Medicine* 3:144–150.

Fortin M, Dionne J, Pinho G, et al. 2006. Randomized controlled trials: Do they have external validity for patients with mulitple comorbidities? *Annals of Family Medicine* 4(2):104–108.

Harre Hindmarsh J, Coster GD, Gilbert C. 1998. Are vocationally trained general practitioners better GPs? A review of research designs and outcomes. *Medical Education* 32(3):244–254.

Lamberts H. 1984. *Morbidity in General Practice: Diagnosis Related Information from the Monitoring Project*. Utrecht: Huisartsenpers.

Lamberts H, Wood M, eds. 1987. *ICPC: International Classification of Primary Care*. Oxford; New York: Oxford University Press.

National Ambulatory Care Medical Survey. 2010. http://www.cdc.gov/nchs/data/ahcd/namcs_summary/2010_namcs_web_tables.pdf.

Okkes IM, Polderman GO, Fryer GE, et al. 2002. The role of family practice in different health care systems: A comparison of reasons for encounter, diagnoses, and interventions in primary care populations in the Netherlands, Japan, Poland, and the United States. *Journal of Family Practice* 51(1):72.

Ostbye T, Yarnall YSH, Krause KM, et al. 2005. Is there time for management of patients with chronic diseases in primary care? *Annals of Family Medicine* 3:209–214.

Salisbury C, Procter S, Stewart K, et al. 2013. The content of general practice consultations: Cross-sectional study based on video recordings. *British Journal of General Practice* 63(616):e751–e759.

Stange KC, Zyzanski SJ, Jaén CR, et al. 1998. Illuminating the "black box": A description of 4454 patient visits to 138 family physicians. *Journal of Family Practice* 46(5):377.

Starfield B, Lemke KW, Bernhardt T, et al. 2003. Comorbidity: Implications for the importance of primary care in "case" management. *Annals of Family Medicine* 1(1):8–14.

Thind A, Feightner J, Stewart M, et al. 2008. Who delivers preventive care as recommended? Analysis of physician and practice characteristics. *Canadian Family Physician* 54(11):1574–1575.

White KL. 1985. Restructuring the International Classification of Diseases: Need for a new paradigm. *Journal of Family Practice* 21(1):17–18, 20.

Wong E, Stewart M. 2010. Predicting the scope of practice of family physicians. *Canadian Family Physician* 56(6):e219–e225.

CAPÍTULO 6

✧

Fundamentos filosóficos e científicos da medicina de família e comunidade

Como qualquer outro ramo da ciência ou tecnologia, a medicina se baseia na teoria. Obviamente, é bem possível praticar medicina durante toda uma vida sem estar consciente da teoria, ou sem sequer questioná-la. Apesar de parecer às vezes surpreendente, o currículo da maioria das escolas de medicina dedica muito pouco tempo para o exame das ideias nas quais a medicina se baseia. Logo, espera-se que para muitos médicos as ideias sejam fatos dados, e as discussões sejam consideradas improdutivas. Em alguns períodos da história médica, não faz muita diferença: os médicos podem praticar com bastante confiança e com sucesso sem examinar suas premissas, mesmo que essa atitude signifique ignorar, no momento, alguns problemas que não parecem se encaixar no todo. Porém, há outros momentos em que os problemas deixados de lado se tornam mais difíceis de ignorar. Nesses momentos, a medicina se volta para um exame de seus fundamentos. A medicina de família e comunidade acadêmica surgiu durante um desses períodos de reavaliação: de certa forma é, em si mesma, o produto de uma fermentação de ideias. Para entender a medicina de família e comunidade, então, é necessário ter um entendimento das ideias em que a medicina se baseia. Além disso, é importante, para uma especialização emergente, ser baseada em fundamentos teóricos sólidos. A teoria de Thomas Kuhn sobre mudança de paradigma fornece uma estrutura de referência útil para uma discussão da teoria médica.

MUDANÇA DE PARADIGMA NA CIÊNCIA

Thomas Kuhn, em seu influente livro *The Structure of Scientific Revolutions** (1967), questionou a visão convencional de como a ciência progride. Kuhn começa desafiando a visão de que a ciência se desenvolve pelo acúmulo de descobertas e invenções individuais. É verdade, diz ele, que, durante alguns períodos de tempo, pode parecer que a ciência tenha se desenvolvido de forma cumulativa, mas isso pode levar a interpretações

---

* N. de T. Publicado em português com o título *A Estrutura das Revoluções Científicas*.

errôneas. Tal progressão apenas acontece após uma comunidade científica concordar com um conjunto de premissas compartilhadas acerca dos fenômenos que formam a matéria de estudo da ciência. Uma vez que as premissas são feitas, elas deixam de ser questionadas e tornam-se parte da educação dos cientistas, de tal forma que adquirem um controle profundo da mente científica, ainda muito mais profundo por não serem explicitadas. Kuhn refere-se a esse conjunto de crenças recebidas em uma ciência como um *paradigma*.[1] Ele chama de *ciência normal* a pesquisa cumulativa que se segue à aceitação de um paradigma. Além disso, descreve a pesquisa na ciência normal como "uma extenuante e devotada tentativa de forçar a natureza a caber em caixas conceituais supridas pela educação profissional" (Kuhn, 1967, p. 5).

Para usar um exemplo da medicina, podemos dizer que uma das premissas estabelecidas no paradigma médico é que existem entidades como as doenças. Assim que essa premissa foi feita, tornou-se o propósito da ciência médica normal descrever e estabelecer causas para essas doenças. Todavia, a justificativa para a premissa não foi discutida na educação dos médicos. As entidades tornaram-se nossas caixas conceituais, para dentro das quais tentamos forçar os fenômenos naturais das experiência com doenças.

A formação de uma disciplina científica começa com a aceitação de seu primeiro paradigma. Os estágios iniciais na história de uma ciência são marcados por muitas escolas de pensamento que competem entre si. Durante essa fase, as observações são feitas e os fatos são coletados, mas, na falta de um paradigma, não há princípio organizacional algum para indicar ao observador como os fatos se relacionam uns com os outros. Kuhn chama essa fase de *pré-paradigmática*. Apesar de essa reunião de fatos no início do processo ter sido essencial para a origem de muitas ciências, o resultado, nas palavras de Kuhn, é geralmente bem confuso e complexo. "Nenhuma história natural", de acordo com esse autor, "pode ser interpretada sem que haja pelo menos um conjunto implícito de crenças teóricas e metodológicas entrelaçadas que permita a seleção, avaliação e crítica" (Kuhn, 1967, p. 17).

A fase pré-paradigmática é sucedida por uma fase em que uma das escolas de pensamento que compete com as outras é aceita como um paradigma. Para ser aceita, a teoria tem de parecer melhor do que suas concorrentes em unir e explicar os fatos, mas não precisa explicar todos os fatos, o que, na verdade, nunca faz. A aceitação de um paradigma é a ocasião para a formação de uma disciplina profissional, com suas próprias revistas científicas, associações científicas e manuais. Após um paradigma ser aceito, o cientista individual pode assumir tal paradigma como verdadeiro. Não precisa mais "tentar reconstruir seu campo de estudo, partindo dos primeiros princípios e justificando o uso de cada conceito apresentado". O processo da ciência normal é chamado por Kuhn de "limpeza final". A aceitação de um paradigma traz propósitos de pesquisa que podem manter aqueles que trabalham nesse campo ocupados por gerações.

O processo de mudança começa quando a ciência normal encontra anomalias. Já que nenhum paradigma é um encaixe perfeito da natureza, anomalias sempre estão presentes. No início, entretanto, podem ser ignoradas, e até mesmo passar despercebidas, pois as percepções são influenciadas pelas expectativas. No final, as anomalias são reconhecidas cada vez mais. Alcançam o reconhecimento tanto observacional quanto conceitual, e então, após um período de resistência, essas anomalias acomodam-se em um novo paradigma. Por vezes, as anomalias são relacionadas ao uso de um instrumento científico. As expectativas dos cientistas são influenciadas não apenas por suas teorias, mas também por seus instrumentos. Os instrumentos são desenvolvidos tendo em mente observações e resultados específicos. Quando as observações são diferentes das esperadas, a anomalia impõe uma perspectiva completamente nova ao procedimento instrumental. A descoberta dos raios X por Roentgen, por exemplo, violava expectativas profundamente arraigadas. Na época da descoberta, equipamentos de raios catódicos do tipo usado por Roentgen eram utilizados em muitos laboratórios. Outros trabalhadores devem ter produzido raios X sem observá-los. A anomalia foi presumivelmente bloqueada de sua consciência, visto que reconhecê-la equivaleria a repensar todo o trabalho feito anteriormente naquele campo.

Em alguns casos, a emergência de anomalias acarreta um estado de crise. O fracasso da ciência normal em resolver os problemas criados pelas anomalias produz um sentimento de insegurança. Um novo paradigma emerge desse estado de crise, e seus proponentes defendem o que é mais bem-sucedido para dar conta das anomalias. Um período de conflito continua, com um dos três resultados a seguir: sucesso do antigo paradigma em administrar a crise, fracasso dos dois paradigmas em lidar com a crise ou vitória do novo paradigma.

A mudança de um paradigma antigo para um novo é revolucionária e não cumulativa. Tem sido comparada a uma mudança de *Gestalt* visual: uma mudança fundamental na visão de mundo. Nas palavras de Kuhn, é "uma reconstrução do campo de estudo a partir de novos fundamentos, uma reconstrução que altera algumas das generalizações teóricas mais elementares" (Kuhn, 1967, p. 85). A mudança, entretanto, não traz necessariamente novos fatos. Da mesma forma que uma mudança de *Gestalt* visual, a figura em si não muda; a mudança de paradigma é uma percepção alterada a respeito de como os fatos se relacionam. A natureza fundamental de uma mudança de paradigma explica algumas das características do conflito. Como, no fim das contas, refere-se a questões que nunca foram explicitadas, pode tornar-se extremamente amarga e irracional. Os defensores do antigo paradigma podem ser incapazes de entender o novo paradigma. Os que propõem um novo paradigma frequentemente se originam na periferia da disciplina ou fora dela, ou podem ser membros jovens da especialização que são capazes de entender essa disciplina de forma diferente.

Se as anomalias sempre estão presentes, o que produz uma consciência maior dessas anomalias e leva a um estado de crise? Parece não haver uma única resposta. Às vezes, a anomalia põe em questão uma generalização fundamental do paradigma, ou pode ter implicações práticas, ou uma anomalia de menor importância torna-se maior quando uma nova técnica experimental é criada. Kuhn também menciona as influências sociais na precipitação de uma crise. Na época da revolução de Copérnico, havia pressões sociais muito fortes para a mudança. O sistema de Ptolomeu, desenvolvido entre 200 a.C e 200 d.C., foi muito bem-sucedido ao prever as mudanças de posição de estrelas e planetas com precisão. A astronomia ptolemaica ainda está em uso hoje como uma aproximação prática. As pequenas anomalias do sistema ptolemaico tornaram-se assunto da ciência astronômica normal nos séculos seguintes. As discrepâncias foram eliminadas por ajustes menores à teoria, porém o efeito cumulativo foi uma teoria de enorme complexidade sobre a qual, no século XVI, sabia-se ter fracassado em solucionar seus problemas tradicionais. Além disso, havia pressões sociais para que houvesse uma reforma do calendário, o que tornava urgente a solução do problema de precessão dos equinócios.

Kuhn não estava sozinho ao questionar nossas suposições em relação ao progresso científico.[2] Em *Science and the Modern World**, Whitehead (1926, p. 48) escreveu:

> Quando se está criticando a filosofia de uma época, não se deve direcionar a atenção diretamente para aqueles posicionamentos intelectuais que seus expoentes consideram explicitamente necessário defender. Há algumas premissas fundamentais que as pessoas que seguem todos os sistemas variáveis dentro daquela época inconscientemente pressupõem. Tais premissas parecem tão óbvias que as pessoas não sabem o que estão assumindo, pois nenhuma outra forma de colocar essas coisas lhes ocorreu.

Em seu livro *Philosophy in a New Key***, Susanne Langer (1979) observou que, quando uma época muda, não são as respostas às perguntas que mudam, mas as próprias perguntas. A forma como uma pergunta é colocada limita suas possíveis respostas. Quando uma época muda, as perguntas feitas na época anterior não são respondidas de forma diferente; as próprias perguntas são rejeitadas, junto com as premissas que estão implícitas nelas. Por exemplo, podemos responder à pergunta "a doença X é orgânica ou psicogênica?" dizendo que "as doenças não são orgânicas ou psicogênicas".

As premissas não questionadas que estão por trás de um paradigma tomam corpo na linguagem. As próprias palavras que usamos expressam nossas premissas como se fossem fatos dados. Desse modo, quando um paradigma muda, frequentemente é preciso encontrar novas palavras para substituir as antigas. Apenas assim podemos nos libertar das algemas que as palavras nos impõem. Por exemplo, a linguagem convencional da medicina expressa as premissas de nossa cultura sobre a separação entre mente e corpo em palavras como, por exemplo, psicossomático e somatização.[3]

MUDANÇA DE PARADIGMA NA MEDICINA

As opiniões são divergentes quando se trata de definir se a teoria de Kuhn aplica-se, ou não, à medicina. O próprio Kuhn argumenta que a mudança de paradigma ocorre em disciplinas aplicadas, e até mesmo em subdisciplinas. Nossa própria visão é de que a teoria adapta-se bem às mudanças que ocorrem na medicina. O antigo paradigma, tam-

---

* N. de T. Publicado em português com o título "*A Ciência e o Mundo Moderno*".
** N. de T. Publicado em português com o título "*Filosofia em Nova Chave*".

bém chamado de modelo biomédico, pode ser descrito da seguinte forma. As pessoas sofrem de doenças que podem ser classificadas da mesma maneira que outros fenômenos naturais. Uma doença pode ser vista como algo independente da pessoa que a tem e de seu contexto social. As doenças mentais e físicas podem ser consideradas separadamente, com a inclusão de um grupo de doenças psicossomáticas nas quais a mente parece atuar sobre o corpo. Cada doença tem um agente causal específico, e um dos principais objetivos da pesquisa é descobrir esses agentes. Considerando certo nível de resistência do hospedeiro, a ocorrência da doença pode ser explicada como resultado da exposição a um agente patogênico. A principal tarefa do médico é diagnosticar a doença da pessoa e prescrever o remédio específico responsável por remover a causa ou aliviar os sintomas. Para chegar a tal diagnóstico, o médico tem uma ferramenta intelectual, o método clínico conhecido como diagnóstico diferencial. Nesse processo, o médico é, em geral, um observador distanciado, e a pessoa, um receptor passivo.

Esse paradigma encaixa-se bem em certas categorias de problemas de saúde, especialmente aquelas que dominaram a prática médica durante o século XIX. Para infecções exógenas importantes, como cólera e febre tifoide, e doenças que resultam de deficiências nutricionais, a ideia de agentes causais específicos é útil. Esses agentes causais são compreendidos como estando enraizados em processos bioquímicos determinados pela constituição genética e alterados por influências ambientais. Sob certas condições, o paradigma ainda é bem-sucedido atualmente. Em outros ambientes, especialmente na medicina de família e comunidade, encontram-se anomalias que são cada vez mais difíceis de ignorar. Como os médicos de família e comunidade estão entre os que primeiro encontram mudanças na morbidade, também estão entre aqueles que primeiro encontram as anomalias no antigo paradigma. Na verdade, já as encontram há muitos anos. O antigo paradigma nunca se encaixou bem na medicina de família e comunidade, e provavelmente muitos médicos de família e comunidade aceitaram apenas parcialmente esse paradigma.

ANOMALIAS ENCONTRADAS NO ANTIGO PARADIGMA

A anomalia experiência com a doença/doença

Uma grande proporção dos sintomas apresentados por pessoas doentes atendidas na medicina de família e comunidade não pode ser classificada em uma categoria de doenças baseada em um problema fisiológico ou anatômico. Esses sintomas são chamados de sintomas clinicamente inexplicados (SCI). Alguns exemplos são mostrados na Tabela 6.1. No primeiro exemplo, Blacklock (1977) examinou os registros sucessivos de pessoas que se apresentaram com dor no peito em uma clínica geral. Apenas a metade recebeu um diagnóstico específico com base na patologia. No segundo, o Headache Study Group (1986) acompanhou 265 pessoas por um ano após procurarem a clínica geral por causa de novas dores de cabeça. Apenas 27% tiveram um diagnóstico com base em

Tabela 6.1 PORCENTAGEM DE SINTOMAS APRESENTADOS A MÉDICOS DE ATENÇÃO PRIMÁRIA QUE RECEBERAM UM DIAGNÓSTICO ESPECÍFICO

	Sintoma	Método de estudo	Porcentagem que recebeu um diagnóstico específico
Blacklock (1977)	Dor no peito	Revisão dos prontuários	50
Wasson et al., 1981	Dor abdominal em homens adultos	Revisão dos prontuários Questionário	21
Headache Study Group, 1986	Cefaleia	Questionário médico Entrevista com a pessoa	27

mudanças físicas demonstráveis, tais como enxaqueca clássica ou sinusite. No terceiro, Wasson e colaboradores (1981) acompanharam homens adultos por três meses após terem se apresentado com dor abdominal em clínicas de atenção primária em hospitais de veteranos de guerra. Somente 30% tiveram um diagnóstico com base na patologia. É claro que as outras pessoas em todos esses exemplos poderiam ser rotuladas com condições como mialgia intercostal, dor de cabeça tensional ou cólon irritável, porém essas categorias não têm poder preditivo ou inferencial. Esses resultados iniciais em pesquisas na medicina de família e comunidade foram sustentados por resultados recentes. Pelo menos um terço daqueles que consultam em ambulatório de clínica geral são classificados como idiopáticos, significando "apenas sintomas" na etiologia, e pelo menos um quarto deles apresentarão tais sintomas após 1 ano de acompanhamento (Khan et al., 2003). Mesmo após 5 anos de acompanhamento de pessoas que apresentam sintomas físicos, 35% permanecem inexplicados e, de maneira importante e contrária à crença comum, a maioria das pessoas com SCI não apresenta transtorno mental (Jackson e Passamonti, 2005).

A anomalia etiológica específica

Se a ocorrência de doença dependesse principalmente da presença de agentes causais específicos, poderíamos esperar que, em uma população homogênea que compartilha o mesmo ambiente, as diferentes doenças se distribuiriam de forma homogênea pela população. Hinkle (1974) mostrou que esse não é o caso. Em um estudo de 20 anos com um grupo de mulheres de idade, ocupação, origem e ambiente semelhantes, constatou-se que 25% apresentaram 52% das experiências com doenças, e outro quartil tinha apenas 6% das experiências com doenças. Foi considerada a hipótese de que as mulheres com altas taxas de experiência com doenças fossem suscetíveis a queixas recorrentes específicas, tais como dores de cabeça, ou tivessem algum problema em um sistema orgânico. Isso não se mostrou correto. Quanto mais experiências com doenças a mulher tinha, mais tipos diferentes de experiências com doenças apresentava, e mais sistemas orgânicos estavam envolvidos. Então, cogitou-se que talvez essas mulheres fossem suscetíveis a doenças de uma etiologia em particular, algumas a infecções, outras a alergias, etc. – o que também não se confirmou. Aquelas que apresentavam o maior número de doenças tinham experiência relacionada a muitas causas diferentes, mais doenças graves e mais transtornos de humor, mentais e comportamentais. O determinante principal de saúde e doença nessa população não era a presença de agentes específicos, mas a suscetibilidade geral de cada mulher individualmente.

Nem mesmo com doenças infecciosas a crença de uma etiologia específica parece ser muito útil em sociedades tecnologicamente avançadas, nas quais os cidadãos estão protegidos contra a maioria dos agentes virulentos. Como observou Dubos (1965), a maioria dos agentes relacionados às doenças atuais é facilmente encontrada no ambiente, existe no corpo sem causar doença sob condições usuais, e tem efeitos patológicos apenas quando a pessoa infectada está sob estresse fisiológico. Portanto, a compreensão da saúde e da doença exige não apenas o conhecimento dos agentes da doença, mas também dos fatores que protegem o hospedeiro ou o tornam vulnerável a esses agentes. Até mesmo as bactérias *Streptococcus* e *Helicobacter pylori* podem estar presentes na garganta e no estômago de pessoas saudáveis, sem causar dano algum.

A anomalia mente/corpo

Sob o antigo paradigma, a mente e o corpo eram separados, exceto em certas doenças "psicossomáticas", em que os fatores psicológicos eram vistos como suas causas. O conceito de nexo de causalidade foi fortemente influenciado pela doutrina prevalente da etiologia específica. Acreditava-se que fatores psicológicos e sociais agiam diretamente na produção de mudanças patológicas. Diferentes fatores, além disso, eram considerados específicos para cada doença psicossomática. Essa visão tornou-se insustentável à luz de descobertas recentes. Fatores como isolamento social e eventos de vida estressantes são relacionados a maiores taxas de mortalidade por qualquer causa, não só devido a certas doenças psicossomáticas. Oito estudos populacionais prospectivos demonstraram que há uma associação entre a integração social e as taxas de mortalidade por qualquer causa (Berkman, 1995). No Alameda County Study, nos Estados Unidos, homens e mulheres com o menor número de ligações sociais tinham 1,9 a 3,1 vezes mais chances de morrer no nono ano do período de acompanhamento do que aqueles com o maior número de laços sociais. Esse resultado foi obtido depois de uma correção para outros determinantes de saúde (Berkman e Breslow, 1983). Cinco estudos mostraram que as pessoas que não têm apoio, vivem sozinhas ou não se casaram têm um risco aumentado de morte após um infarto do miocárdio (Berkman, 1995). Em outro estudo, homens que eram socialmente isolados tinham duas vezes mais chances de morrer em um período de três anos após um infarto do que aqueles que não viviam de forma isolada. Quando esse resultado foi combinado com uma medida geral de estressores da vida, o risco aumentou quatro a cinco vezes em casos de homens em categorias de baixo risco (Ruberman et al., 1984). Relações íntimas e de apoio estão associadas a menor morbidade e mortalidade (Fagundes et al., 2011).

Estudos com diferentes populações demonstraram, de forma consistente, que eventos estressantes recentes na vida são associados a um risco aumentado de experiência com doenças de muitos tipos. As pessoas que passaram por eventos estressantes em suas vidas recentemente, ou que são psicologicamente vulneráveis, têm maior deterioração da saúde geral, mais doenças do trato respiratório superior, mais alergias, mais hipertensão, além de um maior risco de doença coronariana e morte súbita (Dohrenwend e Dohrenwend, 1974; Jemmott e Locke, 1984). Coker, Tyrell e Smith (1991) inocularam um vírus de resfriado ou um placebo em voluntários saudáveis com idades entre 20 e 55 anos. As taxas de infecção respiratória e resfriados aumentaram com o nível de estresse psicológico de forma que a resposta era determinada pela dose.

Os estressores de curto prazo, como os exames escolares, podem atrasar a cicatrização de feridas e modular a resposta imune a uma vacina (Kiecolt-Glaser et al., 2002a). O estresse crônico nos casos em que a pessoa cuida de um cônjuge ou pai/mãe com demência está associado à desregulação endócrina e imunológica prolongada, a mudanças na saúde, à resposta a vacinas e à cicatrização de feridas. Exaustão, prisão, estresse no trabalho e desemprego foram relacionados a modulações imunológicas (Kiecolt-Glaser et al., 2002b).

Kiecolt-Glaser e colaboradores (2002c) consideram a ligação entre os relacionamentos pessoais e a função imunológica um dos achados mais robustos da psiconeuroimunologia; por exemplo, o aumento da atividade das células de defesa (NK, *natural killer*) foi relacionado a níveis mais altos de apoio entre mulheres cujos maridos estavam sendo tratados por câncer. Um baixo sentido de coerência entre adultos saudáveis estava ligado a piores níveis de lise da célula NK (o sentido de coerência é um construto formulado por Antonovsky, 1979). Indivíduos muito hostis apresentaram mais aumentos na citotoxidade de células NK depois de conversarem abertamente sobre si mesmos do que aqueles com baixa hostilidade (Kiecolt-Glaser et al., 2002b).

Os eventos que envolvem perda de relacionamentos pessoais importantes parecem ter o maior potencial de dano (Kiecolt-Glaser e Glaser, 1995). Isso facilmente pode ser observado em estudos sobre a mortalidade associada à perda de entes queridos. Um estudo prospectivo acerca da perda do cônjuge, por exemplo, encontrou uma mortalidade maior entre viúvos, especialmente entre as idades de 55 e 74 anos, por 10 anos após a morte de suas esposas (Helsing, Szklo e Comstock, 1981). O divórcio e a separação também estão associados a riscos maiores de problemas de saúde, que são até mesmo mais altos, quando se usa a análise atuarial, do que aqueles associados à morte de um ente querido (Kiecolt-Glaser e Glaser, 1995). As relações íntimas e de apoio estão ligadas a menores níveis de inflamação, cuja presença tem sido ligada a muitas doenças relacionadas à idade (Fagundes et al., 2011). A ruptura de relacionamentos é uma possível explicação para a associação entre desemprego e um aumento nas taxas de experiências de doença e morte (Jin, Shah e Svoboda, 1995).

Além da evidência sobre os efeitos da integração social e do estresse, um grande conjunto de pesquisas sustenta a influência de traços de personalidade e das emoções a respeito dos resultados de alguns estados de doença. As associações mais fortes são aquelas entre raiva, hostilidade e depressão e resultados insatisfatórios de doença arterial coronariana (DAC) (Siegler et al., 2003). Há evidências que ligam a supressão emocional à incidência do câncer de mama e à ocorrência de DAC. Há evidências que sugerem que o pessimismo e o fatalismo podem estar associados a piores resultados em casos de Aids, câncer e DAC (Scheier e Bridges, 1995).

Scheier e Bridges (1995) alegam que a idade e o estágio da doença parecem modular a força da relação entre variáveis emocionais e saúde. Essas variáveis parecem ter um efeito mais forte em pessoas mais jovens do que nas pessoas com idade mais avançada e nos estágios mais precoces do que naqueles mais tardios da doença.

A falta de especificidade da experiência com a doença após eventos de vida estressantes chamou atenção para os sistemas neuroendócrinos e imunes como possíveis caminhos em que as emoções podem alterar a suscetibilidade para o adoecimento. A depressão da função imune foi encontrada em viúvos e viúvas, homens e mulheres divorciados, familiares que cuidam de pessoas com doença de Alzheimer e alunos sob estresse acadêmico (Kiecolt-Glaser et al., 1991). Na discussão de fatores psicológicos sobre a função imunológica, Kiecolt-Glaser e Glaser (1995) escreveram: "Porém, até o momento, poucos estudos demonstraram uma correlação entre estressores, imunodepressão e experiências de doença" (Kiecolt-Glaser e Glaser, 1995, p. 269). Não sabemos até que ponto a função imunológica deve ser suprimida para que uma pessoa fique mais vulnerável a doenças. Kiecolt-Glaser e Glaser (1995) sugeriram que a imunossupressão relacionada ao estresse pode ter suas consequências mais graves entre pessoas cuja função imune já está enfraquecida, como nos casos de pessoas idosas. Conforme observado anteriormente, uma série de estudos mostrou que há relações fortes entre fatores emocionais e o estado de saúde mais em pessoas jovens do que nas de mais idade, e nenhum estudo até agora demonstrou o contrário (Scheier e Bridges, 1995). As respostas a essas questões têm implicações terapêuticas, já que as mesmas perguntas poderiam ser feitas sobre os efeitos terapêuticos das terapias de apoio.

A maior refutação à divisão entre mente e corpo tem sido a descoberta de que receptores de neuropeptídeos são encontrados por todo o corpo, não apenas no tecido nervoso. Nosso corpo todo é capaz de responder à nossa cognição e a nossas emoções. Não podemos mais pensar na mente como estando apenas no encéfalo. Não é acurado nem mesmo pensar em termos de uma *conexão* entre mente e corpo. Em vez disso, é melhor conceber a mente/corpo como uma unidade (Dreher, 2003).

IMPLICAÇÕES TERAPÊUTICAS DA UNIDADE MENTE/CORPO

Há forte evidência das consequências para a saúde causadas pelas emoções, relacionamentos e interação social; dessa forma, é preciso questionar se as terapias de apoio podem afetar a duração ou os desfechos das experiências de doença. Vários estudos mostraram que tranquilizar a pessoa antes da cirurgia pode reduzir o tempo de recuperação. Pessoas que foram tranquilizadas pelos médicos acerca do entendimento de sua doença ou experiência de doença tiveram recuperação mais rápida de uma variedade de problemas de saúde do que as pessoas cujos médicos não haviam agido da mesma forma (Bass et al., 1986).

Diversos ensaios controlados e randomizados compararam grupos de pessoas com câncer que receberam tratamento de apoio psicossocial com grupos de pessoas com câncer que não receberam terapia de apoio. Não foram encontradas diferenças significativas na duração da vida (Goodwin et al., 2001; Kissane et al., 2004).

Parece claro, dessa forma, que a terapia de apoio em grupo não prolonga a vida de pessoas com câncer de mama nas condições testadas. Entretanto, esse fato não prova que a mente não tenha efeito algum na sobrevivência ao câncer. Cunningham ressalta que esses estudos mostram

> que certos tipos de intervenções psicológicas em grupo de curta duração não prolongam a duração *média* ou *mediana* da vida de *grupos* de pessoas com câncer. [...] O que não deve ser desconsiderado, porém, é a possibilidade de que algumas terapias tenham o potencial de estender a vida de determinadas pessoas sob algumas condições. Descartar isso traz o risco de um erro de tipo II que poderia inibir mais pesquisas sobre um assunto de importância geral para muitas pessoas com câncer (Cunningham e Edmonds, 2005, p. 5263).

Cunningham menciona evidências de seus próprios estudos, as quais mostram que pessoas que passaram por significativas mudanças de vida após a psicoterapia, o que inclui aspectos espirituais da cura, sobrevivem por muito mais tempo do que o esperado por seus prognósticos (de acordo com um painel de oncologistas). As pessoas no mesmo estudo que não passaram por mudanças de vida não tiveram uma sobrevivência prolongada.

Um estudo controlado randomizado não poderá resolver essa questão. Pesquisas sobre os efeitos da psicoterapia não são o mesmo que pesquisas sobre um novo medicamento. Há maneiras de avaliar se uma pessoa respondeu a um fármaco. A única forma de saber se elas passaram por mudanças de vida é examiná-las uma a uma.

Além da evidência dos benefícios terapêuticos do apoio social, muitos estudos mostraram que adultos e crianças podem voluntariamente aprender a controlar respostas fisiológicas autonômicas e alterar suas respostas imunes celulares e humorais por meio de relaxamento e imaginação, auto-hipnose e/ou *biofeedback* (Hall, Minnes e Olness, 1993). As crianças podem reduzir as frequências de enxaqueca por meio da auto-hipnose (Olness, MacDonald e Uden, 1987). Estudos sugerem que a auto-hipnose pode diminuir a dor em pessoas com câncer de mama, e o relaxamento e a imaginação podem reduzir a náusea e os vômitos associados à quimioterapia. Outros estudos sugerem que tanto terapias individuais quanto em grupo melhoram a capacidade de lidar com a doença e reduzem a ansiedade e a depressão nas pessoas com câncer (Classen, Hermanson e Spiegel, 1994).

Há importantes implicações para os médicos de família e comunidade. O apoio dado pelo médico de família e comunidade, assim como outras terapias de apoio, pode ajudar a melhorar a saúde das pessoas e sua resistência em geral; é possível combinar abordagens cognitivas com a expressão emocional e o apoio, e o médico de família e comunidade está bem posicionado para mobilizar o apoio da família da pessoa. Outros membros da equipe de atenção primária também são importantes fontes de apoio. Todas essas intervenções terapêuticas agem não em estados de doença específicos, ou sobre agentes causais, mas sobre a resistência da pessoa, ajudando-a a se tornar agente de sua própria cura.

Ao revisar a questão de ambiente social e resistência do hospedeiro, Cassel (1976) elaborou três postulados:

1. Os fatores sociais melhoram ou diminuem a suscetibilidade às doenças em geral, não a doenças específicas.
2. Os mecanismos envolvidos são gerais por natureza.
3. O apoio social age amortecendo os efeitos dos estressores ambientais.

A evidência experimental acumulada confirma esses postulados.

Muito da discussão sobre o papel do ambiente social na doença ocupa-se do conceito de *estresse*, um termo que é usado, muitas vezes, de forma vaga. Em seu trabalho pioneiro sobre estresse, Selye (1956) usou o termo para indicar um estado do corpo que resultava da interação do organismo com estímulos nocivos. O estado de estresse descrito incluía a hipertrofia suprarrenal e níveis elevados de corticosteroides. Desde aquela época, o termo estresse tem sido usado para denotar tanto o estímulo quanto a resposta. A resposta é mediada pelo eixo hipotálamo-hipófise-suprarrenal (HHS). A confusão pode ser evitada se usarmos *estressor* para o estímulo e *estado de estresse* para o resultado. Com estressores sociais, a questão complica-se em virtude de que não há uma relação constante entre estressor e estado de estresse. Definir se um estímulo social é estressante ou não depende muito do seu significado para o indivíduo e da vulnerabilidade psicológica desse indivíduo. Hinkle e colaboradores (1974), por exemplo, observaram que mulheres com altas taxas de experiências com doenças tinham um tipo de personalidade diferente daquelas que apresentaram taxas baixas.

A relação de estressores e saúde mental é controversa. No passado, a visão predominante era a de que o estresse tem pouca importância na explicação de variações na saúde mental. Usando um novo método para avaliar eventos traumáticos, entretanto, Turner, Wheaton e Lloyd (1995) encontraram associações significativas entre eventos traumáticos na infância e na vida adulta, e subsequentes problemas mentais, tais como depressão maior e abuso de substâncias. O risco de adoecer durante a vida aumentou com o número de traumas antes da idade de 18 anos, e o risco de recorrência de um problema mental foi constantemente associado ao número de traumas adicionais vivenciados desde o primeiro episódio. Os traumas de infância incluíam maus-tratos físicos, afastamento do lar, abuso de substância por um dos pais, desemprego ou divórcio dos cônjuges, ferimento grave e abuso sexual (no caso de mulheres). Os traumas da idade adulta incluíam divórcio, abuso de substância pelo cônjuge, maus-tratos físicos pelo cônjuge e infidelidade do cônjuge. Os autores notaram que a idade média na época do primeiro episódio de experiência com doença era de 21 anos, e sugeriram que os esforços de prevenção devem ser direcionados para as crianças e adolescentes. Apesar de muitos desses traumas serem inevitáveis, seus efeitos nos jovens podem ser mitigados. Foi concluído que todos os tipos de abuso infantil (abuso físico e exposição a violência doméstica) estão associados com problemas mentais na idade adulta. O número de tipos de abuso demonstra uma relação de dose-resposta com aumento das chances de problemas mentais mais tarde durante a vida (Afifi et al., 2014).

Como o estímulo social age por intermédio de seu significado simbólico para o indivíduo, sua patogenicidade é de ordem diversa daquela dos estímulos psicoquímicos. Esses tendem a danificar o organismo diretamente, enquanto aqueles agem indiretamente por meio da modificação da resposta do hospedeiro aos agentes da doença.

Como médicos de família e comunidade, interessados tanto na saúde quanto na doença, também devemos pensar em termos de fatores que aumentam a resistência do hospedeiro e reforçam a resistência contra estímulos nocivos. Os fatores psicológicos, como as habilidades de enfrentamento, podem aumentar a resistência. Os fatores sociais podem tanto ser estressantes como fontes de apoio. Antonovsky (1979) chamou esses fatores de *recursos de resistência geral* (RRG). Há evidência de que os apoios sociais podem modificar os efeitos nocivos dos eventos de vida estressantes. Em um estudo prospectivo com mulheres grávidas, Nuckolls, Cassel e Kaplan (1972) estudaram a relação dos eventos da vida e apoios sociais com as complicações da gravidez. As mudanças de vida foram registradas na 32ª semana de gravidez, por meio do índice de mudanças de vida cumulativas elaborado por Holmes e Rahe (1967). Ao mesmo tempo, os apoios sociais eram medidos por um instrumento designado a registrar os sentimentos da mulher a respeito de sua gravidez, seu relacionamento com o marido e sua percepção de apoio por parte da família e da comunidade. Após o parto, os registros foram revisados de forma cega para complicações da gravidez e do parto. Das mulheres com escores altos de mudança de vida e poucos apoios sociais, 90% tinham uma ou mais complicações. Entre as mulheres com escores de mudança de vida iguais, mas com muitos apoios sociais, apenas 33% tinham uma ou mais complicações. Em um grande estudo prospectivo realizado em Israel, Medalie e Goldbourt (1976) constataram que homens com problemas familiares sérios tinham três vezes mais chances de ter angina do que aqueles com poucos problemas familiares. Em homens com altos níveis de ansiedade, o risco de desenvolver angina era significativamente menor entre aqueles que recebiam muito apoio e amor de suas esposas. O apoio social protege a saúde dos homens das consequências da perda de emprego, inclusive dos indicadores físicos de artrite (Cobb e Kasl, 1977; Gore, 1978). Uma série de estudos também indicou que o apoio social influencia o curso e o desfecho da experiência com a doença e lesões (Turner, 1983).

Há evidência da influência do apoio social na saúde mental, especialmente em relação à depressão (Turner, 1983). Muito dessa evidência apontou os efeitos protetores ou amortecedores dos apoios sociais para indivíduos que vivenciam eventos estressantes.

Outros estudos, contudo, sugerem que o apoio social tem uma relação essencial e independente com a saúde mental, bem como um efeito moderador nos eventos de vida estressantes. A educação das famílias para confrontar problemas e fornecer apoio reduz a taxa de relapso em pessoas com esquizofrenia (McFarlane, 1992). Depois de uma extensiva revisão da evidência, Turner (1983) elaborou três conclusões preliminares:

1. O apoio social tende a ser importante para o bem-estar psicológico independentemente do nível de estressores.
2. O apoios tende a ter importância maior quando o nível do estressor é relativamente alto.
3. As conclusões 1 e 2 são verdadeiras de forma variável em subgrupos da população (p. ex., classes sociais).

Há cada vez mais evidências ligando o apoio social e as relações pessoais à expressão de genes, a mecanismos de sinalização celular e a biomarcadores inflamatórios (Kiecolt-Glaser, Gouin e Hantsoo, 2010).

Outra questão levantada pela pesquisa sobre apoios sociais é a inferência causal. Nota-se que o apoio social não é simplesmente uma questão de rede de relacionamentos. O que importa para uma pessoa é seu sentimento subjetivo de ser "amado, querido, valorizado, estimado e capaz de contar com os outros caso haja necessidade" (Cobb, 1976, p. 300). A percepção de ser amado e estimado pode ser bastante afetada pela autoestima da pessoa: seus apoios sociais podem ser tanto um reflexo de sua saúde mental quanto a sua causa. Como podemos, então, ter certeza de que a associação entre pouco apoio social e saúde mental debilitada é causal em certa direção? No comportamento humano, causa e efeito raramente agem de forma unidirecional e linear. O nexo da causalidade em sistemas complexos é circular ou espiralado, com cada efeito tendo efeitos recíprocos na causa devido à alça de *feedback*, bem como efeitos mais distantes em outras partes do sistema. As vivências precoces da vida de uma pessoa podem torná-la vulnerável à depressão. Depressões frequentes podem levar a uma evitação de contatos sociais. A falta de contatos sociais pode, então, agir reforçando a depressão e atrasando a recuperação. Dada a complexidade do nexo da causalidade nas questões humanas, não podemos assumir que causa e efeito estão em uma única direção. Apesar disso, após uma revisão extensiva das evidências, Turner (1983) concluiu que uma parte importante da causalidade vai do apoio ao sofrimento psicológico. Não podemos isolar simples cadeias causais, o que não significa que não podemos agir de acordo com nosso conhecimento da importância das experiências de vida e dos apoios sociais. Sabemos o suficiente para prestar atenção nos relacionamentos de apoio de uma pessoa em todos os tipos de experiência com a doença e especialmente no apoio que podemos oferecer.

Pensar na mente/corpo como uma unidade torna inviável a noção de que há um grupo de doenças psicossomáticas. Fatores sociais e psicológicos podem ser influentes em qualquer estado de doença, como uma causa da própria doença ou como um fator que determina sua gravidade e seu curso.

O EFEITO PLACEBO

Em alguns aspectos, *efeito placebo* é um nome inadequado para esse fenômeno, pois concentra a atenção no placebo como uma substância administrada à pessoa. De fato, o efeito placebo não depende da administração de qualquer substância. Pode se dar em qualquer modalidade terapêutica, inclusive naquelas em que nenhum tratamento físico de qualquer natureza é dispensado. O efeito placebo ocorre quando a pessoa responde à forma, mas não ao conteúdo da terapia. A pessoa exibe uma resposta biológica ao significado simbólico do tratamento. Moerman (1983) prefere chamar isso de "efetividade médica geral", em vez de efetividade do placebo.

O efeito placebo ocorre se uma pessoa em um contexto de cura recebe uma intervenção como parte desse contexto, se a condição da pessoa muda, e se a mudança é atribuída à intervenção, mas não a qualquer efeito terapêutico específico ou qualquer propriedade farmacológica ou fisiológica da intervenção (Brody, 1980). Ao usar o termo *muda* em vez de *melhora*, essa definição abre espaço para o fato de que o efeito placebo pode ser tanto nocivo quanto terapêutico. Também exclui efeitos gerais da intervenção que não estão simbolicamente mediados, tais como dieta e exercício.

Um experimento recente ilustra o poder do efeito placebo nas pessoas com doença coronariana grave. Pessoas com doença coronariana terminal mostraram ter efeitos benéficos em longo prazo de terapia com placebo em um estudo de angiogênese e testes de revascularização miocárdica com *laser*. As pessoas foram alocadas aleatoriamente para receber terapia ou placebo. Melhoras na classe de angina média, no tempo de exercício em esteira e na qualidade de vida foram, na sua maioria, mantidas 90 dias depois do início do estudo. Os benefícios da terapia placebo mantiveram-se por dois anos de acompanhamento (Rana et al., 2005). Em uma revisão sistemática sobre o uso de um braço placebo na avaliação de intervenções cirúrgicas, descobriu-se que em 51% desses estudos o efeito do placebo não foi diferente daquele da cirurgia (Wartolowska et al., 2014).

É importante corrigir algumas concepções equivocadas a respeito do efeito placebo. Algumas nem são exatamente concepções erradas, mas tentativas de descartar o placebo como uma questão de pouca importância. A primeira é que a efetividade do placebo só é vista para condições subjetivas como dor e ansiedade. Na verdade, os placebos afetam objetivamente tanto processos mensuráveis quanto relatos subjetivos. A segunda é que os placebos são inofensivos. Os placebos podem causar, realmente, efeitos indesejáveis e adição, da mesma forma que drogas farmacologicamente ativas. A terceira é que apenas tipos de personalidade altamente sugestionáveis ou neuróticos respondem aos placebos. As pessoas que respondem aos placebos estão em grupos variados de tipos de personalidade (Brody, 1980). A quarta concepção equivocada é que o efeito placebo é constante em uma taxa aproximada de 35% das pessoas. Já se viu que a efetividade do placebo varia entre 10 e 90% (Moerman, 1983), sendo 35% o número médio geralmente aceito.

A explicação para o efeito placebo que melhor se encaixa na evidência é fornecida pelo modelo de significado (Brody, 1980). Isso pode ser explicado da maneira a seguir.

O efeito placebo tem maiores chances de ocorrer quando as seguintes condições existem:

1. A pessoa recebe uma explicação de sua experiência de doença que é compatível com sua visão de mundo.
2. Os indivíduos em papéis de atendimento sancionados socialmente oferecem apoio à pessoa.
3. A intervenção para a cura leva a pessoa a adquirir um senso de domínio e controle sobre sua experiência de doença.

A resposta ao placebo pode ser aprendida por associação, como no condicionamento clássico. Pavlov foi o primeiro a relatar um efeito placebo condicionado em cães, com efeitos semelhantes aos da morfina toda vez que tais cães eram colocados na câmara experimental onde antes haviam recebido morfina. Vários estudos mostraram que a resposta ao placebo pode ser condicionada em humanos (Peck e Coleman, 1991). Olness e Ader (1992) relataram o caso de uma criança com lúpus eritematoso que precisava de apenas metade da dose usual de ciclofosfamida depois do condicionamento com óleo de fígado de bacalhau. Como o condicionamento clássico depende de uma resposta a algo que simboliza o estímulo não condicionado, o simbolismo de nossos atos terapêuticos assume importância na prática. O relacionamento continuado entre médico e pessoa e o ambiente familiar da clínica de medicina de família e comunidade são solos férteis para símbolos de cura. O condicionamento é mantido e melhorado a cada nova experiência de tratamento efetivo. Porém, o efeito pode ser reduzido ou se extinguir com experiências negativas. O rosto familiar do médico em um local conhecido, associado à cura em muitas ocasiões no passado, é uma forte base para a ação do efeito placebo.

Continua havendo um lento progresso em nossa compreensão do efeito placebo. Definir objetivos de pesquisa interdisciplinar é uma etapa importante nessa direção (Guess et. al., 2002). Há muito ainda a ser aprendido sobre o relacionamento entre pessoa e médico na medicina de família e comunidade.

VIAS FISIOLÓGICAS

As pesquisas apontam para os sistemas nervoso, endócrino e imune como as principais vias pelas quais os fenômenos não materiais afetam a saúde do corpo. As manifestações fundamentais da síndrome de adaptação geral (SAG) descritas por Selye (1956) são a hipertrofia suprarrenal, a involução tímica e os níveis elevados de corticosteroides. Altos níveis de corticosteroides são imunosupressores, e altos níveis fisiológicos são necessários para várias funções imunes normais. Na SAG, estímulos nocivos fazem com que o hipotálamo produza um hormônio liberador de corticotrofina (CRH), o qual, por sua vez, estimula a hipófise a liberar o hormônio adrenocorticotrófico (ACTH). Isso estimula o córtex suprarrenal a secretar corticosteroides. Hormônios da tireoide, de crescimento e sexuais, além da insulina, também são necessários para o desenvolvimento e funcionamento normais do sistema imune.

Walter Cannon (1932), o fisiologista norte-americano que inventou o conceito de homeostase, também descreveu a resposta de "luta ou fuga", um fluxo simpático que acarreta a secreção de norepinefrina nos órgãos-alvo e epinefrina na medula suprarrenal. Os linfócitos têm receptores para catecolaminas, e a estimulação das fibras β-adrenérgicas (epinefrina) diminui a resposta imune celular. Fármacos β-adrenérgicos mostraram-se imunossupressores. Estudos com animais mostraram relações entre ambiente social, mudanças no sistema endócrino e morbimortalidade. A mudança abrupta no ambiente social de camundongos, do isolamento para o grupo ou vice-versa, resulta em hipertrofia suprarrenal e crescimento aumentado do tumor implantado. Camundongos machos mantidos um ou dois por gaiola tinham uma capacidade menor de rejeitar um linfossarcoma do que aqueles em grupos maiores. O estresse da ansiedade em camundongos aumenta o risco de malignidade, e esse risco aumentado é associado a elevados níveis de corticosterona no plasma. Infecções virais benignas também podem produzir um nível elevado de corticosterona e aumentar o risco de doença maligna. Algumas das evidências dos experimentos com animais são conflitantes. Percebe-se em alguns estudos que os estímulos estressantes reduzem o risco de doença maligna. As contradições podem ser explicadas pela descoberta de que o estresse crônico pode produzir imunossupressão seguida de melhora imunológica (Riley, Fitzmaurice e Spackman, 1981). A ativação dos linfócitos T libera linfocinas que controlam a ativação, transformação e expansão clonal da célula linfoide. A evidência experimental sugere que há dois mecanismos reguladores para o sistema imune: a autorregulação homeostática, que depende de sinais imunes internos, e um sistema externo mediado pelos sistemas nervoso central e endócrino (Besedovsky e Sorkin, 1981). A forma como esses sistemas de controle interagem é extremamente complexa, enquanto as inferências feitas a respeito de causa e efeito são duvidosas.

Nossa capacidade de manter a homeostase é fundamental para a sobrevivência, e estados crônicos de excitação aumentam a carga alostática, o que representa sobrecarga no organismo e pode levar à desregulação de vários sistemas (McEwen e Norton, 2002).

O SISTEMA IMUNE

Até há poucos anos, o sistema imune era considerado isolado dos outros sistemas orgânicos. Pesquisas atuais no campo da psiconeuroimunologia (PNI) mostraram que há uma relação próxima e recíproca entre o sistema imune e o sistema neuroendócrino. O sistema nervoso autônomo, por meio de suas inervações dos órgãos linfoides, oferece um caminho para a comunicação entre os dois sistemas. As células do sistema imune têm receptores para neuropeptídeos, os quais já se sabe que modulam a resposta imune. Cada hormônio secretado ou regulado pela glândula hipófise tem algum efeito no sistema imune (Bellinger et al., 1994). As células do sistema imune podem produzir substâncias antes identificadas como neurotransmissores, o que sugere que há uma afinidade de moléculas sinalizadoras que podem agir no sistema nervoso, no sistema imune ou em ambos.

Felten e Felten (1991) descreveram as implicações de pesquisas recentes nos seguintes termos:

> A demonstração inequívoca da inervação neural direta entre os sistemas nervoso e imune e a demonstração das consequências funcionais da sinalização nas duas direções sugerem que esses dois grandes sistemas de memória e comunicação, preparados para responder aos desafios internos e externos para a proteção e preservação do organismo, são interdependentes. Não podemos mais pensar no sistema imune como autônomo, e não podemos mais pensar em respostas comportamentais e neurais como algo não afetado pelo estado imunológico do organismo (Felten e Felten, 1991, p. 52).

Um dos exemplos mais surpreendentes da relação entre comportamento e sistema imune é o fato de que a resposta imune pode ser alterada por condicionamento. Em outras palavras, o sistema imune pode aprender com a experiência. Da mesma forma que os cães de Pavlov aprenderam a salivar ao ouvir o som de uma campainha, os animais aprendem a alterar suas respostas imunes quando recebem uma substância inerte anteriormente associada a um supressor ou a um intensificador da resposta imune. Em um estudo básico conduzido por Ader e Cohen (1991), sacarina e o imunossupressor ciclofosfamida foram administrados em ratos, que três dias depois foram imunizados com hemácias de carneiro (SRBC, de *sheep red blood cells*). No dia da imunização, os animais foram divididos em três grupos. Um grupo recebeu uma segunda dose de sacarina, outro recebeu uma segunda dose de ciclofosfamida e o terceiro não recebeu nenhuma das duas substâncias. Os anticorpos anti-SRBC foram medidos seis dias depois. Os animais que receberam a segunda dose de sacarina e a segunda dose de ciclofosfamida tiveram uma resposta anti-SRBC reduzida, em comparação com aqueles que não receberam uma segunda dose e com animais não condicionados nos quais foi injetada SRBC. Como já indicado, também sabemos que os seres humanos podem ser condicionados da mesma forma para responder a uma substância inerte (placebo).

A importância desse achado é a resposta do sistema imune a um símbolo do agente ativo. O organismo respondeu ao estímulo porque havia encontrado um sentido. Esse processo é difícil de descrever na linguagem mecanicista comum da ciência médica. Para entender tal processo, temos de usar palavras como *sentido*, *mensagem* e *símbolo*. Se insistirmos em evitar esses termos, não vamos entender que os organismos na saúde e na doença respondem em múltiplos níveis, e que cada nível traz suas próprias perguntas e suas próprias possibilidades terapêuticas. Da mesma forma que fazer a pergunta de nível inferior, "o que são caminhos neuronais e químicos?", devemos também fazer a pergunta de nível superior: "podem os seres humanos ajudar a se curar ao alterar sua resposta imune por sua própria vontade?".

UM NOVO PARADIGMA

Apesar de seus muitos críticos, o modelo biomédico reinou durante grande parte do século XX; o modelo é exemplificado por uma conferência clinicopatológica, um procedimento que tem demonstrado a gerações de estudantes como abordar o problema clínico de uma pessoa. Um médico convidado assiste à apresentação da história de uma pessoa, dos sinais físicos e dos resultados de exames, e em seguida apresenta um diagnóstico diferencial e um diagnóstico provável, juntamente a suas razões. O patologista apresenta, a seguir, o diagnóstico definitivo. Dentro de seus limites, isso é uma excelente ferramenta de ensino, mas os aspectos individuais das pessoas são raramente mencionados, e a história delas não é incluída. O modelo biomédico foi muito bem-sucedido e continua a ser entre as paredes do hospital-escola. Fora dessas paredes, entretanto, tudo é muito diferente. Até há pouco tempo, os clínicos gerais eram treinados em hospitais-escola de acordo com o modelo biomédico. Na prática, descobriam que muitas das pessoas atendidas tinham problemas que não se encaixavam em nenhum diagnóstico, ou tinham problemas que formavam um complexo que incluía experiência com a doença e problemas de vida, além de confusão emocional. Não é surpreendente, dessa forma, que uma das primeiras tentativas de mudar o modelo médico tenha vindo de um grupo de clínicos gerais que trabalhavam com Michael Balint, um psicanalista e médico que se reunia com aquele grupo enquanto discutiam sobre pessoas que os perturbavam. O resultado foi o livro de Balint intitulado *The Doctor, His Patient, and the Illness**(1957). O livro e os seminários que se seguiram tiveram um efeito profundo na clínica geral e "marcaram o início de um afastamento do modelo puramente biomédico de prática médica predominante naquela época" (Gillies, 2005, p. 2). Apesar de sua influência na clínica geral, os ensinamentos de Balint não tiveram impacto algum nas faculdades de medicina.

Cerca de vinte anos mais tarde, em 1980, outro psicanalista, George Engel, publicou um artigo seminal sobre as desvantagens do modelo biomédico, defendendo um modelo biopsicossocial com base na teoria geral de sistemas. O próprio Engel não ficou satisfeito com o nome *biopsicossocial*, e recebeu com grande contentamento o termo *infomédico*, criado por Foss e Rothenberg, cujo livro tinha um prefácio escrito por Engel (Foss e Rothenberg, 1987). Um nome para um novo paradigma deve transmitir sua essência e, apesar de infomédico ser um passo a frente, pois concentrava a atenção no papel crucial da informação em todos os níveis do corpo humano, não incluía a abordagem holística, que é central na medicina de família e comunidade.

Por isso, passamos a chamá-lo de paradigma Goldstein em homenagem a Kurt Goldstein (1878-1965) (Goldstein, 1995), um cientista, neurologista, psicólogo e, acima de tudo, pioneiro da abordagem holística na medicina. Apesar de seu trabalho mais importante ter sido na neurologia, compartilha-se com esse autor, na medicina de família e comunidade, a convicção de que é impossível avaliar qualquer problema de saúde sem fazer referência à pessoa. A essência do paradigma Goldstein é entender a pessoa

---

* N. de T. Publicado em português com o título "*O Médico, seu Paciente e a Doença*".

como um todo, um ser integrado com sua história, um presente e um futuro em que se aninha um número infinito de realidades, relacionamentos sociais e desafios ambientais contra um pano de fundo de propensões genéticas. Nessa estrutura ontológica, os sintomas são considerados uma manifestação dos organismos tentando alcançar uma nova adaptação às circunstâncias trazidas por uma experiência de doença ou acidente. Por vezes, essas adaptações podem ter consequências que vão muito além do problema ou experiência de doença original. Para entender por completo um complexo de sintomas, deve-se adotar uma visão holística. Observações meticulosas e o entendimento da pessoa em relação a si mesma são necessários para o médico atender a pessoa ao longo de um período de caos até um novo equilíbrio.

O novo paradigma é aplicável especialmente na medicina de família e comunidade. Assim, nos definimos em termos de relacionamentos, não por meio de doenças ou tecnologias. Formamos relacionamentos com as pessoas antes de saber o que serão suas experiências com doenças. Nosso compromisso com essas pessoas, nesse sentido, é incondicional. Estamos disponíveis para buscar resolver qualquer problema que possam nos trazer. Nossa habilidade especial é a avaliação de problemas clínicos não diferenciados. Nossos relacionamentos de longa duração com as pessoas e suas famílias nos dão um conhecimento privilegiado sobre suas vidas, coletado frequentemente porque escutamos suas histórias. Consequentemente, pensamos em termos de indivíduos, de pessoas, e não de abstrações. A clínica geral é o único campo importante da medicina que transcende a divisão dualística entre mente e corpo. É importante notar, entretanto, que isso não significa juntar a mente e o corpo, uma tarefa muito mais difícil. Em uma especialização fundamentada em relações, diz Gillies (2005), a tomada de decisão deve incluir tanto os aspectos emocionais quanto os intelectuais.

Para efetuar uma mudança de paradigma na prática médica, porém, é necessário descrever em detalhes um novo método clínico, como é feito no Capítulo 9.

Quando a consulta começa, a pessoa é vista como um todo, antes que qualquer atenção seja dada a detalhes. O encontro é um engajamento emocional entre o médico e a pessoa. A atenção do médico deve se direcionar para a pessoa, e seus sentimentos ou sua compaixão pela pessoa devem ser uma compreensão da situação da pessoa como um todo (Macnaughton, 2002). A capacidade de estabelecer empatia física é central para a competência clínica geral do médico de família e comunidade. A empatia física é uma rota para o entendimento das emoções e vivências físicas (Rudebeck, 1992).

Seja qual for o resultado da consulta, o médico poderá refletir acerca do conhecimento que obteve a respeito da história de vida da pessoa e seus relacionamentos familiares, conhecimento que poderá ser relevante para a experiência de doença atual, mas com o cuidado de não fazer suposições infundadas.

Quase todas as experiências de doença têm reflexos nos relacionamentos das pessoas. Uma nova experiência de doença pode ter impacto em doenças crônicas ou deficiências preexistentes. A razão para a pessoa vir à consulta pode ser um problema de vida, ou um problema de vida que está afetando uma experiência de doença crônica.

A medicina, em seu nível mais profundo, preocupa-se com a perda ou com a possibilidade de perda. Em muitas experiências de doença e consultas, os clínicos gerais lidam com pessoas que temem a perda: perda de capacidade de função devido a problemas de saúde ou envelhecimento, perda associada ao estigma de uma doença, perda do emprego, de amigos, da família, ou mesmo de suas próprias vidas [...] uma consulta que aparentemente refere-se a um sintoma menor pode ser interpretada pela pessoa como uma indicação de uma doença grave, talvez fatal. No centro do significado está o conhecimento dessa possibilidade e, no seu final, a inevitabilidade da perda. (Gillies, 2005, p. 34)

Confrontar esse sofrimento ao longo do tempo exige muito de nós. Evitar esse sofrimento é uma grande tentação. Ainda assim, é muito importante que nos doemos para essas pessoas que sofrem. Ao mesmo tempo, precisamos estar cientes de que o que fazemos não é em nosso interesse apenas. Em virtude disso, o autoconhecimento e o entendimento de nossa própria contratransferência são muito importantes para os médicos, especialmente para o clínico geral (ver Cap. 24, *Autoeducação continuada*).

O método clínico centrado na pessoa é descrito em detalhes no Capítulo 9. Sua essência está em estabelecer o significado que a experiência de doença tem para a pessoa. O uso apropriado do método requer que escutemos cuidadosamente as necessidades da pessoa, sejamos sensíveis às suas indicações e linguagem corporal e avaliemos as circunstâncias que cercam o início de seus sintomas. A experiência de doença da pessoa não é separada da vida dela. O fato de que ideias e eventos na vida da pessoa possam desencadear ou causar problemas de saúde é uma das diferenças entre os paradigmas Goldstein e o biomédico. Em consequência disso, trazer esse conhecimento para a pessoa pode ser terapêutico (Broom, 2007).

De acordo com o paradigma que surge agora, desenvolvido para levar em consideração as anomalias referidas anteriormente, a doença não é conceitualmente separada da pessoa, e a pessoa não é separada de seu ambiente. Categorias convencionais de doenças ainda são usadas como uma referência, mas sempre dentro do contexto. Todas as experiências de doença afetam as pessoas em múltiplos níveis. Todas essas experiências têm múltiplas causas, apesar de ser útil concentrar a terapia em apenas uma cadeia causal. A causalidade não age apenas de forma linear, mas também de forma recíproca. O relacionamento entre médico e pessoa tem um efeito profundo na doença e em seu curso. A tarefa do médico é entender a natureza da doença em todos os seus níveis. Por questões práticas, a atenção poderá ser concentrada em apenas um nível, pelo menos por algum tempo. Em todas as experiências de doenças graves, entretanto, é preciso ter atenção aos múltiplos níveis. O nosso *método clínico* deve ser responsável por essa tarefa. Para entender a experiência de doença em níveis psicológicos e sociais mais altos, os médicos têm de se identificar com as pessoas e seus entes queridos por meio das qualidades de empatia e compaixão. Isso se torna necessário tanto por questões humanitárias quanto para a prática científica da medicina. É por intermédio dessas relações que novas qualidades surgem em todos os participantes.

O novo paradigma tem implicações importantes para o método clínico e para a forma como o médico trata a pessoa. O contraste entre o velho e o novo paradigma é ilustrado vividamente em uma conferência sobre patologia clínica (Clinicopathological Conference, 1968).

O assunto da conferência era um homem de 50 anos que tinha doença celíaca do adulto, resistente a tratamento. No princípio, a pessoa havia respondido bem a uma dieta sem glúten, mas depois piorou rapidamente e faleceu. Ao iniciar a discussão, o professor de medicina perguntou "por que o intestino dessa pessoa repentinamente ficou destruído e permaneceu tão destruído que a fez morrer por causa da doença?".

Depois de discorrer sobre a patologia do intestino da pessoa, o professor fez os seguintes comentários:

> Então, parece que estamos perdidos quanto à causa da lesão no intestino desse homem. Esse não foi um caso de doença celíaca comum, que responde bem a uma dieta sem glúten. É uma exceção, que na experiência do Dr. ____ afeta aproximadamente 30% das pessoas que ele trata. [...] No entanto, dos 30% de pessoas adultas que não respondem bem a uma dieta sem glúten, poucos vão ser como esse caso, com curso parecido com uma doença maligna, resultando em óbito; e a pergunta que temos de fazer é o que a causou. Dr.____, o senhor foi o médico de família e comunidade dessa pessoa, gostaria de fazer algum comentário [...]? (Clinicopathological Conference, 1968, p. 681)

O médico de família e comunidade da pessoa respondeu da seguinte forma:

> Gostaria de sugerir que a razão principal disso [de não se ter reconhecido o curso da doença] foi a inadequação dos conceitos que eles [os participantes da discussão] estão usando em suas tentativas de explicação. Se tratarmos a pessoa como uma máquina bioquímica e excluirmos quaisquer conceitos que se referem a ela como pessoa, parece que as explicações sobre sua experiência com doenças só podem ser extremamente limitadas. Se mudarmos o foco de nossa atenção para o padrão de vida desse homem e o pouco que sabemos sobre seus sentimentos, essa experiência de doença torna-se muito mais passível de entendimento. Talvez devêssemos usar conceitos mais relevantes como base para nossas explicações.
> Nesse caso, sei que havia conflitos emocionais importantes em todas as principais áreas da vida dessa pessoa.
> A doença iniciou com a morte de seu pai, um evento a que muitos sentimentos familiares estavam associados. A exacerbação da doença coincidiu com o aumento das tensões entre esse homem e sua filha adotiva, no contexto de um casamento em que não se podiam ter filhos naturais. O estágio final da experiência com a doença coincidiu com o encerramento de sua relação de trabalho depois de um longo período de trabalho devotado. [...] Sinto que esse homem morreu porque tudo aquilo para o qual havia vivido tinha, de certa forma, dado em nada.

O professor de medicina respondeu da seguinte forma:

> Muito obrigado. A possibilidade de uma influência psicogênica na doença celíaca já foi sugerida por Pauley, mas, falando claramente, se a anormalidade principal da doença celíaca se deve a um defeito enzimático geneticamente determinado, penso ser difícil acreditar que influências psicogênicas possam ter um papel importante nesses casos. É mais provável que isso seja uma sensibilidade. Você acha que a lesão na mucosa era causada por um fator enzimático, Dr. ____?

Esse encontro entre um professor de medicina e um médico de família e comunidade é muito interessante, pois coloca claramente em foco duas visões contrastantes da doença que discutimos aqui. Veja que o médico de família e comunidade respondeu à pergunta do professor de forma muito precisa. O professor não lhe perguntou "por que a pessoa começou a apresentar a doença celíaca?", mas "por que a pessoa morreu?" O médico de família e comunidade mudou o foco da discussão, do órgão e da doença para a pessoa como um todo e a resposta ao seu ambiente. Em sua réplica, o professor mostrou ser prisioneiro de seus conceitos. Primeiro, foi incapaz de transcender as categorias de doenças e pensar em termos de uma pessoa como um organismo, e não como um caso de doença celíaca. Segundo, foi incapaz de pensar a respeito das causas em outras formas que não a etiologia específica. A probabilidade de uma deficiência enzimática geneticamente determinada foi vista como fator que eliminava qualquer possibilidade de fatores ambientais terem agido ao mesmo tempo.

Essa conversa aconteceu em 1968, antes de as evidências científicas sobre a influência dos relacionamentos e das emoções sobre a saúde terem começado a ser reunidas. A relutância do professor em discutir esse aspecto do caso é, dessa forma, compreensível. Estava limitado por um modelo de doença que é incapaz de explicar esses aspectos. Isso não mudou.

Apesar de analisarmos as mudanças recentes no pensamento médico em termos de paradigma antigo e novo paradigma, uma perspectiva mais histórica mostra que o novo paradigma já tinha precedente. Crookshank (1926) traçou as origens de duas teorias de medicina até as escolas de Cos e Cnido na Grécia Antiga. Na escola de Cos, o entendimento de uma doença incluía conhecer como vive a pessoa em seu ambiente. A terapia consistia em prescrever um regime de tratamento que ajudaria a pessoa a superar sua doença. Para os habitantes de Cnido, as doenças eram entidades independentes. A tarefa do médico era classificar a doença e prescrever um remédio específico. Para uma discussão mais extensa acerca das escolas de Cos e Cnido, ver o Capítulo 9.

Essas duas filosofias rivalizaram-se ao longo dos séculos, uma ou outra sendo dominante em diferentes momentos. Eram considerados os médicos mais sábios aqueles que conseguiam tirar um pouco de cada escola. O que descrevi como o novo paradigma é uma herança da tradição hipocrática. É claro que os eventos e movimentos históricos nunca ocorrem exatamente da mesma maneira. O novo paradigma é novo no sentido de que, apesar de ter suas raízes na tradição, também reúne tudo que já aprendemos com a experiência dos últimos 100 anos. O método clínico centrado na pessoa é uma forma de implementar esses princípios na prática médica atual (ver Cap. 9).

A BASE BIOLÓGICA DA MEDICINA DE FAMÍLIA E COMUNIDADE

A ciência médica tem base em uma metáfora mecanicista da biologia. De acordo com o geneticista Arthur Zucker, sua meta ideal é:

> Estabelecer diagnósticos por meio de uma pesquisa bioquímica e biofísica do corpo. Idealmente, os problemas psicológicos podem ser identificados usando-se essa técnica. É parte das hipóteses da medicina reducionista que, no mínimo, os estados mentais tenham correlatos físicos clinicamente úteis. (Zucker, 1981, p. 145)

A redução, sem dúvida, traz benefícios ao diminuir o número de princípios explanatórios para fenômenos aparentemente discrepantes (Foss, 1994). Como observou Foss, entretanto, a redução pode generalizar-se como reducionismo:

> A crença na aplicabilidade universal da causação *ascendente*: o universo é composto por entidades fundamentais, como os órgãos, células, organelas, genes e, por fim, talvez, partículas elementares, cujas interações intrincadas explicam os comportamentos complexos. (Foss, 1994, p. 33).

A diferença entre redução e reducionismo é exemplificada pelo desenvolvimento da sumatriptana para tratar enxaquecas. Ao reduzir a enxaqueca a seus correlatos bioquímicos, produziu-se um medicamento clinicamente útil. Contudo, sugerir que a síndrome está agora completamente explicada, ou que a farmacoterapia é uma solução completa para problemas de enxaqueca, é reducionismo.

O biólogo F. E. Yates (1993) escreve:

> [...] as ciências biológicas agora sofrem com a impregnação de um reducionismo mecanicista disfarçado em duas metáforas limitantes e inadequadas: (1) a metáfora dinâmica dos organismos como máquinas, e (2) a metáfora da informação, ou da vida como um texto escrito em DNA [...] essas duas metáforas são falsas e destroem os avanços conceituais no entendimento fundamental dos complexos sistemas de vida que se auto-organizam, crescem, desenvolvem-se, adaptam-se, reproduzem-se, restabelecem sua saúde, mantêm forma e função, envelhecem e morrem. O surgimento das ciências de complexidade oferece um caminho novo, não reducionista, em direção à natureza, origem e criação da vida (Yates, 1993, p. 189).

O corpo tem características de máquina, porém, tudo que fazemos para a saúde do corpo depende dos poderes de cura da natureza. Em seu ponto de maior sucesso, a medicina trabalha como apoio para os processos naturais. Os cirurgiões drenam abscessos, reduzem fraturas, tratam feridas e removem obstruções. A imunização fortalece as defesas do organismo. Os fármacos mais efetivos são aqueles que dão suporte às defesas naturais e mantêm o equilíbrio no meio interno do corpo. Os regimes tradicionais de nutrição equilibrada, descanso, sono reparador, exercício, alívio da dor e da ansiedade, e o apoio pessoal são medidas que dão suporte aos poderes de cura do organismo.

A medicina de família e comunidade tem por base uma metáfora sistêmica e organísmica da biologia. É natural que os médicos de família e comunidade pensem em termos de organismos sistêmicos.

> Ao contrário da física, a biologia apresenta diversidade e especialização da forma e da função e, por vezes, uma surpreendente dependência de localização na distribuição de seus objetos. Os sistemas biológicos são complexos em qualquer definição do termo. (Yates, 1993, p. 189)

O que significa pensar em termos de organismos sistêmicos? Um organismo é uma proposição específica, isto é, "ocupa uma área no espaço, persiste ao longo do tempo, tem limites e tem um ambiente" (Gorovitz e MacIntyre, 1976, p. 56). A questão é que o comportamento dessa entidade específica não pode ser explicado ou previsto apenas pela aplicação das leis gerais da ciência. O grau em que uma lei se aplica a um organismo específico depende de sua história e seu contexto ou ambiente. Há uma certeza inerente acerca de todas as aplicações específicas dos princípios científicos gerais. Quanto mais complexos os organismos específicos, maior a incerteza, e uma pessoa doente é um organismo muito complexo. A medicina de família e comunidade opera em um alto nível de complexidade.

O pensamento organísmico tem vários níveis e não é linear. Os organismos mantêm-se em um estado de equilíbrio dinâmico por meio de um fluxo de informações recíproco ou circular entre todos os níveis, e entre o organismo e o ambiente. Por intermédio desses canais de múltiplos níveis, a mudança em qualquer parte pode reverberar por todo o organismo e o seu meio. A necessidade de um fluxo constante de informação pode ser vista nos efeitos desestabilizadores que a privação sensorial tem nos seres humanos. A informação é transmitida na forma de símbolos que comunicam mensagens, decodificadas nos níveis adequados do organismo. Em níveis mais baixos, a informação é transmitida por hormônios e neurotransmissores. No nível do organismo como um todo, transmite-se a informação pelos estímulos que atingem sentidos específicos, tais como as palavras e outros símbolos que representam o modo como os relacionamentos humanos são expressos. Isso propicia a base para nosso crescente conhecimento dos efeitos dos relacionamentos na saúde e na doença.

A transição de uma forma de pensar mecanicista para uma forma organísmica exige uma mudança radical de nossa noção de causalidade de doenças. Aprendemos a pensar que um agente causal é uma força que age de forma linear sobre um objeto passivo, como uma bola de bilhar que bate em outra bola parada. Em sistemas que se auto-organizam, tais como os organismos vivos, a causalidade não é linear. As múltiplas alças de *feedback* entre o organismo e o ambiente, e entre todos os níveis do organismo, exigem que pensemos em redes causais, não em linhas retas. O organismo, além disso, não é um objeto passivo. A "causa específica" de um problema de saúde pode ser apenas o gatilho que liberou um processo que já era um potencial do organismo. As causas que mantêm a experiência da doença e impedem sua cura podem ser diferentes das causas que a iniciaram, e podem incluir o comportamento desajustado do próprio organismo. As medidas terapêuticas podem agir não contra o agente causador, mas sobre as defesas do corpo, como parece ser o caso dos benefícios terapêuticos dos relacionamentos humanos. Em um sistema complexo, causa e efeito não estão geralmente perto uma do outro no tempo e no espaço (Briggs e Peat, 1989), e, visto que os processos orgânicos são mantidos ou alterados por influências múltiplas, é difícil prever as consequências de uma intervenção. É verdade que ainda podemos isolar um elo da rede causal como nosso ponto de intervenção (quando prescrevemos um antibiótico), porém, mesmo nesses casos devemos estar conscientes do contexto todo em que operamos e dos efeitos recíprocos de nossa intervenção. A complexidade das experiências com doença que encontramos na medicina de família e comunidade leva-nos a pensar naturalmente dessa forma. Será o isolamento de fontes de apoio social a causa da depressão, ou será a depressão a causa do isolamento? Será que um evento na vida da pessoa causou a depressão ou foi o desencadeador que liberou a depressão em um indivíduo suscetível? Nas ciências humanas, podemos estabelecer relacionamentos entre eventos; contudo, fica muitas vezes difícil estabelecer causas. Será que isso implica impotência terapêutica? Não, mas sem dúvida exige mudança de um pensamento causal simplista para um pensamento a respeito de como a mudança pode ser facilitada em sistemas complexos.

SISTEMAS QUE SE AUTO-ORGANIZAM

A teoria geral de sistemas é uma resposta às limitações da ciência do século XIX. A visão de mundo mecanicista e os métodos reducionistas da ciência do século XIX não eram capazes de lidar adequadamente com fenômenos orgânicos, tais como organização e crescimento. O método reducionista lidava com problemas forçando sua classificação nas categorias conhecidas, isolando-os de seu meio e reduzindo-os, tanto quanto possível, a correntes causais simples e lineares. A teoria dos sistemas procura o contrário: abordar os problemas incluindo todas as suas relações significativas. Von Bertallanfy (1968, p. xx) definiu um sistema como "uma ordem dinâmica de partes e processos que se acham em interação mútua uns com os outros". Alguns dos principais conceitos da teoria de sistemas são apresentados a seguir.

A natureza organiza-se como uma hierarquia de sistemas, tanto vivos como não vivos. Sistemas vivos vão da organela à célula, ao tecido, ao órgão, ao organismo, à família, à comunidade, à sociedade. Cada nível da hierarquia é tanto um todo em si mesmo como uma parte do todo maior: nas palavras de Koestler (1979), tem as faces de Janus, uma olhando para um sistema de ordem superior, e a outra para um subsistema de ordem inferior (ver Fig. 6.1). Os sistemas relacionam-se uns com os outros, não só hierarquicamente e verticalmente, mas também horizontalmente. O sistema imune "fala" com o sistema nervoso no mesmo nível de hierarquia vertical. Sistema sociais, como família, comunidade e cultura, relacionam-se uns com os outros no mesmo nível, e a pessoa pode ser um componente de todos os três.

Se pensarmos em termos de sistemas humanos, uma pessoa está no nível mais alto da hierarquia organísmica e no nível mais baixo da hierarquia social. Cada sistema tem características únicas àquele nível, e só pode ser explicado por critérios que são adequados àquele nível. Um sistema local, como a família, por exemplo, não pode ser explicado em termos biológicos, e um sistema vivo não pode ser explicado em termos da física e da química. Nem pode um sistema ser entendido pelo estudo de cada uma de suas partes individualmente. Entender o todo exige um conhecimento do propósito do sistema e do modo como suas partes interagem para atingir tal propósito. Essa característica dos sistemas é conhecida como emergência. Um sistema tem propriedades que não estão presentes nas partes individuais: surgem do relacionamento entre as partes, ou seja, a organização. Quando um sistema é analisado em suas partes componentes, as propriedades emergentes são perdidas.

Todos os sistemas vivos são sistemas abertos, uma vez que fazem trocas tanto de energia quanto de informação por meio de todas as interfaces ou fronteiras do sistema. Cada sistema existe em um estado de equilíbrio interno dinâmico entre as partes, e em

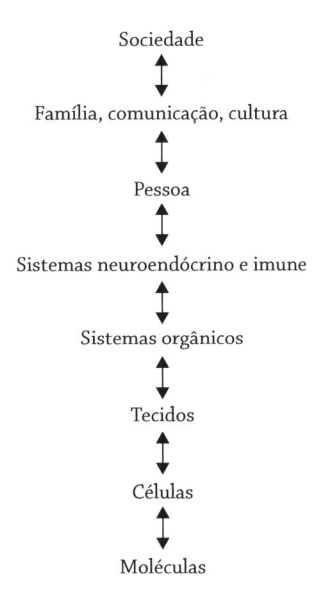

```
                    Sociedade
                        ↕
         Família, comunicação, cultura
                        ↕
                      Pessoa
                        ↕
           Sistemas neuroendócrino e imune
                        ↕
                Sistemas orgânicos
                        ↕
                      Tecidos
                        ↕
                      Células
                        ↕
                     Moléculas
```

Figura 6.1 Hierarquia de sistemas (nível de organização).
Baseada em Engel, CL, 1980 The clinical application of the biopsychosocial model. *American Journal of Psychiatry* 137:535

um estado de equilíbrio externo com os sistemas que formam seu ambiente. Se o equilíbrio for perturbado por mudanças dentro ou fora de um sistema, forças corretivas começam a agir, e podem restaurar o equilíbrio ou levar o sistema a um novo estado estável. A interdependência mútua das partes de um sistema é um conceito básico da teoria de sistemas. Qualquer mudança em uma parte causa mudanças no todo e, como a natureza é um *continuum*, a mudança reverbera para cima e para baixo na hierarquia do sistema.

Essas mudanças não podem ser analisadas como cadeias causais simples sem que, de forma grosseira, simplifiquemos exageradamente o processo. Fazer isso é pensar na forma de sistemas fechados, típica da ciência do século XIX. As limitações desse modo de pensar são ilustradas pelos efeitos da inovação tecnológica sobre o todo de alguns ecossistemas, como no caso do uso de pesticidas. Em um sistema complexo, a causa não opera de forma linear. Uma experiência com doença crônica pode causar depressão, o que pode, por sua vez, levar ao descuido com o tratamento, resultando em uma piora da doença; essa piora pode, então, exacerbar a depressão, e assim por diante.

Os sistemas vivos têm mecanismos de regulação que mantêm seu equilíbrio. Um desses mecanismos é a regulação cibernética, a qual envolve três passos: a volta da informação pela alça de *feedback* a partir da saída do sistema, a combinação dessa informação com as regras do sistema e o ajuste da saída para corrigir qualquer erro na combinação. Na teoria de sistemas, os termos *feedback positivo* e *negativo* são usados em sentidos diferentes daquele a que estamos acostumados na educação. No ensino, o *feedback* negativo implica a crítica à atuação de um aluno, enquanto *feedback* positivo indica elogios. Em linguagem de sistemas, o *feedback* negativo estabiliza o sistema ao reduzir o desvio de sua amplitude normal, como quando o termostato ajusta um sistema de aquecimento ou resfriamento. O *feedback* positivo amplia o desvio e leva o sistema ao excesso. Se um médico, ao ser confrontado por uma pessoa com raiva, responde com raiva (*feedback* positivo), a pessoa provavelmente ficará com mais raiva, e o médico, então, com mais raiva ainda, em uma escalada de emoções que ameaça o relacionamento. Se o médico der uma resposta conciliatória (*feedback* negativo), a raiva da pessoa provavelmente diminuirá, o que tem um efeito estabilizador para o relacionamento.

Um sistema vivo está em constante autoajuste de acordo com o *feedback* do próprio corpo, engajando-se em um monólogo com si mesmo. Na propriocepção, por exemplo, os impulsos motores dos músculos mandam *feedback* ao sistema nervoso central por uma alça sensorial por meio dos receptores nos tendões e articulações. O termo *Umwelt** foi usado pelo etologista von Uexküll para expressar a ideia de que o ambiente de um organismo não é simplesmente um pedaço neutro de espaço "lá fora", mas um universo subjetivo constituído de características que têm um sentido para isso (von Uexküll, Geigges e Herrmann, 1993). O *Umwelt* de um morcego é um mundo subjetivo de impulsos sonares; os cães habitam um mundo de cheiros. Uma pessoa cega, privada de um dos modos de percepção, tem de construir um novo *Umwelt* com base nos sentidos que lhe restam. A bengala do cego torna-se uma sonda, que transmite vibrações do ambiente. Como Kay Toombs (1995) observou, as deficiências graves, tanto motoras quanto sensoriais, sempre exigem uma mudança em nosso universo subjetivo, uma reconstrução de nosso mundo em sincronia com nossas atividades e percepções alteradas. Visto que nosso senso de ser vem do senso de coerência gerado pelo monólogo interno e pela interação com nosso ambiente, qualquer transtorno grave nas interações torna-se uma crise para o nosso "ser". Esse problema pode ser visto nos efeitos da privação sensorial e no ostracismo social, da forma como acontece no início da cegueira, surdez ou outras deficiências.

Os sistemas vivos também passam por crescimento, desenvolvimento e adaptação, e todos exigem uma mudança em resposta a uma nova condição. Uma família muda quando seus filhos crescem, passam pela adolescência e tornam-se adultos. O sistema de atendimento médico muda em resposta a novos problemas de saúde. Se um sistema não conseguir se adaptar a um ambiente em mudança, poderá se desintegrar e entrar em colapso.

Uma das contribuições mais importantes da teoria de sistemas tem sido a separação conceitual da regulação dos processos dinâmicos dos sistemas. Como a informação é essencial para a regulação, isso equivale a separar a informação da energia. Essa distinção entre informação e energia ajuda a entender como grandes efeitos dinâmicos podem ser postos em movimento ou liberados por pequenas quantidades de energia exigidas no processo de informação. Um sinal eletrônico pode explodir uma bomba. A descarga de um circuito elétrico pode abrir uma grande porta de metal. A ingestão de uma quantidade mínima de antígenos pode causar uma anafilaxia fatal em uma pessoa sensibilizada. Um aborrecimento menor pode desencadear uma depressão em uma pessoa predisposta por hereditariedade e experiências de vida. Em todos esses casos,

---

* N. de T. Em alemão, o termo *Umwelt* significa "meio-ambiente" ou "mundo circundante".

a informação age ao liberar a energia que está presente no sistema. A diferença entre processos reguladores e dinâmicos dos sistemas tem implicações para nossa análise das causas dos eventos. A causa do choque anafilático é tanto a hipersensibilidade do indivíduo quanto o antígeno que desencadeia a resposta anafilática.

O fluxo de informação é essencial para o funcionamento de sistemas médicos: o sistema médico-pessoa, o sistema médico-família e as diferentes equipes que formam o sistema de atendimento médico. As falhas na comunicação são as razões mais comuns para o erro médico. Ainda assim, prestamos muito mais atenção aos aspectos técnicos do atendimento do que à comunicação.

A QUESTÃO DO CONHECIMENTO MÉDICO

Chegamos então à discussão do conhecimento exigido do médico que trabalha sob o novo paradigma: a questão da epistemologia da medicina. Epistemologia (do grego *episteme*, "conhecimento") é a teoria do conhecimento. A epistemologia da medicina preocupa-se com questões como "o que é o conhecimento médico, o que devemos saber sobre as pessoas que atendemos e como esse conhecimento pode ser adquirido?".

Desde o século XIX, a medicina é dominada pela visão positivista do conhecimento, a crença de que só é válido o conhecimento obtido pelo método empírico: a verificação de hipóteses por meio do recurso a dados acessíveis aos nossos cinco sentidos. Na tradição dos países de língua inglesa, o empirismo é inseparavelmente associado ao método experimental. Na tradição europeia, outras rotas rigorosas para o conhecimento científico são reconhecidas: em alemão, *Naturwissenschaften* e *Geisteswissenschaften*; em francês, *la science de la nature* e *la science de l'humanité*. Na medicina, reconhecemos apenas uma dessas rotas para o conhecimento válido, e essa rota tornou-se, para nós, um sinônimo de ciência. Os cientistas médicos às vezes fazem a distinção entre dados qualitativos (*soft data*) e quantitativos (*hard data*), o que geralmente implica um julgamento a respeito de seu valor relativo. Fazer isso é comparar duas categorias de dados que não são comparáveis. Os dados das ciências naturais têm relação com o mundo dos sentidos; os dados das ciências humanas têm ligação com significados. Os dois tipos de dados podem ser verificados, mas os métodos de verificação são diferentes.

Os fenômenos físicos da experiência com doenças de uma pessoa são todos verificáveis. No entanto, os fenômenos mentais – pensamentos e sentimentos, além de percepções pessoais – exigem uma investigação diferente. Na filosofia europeia, isso é conhecido como hermenêutica (de *Hermeneutike*, a arte da interpretação) ou investigação fenomenológica. Na investigação empírica, como é comumente entendida, o observador coleta dados a respeito de um objeto, nesse caso uma pessoa, com seus cinco sentidos. A investigação hermenêutica é intersubjetiva. Uma pessoa, nesse caso um médico, alcança um entendimento dos pensamentos, sentimentos e sensações de outro, ao engajar-se em um diálogo no qual o sentido das palavras e de outros símbolos é progressivamente esclarecido. Na investigação intersubjetiva, nenhuma das partes fica intocada pelo processo. Nesse caso, a pessoa poderá adquirir um nível mais profundo de autoconhecimento, bem como a resolução de sua crise existencial; o médico também poderá aprender algo acerca da condição humana, e talvez até a respeito de si mesmo.

O conhecimento alcançado pela hermenêutica é intersubjetivo e, dessa forma, não é científico no sentido convencional do termo. Mesmo assim, tem seus próprios cânones de verificação. Nesse caso, a verificação depende da concordância intersubjetiva entre o médico e a pessoa. Em outros casos, a verificação pode incluir mais do que duas pessoas. Outro médico, por exemplo, pode conferir o entendimento de um colega sobre a dor de uma pessoa. Todo o processo de anamnese é hermenêutico no sentido de que busca o entendimento das sensações, percepções e sentimentos de uma pessoa. Apesar de havermos seguido uma tendência em direção ao positivismo na medicina, durante todo o tempo, sem reconhecer esse fato, temos contado com o conhecimento que pode apenas ser obtido pela concordância intersubjetiva.

Na perspectiva histórica, o positivismo pode ser visto como uma heresia moderna. Todas as grandes religiões e escolas de filosofia são extraordinariamente compatíveis a respeito de muitas coisas, inclusive seus ensinamentos sobre os níveis do ser. A sabedoria destilada ao longo das épocas, chamada por Leibniz e outros de *filosofia perene*, reconhece uma hierarquia nos níveis de existência. A mais simples tem três níveis: o transcendental, o mental e o físico. Whitehead (1926) defendia que, se quisermos saber os princípios gerais da existência, devemos começar no topo e ir descendo. Cada nível mais alto tem capacidades que não são encontradas nos níveis mais baixos. O mais alto não pode se derivar do mais baixo. As características da água não podem ser previstas pelas propriedades do hidrogênio e do oxigênio. A biologia não pode ser completamente explicada em termos da física, nem a psicologia em termos da biologia. Embora cada nível superior inclua os níveis mais baixos, ele sempre transcende esses níveis.

Cada nível do ser tem seu próprio nível de saber. Para ter conhecimento em qualquer dos níveis, o entendimento tem de ser adequado ao que se sabe. "Quando o nível daquele que conhece não é adequado ao nível do objeto de conhecimento", escreveu Schumacher (1977, p. 42), "o resultado não é um erro de fatos, mas algo muito mais sério: uma visão da realidade inadequada e empobrecida".

No nível físico, a forma de saber é sensorial. Como se pode perceber, o simples uso dos sentidos muitas vezes não é suficiente. Nossas percepções têm de ser treinadas. Dessa forma, o radiologista "vê" mais em uma radiografia do que o clínico; um oftalmologista "vê" mais na retina do que um internista. No nível mental, a forma de saber é simbólica. Entendemos os pensamentos e sentimentos de outra pessoa por meio da interpretação de símbolos: palavras, gestos, movimentos e expressões. Novamente, apenas escutar não é suficiente. Nossa orelha interna tem de ser treinada para que possamos escutar da forma descrita a seguir neste capítulo. E mesmo isso não é suficiente. Como podemos entender a vida interior de outra pessoa? A filosofia perene é clara nesse ponto: só podemos entender os outros na medida em que conhecemos a nós mesmos. Como podemos entender o que significa "dor" para uma pessoa a não ser que tenhamos sentido dor? Schumacher (1977, p. 83) escreveu:

Uma pessoa que nunca houvesse sentido uma dor física não poderia ter ideia alguma sobre a dor que outros sentem. Os sinais exteriores da dor – sons, movimentos, lágrimas – seriam, é claro, notados, no entanto essa pessoa seria totalmente inadequada para a tarefa de entender corretamente. Sem dúvida, tal pessoa tentaria fazer algum tipo de interpretação; poderia achar a dor engraçada, ou ameaçadora, ou simplesmente incompreensível. O que é invisível no outro ser, nesse caso, sua experiência de dor, continuaria invisível para essa pessoa. [...] O exemplo da dor física é instrutivo exatamente porque não há sutileza alguma a esse respeito. [...] Poucas pessoas duvidam da realidade da dor, e o entendimento de que aqui está algo que todos reconhecem como real, verdadeiro, um dos mais importantes "fatos irrefutáveis" de nossa existência humana, os quais, mesmo assim, não são observáveis por nossos sentidos externos, pode nos surpreender. Se apenas aquilo que é possível ser observado por nossos sentidos externos pode ser considerado real, "objetivo", respeitável cientificamente, então a dor deve ser descartada por ser irreal, "subjetiva" e não científica. O mesmo aplica-se a tudo o mais que nos move internamente: amor e ódio, alegria e tristeza, esperança, medo, angústia, e assim por diante.

É no nível mental que entendemos o significado das vivências de uma pessoa e dos valores que pautam sua vida. Nesse nível, encontramos os aspectos espirituais da medicina, as coisas que dão significado à vida de uma pessoa.

No nível transcendental, a forma de saber é contemplativa e intuitiva. O conhecimento nesse nível é difícil de ser expresso em palavras e não pode ser alcançado apenas com o intelecto. Sabemos que uma pessoa atingiu esse nível porque tal conhecimento transforma a personalidade como um todo. Esse nível de conhecimento também exige um entendimento adequado no nível da existência.

O tipo de preparação que pode proporcionar tanto o autoconhecimento quanto o entendimento sobre as vidas interiores de outras pessoas não é uma questão apenas para o intelecto. Esse tipo de entendimento vem do coração. O primeiro pré-requisito é acreditar que há um nível de significado além do alcance de nossos sentidos. Sem essa fé, provavelmente não teremos o comprometimento necessário para realizarmos a busca por esse entendimento. O intelecto e o coração não são (ou não devem ser) antagonistas em conflito. O entendimento que vem do coração pode enriquecer o intelecto, e o intelecto pode agir de acordo com as descobertas do coração. Cada forma de entendimento reflete um tipo diferente de verdade. Para o intelecto, a verdade é a verdade de uma proposição, que será estabelecida por meio de argumentos lógicos. Para o coração, a verdade é algo que penetra o ser como um todo e transforma nossa vida. A verdade de uma proposição pode ser aceita sem ter impacto algum na forma como vivemos. Limitar nosso entendimento ao intelecto apenas revela uma visão superficial e empobrecida da realidade. Samuel T. Coleridge viu isso acontecer em sua época: "Conheci homens que foram educados racionalmente, como é recomendado. Sua marca era a agudeza microscópica, mas quando observavam grandes coisas, tudo ficava vazio e eles nada viam" (Coleridge, 1853, p. 609).

Conclui-se, então, que a medicina deve incluir tanto o conhecimento derivado da ciência empírica quanto o conhecimento derivado da hermenêutica. Como se pode ver no exemplo do caso do Dr. Stetten (ver Cap. 7), a medicina deve incluir tanto um conhecimento sobre a visão quanto um conhecimento sobre a experiência da cegueira. Esses dois campos de conhecimento são de ordens muito diferentes. Um é um conhecimento de abstrações; o outro é um conhecimento da experiência concreta da forma como é vivenciada. Whitehead (1926, p. 197) criticava a educação profissional devido à sua concentração em abstrações, o que resultava no fato de que algumas pessoas tinham suas mentes em um poço:

> estar mentalmente em um poço é viver na contemplação de um conjunto de abstrações. O poço impede que se percorra além daquele campo de abstrações, distrai de algo para o qual nenhuma outra atenção é dada. No entanto, não há nenhum poço de abstração que seja adequado para se compreender a vida humana. Logo, no mundo moderno, o celibato da classe culta medieval foi substituído pelo celibato do intelecto, que é divorciado da contemplação concreta de fatos completos.

O LUGAR DO OBSERVADOR

Uma das premissas do positivismo é a diferenciação entre o observador e o observado e entre o subjetivo e o objetivo. A medicina tem seguido a ciência em sua visão do médico como um observador distanciado e que não se envolve. Nos prontuários, a história é frequentemente registrada na seção de dados subjetivos, enquanto os resultados do exame físico aparecem na seção de dados objetivos. Isso implica que os conhecimentos obtidos por meio desses dois modos de investigação são diferentes: no exame físico, o conhecimento dos estados do corpo vem dos cinco sentidos do médico sem a interpretação da pessoa; no histórico, o conhecimento vem da interpretação da pessoa sobre suas sensações físicas e sentimentos. Essas diferenças desaparecem quando analisadas. Os sinais físicos não são dados brutos: são a interpretação que o médico faz de suas próprias sensações. Os médicos não apalpam o fígado ou escutam o atrito pleural, mas sentem uma resistência quando palpam a parede abdominal, ou escutam um som no tórax, que interpretam como atrito pleural. Os médicos frequentemente discordam sobre os sinais físicos, e os achados de necropsia não raro contradizem o exame físico. O exame também não está isento da interpretação da pessoa. A decisão de retirar o apêndice pode depender do fato de a pessoa responder: "sim, isso dói". O conhecimento adquirido com a história da pessoa é interpretado não apenas pela pessoa, mas também pelo médico. O resultado é certo senso de ordenação que o médico dá à história relatada pela pessoa, uma ordenação que tem sentido no contexto da taxonomia de doenças.

A distinção entre dados subjetivos e objetivos é artificial, porque a percepção e a interpretação estão sempre unidas. A aprendizagem para ser um observador qualificado é um treinamento para a interpretação. Os médicos experientes e bem treinados podem chegar a concordar com grande aproximação quanto às suas observações, e por isso chamamos seus achados de "objetivos". No entanto, o critério de objetividade é a concordância intersubjetiva entre diferentes observadores: achados reprodutíveis exigem observadores que sejam qualificados para o uso de seus sentidos e suas ferramentas de observação.

A separação entre observação e interpretação foi expressa por Newton em sua máxima *"hypotheses non fingo*"*. O físico acreditava que os fenômenos deviam ser descri-

---

* N. de T. Em português, "não faço hipóteses".

tos sem a elaboração prévia de hipóteses, por um observador neutro e distanciado. O ponto de vista de Newton tem dominado o pensamento ocidental, com poucas vozes dissonantes, notadamente a de Johann Wolfgang von Goethe, que defendia que o observador, como parte da natureza, posicionava-se dentro dos fenômenos observados. Foi só no século XX, entretanto, que se viu uma mudança revolucionária nessa visão. Essa mudança foi observada na física: de acordo com a teoria quântica, a consciência do observador é essencial para a observação; além disso, é o ato de observação que faz com que as funções de probabilidade da mecânica quântica se tornem realidade (Harman, 1994). Até agora, nenhum outro campo da ciência seguiu a física nessa mudança. Contudo, ao examinarmos atentamente a conduta da ciência, ou pensarmos a respeito da própria experiência em pesquisa, perceberemos que a pessoa do observador está envolvida em todos os estágios.

Na busca para entender a natureza do conhecimento científico, Michael Polanyi (1962) rejeitou e considerou falso o ideal do distanciamento científico. O conhecimento científico vem do exercício dos poderes intelectuais daquele que busca conhecer e de sua participação apaixonada no ato de conhecer.

> O conhecimento pessoal [é] demonstrado na apreciação da probabilidade e na ordem nas ciências exatas [...] e na forma como as ciências descritivas dependem de habilidades e conhecimento apurado. Em todos esses pontos, o ato de saber inclui uma avaliação, e esse coeficiente pessoal, que dá forma a todo conhecimento factual, ao fazer isso estabelece uma ponte entre a subjetividade e a objetividade. O ato de saber tem por suposição a alegação de que o homem transcende sua própria subjetividade ao lutar apaixonadamente para atender a sua obrigação pessoal de respeitar os padrões universais. (Polanyi, 1962, p. 17)

O estabelecimento de contato com a realidade escondida na natureza envolve o reconhecimento da ordem. Esse reconhecimento não vem do estudo de partes isoladas, mas da intuição de como as partes estão organizadas no todo. O observador faz tal reconhecimento por meio da identificação de fenômenos. Piaget (1973) descreveu isso como um processo pelo qual o sujeito assimila o objeto e realiza a acomodação. Quanto mais alto estiver o todo nos sistemas de hierarquia, e quanto maior seu grau de complexidade, mais envolvimento do observador é exigido. É esse tipo de envolvimento que se exige no modelo de Goldstein. Para prestar atenção à experiência com a doença em todos os seus níveis, o médico tem de se identificar com a pessoa, vendo-a de forma integral, com memórias, emoções, interpretações, valores e intenções. Para realizar isso de forma precisa, evitando os possíveis percalços, temos de prestar atenção às nossas próprias emoções, interpretações e intenções. O médico não é apenas um observador da pessoa, mas um metaobservador do ser e da pessoa como um todo.

O treinamento do observador na medicina ou em qualquer outro ramo da ciência ou tecnologia é um treinamento das habilidades de atenção, observação e interpretação. O que o novo paradigma exige é que o médico se conscientize de que ele mesmo é um agente junto à pessoa, para trazer ordem e sentido para a experiência de doença da pessoa: "[...] o indivíduo na busca de conhecimento está mergulhado em um abraço com o mundo. É desse conhecimento que surge uma realidade gerada que traz a marca das duas naturezas envolvidas no processo" (Goodwin, 1994, p. 215).

Ainda que precisemos estar preparados pela autorreflexão, na prática do dia a dia as distinções entre o ser e o outro, entre o médico e a pessoa, podem quase desaparecer. O artesão que se sente unido a seu material, o cirurgião absorvido em uma operação, o sentido de ligação de um morador com a paisagem de seu lugar, a intimidade entre o médico e a pessoa, todos são familiares. Ao nos envolvermos profundamente na experiência de nosso ser como um todo, ganhamos o que Polanyi (1962) chamou de "conhecimento tácito": o conhecimento incorporado que não pode ser articulado de forma completa em palavras e conceitos. A diferença entre o conhecimento teórico e o conhecimento incorporado, ou seja, "saber a respeito" e "saber", pode ser contemplado ao refletirmos acerca da experiência de usar um novo medicamento. Mesmo que tenhamos todas as informações sobre o novo fármaco (sua absorção, excreção, meia-vida, dosagem, e assim por diante), nos sentiremos estranhos ao prescrevê-lo pela primeira vez. Só depois de ver o medicamento em ação com muitas pessoas, e ter aprendido suas nuances, seus diferentes efeitos em diferentes pessoas, as variações de sua ação, é que começaremos a usá-lo de forma mais tranquila.

Broom cita o conceito de Husserl de mundo da vida. "Se quisermos ver o mundo mais da forma como ele é, precisaremos de uma mudança radical de atitude, na qual nos voltamos dos significados objetificados das ciências para o significado como algo imediatamente vivenciado no *Lebenswelt*, ou 'mundo da vida'" (Kockelmans, 1999; Broom, 2007, p. 100).

A noção do "mundo da vida" é muito relevante para o "ver" uma doença significativa. O mundo da vida é o mundo real, das experiências, aquele que vivenciamos – um mundo muito mais rico do que o dos objetos apenas, ou aquele definido pela existência objetiva das coisas. O mundo da vida *dá origem* ao mundo da ciência, mas é muito mais do que o mundo descrito pela ciência" (Broom, 2007).

O problema é que frequentemente não enxergamos o mundo da vida da pessoa: um mundo que, se o conhecêssemos, poderia explicar o significado da doença que diagnosticamos, um significado que talvez se estenda ao passado distante, e que pode conter o prospecto de uma terapia. Estamos cegos porque o paradigma que orienta nossas faculdades de medicina não acredita que tais coisas existam.

Broom escreveu o seguinte:

> Quando trabalho com pessoas, com doenças, uso um método fenomenológico continuamente. Normalmente, começo prestando atenção na "coisa" da doença, a manifestação da doença, e daí deslizo minha discretamente em direção ao "significado" dessa experiência com a doença, ao mesmo tempo em que não deixo de mantê-las no mesmo tempo e espaço clínicos. Ao longo da consulta, sem me fazer notar, sigo em um movimento de um para outro, para frente e para trás, dando atenção ao "objeto" físico, o aspecto da doença em um momento, e depois dando atenção ao "significado" subjetivo em outro momento; nes-

se movimento de zigue-zague, vou gradualmente construindo um quadro multifatorial e multidimensional do surgimento e dano da doença nessa pessoa que está à minha frente. (Broom, 2007, p. 120)

A natureza desse ir e vir foi descrita também no método centrado na pessoa (Stewart et al., 2014).

O método descrito por Broom lembra os ensinamentos de Balint, especialmente a forma de Balint escutar com total atenção. Há, entretanto, uma grande diferença. Balint faz uma clara distinção entre pessoas com doenças bem definidas e aquelas com experiências de doenças neuróticas; Broom procura o significado em todas as doenças.

Os médicos de família e comunidade estão em grande vantagem, uma vez que têm o conhecimento das histórias de vida de muitas pessoas. Quando novas experiências de doença aparecem, nosso estoque de conhecimento pode ser o ponto de partida, como pista sobre o significado do "novo" problema. No entanto, não podemos ser muito complacentes: podemos não conhecer a pessoa que atendemos tão bem quanto supomos (Caso 6.1).

CASO 6.1

Eu, Ian Renwick McWhinney, havia atendido um casal de idosos por vários anos. O marido estava inválido devido a uma doença neurológica que progredira até o ponto em que ele tinha agora grande dificuldade em caminhar. O diagnóstico não foi estabelecido nem mesmo após uma avaliação intensiva. Havia também na casa uma senhora idosa que eu costumava ver quando fazia visitas domiciliares. Pensava que fosse a tia de sua esposa.

Via o marido e a tia com bastante frequência, mas a esposa tinha boa saúde, até que um dia ela veio à clínica (consultório) com uma queixa persistente de fezes diarreicas. Suspeitei de colite ulcerativa e a encaminhei para um cirurgião, que confirmou o diagnóstico; com seu relatório, veio junto um comentário misterioso sobre a tia da pessoa. Quando a pessoa voltou para consultar comigo, contou que havia repentinamente descoberto que a "tia" era, na verdade, sua mãe. Eu já sabia que a tia era a dona da casa, e que usava esse poder para complicar suas vidas, mas, é claro, ignorava qual era seu relacionamento verdadeiro com essa "tia". Sentindo-me um pouco humilhado, perguntei-lhe por que havia contado isso para o especialista e não para mim, seu médico de família e comunidade. "Bem", disse ela, "quando eu estava indo ver o especialista, meu marido me disse: conte tudo para ele". Não será possível que o sentido de sua experiência com a doença esteja na mudança de vida que havia sofrido? Nesse ponto da minha carreira, não pensei duas vezes a respeito disso. Nem lhe perguntei como havia ficado sabendo, ou como isso a havia afetado.

ABSTRAÇÃO E EXPERIÊNCIA (MAPA E TERRITÓRIO)

A importância da abstração no entendimento humano é esclarecida pela metáfora usada por Alfred Korzybski (1958) sobre o mapa e o território. Fazemos um mapa ao abstrair algumas características de um território e ignorar outras. As características que abstraímos dependem do propósito do mapa: topográfico, geológico, etnográfico, entre outros. Para ser útil, o mapa deve ter a mesma estrutura do território, porém, nas palavras do aforismo de Korzybski, "o mapa não é o território". Conhecer o mapa não é o mesmo que conhecer o território. Um nativo da região do território conhece-o por meio de sua vivência e identificação com esse território. O nativo está imerso em sua paisagem: sua experiência com o território é sensorial, afetiva. Korzybski chama essa experiência de uma "abstração de primeira ordem". Não distingue o corpo da mente: a experiência é feita de sentimentos imediatos, sendo, em última análise, indescritível; nas palavras de Polanyi (1962), experiência é um conhecimento tácito. Podemos encontrar uma palavra para isso, mas "a palavra não é a coisa". Assim que usamos uma palavra, ela se torna uma abstração de segunda ordem.

Os mapas e esquemas que construímos trazem uma enorme quantidade de conhecimento do mundo. Na medicina, consideramos pessoas com experiências de doença semelhantes e identificamos características que elas têm em comum, ao mesmo tempo em que ignoramos muitas coisas que não compartilham. Esses conjuntos de abstrações que chamamos de doenças em nosso sistema de classificação são mapas do território da experiência com a doença vivenciada pelas pessoas que cuidamos. O sistema aumenta muito nosso conhecimento por intermédio do poder de generalização. Depois de termos classificado (diagnosticado) a experiência com a doença da pessoa (encontrado seu lugar no mapa), podemos fazer inferências a respeito de seu curso e desfecho, sua relação com outras experiências, sua resposta ao tratamento, entre outras coisas.

O poder de generalização aumenta com cada grau de abstração, e o último grau é uma lei científica ou uma fórmula matemática. Na medicina, algumas de nossas categorias são de um baixo grau de abstração, tais como os conjuntos de observações clínicas que chamamos de síndromes. No próximo nível, outras formas de descrever a experiência com a doença são adicionadas: patológica, bioquímica, radiológica. Cada uma aumenta o poder de generalização. Os nomes são dados para cada nível de abstração, e a linguagem também é um mapa do território. As palavras na Tabela 6.2 apresentam graus crescentes de abstração das experiências originais dos pacientes até os níveis mais altos, que surgem da "tradução" da experiência com a doença para a linguagem da fisiopatologia e, por fim, um código diagnóstico.

O poder da abstração depende do fato de ela ter a mesma estrutura que a experiência com a doença que representa – uma característica exemplificada pelo caso de esclerose múltipla. Entretanto, nenhuma abstração chega a ser um quadro completo do que representa: torna-se cada vez menos completa à medida que os níveis de abstração e poder de generalização aumentam. A experiência com a doença de cada pessoa é sem-

Tabela 6.2 NÍVEIS DE ABSTRAÇÃO EM UMA PESSOA COM SINTOMAS E SINAIS NEUROLÓGICOS MÚLTIPLOS E VARIÁVEIS

Nível 1	Nível 2	Nível 3	Nível 4	Nível 5
Sensações e emoções da pessoa	Queixas, sentimentos e interpretações expressados pela pessoa	Análise da enfermidade pelo médico: avaliação clínica	RM	RME
Pré-verbal	Abstração de segunda ordem	Abstração de terceira ordem	Abstração de quarta ordem	Abstração de quinta ordem
Experiência com a doença	"Enfermidade" (compreensão pelo médico)	"Doença" (diagnóstico clínico: EM)	"Doença" (diagnóstico definitivo: EM)	Código CID-G35

RM, ressonância magnética; RME, espectroscopia por ressonância magnética; EM, esclerose múltipla.

pre diferente em algum aspecto. Na medida em que aumentamos os níveis de abstração, as diferenças individuais são aplainadas para aumentar nosso poder de generalização. E algo muito importante perde-se nesse processo; à medida que aumentamos os níveis de abstração, a contribuição afetiva para o nosso entendimento da experiência original torna-se cada vez mais fraca. A abstração nos distancia da experiência. Não há como vivenciarmos a beleza ou o terror de uma paisagem pela leitura do mapa. É claro que podemos nos apaixonar por mapas. Há um prazer emocionante em um bom diagnóstico (encontrar nosso lugar no mapa), e pode haver beleza em uma radiografia. No entanto, isso não é o mesmo que sentimentos quanto à experiência que a pessoa tem da doença.

A expressão "o mapa não é o território" parece uma afirmação óbvia, mas frequentemente caímos na armadilha de tomar a abstração pela experiência que ela representa. Perguntamos se certa doença é uma "entidade", quando o que, na verdade, queremos dizer é "será que o mapa tem a mesma estrutura que a realidade?" Pode-se dizer às pessoas "a doença que você pensa ter não existe" e, devido a muitas pistas sutis, as pessoas podem sentir que não acreditamos nelas. O médico, talvez inconscientemente, sente que, como a experiência de doença não está no mapa, a pessoa não está doente. Frequentemente, ensina-se que uma "doença" é a causa de uma "síndrome", quando na verdade essas doenças representam diferentes níveis de abstração.[4] A medicina ocidental costuma inverter a condição de abstração e de experiência: a experiência com a doença da pessoa não é considerada "real" antes de ter sido colocada no mapa. O contrário é que é real: as doenças, como mapas, não são "reais"; são construtos mentais que têm a mesma estrutura que a realidade. Por vezes, percebemos que nossos mapas estão errados. O prolapso da válvula mitral, por exemplo, não deveria estar em mapa algum; a relação que no passado traçamos entre os sintomas e o prolapso de válvula mostrou não corresponder a qualquer relação no mundo real. Algumas vezes, o mapa está certo, porém, o interpretamos de forma errada. A dor que uma pessoa tem nas costas pode ser chamada de osteoartrite com base em alterações radiológicas que são normais para sua idade. Esses diagnósticos incorretos podem ter sérias consequências, como atrasar a recuperação e levar a um manejo inadequado.

Uma das características da medicina de família e comunidade é a intimidade que surge dos relacionamentos que duram bastante tempo entre o médico e as pessoas, de tal forma que os médicos de família e comunidade frequentemente tendem a pensar mais em termos de pessoas individuais do que em termos de abstrações. Ao descrever uma série de entrevistas com clínicos gerais, Reid (1982, p. 325) notou que alguns "não conseguiam falar sobre clínica geral a não ser em termos de pessoas específicas". Nossa experiência não nos permite esquecer as limitações das abstrações, mesmo quando as usamos. Korzybski defendia que jamais podemos esquecer a singularidade de cada objeto. Precisamos lembrar que conhecer o mapa não é o mesmo que entender a experiência com a doença que a pessoa tem, ou seja, a experiência de primeira ordem, a experiência pré-verbal. As pessoas são muitos sensíveis a essa diferença. O caminho para o entendimento não é a abstração, mas a identificação. Essa identificação não verbal com a pessoa pode ser o fator mais importante da cura. A identificação exige todos os nossos poderes cognitivos, especialmente nossos sentimentos. O problema de saúde não diferenciado é a experiência de doença que não passou pelo processo de abstração da avaliação clínica. A diferenciação é um processo de abstração crescente, e o nível de abstração alcançado depende de quanto a experiência com a doença pode ser reduzida aos marcadores nos casos de células, moléculas e imagens. Muito das experiências com a doença vistas na medicina de família e comunidade não pode ser reduzido dessa forma e, muitas vezes, os médicos de família e comunidade operam em um nível mais baixo de abstração.

Como a medicina ocidental e o paradigma moderno de conhecimento são pesadamente inclinados para a abstração, tendemos a nos sentir afastados da tentativa de identificação com a experiência da pessoa. O modelo biopsicossocial é, ele mesmo, uma abstração; da mesma forma, a teoria de sistemas em que se baseia. O modelo poderia ser mal interpretado como simplesmente uma chamada para interpretar a experiência com a doença da pessoa em termos da teoria biológica, psicológica e da ciência social. Na questão de cura, as abstrações só atrapalham. Há um momento em que precisamos deixar de lado nossos mapas e caminhar de mãos dadas com a pessoa pelo território.

NOTAS

[1] A palavra *paradigma* é atualmente muito usada em diversos contextos, de tal forma que perdeu muito de seu sentido original. Tanto a medicina molecular quanto a medicina baseada em evidências descreveram o que chamaram de novos paradigmas (Robert Wood Johnson Commission, 1992; Glass, 1996), quando, nas palavras de Kuhn, eles não são nada mais que desenvolvimentos no corpo de um paradigma já existente.

[2] Um dos precursores de Kuhn foi Ludwig Fleck, um médico e cientista polonês que, em 1935, publicou um livro em alemão, mais tarde traduzido para o inglês com o título de *The Genesis and Development of a Scientific Fact* *(1979). Quando o livro foi escrito, a ideia de que fatos pudessem ter uma história natural, e pudessem passar por um processo de condicionamento social, era tão estranha que passou despercebida. Temos interesse especial no livro de Fleck, porque usa a descoberta da reação de Wassermann para ilustrar sua tese.

[3] Para uma discussão mais completa dessas indicações, veja McWhinney, IR The importance of being different, *British Journal of General Practice* (1996), 46:433-436; McWhinney, IR, Epstein, RM, Freeman, T, Rethinking somatization, *Annals of Internal Medicine* (1997), 126(9):747; e McWhinney, IR, Epstein, RM, Freeman, T, Rethinking somatization, *Advances in Mind-Body Medicine* (2001), 17(4):232.

[4] Quando uma condição antes descrita como uma síndrome é redefinida como uma doença devido à sua inclusão em uma patologia específica, os sintomas e sinais que definiam a síndrome tornam-se parte da nova definição. A nova categoria é composta por sintomas e sinais mais a patologia. Sem as características clínicas, a patologia não teria qualquer importância clínica. Dizer que a doença é a causa da síndrome é o mesmo que dizer que a categoria é a causa de si própria, o mesmo que afirmar que os leões são a causa dos quadrúpedes.

REFERÊNCIAS

Ader R, Cohen N. 1991. The influence of conditioning on immune responses. In: Ader R, Felton DL, Cohen N, eds., *Psychoneuroimmunology*. San Diego, CA: Academic Press.

Afifi TO, MacMillan HL, Boyule M, et al. 2014. Child abuse and mental disorders in Canada. *Canadian Medical Association Journal* 186: e675.

Antonovsky A. 1979. *Health, Stress and Coping*. San Francisco, CA: Jossey-Bass.

Bass MJ, Buck C, Turner L, et al. 1986. The physician's actions and the outcome of illness in family practice. *Journal of Family Practice* 23:43-47.

Bellinger DL, Madden KS, Felten SY, Felten DL. 1994. Neural and endocrine links between the brain and the immune system. In: Lewis CE, O'Sullivan C, Barroclough J, eds., *The Psychoimmunology of Cancer: Mind and Body in the Fight for Survival*. New York: Oxford University Press.

Berkman LF. 1995. The role of social relations in health promotion. *Psychosomatic Medicine* 57:245.

Berkman LF, Breslow L. 1983. *Health and Ways of Living: The Alameda County Study*. New York: Oxford University Press.

Besedovsky HO, Sorkin E. 1981. Immunologic-neuroendocrine circuits: Physiological approaches. In: Ader R, ed., *Psychoneuroimmunology*. New York: Academic Press.

Blacklock SM. 1977. The symptom of chest pain in family practice. *Journal of Family Practice* 4:429.

Briggs J, Peat DF. 1989. *Turbulent Mirror: An Illustrated Guide to Chaos Theory and the Science of Wholeness*. New York: Harper & Row.

Brody H. 1980. *Placebos and the Philosophy of Medicine*. Chicago: Chicago University Press.

---

* N. de T. Publicado em português com o título "*Gênese e Desenvolvimento de um Fato Científico*".

Broom B. 2007. *MEANING-full DISEASE. How personal experience and meanings cause and maintain physical illness*. London: Karnac Books.

Cannon WB. 1932. *The Wisdom of the Body*. New York: W. W. Norton.

Cassel J. 1976. The contribution of the social environment to host resistance. *American Journal of Epidemiology* 104:107.

Classen C, Hermanson KS, Spiegel D. 1994. Psychotherapy, stress, and survival in breast cancer. In: Lewis CE, O'Sullivan C, Barroclough J, eds., *The Psychoimmunology of Cancer: Mind and Body in the Fight for Survival*. New York: Oxford University Press.

Clinicopathological Conference. 1968. A case of adult coeliac disease resistant to treatment. *British Medical Journal* 1:678.

Cobb S. 1976. Social support as a moderator of life stress. *Psychosomatic Medicine* 38:300.

Cobb S, Kasl SV. 1977. *Termination: The Consequence of Job Loss*. Washington, DC: US Department of Health Education and Welfare.

Coker S, Tyrell DAJ, Smith AP. 1991. Psychological stress and susceptibility to the common cold. *New England Journal of Medicine* 32:606.

Coleridge ST. 1853. *Biographia Literaria; or, Biographical Sketches of My Literary Life and Opinions*. New York: Harper.

Crookshank FG. 1926. The theory of diagnosis. *Lancet* 1:939.

Cunningham A, Edmonds C. 2005. Possible effects of psychological therapy on survival duration in cancer patients. *Journal of Clinical Oncology* 23(22):5263.

Dohrenwend BS, Dohrenwend BP (eds.). 1974. *Stressful Life Events: Their Nature and Effects*. New York: John Wiley.

Dreher H. 2003. *Mind-Body Unity: A New Vision for Mind-Body Science and Medicine*. Baltimore, MD; London: The Johns Hopkins University Press.

Dubos R. 1965. *Man Adapting*. New Haven, CT: Yale University Press.

Engel CL. 1980. The clinical application of the biopsychosocial model. *American Journal of Psychiatry* 137:535.

Fagundes CP, Bennett JM, Derry HM, Kiecolt-Glaser JK. 2011. Relationships and inflammation across the lifespan: Social developmental pathways to disease. *Social and Personality Psychology Compass* 5(11):891–903.

Felten SY, Felten DL. 1991. Innervation of lymphoid tissue. In: Ader R, Felton DL, Cohen N, eds., *Psychoneuroimmunology*. San Diego, CA: Academic Press.

Fleck L. 1979. *The Genesis and Development of a Scientific Fact*. Chicago: University of Chicago Press.

Foss L, Rothenberg K. 1987. *The Second Medical Revolution: From Biomedicine to Infomedicine*. Boston, MA: New Science Library, Shambhala.

Foss L. 1994. The biomedical paradigm, psychoneuroimmunology, and the black four of hearts. *Advances* 10(1):32.

Gillies JCM 2005. Getting it right in the consultation: Hippocrates; problem; Aristotle's answer. Occasional Paper 86, Royal College of General Practitioners.

Glass RM. 1996. The patient–physician relationship: JAMA focuses on the center of medicine. *Journal of the American Medical Association* 275:147.

Goldstein K. 1995. *The Organism: A Holistic Approach to Biology Derived from Pathological Data in Man*. New York: Zone Books.

Goodwin BC. 1994. Toward a science of qualities. In: Harman W, Clark J, eds., *New Metaphysical Foundations of Modern Science*. Sausalito, CA: Institute of Noetic Sciences.

Goodwin PJ, Leszcz M, Ennis M, et al. 2001. The effect of group psychosocial support on survival in metastatic breast cancer. *New England Journal of Medicine* 345(24):1719.

Gore S. 1978. The effect of social support in moderating the health consequences of unemployment. *Journal of Health and Social Behavior* 19:157.

Gorovitz S, MacIntyre A. 1976. Toward a theory of medical fallibility. *Journal of Medical Philosophy* 1:51.

Guess HA, Kleinman A, Kusek JW, Engel LW (eds.). 2002. *The Science of the Placebo: Toward an Interdisciplinary Research Agenda*. London: BMJ Books.

Hall H, Minnes L, Olness K. 1993. The psychophysiology of voluntary immunomodulation. *International Journal of Neuroscience* 69:221.

Harman W. 1994. A re-examination of the metaphysical foundations of modern science: Why is it necessary? In: Harman W, Clark J, eds., *New Metaphysical Foundations of Modern Science*. Sausalito, CA: Institute of Noetic Sciences.

Headache Study Group of the University of Western Ontario. 1986. Predictors of outcome in headache patients presenting to family physicians: A one year prospective study. *Headache* 26:285.

Helsing KJ, Szklo M, Comstock GW. 1981. Factors associated with mortality after widowhood. *American Journal of Public Health* 71(8):802.

Hinkle LE. 1974. The effect of exposure to culture change and changes in interpersonal relationships in health. In: Dohrenwend BS, Dohrenwend BP, eds., *Stressful Life Events: Their Nature and Effects*. New York: John Wiley.

Holmes TH, Rahe RH. 1967. The social readjustment rating scale. *Journal of Psychosomatic Research* 11:213.

Jackson JL, Passamonti M. 2005. The outcomes among patients presenting in primary care with a physical symptom at 5 years. *Journal of General Internal Medicine* 20(11):1032–1037.

Jemmott JB, Locke SE. 1984. Psychological factors, immunologic mediation and human susceptibility to infectious diseases: How much do we know? *Psychological Bulletin* 95:78.

Jin RL, Shah CP, Svoboda TJ. 1995. The impact of unemployment on health: A review of the evidence. *Canadian Medical Association Journal* 153:529.

Khan AA, Khan A, Harezlak J, et al. 2003. Somatic symptoms in primary care: Etiology and outcome. *Psychosomatics* 44(6):471–478.

Kiecolt-Glaser JK, Dura JR, Speicher CE, et al. 1991. Spousal caregivers of dementia victims: Longitudinal changes in immunity and health. *Psychosomatic Medicine* 53(4):345.

Kiecolt-Glaser JK, Glaser R. 1995. Psychoneuroimmunology and health consequences: Data and shared mechanisms. *Psychosomatic Medicine* 57:269.

Kiecolt-Glaser JK., McGuire L, Robles TF, Glaser R. 2002a. Psychoneuroimmunology and psychosomatic medicine: Back to the future. *Psychosomatic Medicine* 64(1):15.

Kiecolt-Glaser JK, McGuire L, Robles TF, Glaser R. 2002b. Psychoneuroimmunology: Psychological influences on immune function and health. *Journal of Consulting and Clinical Psychology* 70(3):537–547.

Kiecolt-Glaser JK, McGuire L, Robles TF, Glaser R. 2002c. Emotions, morbidity, and mortality: New perspectives from psychoneuroimmunology. *Annual Review of Psychology* 53:83–107.

Kiecolt-Glaser JK, Gouin J-P, Hantsoo L. 2010. Close relationships, inflammation, and health. *Neuroscience and Biobehavioral Reviews* 35(1):33–38.

Kissane DW, Love A, Hatton A, et al. 2004. Effect of cognitive-existential group therapy on survival in early-stage breast cancer. *Journal of Clinical Oncology* 22(21):4255–4260.

Kockelmans JJ. 1999. Phenomenology. In: Audi, R. (ed.) *The Cambridge Dictionary of Philosophy*, 2nd ed. Cambridge: Cambridge University Press.

Koestler A. 1979. *Janus: A Summing Up*. London: Picador.

Korzybski A. 1958. *Science and Sanity: An Introduction to Non-Aristotelian Systems and General Semantics*, 4th ed. Lake Bille, CT: International Non-Aristotelian Library.

Kuhn TS. 1967. *The Structure of Scientific Revolutions*. Chicago: University of Chicago Press.

Langer SK. 1979. *Philosophy in a New Key*. Cambridge, MA: Harvard University Press.

McEwen BS, Norton E. 2002. *The End of Stress as We Know It*. Washington, DC: National Academies Press.

McFarlane WR. 1992. Psychoeducation: A potential model for intervention in family practice. In: Sawa RJ (ed.). *Family Health Care*. Newbury Park, CA: Sage.

Medalie JH, Goldbourt U. 1976. Some epidemiologic aspects of the high mortality rate in the young widowed group. *Journal of Chronic Disease* 10:207.

Moerman DE. 1983. General medical effectiveness and human biology: Placebo effects in the treatment of ulcer disease. *Medical Anthropology Quarterly* 14:3.

Nuckolls KB, Cassel JC, Kaplan BH. 1972. Psychosocial assets, life crisis and the prognosis of pregnancy. *American Journal of Epidemiology* 95:431.

Olness K, Ader R. 1992. Conditioning as an adjunct in the pharmacotherapy of lupus erythematosus. *Developmental and Behavioral Pediatrics* 13:124.

Olness K, MacDonald JT, Uden DL. 1987. Comparison of self-hypnosis and propranolol in the treatment of juvenile classical migraine. *Pediatrics* 79:593.

Peck C, Coleman G. 1991. Implications of placebo theory for clinical research and practice in pain management. *Theoretical Medicine* 12:247.

Piaget J. 1973. *The Child and Reality*. New York: Grossman.

Polanyi M. 1962. *Personal Knowledge: Towards a Post-critical Philosophy*. Chicago: University of Chicago Press.

Rana J, Mannam A, Donnel-Fink L, et al. 2005. Longevity of the placebo effect in the therapeutic angiogenesis and laser myocardial revascularization trials in patients with coronary heart disease. *American Journal of Cardiology* 95:1456–1459.

Reid M. 1982. Marginal man: The identity dilemma of the academic general practitioner. *Symbolic Interaction* 5(2):325.

Riley V, Fitzmaurice MA, Spackman DA. 1981. Psychoneuroimmunologic factors in neoplasia: Studies in animals. In: Ader R, ed., *Psychoneuroimmunology*. New York: Academic Press.

Robert Wood Johnson Commission Report on Medical Education. 1992. *JAMA* 268(9):1144–1145.

Ruberman W, Weinblatt E, Goldberg JD, et al. 1984. Psychological influences on mortality after myocardial infarction. *New England Journal of Medicine* 311:552.

Rudebeck CE. 1992. General practice and the dialogue of clinical practice. *Scandinavian Journal of Primary Care* Supplement 1.

Scheier MF, Bridges MW. 1995. Person variables and health: Personality predispositions and acute psychological states as shared determinants for disease. *Psychosomatic Medicine* 57:255.

Schumacher EF. 1977. *A Guide for the Perplexed*. New York: Harper and Row.

Selye H. 1956. *The Stress of Life*. New York: McGraw-Hill.

Siegler IC, Costa PT, Brummett BH, et al. 2003. Patterns of change in hostility from college to midlife in the UNC alumni heart study predict high-risk status. *Psychosomatic Medicine* 65(5):738–745.

Stewart M, Brown JB, Weston WW, et al. 2014. *Patient-Centered Medicine: Transforming the Clinical Method*, 3rd ed. Oxford: Radcliffe Medical Press.

Toombs SK. 1995. *The Meaning of Illness: A Phenomenological Account of the Different Perspectives of Physician and Patient*. Dordrecht: Kluwer.

Turner RJ. 1983. Direct, indirect and moderating of social support on psychological distress and associated conditions. In: Kaplan HB, ed., *Psychological Stress*. New York: Academic Press.

Turner RJ, Wheaton B, Lloyd DA. 1995. The epidemiology of social stress. *American Sociological Review* 60:104.

Von Bertallanfy L. 1968. *General System Theory*. New York: George Braziller.

von Uexküll T, Geigges W, Herrmann JM. 1993. A fresh look at the immune system: The principle of teleological coherence and harmony of purpose exists at every level of integration in the hierarchy of living systems. *Advances* 9(3):50.

Wartolowska K, Judge A, Hopewell S, et al. 2014. Use of placebo controls in the evaluation of surgery: Systematic review. *BMJ* 2014;348:g3253. doi: 10.1136/bmj. g3253.

Wasson JH, Sox HC, Sox CH. 1981. The diagnosis of abdominal pain in ambulatory male patients. *Medical Decision Making* 1:215.

Whitehead AN. 1926. *Science and the Modern World.* Cambridge: Cambridge University Press.

Yates FE. 1993. Self-organizing systems. In: Boyd CAR, Noble D, eds., *The Logic of Life: The Challenge of Integrative Physiology.* New York: Oxford University Press.

Zucker A. 1981. Holism and reductionism: A view from genetics. *Journal of Medicine and Philosophy* 6:2.

CAPÍTULO 7

Experiência com a doença, sofrimento e cura

As tarefas centrais na vida de um médico são entender a experiência com a doença e compreender as pessoas. Como não se pode ter a compreensão de uma experiência com a doença sem também entender a pessoa que a sofre, essas duas tarefas são indivisíveis. Uma abordagem para o entendimento da experiência com a doença é a aplicação de nosso conhecimento de ciência e tecnologia. Isso nos dará um entendimento da experiência com a doença em certo nível, mas não nos permitirá entender o doente como uma pessoa, com sua história de vida única, seus sentimentos, valores e relacionamentos. Essa aplicação também não nos ajudará a entender o sentido mais profundo que a experiência com a doença pode ter para a pessoa. A ciência, como vimos no Capítulo 6, fornece conhecimento sobre abstrações. Essas abstrações são muito poderosas e permitem que façamos inferências e previsões precisas que formam a base para a tecnologia da medicina. No entanto, podem ignorar e excluir a experiência concreta com a doença como é vivida pela pessoa. Nas palavras de Richard Baron (1985), "atualmente existe uma grande distância entre a forma como pensamos sobre a doença enquanto médicos e a forma como a vivenciamos enquanto pessoas".

Acreditamos que o controle que a abstração tem sobre a medicina moderna está na raiz de um dos paradoxos do relacionamento entre a pessoa e o médico. Em uma época em que a medicina nunca antes foi tão bem-sucedida tecnologicamente, os médicos nunca foram tão criticados e atacados. Nas últimas três décadas, houve um aumento notável no número de livros e artigos que descrevem experiências pessoais com a doença. Esses textos, escritos pelas próprias pessoas ou seus parentes, são em geral amargamente críticos a respeito dos médicos. Essas críticas deixam-nos constrangidos, e há a tentação de nos tornarmos defensivos ou de julgar que os escritores sejam apenas queixosos. É importante, entretanto, prestar atenção ao que tais livros têm a dizer: referem-se a algo sobre o estado da medicina e, se não considerarmos que as críticas se dirigem apenas aos outros, podem nos ensinar algo a respeito de nós mesmos.

Arthur Frank, que teve câncer testicular quando tinha 40 anos, escreveu:

> Sempre pensei que se eu ficasse gravemente doente, os médicos, mesmo sobrecarregados de trabalho, reconheceriam, de alguma forma, o que estava acontecendo comigo. Não sabia que forma de reconhecimento seria, mas acreditava que isso aconteceria. O que vivenciei foi exatamente o oposto. Quanto mais crítico era o meu diagnóstico, mais relutantes eram os médicos em falar comigo. Tive dificuldade em fazê-los manter contato visual comigo; a maioria apenas vinha ver a minha doença. Essa "coisa" dentro do corpo era o seu campo de pesquisa; o "eu" parecia existir além do horizonte de seu interesse (p. 54). [...] Depois de cinco anos lidando com profissionais da medicina no contexto de uma doença crítica, em contraste com os problemas rotineiros que eu tivera no passado, eu aceitei os seus limites, mesmo que nunca tenha me sentido à vontade com tais limites. Talvez a medicina deva se reformar e aprender a compartilhar a fala sobre a experiência de doença com as pessoas, em vez de impor a fala da doença às pessoas. Ou talvez os médicos e enfermeiros devessem simplesmente fazer o que já fazem tão bem: tratar os colapsos e abandonar a pretensão de fazer mais do que isso (Frank, 1991, p. 14).

O romancista Reynolds Price (1994), ao escrever sobre sua experiência com um tumor na medula espinal e a subsequente paraplegia e dor crônica, fala bem sobre seu cirurgião, porém diz o seguinte sobre seus encontros com outros médicos:

> [...] com certeza, deve-se esperar que um médico compartilhe e ofereça, em todos os momentos apropriados, a habilidade que esperamos de um professor, de um bombeiro, de um padre, de um policial, do entregador de leite do bairro ou do administrador do canil municipal.
>
> Essas são simplesmente habilidades de simpatia humana, as habilidades de deixar que outra criatura saiba que a sua preocupação é reconhecida e valorizada; sendo ou não possível conseguir uma cura, todos os esforços possíveis serão feitos para alcançar essa meta ou para aliviar uma agonia incurável em direção a seu fim bem-vindo. Tais habilidades não são raras no mundo natural. O que mais, além do anseio em usar e aperfeiçoar tais habilidades em relação a outros seres humanos necessitados, poderá levar um homem ou uma mulher para a medicina? O que, além da completa incapacidade de reconhecer suas emoções atrofiadas antes de cometer erros incorrigíveis com tecido vivo? Isso além da avidez por dinheiro e poder? E tendo esbarrado em outras criaturas, como esse indivíduo desajeitado pode não tentar mudar? Será ele ou ela legalmente cego também? Talvez tenhamos o direito de exigir que tal profissional tão cheio de defeitos coloque um aviso na porta de seu consultório ou em seu jaleco engomado, como em tantas outras apostas duvidosas: *Técnico especialista. Não espere mais. A qualidade de sua vida e a sua morte são problemas seus* (Price, 1994, p. 145).

Quando Price foi encaminhado para uma clínica da dor a fim de tratar sua dor neurológica crônica, os médicos nem mencionaram terapias para a dor que estavam disponíveis em outro andar do mesmo prédio. No fim, após dois anos, Price descobriu que dois desses tratamentos, o *biofeedback* e a hipnose, contribuíam, mais do que qualquer outra coisa, para tornar a sua dor suportável.

Alguns dos relatos mais reveladores sobre a experiência com a doença vieram de médicos que se tornaram pacientes. O Dr. DeWitt Stetten (1981) escreveu a respeito de sua experiência de perda progressiva da visão, causada por degeneração macular:

> Ao longo de todos esses anos e apesar de muitos encontros com profissionais capazes e experientes, nenhum oftalmologista em momento algum sugeriu qualquer aparelho que pudesse me ajudar. Nenhum oftalmologista mencionou sequer uma das muitas formas existentes para frear a deterioração de minha qualidade de vida. Felizmente, descobri uma série de meios para ajudar a mim mesmo, e o objetivo desse artigo é chamar a atenção do mundo da oftalmologia para alguns desses aparelhos e, de forma cortês mas firme, lamentar o que parece ser a atitude geral dos oftalmologistas: "estamos interessados na visão, mas temos pouco interesse na cegueira". (Stetten, 1981, p. 458)

O que se pode perceber nos médicos do Dr. Stetten, penso, é uma extrema inclinação literal: uma pobreza de sentimentos que os torna incapazes de reconhecer o sofrimento de uma pessoa que passa por essa ruptura devastadora em seu "mundo da vida", e uma falta de poder imaginativo que poderia ter dado sentido a essa vivência. Parece que para esses oftalmologistas a degeneração macular é uma condição da retina, não uma experiência humana. Esse defeito, além disso, não é exclusivo dos oftalmologistas. Todos somos culpados, inclusive os médicos de família e comunidade. Na tentativa de compensar sua desorientação no tempo e no espaço, Stetten descobriu uma máquina que projeta material impresso em ampliações enormes em um monitor de televisão, o programa de livros falados, o relógio falante, e uma máquina de leitura que converte a palavra impressa em fala sintetizada. Em nenhuma instância, porém, um oftalmologista lhe informou dessas possibilidades.

Os médicos modernos não foram treinados para entender a experiência com a doença como uma experiência humana. Em nossa educação formal, vivemos principalmente em um mundo de abstrações. O conhecimento médico é definido implicitamente como o conhecimento de doenças. A degeneração macular é parte do conhecimento médico, mas não a experiência de ficar cego. As fronteiras estabelecidas entre as especialidades refletem essa definição tácita do conhecimento médico. A adaptação da pessoa à experiência com a doença e à deficiência pode ser definida como "reabilitação" e, nesse sentido, são preocupações de outro especialista ou de outra profissão. Para as pessoas, essas fronteiras rígidas são até difíceis de entender. Apesar de alguma diferenciação nas funções médicas ser inevitável, precisamos estar atentos à possibilidade de que uma definição muito rígida de limites prejudique nossa capacidade de curar. Já que a medicina de família e comunidade é definida em termos de relacionamentos, não precisamos nos sentir limitados pela forma como a medicina está subdividida. Os recursos das especialidades podem ser usados sem abdicarmos de nosso papel de curar.

Como podemos nos ensinar a entender a experiência das pessoas de quem cuidamos? Podemos aprender, em primeiro lugar, prestando atenção em suas experiências, praticando a dificílima arte de escutar, lendo o material bibliográfico adequado e refletindo acerca da própria experiência.

As autobiografias e biografias que descrevem as experiências com doença, agora também conhecidas como patografias (Hawkins, 1993), fornecem ricas oportunidades de aprofundar nosso conhecimento e entendimento. Apesar de (como as mencionadas anteriormente) serem por vezes críticas sobre os médicos, frequentemente essas biografias são meditações profundas a respeito da experiência com a doença e a cura. Algumas são obras de literatura por seu próprio mérito. Patografias longas como outros livros são um fenômeno recente. Antes de 1950, eram raras; agora, são muitas. Além de livros, há também numerosos artigos em revistas populares e revistas médicas. Por que esse aparecimento abrupto de um novo gênero literário? Hawkins (1993) entende tais publicações como uma possível reação a uma medicina "tão dominada por uma interpretação biofísica da experiência com a doença que os aspectos da vivência das pessoas são praticamente ignorados." (Hawkins, 1993, p. 11). A autora descreve três grupos de patografias: testemunhal, raivosa e aquelas que defendem terapias alternativas. As patografias testemunhais, principalmente das décadas de 1960 e 1970, têm uma intenção didática, "misturando um relato pessoal da experiência com a doença com informações práticas". Na década de 1980, esses relatos basicamente não críticos cederam espaço para aqueles que expressavam raiva em relação a "um sistema médico considerado fora de controle, desumano e, por vezes, embrutecedor." (Hawkins, 1993, p. 4). De acordo com Hawkins, dois temas são recorrentes nessas histórias: "a tendência na prática médica contemporânea de não focar primeiro as necessidades do indivíduo que está doente, mas sim a condição nomotética que chamamos de doença, e a sensação de que nossa tecnologia médica avançou além de nossa capacidade de usá-la sabiamente" (Hawkins, 1993, p. 6). O terceiro grupo, também surgido na década de 1980, é menos crítico em relação aos médicos; no entanto, trata a medicina ortodoxa apenas como uma dentre muitas terapias disponíveis para aqueles que sofrem.

Adicionaríamos outro grupo a esses três: livros escritos por filósofos, antropólogos, médicos e críticos literários que trazem seu interesse e experiência profissional para contribuir para o tópico de narrativas sobre o adoecer. O livro de Hawkins está nesse grupo.

Alguns desses escritores usam sua experiência e conhecimento profissional como suporte para narrar sua própria doença. Kay Toombs (1992) escreve acerca do significado da experiência com a doença como filósofa e pessoa que sofre de esclerose múltipla. Oliver Sacks (1984) utilizou seu conhecimento como neurologista e teórico médico para discorrer sobre sua experiência com a doença.

Segundo Hawkins, a patografia é uma "reformulação da experiência com a doença", utilizando formulação com o sentido de um processo restaurador, como apresentado por Robert Lifton (1967). Da mesma forma que os autores de patografias, Lifton escreve sobre uma experiência devastadora: a sobrevivência ao ataque atômico de Hiroshima. Hawkins relembra (Hawkins, 1993, p. 24):

> O ato da formulação [...] envolve a descoberta de padrões na experiência, a imposição de ordem, a criação de significado, tudo com o propósito de dominar uma experiência traumática e, dessa forma, restabelecer um senso de estar conectado com a realidade objetiva e com as outras pessoas.

Observe que o que essas reformulações fornecem – o senso de coerência, o sentimento de domínio, a criação de significado – também são os elementos de relacionamentos que levam à cura. Uma patografia pode ser curativa para seu autor e para seus leitores; também pode auxiliar os médicos a propiciarem a cura para as pessoas, bem como a agir como seus guias durante experiências aterradoras e devastadoras. A mensagem que recebemos de muitas patografias é que quase esquecemos o que significa ser um agente de cura.

Talvez porque a voz das pessoas foi negada durante tanto tempo, tem havido muito mais espaço para elas serem ouvidas. São comuns os *blogs* sobre experiência com doença na internet; o New York Times publica regularmente uma seção intitulada *Patient Voices*, e há agora o Patient Experience Journal (http://pxjournal.org/journal/). Tudo isso pode ajudar, de alguma forma, a informar os médicos sobre como a vida das pessoas é afetada pela experiência com a doença, mas nada substitui o simples questionamento e a escuta ativa.

Não é fácil dar atenção às experiências das pessoas. Para fazê-lo, é necessário que saiamos do nosso modo usual de dar atenção à experiência com a doença de uma pessoa. Somos treinados para ver a experiência com a doença como um conjunto de sinais e sintomas que definem um estado de doença, como um caso de diabetes, úlcera péptica ou esquizofrenia. A pessoa, por outro lado, entende a experiência com a doença em termos dos efeitos sobre sua vida. O médico deve aprender a ver a experiência com a doença da forma como é vivenciada, antes de ter sido classificada e interpretada em termos científicos. Apesar de toda experiência com a doença ser diferente de alguma forma, em virtude de a história de vida de cada pessoa ser diferente, há certas características comuns entre essas experiências como uma experiência vivida (Toombs, 1992).

A PESSOA E SUA EXPERIÊNCIA COM A DOENÇA

Uma pessoa saudável vê seu corpo sem maiores questionamentos. Embora existam limitações ao que esse corpo pode fazer, a pessoa não precisa pensar conscientemente sobre todos os atos de vida diários. No momento em que escrevemos, não estamos conscientes dos movimentos coordenados das mãos. No entanto, os doentes tornam-se muito mais conscientes de seus corpos e das limitações que lhes são impostas. Precisam pensar a respeito das atividades que antes eram realizadas abaixo do nível da consciência. Vou conseguir subir esse lance de escadas? Conseguirei pegar o ônibus para ir fazer minhas compras? As funções do corpo, que antes ficavam em segundo plano, tornam-se o elemento principal; o resto do mundo recua para o fundo. Na saúde, o corpo e o ser são um: somos nossos corpos. Na doença, o corpo torna-se algo que não é o ser, algo alienígena sobre o qual o ser tem um controle limitado. Às vezes, há uma sensação de que o corpo danificado traiu a pessoa e que não é mais confiável.

Os médicos veem a experiência com a doença em termos de distúrbios de funções do corpo. As pessoas entendem essa experiência como uma ruptura de seu "estar no mundo".

> A experiência com a doença crítica não deixa de afetar aspecto algum da vida. Os hospitais e outros locais especiais que construímos para as pessoas que estão muito doentes criaram a ilusão de que, isolando a pessoa doente daqueles que são saudáveis, também podemos isolar a experiência com a doença na vida daquela pessoa. Essa ilusão é perigosa. Seus relacionamentos, seu trabalho, seu senso de quem você é e quem poderá se tornar, seu senso do que a vida é, e o que deveria ser, tudo isso muda, e a mudança pode ser aterrorizante. (Frank, 1991, p. 6)

Nas palavras de Kay Toombs, "mais do que ter uma experiência com a doença, uma pessoa existe como uma experiência com a doença". Ela leva ao médico um problema de existência, mas percebe que a atenção do médico está direcionada para seu corpo, em vez de se direcionar a seus problemas com a existência. A pessoa sente-se "reduzida a um organismo biológico defeituoso" (Toombs, 1992).

A doença crônica, sobretudo quando causa sucessivas perdas de independência e controle, frequentemente leva a uma profunda sensação de sofrimento. Com o sofrimento, vêm os sentimentos relacionados: tristeza e raiva, culpa e remorso. Se a doença for estigmatizante, como a esquizofrenia, a epilepsia, o câncer ou a Aids, então os sentimentos de rejeição podem se somar ao sofrimento. A raiva pode ser projetada no médico, o qual pode ser considerado responsável por demoras no diagnóstico ou erros de manejo. Dada a natureza insidiosa de muitas doenças crônicas e as dificuldades de um diagnóstico precoce, os médicos de família e comunidade estão especialmente suscetíveis a encontrar esse nível de hostilidade. Quando a pessoa sente-se responsável por causar a própria doença, a raiva volta-se para ela mesma. Aqueles médicos que gostariam de convencer as pessoas de que elas próprias são responsáveis por sua cura devem levar em consideração as consequências em termos de culpa e remorso, se os esforços da pessoa não resultarem em melhora de sua saúde ou não evitarem sua deterioração.

O medo e a ansiedade estão sempre presentes na experiência com a doença, mesmo em casos de menor importância. Os medos são muitos e variados, racionais e irracionais. Os médicos não podem supor que conhecem os medos das pessoas enquanto não fizerem todos os esforços para descobri-los. Uma pessoa pode ter aceitado o fato de ter câncer progressivo, mas pode ainda temer que sua morte seja dolorosa e angustiante. Ou temer pelo futuro de sua família. Os doentes terminais têm medo de ser abandonados por seus médicos caso reclamem muito. Tornam-se, então, relutantes em marcar uma consulta quando precisam, ou toleram a dor que poderia ser controlada. É por isso que as consultas regulares, em vez de consultas "solicitadas", são tão importantes para casos terminais.

Vários médicos, mais recentemente Eric Cassell (1990, 2013), observaram que a experiência com a doença pode prejudicar a capacidade de raciocinar. A mais racional das pessoas pode se tornar irracional, e até mesmo supersticiosa. Essa dificuldade de julgamento é raramente considerada quando somos incitados a passar para as pessoas a responsabilidade pelas decisões a respeito de seus tratamentos. Como princípio ético, não há dúvida de que isso é correto. Na vida real, essa questão raramente é definida de forma tão clara.

As ameaças para si que a experiência com a doença traz, a ruptura, a perda de autonomia, a perda de controle, a perda de confiança fazem com que a pessoa doente fique muito vulnerável. Elas não só se sentem vulneráveis, mas realmente o são. Embora exista o desejo de que o relacionamento entre o médico e a pessoa doente seja igual, sabemos que a vulnerabilidade torna impossível essa igualdade. Tal constatação coloca uma grande responsabilidade nos médicos para que respeitem a vulnerabilidade das pessoas e para que usem seu poder com responsabilidade e compaixão.

Kay Toombs discutiu o senso alterado de tempo e espaço induzido pela experiência com a doença. Os ritmos naturais do corpo para comer, dormir, trabalhar, descansar, são perturbados. A pessoa perde o senso do futuro como um tempo de possibilidades. Tarefas simples, como vestir-se e atar os cordões dos sapatos, podem ocupar uma grande parte do dia. Hull (1992, p. 60) disse o seguinte a respeito de sua experiência como uma pessoa cega:

> As pessoas que enxergam podem dobrar o tempo. Para as pessoas que enxergam, o tempo às vezes passa devagar, às vezes rapidamente. Elas podem compensar o atraso, acelerando mais tarde. [...] Para mim, como pessoa cega, o tempo é simplesmente o meio para minhas atividades. É o contexto inexorável no qual faço o que tem de ser feito. Por exemplo, a razão por que eu não pareço estar com pressa quando caminho em volta do prédio não é que eu tenha menos a fazer do que meus colegas, mas simplesmente que eu não tenho condições de me apressar.

"Talvez todas as deficiências graves", diz Hull, "levem a um decréscimo no espaço e um acréscimo no tempo" (p. 60). Toombs salienta como a experiência com a doença muda o caráter do sentido de espaço de uma pessoa.

> [...] Objetos ou lugares (p. ex., o banheiro), que antes eram vistos como 'perto', agora são considerados 'distantes' [...] se contrai a espacialidade no sentido de que a gama de ações possíveis torna-se seriamente circunscrita. Em vez de representar a arena de ações possíveis, o espaço é visto como uma restrição de possibilidades. (Toombs, 1992, p. 67)

Toombs (1992) escreve sobre os "efeitos profundos da perda da posição ereta" (p. 65). Uma pessoa em uma cadeira de rodas em um evento social, estando mais baixa que os outros, pode ser tratada como uma criança, na medida em que as pessoas falam com seu cônjuge sobre elas como se não fossem capazes de falar por si mesmas.

Em casos de doença mental, as ameaças para si são terríveis. A vivência da demência, depressão, esquizofrenia ou ansiedade pode produzir o sofrimento mais intenso. A experiência não se limita às pessoas que têm doenças mentais graves. É surpreendente como as que estão levemente deprimidas com frequência expressam o medo de perder sua sanidade.

Um relato acerca da vivência de estar doente não seria completo sem a menção da resposta à experiência com a doença. As pessoas conseguem triunfar sobre suas deficiências. O corpo tem poderes surpreendentes de compensação e adaptação. Um ser completamente novo pode surgir do sofrimento. O sofrimento cria o tipo de introspecção que pode trazer novos níveis de profundidade à personalidade. Apesar de a pessoa poder ter pouco controle sobre o curso da experiência com a doença, é livre para escolher como responder a essa experiência.

Até agora, consideramos a experiência de estar doente e a deficiência em uma pessoa que era anteriormente saudável. O processo é de alienação do corpo, a partir de si mesmo (*self*). A situação é diferente para aqueles que nascem com uma deficiência. Nesses casos, o corpo deficiente é o corpo vivenciado desde o início. Em vez de o corpo se alienar do ser, o corpo, junto com sua deficiência, é o ser. Com algumas deficiências, como a surdez, a pessoa incorpora-se a uma cultura com um senso muito forte do lugar no mundo que essa deficiência ocupa (Sacks, 1989). Uma criança pode resistir às tentativas dos pais de corrigir algum tipo de deficiência com base na alegação de que, se a corrigisse, "não seria mais eu mesma". A rejeição da deficiência pode ser interpretada como rejeição da criança. Por outro lado, para aqueles com perda auditiva adquirida, a deficiência é vista como um alienígena em relação à identidade do indivíduo e algo a que se deve adaptar (Shea, 2013). Podem ser causados danos por tentativas de corrigir "deficiências" que são variantes inofensivas. Em determinada época, as crianças canhotas eram forçadas a usar sua mão direita. As tentativas de mudar aqueles com uma orientação sexual diferente da maioria, ou de forçar aqueles com disforia de gênero a não mudar, trazem perigo e sofrimento. Quando a criança tem deficiências graves que podem ser corrigidas, o processo de adaptação é o inverso daquele por que passa uma pessoa com uma deficiência adquirida. A criança, cujo corpo e ser cresceram dentro de suas limitações, tem de desenvolver uma nova forma de "estar no mundo", um mundo com horizontes mais amplos.

Todos aqueles que sofrem de doenças crônicas e deficiências têm algo em comum, mas a história de cada pessoa é individual. A experiência também varia de acordo com o desenvolvimento da doença: um início repentino ou gradual; uma deficiência momentânea, como acidente vascular cerebral ou ferimento, que depois disso permanece estática; uma deterioração progressiva; ou um processo de remissão e recorrências. A perda da visão, por exemplo, é frequentemente um processo muito longo, que se encerra no estado de cegueira, uma nova forma de estar no mundo. John Hull (1992), professor universitário, descreve sua própria experiência:

> Primeiro, houve um período de esperança, que durou de um ano a 18 meses. Encerrou-se com a deterioração da visão durante o verão de 1981, apesar de que, até o verão de 1982, quando eu ainda enxergava algumas poucas luzes, cores e formas, não resistia a ocasionais vislumbres de esperança.
>
> Depois, houve um período de preparação para superar o problema. Começou por volta do verão de 1981, quando o trabalho visual tornou-se impossível, e durou até o verão de 1984. Só por volta da Páscoa de 1985, comecei a sentir que não precisava de mais outros equipamentos. A principal iniciativa para criar um sistema de escritório onde eu pudesse trabalhar surgiu entre 1982 e 1983. Durante aquele tempo, a cegueira era um desafio.
>
> O terceiro estágio começou em algum momento de 1983, talvez perto do fim do ano, e durou aproximadamente um ano. Essa foi a época em que passei por desesperança. Nesses

anos, meu sono era pontuado por sonhos terríveis, e minha vida durante o tempo acordado era oprimida pela consciência de ser carregado irresistivelmente cada vez mais fundo em direção à cegueira.

O quarto e atual período começou no outono de 1984, ou seja, desde que me recuperei de uma visita à Austrália, durante a qual a cegueira tomou conta de mim. Comecei a escrever meu livro sobre a educação religiosa de adultos em outubro de 1984 e o conclui em março de 1985.

Agora, na maior parte do tempo, meu cérebro não dói mais com a dor da cegueira. Houve uma mudança estranha no estado ou tipo de atividade em meu cérebro. Parece que se voltou para si mesmo, para encontrar seus recursos internos. Como estou privado do estímulo de inúmeras coisas do mundo externo, meu cérebro teve de organizar suas próprias funções e prioridades. Agora me sinto mais esclarecido, mais entusiasmado e mais aventureiro intelectualmente do que em qualquer outro momento de minha vida. Vejo que agora percebo mais, lembro mais, faço mais conexões em minha mente entre várias coisas que já li e tive de aprender ao longo dos anos. Por vezes, chego em casa à noite e sinto que minha mente está quase explodindo com novas ideias e novos horizontes.

Continuo a sentir uma profunda necessidade esse tipo de sustentação. Mesmo um único dia sem estudo, longe da possibilidade de aprender algo novo, pode desencadear um novo senso de urgência e sofrimento. Ainda me sinto como uma pessoa em um aparelho de diálise, mas cada vez mais como uma pessoa que conseguiu sobreviver[1] (p. 139-140).

A primazia da pessoa é mencionada como um dos princípios fundamentais da medicina de família e comunidade. Dar prioridade à pessoalidade de quem está doente exige que estejamos atentos para o significado que a experiência com a doença tem para essa pessoa, não como um "extra" depois do diagnóstico clínico, mas como uma obrigação central. Isso tem implicações para o nosso método clínico, que será discutido no Capítulo 9.

SOFRIMENTO

Eric Cassell (2013, p. 61) identificou três aspectos do sofrimento. Primeiro, o sofrimento envolve toda a pessoa e "exige a rejeição do dualismo histórico entre mente e corpo". Segundo, as pessoas sofrem quando ameaçadas pelos problemas que podem lhes causar dano grave. Terceiro, o "sofrimento pode ocorrer em relação a qualquer aspecto da pessoa".

Arthur Kleinman (Kleinman e Kleinman, 1997) adiciona que uma pessoa em sofrimento não só percebe uma ameaça, mas tem também de resistir a essa ameaça. Além disso, o sofrimento tem uma dimensão social "que sofre uma grande elaboração cultural em distintos mundos locais". Frank considera que contar histórias é uma forma de resistência: "as pessoas contam histórias especialmente pessoais, mas não fazem essas histórias sozinhas, nem as contam apenas para si mesmas. As histórias sobre sofrimento têm dois lados: um expressa a ameaça da desintegração, o outro, a ênfase na resistência" (1997, p. 171). O que Frank chama de narrativa da busca "reconhece que o que era intacto deve ser removido para a preparação para algo novo. Histórias de busca

CASO 7.1

Uma mulher com metástases de câncer de pulmão espalhadas pelo corpo perguntou se eu, Ian Renwick McWhinney (IRMcW), poderia garantir que ela não sofreria. Respondi-lhe que ninguém poderia lhe dar essa garantia. Quase com certeza, poderíamos aliviar sua dor, mas o sofrimento é intensamente pessoal e nem sempre um sinônimo de dor. Havia muitas razões para que essa mulher sofresse. O que podíamos lhe dizer era que éramos sensíveis ao seu sofrimento, que poderíamos escutá-la, ficar com ela, e que daríamos apoio tanto a ela quanto à sua família durante os últimos estágios de sua experiência com a doença.

Essa mulher era uma viúva que havia perdido seu marido apenas um ano antes. Tinha duas filhas, uma com vinte e poucos anos, a outra uma adolescente, e sofria com muita ansiedade sobre o futuro delas. Estava paraplégica devido à compressão da medula espinal e havia decidido não se submeter à cirurgia para tratar essa condição. A toracotomia realizada para tratar seu tumor primário havia sido acompanhada de insuficiência respiratória, por isso teve de passar vários meses no hospital. Os esteroides receitados para a compressão da medula espinal haviam lhe dado uma aparência inchada que lhe causava intenso sofrimento. Estava tão pesada que eram necessários três enfermeiros para levantá-la. Quando se deitava, ficava sem ar e sentia que ia sufocar. Depósitos metastáticos no espaço epidural cervical causavam dores na raiz dos nervos no braço direito, com enfraquecimento progressivo e perda de função. Um mês antes de sua morte, teve uma fratura patológica da cabeça do fêmur, que lhe causava muita dor com o movimento, não controlável com morfina. Em função de ser classificada como inadequada para a imobilização cirúrgica da fratura, foi mantida imóvel por outros meios na medida do possível e tinha de ser movimentada com muito cuidado por um grupo de enfermeiros.

A única forma em que poderíamos ajudar essa mulher a aguentar seus sofrimentos inevitáveis era identificando-os e ajudando-a a tratar tais sofrimentos um a um. Sua mobilidade na cadeira de rodas e, dessa forma, seu sentimento de independência foram mantidos até que seu fêmur fraturado tornou isso impossível. Houve conversas com as filhas e outros parentes sobre o futuro delas. Durante essas conversas, essas irmãs tornaram-se mais próximas uma da outra do que jamais haviam sido. Algo que sempre animou essa mulher era receber elogios sobre sua aparência. Ela ficava horas diante do espelho e se esforçava muito para reparar os danos causados por seu tratamento. Sua ansiedade a respeito de possíveis sufocamentos foi confrontada. Fez radioterapia para as metástases epidurais e recebeu morfina e coanalgésicos para sua dor musculoesquelética.

refletem a confiança no que se espera emergir do sofrimento". O sofrimento da mulher no Caso 7.1 foi inevitavelmente do primeiro tipo, aquele que envolve toda a pessoa. Houve, entretanto, um resultado que teve grande importância para essa mulher: a continuidade do relacionamento entre suas filhas.

Os médicos têm a tendência de achar que sofrimento equivale a dor e doença. Como observou Eric Cassell, o sofrimento é uma questão muito pessoal. O quanto de sofrimento é causado por uma dor ou doença depende de muitos fatores individuais. O sofrimento causado pela dor é maior se a dor for crônica, se a razão para a dor for desconhecida e se a pessoa sente que não pode controlá-la. É comum que pessoas com dor crônica de câncer sintam um grande alívio do sofrimento quando lhes é mostrado que sua dor pode ser controlada com narcóticos. As pessoas sofrem mais se sua dor não foi validada por um diagnóstico físico e se, como consequência, seus parentes ou o médico mostrarem não acreditar na existência dela.

O sofrimento produzido pela ruptura do sentido de ser depende de como a pessoa define esse sentido. Um trabalhador manual de meia idade pode se sentir devastado por uma deficiência física que causaria pouco sofrimento a um trabalhador sedentário. A perda da função sexual pode ser devastadora para uma pessoa, mas ter pouca importância para outra. Para uma mulher jovem sem filhos, a perda de seu útero pode ser a perda de sua esperança no futuro; para uma mulher de meia idade, a perda do útero pode ser um alívio.

O sofrimento aumenta quando associado à culpa, se a dor e a deficiência foram causadas por algum erro bobo e evitável, como um acidente ou alguma forma de autoagressão, por exemplo. A forma mais intensa de sofrimento é o sofrimento vicariante, a angústia de um parente que vê o ser amado sofrendo, especialmente quando se considera responsável pelo sofrimento. Os pais sofrem muitíssimo pelos infortúnios de seus filhos, e geralmente sentem que têm algum tipo de culpa. Os médicos podem sofrer muito pelos traumas das pessoas (Woolhouse, Brown e Thind, 2012).

Em seu livro *The Doctor and the Soul*, Victor Frankl (1973) escreveu sobre a importância de encontrar um sentido no sofrimento. O próprio Frankl sofreu muitíssimo em um campo de concentração durante a Segunda Guerra Mundial, mas foi capaz de achar sentido em seu sofrimento. Quase qualquer sofrimento pode ser tolerado se for revestido de significado. Frankl conta a história de um médico idoso, viúvo, que estava muito deprimido por causa de uma doença crônica e da solidão. Frankl perguntou-lhe o que preferiria: sua condição atual ou que sua mulher tivesse ficado sozinha e sofrendo. O viúvo começou a ver seu sofrimento sob nova óptica, como um peso que estava carregando em benefício de sua esposa após um casamento longo e feliz.

Não conseguimos entender o sofrimento a não ser que consigamos entender que ele é indivisível. Cicely Saunders (1984) usa o termo "dor total" para expressar o fato de que o sofrimento é físico, mental e espiritual. As pessoas sofrem com todo o seu ser. A única forma de descobrirmos o quanto estão sofrendo é perguntando-lhes. Um dos erros mais comuns que cometemos como médicos é tratar a dor, mas ignorar outras dimensões do sofrimento.

O MÉDICO COMO AGENTE DE CURA

Tudo que um médico faz para uma pessoa doente depende do poder de cura da natureza, expresso no antigo princípio de *vis medicatrix naturae*. Nossas terapias são desenvolvidas para dar suporte aos poderes de cura da própria pessoa e para remover os obstáculos à cura. As lacerações curam quando suturadas, as fraturas saram quando reduzidas e imobilizadas, e os abscessos curam quando drenados. Antes do advento dos antibióticos, a terapia de colapso para a tuberculose pulmonar ajudava a remover os obstáculos à cura, visto que fechava as cavidades mantidas pelas propriedades físicas dos pulmões. Os antibióticos têm seu valor limitado quando o sistema imune está debilitado. As medidas gerais e não específicas, como descanso, nutrição e alívio da dor e da ansiedade, têm por objetivo fortalecer os poderes de cura do próprio corpo. A nossa dependência dos poderes de cura da natureza torna-se bastante clara quando lidamos com uma pessoa cujo sistema imune falhou ou que apresenta obstáculos à cura os quais não conseguimos remover.

Os poderes de cura da natureza não se limitam às feridas físicas. As pessoas são igualmente equipadas com poderes para curar feridas psíquicas. Talvez o exemplo mais comum seja a experiência de perda de um ente querido. A resposta natural a essa perda e a outros tipos de perdas importantes é um processo de luto, no curso do qual a pessoa vivencia, por fim, a cura, apesar de permanecer uma cicatriz, da mesma forma que acontece com uma ferida física. Tanto quanto no caso de uma ferida física, a cura pode ser inibida. A cura da psique pode ser obstruída por várias formas de se autoenganar, inclusive suprimindo da consciência os sentimentos e experiências dolorosos ou indesejados. Para uma pessoa que sofreu uma perda, o processo de luto pode ser prolongado se as emoções do luto forem suprimidas. Shakespeare entendia bem isso. Em *Macbeth*, quando MacDuff fica sabendo que sua mulher e filhos foram mortos, Malcolm lhe diz: "dê voz à tristeza. A tristeza que não pode sussurrar a um coração sofrido leva à sua destruição" (Ato 4, cena 3. Linhas 13, 14).

Que qualidades deve ter o médico de família e comunidade como agente de cura? Primeiro, devemos dominar aquelas ferramentas técnicas que fazem parte de nosso próprio campo de trabalho. Esses são os agentes terapêuticos de cura no nível físico: os medicamentos, os instrumentos e as habilidades manuais. Entre esses instrumentos estão as capacidades de estabelecer diagnósticos precoces e de promover a reabilitação. Muito sofrimento pode ser evitado pelo uso da boa prática clínica. Segundo IRMcW, um dos aforismos do pai do seu clínico geral era "a reabilitação começa no momento em que ocorre a lesão". Por vezes, o médico tem de ajudar a pessoa a identificar e elaborar os problemas que estão dificultando a cura (ver Caso 9.6). Outras vezes, o próprio médico se soma a esses problemas (ver Caso 9.7). Para pessoas que lutam com deficiências progressivas e permanentes, há muitas formas de auxílio, de aparelhos mecânicos a serviços de aconselhamento. O médico de família e comunidade provavelmente não conhece todas as formas de auxílio, mas pelo menos deverá saber como a pessoa pode ter acesso a tais métodos. Não raro negamos às pessoas o acesso a serviços porque, em nosso egoísmo, não conseguimos aceitar a nossa necessidade de receber ajuda.

Em segundo lugar, devemos dominar as habilidades de curar no nível mental, ou seja, as habilidades de comunicação: escutar com atenção, facilitação, dar confiança e tranquilizar. A cura em seu nível mais alto, entretanto, não é, em primeiro momento, uma questão de técnica. As técnicas são, sem dúvida, úteis, contudo não são suficientes por si só. Por exemplo, a melhor habilidade de escutar não ajudará se não acreditarmos que o que a pessoa nos diz é interessante e útil. Ser um agente de cura para as pessoas é reconhecer e aceitar seu sofrimento, entender o significado da experiência com a doença para essas pessoas, estar presente ao lado delas quando precisam e, sobretudo, conseguir dar-lhes um pouco de esperança.

Ian Gawler (1995), um sobrevivente de longo prazo de sarcoma osteogênico metastático, descreve cinco tipos de esperança. Um é a *ausência de esperança* - a desesperança - a crença de que a recuperação é impossível. Mesmo em casos de câncer avançado, Gawler insiste que os médicos devem deixar um pouco de esperança para as pessoas. Remissões surpreendentes e inesperadas às vezes acontecem. A *esperança de sobreviver* (a esperança de não morrer) é um estágio frágil e pode levar a experiências com a medicina alternativa. As pessoas precisam de muito apoio nesse momento. Na *esperança por um futuro melhor*, as pessoas contemplam planos futuros e eventos importantes, como um aniversário na família ou o nascimento de outro neto. Esse momento é quando sacrifícios em curto prazo são feitos na esperança de um futuro melhor: dietas rígidas, por exemplo. A *esperança de realização espiritual* é o despertar para um propósito mais profundo na vida que a doença grave pode desencadear. O que se precisa, nesse caso, é de um médico que leve isso a sério. A *esperança atual* é a capacidade de viver o momento por meio do desenvolvimento da prática de estar consciente: uma consciência da vida, momento a momento, que se torna tão vívida que o passado e o futuro perdem muito de sua importância.

O reconhecimento do sofrimento de uma pessoa pode parecer algo muito simples, entretanto, frequentemente escutamos que os médicos não chegam a esse reconhecimento. Nesse aspecto, não podemos usar a falta de tempo como desculpa, pois é mais uma questão de jeito do que de tempo. As pessoas rapidamente reconhecem a indiferença ao seu sofrimento, mesmo no mais breve dos encontros. Também rapidamente reconhecem quando um médico é sensível à sua dor. Na história escrita por George Eliot, *Janet's Repentance*, Janet está em desespero, dependente do álcool e maltratada por seu marido. Em seu desespero, Janet recorre ao Reverendo Tryan, um homem que parece ter conhecido o sofrimento e o desespero:

> Ele viu que a primeira coisa que Janet precisava era ter certeza de ser compreendida. E, principalmente, precisava sentir que sua angústia não era estranha ao reverendo, que ele

entenderia segredos apenas sugeridos antes que qualquer mensagem de consolo pudesse chegar ao seu coração. Nunca se acreditou na história de piedade divina quando contada por lábios que se sabia não terem sido tocados pela piedade humana. (p. 81)

Para entender o significado da experiência com a doença para uma pessoa, deve-se escutar a história dessa doença. "[...] a experiência de doença não é simplesmente um evento isolado, mas sim um episódio que faz parte da narrativa de vida exclusiva dessa pessoa. [...] o significado atual sempre é constituído em termos de significados passados e previsões futuras" (Toombs, 1992, p. 109). O entendimento do significado da experiência com a doença para a pessoa é uma parte integral do método clínico centrado na pessoa (ver Cap. 9). A interpretação do médico deve sintetizar a base patológica da experiência com a doença e o contexto da narrativa.

Escutar a história da experiência com a doença toma tempo, mas menos tempo na medicina de família e comunidade do que em outras áreas da medicina. O relacionamento de longo prazo da clínica geral pode dar ao médico um conhecimento prévio da história de vida da pessoa, um contexto ao qual cada novo evento pode ser encaixado. É possível inclusive que o médico tenha sido testemunha ou participado dessa história. Entretanto, nosso conhecimento nunca é completo, e não raro nos surpreendemos com os novos entendimentos que surgem até mesmo de pessoas que conhecemos há muitos anos.

Para a pessoa em sua hora de necessidade, estar presente exige compromisso e envolvimento. O relacionamento de cura acontece com outros relacionamentos humanos, nos quais há tanto compromisso quanto envolvimento: marido-esposa, pai-filho, professor-aprendiz. Aquele que sofre não é curado por alguém que se mantém a distância. Como Toombs (1995, p. 98) disse: "não quero que me cuide alguém que não se importa comigo". No mundo real de obrigações conflitantes, nem sempre se pode estar presente para aqueles com quem nos preocupamos. Mesmo com nossos filhos, o cuidado deve ser delegado de forma responsável. No entanto, há momentos de grande necessidade, quando outras obrigações devem ser deixadas de lado. A necessidade pode ser apenas pela presença física, como em uma visita a uma pessoa que está morrendo quando tudo o mais já foi feito. Algumas das coisas de que mais me arrependo foram as ocasiões em que não percebi a importância da minha presença. Algumas vezes, somos perdoados por essas faltas; outras, não.

É claro que o tipo de envolvimento no relacionamento entre o agente de cura e a pessoa é diferente de um relacionamento em que há parentesco e uma ligação emocional. Há formas certas e formas erradas de um agente de cura se envolver. Adiante, voltaremos a tratar disso.

Enquanto escutamos as histórias, tentamos formar um retrato do que a vida é para essas pessoas, seu próprio entendimento da experiência com a doença, de suas esperanças e seus medos, suas rupturas em seu mundo social, e das forças e recursos que trazem para a batalha por sua integridade. Uma pergunta no momento certo pode ajudar a pessoa a expressar esses sentimentos e lhe dar garantias de nosso interesse. Toombs diz :

[...] médico algum me perguntou como é viver com esclerose múltipla ou ter a experiência de uma das deficiências que decorreram dessa doença nos últimos 17 anos. Talvez o mais surpreendente seja que nenhum neurologista jamais quis saber se eu estava com medo ou, digamos, se eu estava preocupado sobre o futuro (Toombs, 1992, p. 106).

Observe que "os medos a respeito do futuro são quase sempre concretos". "Serei capaz de caminhar do meu escritório para a sala de aula?" "Minha doença vai se estender e me impedir de realizar um projeto importante?" (p. 84). Medos concretos sempre podem ser discutidos. Saber deles ajuda a eliminar nosso sentimento de desamparo, que pode nos deixar com medo de fazer perguntas.

Cada pessoa lida com a doença de seu próprio modo; por isso, escutar suas histórias é uma forma de dar atenção ao que é particular para aquela pessoa. Isso se opõe claramente à nossa forma de pensar o modo de diagnóstico, na qual tentamos classificar a doença. Arthur Frank (1991, p. 48) escreveu:

> Cuidar não tem nada a ver com categorias; cuidar mostra à pessoa que sua vida é valorizada, pois há o reconhecimento do que faz sua vivência ser única; [...]
>
> O cuidado começa quando a diferença é reconhecida. Não há uma "coisa certa" a dizer para uma pessoa com câncer, porque "pessoa com câncer" é uma entidade genérica que não existe na realidade. Há apenas pessoas que são diferentes e têm diferentes experiências de acordo com as contingências de suas doenças. As categorias diagnósticas usuais nas quais a medicina classifica as pessoas são relevantes para a doença, não para a experiência com a doença. Embora essas categorias sejam úteis para o tratamento, elas só atrapalham o cuidado.

Ser um agente de cura é ajudar as pessoas a achar seu próprio caminho ao longo do calvário de sua doença até sua nova integridade. Em julho de 1985, John Hull (1992, p. 133) escreveu:

> Estou desenvolvendo a arte de ver com minhas mãos. Gosto de agarrar e agarrar de novo e manter em minhas mãos um objeto bonito, absorvendo cada aspecto desse objeto. Em uma exposição cultural há alguns dias, tive a oportunidade de segurar um cordão de contas, lisas e polidas, e um jarro de água da América do Sul feito de cerâmica. Havia um som de algo arranhando quando se girava a tampa do jarro, e milhares de ecos surdos de leves tinidos se ouviam quando a barriga arredondada e cheia do jarro era tocada pelas unhas.

Hull sempre apreciou a beleza das catedrais inglesas. Enquanto podia ver, seu sentimento pelas catedrais era predominantemente visual. Depois que ficou cego, aprendeu como sua beleza também pode ser sentida pela audição e pelo tato: a cambiante qualidade do som enquanto nos movemos dentro do prédio, o toque da pedra. Ele desenvolveu, com a ajuda de outras pessoas, guias acústicos e táteis para os cegos em 17 catedrais inglesas, inclusive Canterbury e York. Suponhamos que pudéssemos, de alguma forma, ajudar uma pessoa nesse tipo de jornada. É claro que apenas um em um milhão vai tomar o mesmo caminho que Hull. Todavia, cada um vai ter sua própria trajetória, e talvez sejam aqueles menos articulados, aqueles que não escrevem suas histórias, os que mais precisem de ajuda.

ENVOLVIMENTO

Durante gerações, os estudantes de medicina escutaram "não se envolva: mantenha--se a distância". Uma das suposições do método clínico convencional é que a atitude correta do médico deve ser aquela de um observador imparcial. Porém, os professores que deram esse conselho não consideraram a complexidade do problema. Eles queriam dizer, pensamos, "não se envolva emocionalmente". No entanto, não explicaram como evitar isso e ao mesmo tempo manter o envolvimento necessário para a cura. Nem admitiram que só podemos nos manter emocionalmente distanciados se suprimirmos nossos sentimentos, um processo que pode inibir drasticamente nossa capacidade de curar. Nossos encontros com as pessoas podem nos causar sentimentos muito perturbadores, como medo e desamparo. Uma defesa contra esses sentimentos é a evitação de situações que os provoquem, uma experiência que é comum no atendimento de pessoas que são incuráveis ou terminais. Contudo, ao nos protegermos, negamos o cuidado que essas pessoas têm o direito de esperar de nós. Se não podemos estar abertos à nossa própria dor, como podemos estar abertos à dor dos outros?

A questão é mais bem apresentada em duas partes: "O que é o envolvimento 'de cura'?" e "Como evitamos os percalços do envolvimento emocional?" O envolvimento de cura pode ser expresso em duas palavras: atenção e presença. Uma história contada por Jacob Needleman, em seu livro *The Way of the Physician* (1992), ilustra o que significa cuidar de uma pessoa. Quando garoto, ele tinha de ir a uma consulta com o médico de família e comunidade, um amigo da família havia muitos anos que era como um tio para Jacob. Quando estava entrando na sala de espera, passou por uma porta aberta de uma sala de exame onde seu "tio", o médico, estava examinando um homem obeso. Por um momento, seus olhares se cruzaram, mas o médico não o cumprimentou. Needleman passou pela porta aberta outra vez na esperança de ganhar um sorriso de seu tio. Novamente não houve nenhum sinal de reconhecimento. Em um primeiro momento, ficou magoado, mas entendeu que, durante aquele breve momento, o homem gordo recebia a atenção total do médico: "você dava atenção àquele homem idoso tanto quanto se preocupava comigo. Mas você era amigo da minha família, você mexia no meu cabelo, trazia doces, chamava-me de nomes engraçados. Mas naquele momento e naquele lugar você se importava mais com aquele homem velho do que comigo". Foi, segundo Needleman, uma manifestação de "amor impessoal não egoísta" (Needleman, 1992, p. 16).

Eu (IRMcW) nunca esqueci uma breve experiência que tive quando era estudante de medicina. Quando estava em casa (durante as férias escolares), costumava fazer as visitas com o cirurgião do hospital local. Depois das visitas, pediram ao cirurgião para examinar um mendigo idoso em um albergue, que estava reclamando de dores abdominais. Aquela experiência me marcou de forma profunda e duradoura. A pessoa era exatamente como se poderia esperar: sua face avermelhada e manchada, uma barba de vários dias no seu queixo. Durante aqueles poucos minutos, esse mendigo parecia ser a pessoa mais importante do mundo para o médico. Toda a sua atenção estava concentrada nele, a quem o médico tratava com o máximo respeito, um respeito que se mostrava na forma como falava e escutava e na forma como o examinava. A palavra que talvez melhor defina isso seja "presença": naqueles poucos minutos, o médico era uma presença real na vida da pessoa.

O fato de sua atenção não ser egoísta e ser impessoal significa que o médico está, ao mesmo tempo, envolvido e distanciado. Quando termina o atendimento a uma pessoa, pode transferir a mesma atenção total para a próxima pessoa. Os sentimentos não estão ausentes, mas estão em um nível diferente daquele das emoções egoístas. Seria errado, entretanto, sugerir que a diferença entre as duas formas de estar envolvido seja claramente evidenciada. Isso é particularmente verdadeiro no caso de médicos de família e comunidade. A relação de longo tempo com as pessoas nem sempre pode ser impessoal. Sentimentos dos mais variados tipos entram nesses relacionamentos, alguns que ajudam a cura, outros que a prejudicam. Os percalços são encontrados quando nossas emoções egoístas estão envolvidas.

As emoções egoístas podem entrar em um relacionamento de muitas formas, algumas muito sutis. Nosso desamparo diante do sofrimento pode nos causar temor em reconhecer o sofrimento das pessoas que estamos tratando; nossa abertura para as pessoas pode ser prejudicada por nossos medos sobre que perguntas nos farão. Somos capazes de usar nosso poder para punir pessoas que nos deixam com raiva. Nossas recomendações terapêuticas podem estar tingidas de interesses próprios; a defesa dos interesses de quem atendemos pode tornar-se uma cruzada pessoal, em que seus interesses tornam-se secundários à nossa necessidade de defender uma causa. O trabalho de cura com algumas pessoas que sofreram maus tratos na infância pode, em mãos exageradamente zelosas, tornar-se um processo destrutivo em que as pessoas e suas famílias sofrem. Algumas vezes, em uma conferência de caso, percebemos que o tom da discussão mudou daquele que pode ajudar a pessoa em termos práticos para uma dissecção da alma da pessoa vista do alto. Alguns grandes romancistas ensinam quão sutis podem ser esses perigos.

Em seu livro *Os Irmãos Karamazov*, Dostoiévski descreve como o jovem monge noviço Alexei tentou dar dinheiro a um homem pobre que havia sido humilhado em público pelo irmão mais velho de Alexei. O homem rejeita o presente com indignação. Mais tarde, Alexei pergunta a Lisa, uma garota inválida, o que poderia fazer para que o homem aceitasse o dinheiro. "Escute, Alexei", disse Lisa, "você não acha que nosso raciocínio [...] mostra que o vemos, esse pobre homem, com desprezo? Quero dizer, que analisamos sua alma assim, como que a olhando de cima? Quer dizer, que temos absoluta certeza de que ele aceitará o dinheiro. Você não acha?" Mais adiante em sua conversa, Alexei lhe diz, "[...] a sua pergunta sobre se não desprezaríamos aquele homem infeliz ao dissecar sua alma foi a pergunta de alguém que já sofreu muito [...] uma pessoa que é capaz de pensar nessas questões é, ela mesma, capaz de sofrer."

Em *Emma*, Jane Austen descreve como, em um momento de encontro com a verdade, Emma Woodhouse percebe que "com vaidade insuportável [ela havia] acreditado no segredo dos sentimentos de todas as pessoas; com arrogância imperdoável propôs organizar o destino de todas as pessoas" (p. 489). Ao contrário de, como pensava, trabalhar para o bem de sua jovem amiga Harriet Smith, ela havia, na verdade, lhe causado mal.

O que torna difícil a intrusão das emoções egoístas no relacionamento entre a pessoa e o médico é o fato de que essas emoções estão frequentemente no nível inconsciente. Na psicanálise, esse processo é chamado de transferência e contratransferência. "A transferência no relacionamento clínico denota o deslocamento e externalização de questões internas colocadas no médico, por parte da pessoa; a contratransferência denota o oposto" (Stein, 1985, p. 2). Em análise, o terapeuta deliberadamente não responde intuitivamente à transferência porque quer que a pessoa encare a resposta imatura que esse comportamento representa. O terapeuta deve tentar identificar respostas que venham de sua própria contratransferência, de forma a evitar o dano que possa ser causado se esses sentimentos se tornarem ações. Levou muito tempo até compreendermos que essas noções se aplicam a todos os relacionamentos terapêuticos, inclusive àqueles na medicina de família e comunidade. Freud (Gay, 1989) descreveu três tipos de transferência. A transferência negativa é o direcionamento de sentimentos hostis para o analista; na transferência erótica, o analista torna-se o objeto do amor erótico. As duas obstruem a cura e devem ser expostas e usadas para que se aprenda com elas. No terceiro tipo, a transferência positiva, o terapeuta é visto como um aliado que dá apoio ao processo de cura. Disse Freud que isso é "essencialmente uma cura por intermédio do amor".

Nos relacionamentos que duram bastante tempo na medicina de família e comunidade, podem ser expressos sentimentos, tanto pelo médico quanto pela pessoa, que são simplesmente parte dos relacionamentos e não têm relação com a transferência. Quando a transferência consegue ser identificada, pode não ser prejudicial, como quando a pessoa torna-se temporariamente dependente em um momento de doença grave ou crise. Porém, todos nós, em algum momento, agimos de acordo com nossas emoções egoístas de forma antiterapêutica. Assim, de que forma podemos evitar esses problemas? Apenas na luta pelo autoconhecimento, o mais difícil dos campos do conhecimento. Mais difícil porque só pode ser alcançado se encararmos honestamente aquelas partes de nossa própria natureza que são as mais dolorosas de reconhecer. O autoconhecimento acontece de muitas maneiras: algumas vezes nos momentos de crise, por meio da experiência com a doença, fracasso ou sofrimento; outras vezes, em momentos em que encontramos verdades, como nas histórias de grandes romancistas; ainda outras, na idade avançada. No entanto, na experiência diária, o autoconhecimento vem com a atenção a nós próprios da mesma maneira como atendemos as pessoas. Ao prestar atenção em nossos pensamentos e sentimentos, à medida que surgem em nós, podemos ficar cientes deles antes que causem dano, "[...] é uma questão de emoções humanas: como controlá-las, como evocar emoções não egoístas e como nos livrarmos de emoções que destroem nossas vidas individualmente e coletivamente. A questão de relacionamentos humanos é um sinônimo da questão de emoções humanas" (Needleman, 1992). Estudar nossas próprias emoções deve ser o campo da psicologia, mas, como observaram Needleman (1992) e Bettelheim (1984), a psicologia moderna é predominantemente preocupada com o estudo das emoções das outras pessoas. De qualquer forma, a psicologia não começou na idade moderna. Todas as grandes tradições espirituais têm teorias psicológicas e disciplinas espirituais com o objetivo de fazer aquilo que Needleman descreveu. Apesar de diferirem em detalhes, essas disciplinas são marcadamente compatíveis em seu uso de métodos contemplativos de "conscientização, consciência". Esses métodos, ou modificações desses métodos, são atualmente utilizados de forma terapêutica.[2]

ASPECTOS ESPIRITUAIS DA CURA

Tornou-se comum referir ao aspecto espiritual da cura, por vezes de forma superficial que não faz jus à sua importância. Pode ser, por exemplo, como uma categoria de problemas, uma quarta categoria a ser adicionada às categorias biomédica, psicológica e social. O espiritual, dessa forma, torna-se outro tipo de solução de problemas: uma responsabilidade adicional para o médico. Preferimos pensar sobre a espiritualidade na cura em um sentido muito mais específico. As experiências espirituais são aquelas em que as pessoas sentem a presença de poderes e influências fora de si mesmas. Essa sensação é acompanhada por um sentimento de grande respeito e significado profundo. Essa experiência está na raiz de todas as religiões, apesar de a prática religiosa poder estar separada (e muitas vezes está) da espiritualidade. Hawkins (1993, p. 60) observou que, paradoxalmente, o sentimento de que a experiência com a doença pode ser uma ocasião de crescimento espiritual está "estranhamente fora das patografias religiosas, [mas] [...] presente [...] em uma ampla variedade de patografias que não reconhecem qualquer referente religioso explícito".

A patografia espiritual clássica é o livro de John Donne, *Devotions upon Emergent Occasions*, sobre o qual Hawkins escreveu o seguinte:

> O construto organizacional que explica o significado da própria experiência com a doença e os vários tratamentos a que Donne se submete é a crença religiosa. De acordo com um sacramentalismo subjacente, todas as realidades físicas têm uma dimensão espiritual e um análogo espiritual: a experiência com a doença é, logo, inerentemente significativa e cheia de propósito. A dimensão física não é apenas interpretada de forma consistente como uma metáfora para o espiritual; além disso, as realidades físicas são sempre subordinadas às suas correspondentes espirituais. (p. 50)

A experiência com a doença de Donne o ensina que o homem não é separado do cosmo: "Nenhum homem é uma ilha, inteiro em si mesmo; todo homem é uma parte do continente, uma parte do principal" (Hawkins, p. 52).

Nos tempos atuais, esse senso tem menos chances de ser expresso em termos estritamente religiosos do que em termos de consciência cósmica: um sentimento de ligação com as forças do cosmo. Tal sentimento pode se manifestar no cientista ou naturalista como um sentimento de profundo respeito na contemplação da natureza.

No médico, pode ser um senso de respeito e reverência, talvez bastante inconsciente, em relação à presença dos poderes de cura da natureza. Em linguagem mais antiga, é a experiência de estar em campo sagrado. Na obra *De Profundis*, uma meditação sobre o sofrimento, Oscar Wilde (1905, p. 5) escreveu: "Onde há sofrimento, há um campo sagrado. Algum dia, as pessoas perceberão o que isso significa. Não saberão nada da vida até que isso aconteça". Vastyan (1981, p. 1) expressa um pano de fundo para esse sentimento:

> *Healing* (cura) e *holy* (sagrado) têm uma raiz comum no inglês antigo. A etimologia comum descreve bem a origem mais antiga. De capa a capa, a cura, a cura sagrada, é a preocupação central da Bíblia: a Bíblia judaica, a Bíblia cristã. No livro sagrado, encontramos uma insistência comum de que a cura origina-se no entendimento espiritual e na ação espiritual; que essa cura, toda cura, é uma tarefa sagrada; que toda cura tem uma origem sagrada; que apenas os feridos podem curar; que a cura não segue um caminho de movimento ascendente e autonomia e competição e mínimo risco, mas um caminho de peregrinação descendente e de compartilhamento, de comunidade e de máximo risco; que todos que são tocados de alguma forma pelo sagrado são chamados a ser agentes de cura; e que todos que são agentes de cura fazem o trabalho do sagrado.

Um médico que traz essa qualidade para um relacionamento o enriquece? Um resultado pode ser que as pessoas sintam-se receptivas para expressar suas próprias experiências espirituais. As pessoas rapidamente percebem quando suas vivências são recebidas com ceticismo e descrença. Talvez também o sentimento de presença criado por essa qualidade tenha um papel na mobilização dos poderes de cura da própria pessoa.

Apesar de essa qualidade ser rara hoje, há razão para acreditar que estava presente em gerações anteriores, embora no nível subconsciente e intuitivo. Um relato das visitas de Sir William Osler a uma criança moribunda na pandemia de gripe de 1918 é um exemplo:

> Sir William visitava nossa pequena Janet duas vezes por dia, e a criança esperava ansiosamente por essas visitas, com uma ansiedade e alegria patéticas. Havia uma batidinha embaixo na porta, que era então empurrada, e uma figura abaixada se passando por um duende entrava e, com uma voz aguda, perguntava se a fada madrinha estava em casa e se ele poderia tomar um pouco de chá. O quarto da doente instantaneamente transformava-se em uma terra de magia, e, com uma linguagem de fadas, o doutor falava de flores, de pássaros, de bonecas que se sentavam ao pé da cama e eram sempre cumprimentadas com um "olá, meus amores". Durante isso tudo, esse médico dava um jeito de verificar tudo que queria saber sobre a pequena de quem cuidava. [...] O momento mais especial foi em uma fria e cortante manhã de novembro, quando o fim estava próximo, e Sir William misteriosamente tirou do bolso de dentro do seu paletó uma bela rosa vermelha cuidadosamente embrulhada e contou sobre como ele havia observado essa última rosa de verão crescer em seu jardim e sobre como a rosa o havia chamado quando ele passava e dito que desejava ir com ele ver sua garotinha. Naquela tarde, todos participaram do chá das fadas, com uma pequena mesa ao lado da cama, Sir William conversando com a rosa, sua "garotinha" e sua mãe de um jeito encantador. Em certo momento, ele saiu do quarto sem ser notado, da mesma forma misteriosa como havia

entrado, todo agachado em seus calcanhares; a pequena garota entendeu que nem as fadas, nem as pessoas podem sempre ter a cor de uma rosa vermelha em suas faces, ou ficar tanto tempo quanto desejariam em um lugar, mas que seriam, de qualquer forma, muito felizes em outra casa e não deveriam deixar as pessoas que ficavam para trás, especialmente seus pais, se sentirem mal a respeito disso. A pequena garota entendeu e não ficou infeliz. (Cushing, 1926, p. 1306)

Na época desse acontecimento, Osler estava perto do fim de sua carreira. Também estava sofrendo profundamente com a morte de seu filho único na Primeira Guerra Mundial. É possível sentir a atenção total de Osler para a criança e o sentido de sua presença que ela deve ter experimentado. Parece que o agente de cura e o médico estavam trabalhando juntos, em perfeita harmonia, pois esse médico estava ao mesmo tempo concentrado na pessoa e coletando as informações clínicas de que precisava. Aproximadamente três séculos separam esse relato de experiência com a doença daquele feito por John Donne, e o contexto mudou de uma espiritualidade religiosa para secular. Mesmo assim, há semelhanças mais profundas. Assim como para Donne cada traço de sua doença simbolizava um aspecto de sua vida espiritual, para a mãe há um significado simbólico na última rosa do verão. Fica evidente que Osler não era apenas um grande clínico, mas também um grande agente de cura, com base nos relatos de seus amigos e colegas. Um deles escreveu que "[Osler] realmente trazia cura e saúde, vida e não morte" (Cushing, 1926, p. 1266). Apesar de essa qualidade em um clínico poder ser intuitiva em vez de conscientemente presente, Osler foi muito claro em seus ensinamentos. Em uma palestra para alunos, disse:

> Eu peço a vocês [...] que deem mais atenção para a pessoa individual do que para as características especiais da doença. [...] Lidando, como lidamos, com a pobre e sofredora humanidade, a enxergamos sem máscaras, exposta em toda sua fragilidade e fraqueza, e vocês devem manter o seu coração suave e maleável para que não menosprezem essas criaturas, seus semelhantes. A melhor maneira é manter um espelho em seu coração, e quanto mais vocês conseguirem observar suas próprias fraquezas, mais cuidadosos serão com seus semelhantes. (Cushing, 1926, pp. 489–490)

A DIMENSÃO MORAL

Em todas as grandes tradições espirituais, a verdadeira espiritualidade evidencia-se na conduta de vida, da mesma forma que a falsa espiritualidade. À medida que Dante desce pelos círculos do Inferno, encontrando em cada nível maiores profundidades do mal, as almas que ele encontra estão consumidas por raiva e ódio. Em sua jornada pelo Paraíso, encontra em todos os lugares a cortesia mais encantadora. A vida moral é uma reflexão da vida espiritual: a vida externa, uma reflexão da interna. Os grandes mestres espirituais não raro foram acusados de quebrar as leis morais; a ocasião, entretanto, é sempre um chamado para uma moralidade superior. O código escrito, a letra da lei, não pode sempre ser aplicado literalmente; sem o espírito, ele perde a vida. Os mestres espirituais, entretanto, são enfáticos em afirmar que a verdadeira espiritualidade significa, principalmente, viver de acordo com a lei. O erro cometido por alguns movimentos espirituais autoformados no Ocidente é crer que o crescimento espiritual vem com o descarte de restrições e disciplina. O oposto é verdadeiro. O domínio de todas as disciplinas espirituais é um processo longo e árduo.

A razão para dizer essas coisas é a semelhança entre experiência religiosa e doença. "Da mesma forma que o homem doente, o homem religioso é projetado em um plano vital que lhe mostra os dados fundamentais da existência humana, ou seja, a solidão, o perigo, a hostilidade do mundo à sua volta" (Eliade, 1964, p. 27). Sacks, depois de se recuperar de sua experiência com a doença, escreveu que "desde então, tenho uma compreensão mais profunda do horror e surpresa que espreitam por trás da vida e que estão escondidos atrás da face comum da saúde" (Sacks, 1984, p. ix).

Dessa forma, não é de surpreender o fato de que a experiência com a doença grave deva ser frequentemente a oportunidade para o que poderá ser um doloroso autoexame. Paul Tournier (1983), clínico geral e psicoterapeuta suíço, conta a história de um médico que queria se consultar com ele por solicitação de sua esposa, pois não havia se recuperado completamente de uma septicemia. A pessoa estava cheia de remorso pela forma como havia passado sua vida e pelas traições que não havia confessado à sua esposa. Esse remorso o assombrava durante sua hospitalização, de modo que gostaria de ter aberto seu coração para seus médicos. Na verdade, ele via a experiência com a doença como tendo um significado profundo, como sendo um momento para introspecção e mudança. Apesar de ter sido tratado com grande gentileza, a conversa durante as visitas dos médicos no hospital eram sobre culturas de amostras de sangue e antibióticos. Os médicos ficaram surpresos com a lentidão com que se recuperou do quadro. Por trás de sua gentileza, não conseguiam ver que a experiência com a doença tinha um significado mais profundo para a pessoa. Ao deixar o hospital, esse médico havia se recusado a ficar convalescendo e voltou ao seu velho mecanismo de defesa de se sobrecarregar de trabalho frenético. A cura não aconteceu até que ele encontrasse um médico que pudesse alcançar sua "solidão moral".

O ponto aqui não é que os médicos tenham o direito de ser professores de moral ou de espiritualidade: é simplesmente o fato de que, para ser um agente de cura, é preciso reconhecer e responder a todas as formas de sofrimento, pelo menos escutando e oferecendo conforto e, se não tivermos a experiência necessária, buscando a ajuda de outros que a tenham. "Não é uma questão de tomar o lugar do clérigo, de ensinar, pregar, doutrinar, censurar ou converter [...] é uma questão de perceber a totalidade do sofrimento da pessoa e encará-la sem covardia, sem subterfúgios. E se o sofrimento for um sentimento de culpa, não é suficiente dizer que essa já não é a esfera do médico" (Tournier, 1983). Ignorar o sofrimento espiritual é negar a integridade da pessoa, dividir a pessoa em compartimentos. Como diz Tournier, o sofrimento não conhece fronteiras. A experiência com a doença física está associada ao sofrimento espiritual; o sofrimento espiritual pode se manifestar como experiência com a doença física ou mental. Não é preciso ser religioso, no sentido usual da palavra s, e certamente não no sentido sectário, para responder aos sofrimentos de uma pessoa, seja qual for sua origem.

A PEDAGOGIA DO SOFRIMENTO

A pedagogia do sofrimento significa que aquele que sofre tem algo a ensinar e, assim, algo para dar. "O que está em questão é uma ética derivada da pedagogia do sofrimento que foi descrita em 1909 por György Lukács enquanto meditava sobre a reciprocidade entre a atividade criativa e a 'primazia da ética na vida'" (Frank, 1997, p. 153). O ímpeto da ética para Lukács é a solidão; a pedagogia do sofrimento começa seus ensinamentos a partir da solidão à procura de comunhão. Em vez de uma pessoa ética carregando todo o peso das coisas, o peso é compartilhado. Em lugar de carregar todo o peso das decisões médicas, o médico compartilha esse peso com as pessoas pelas quais é responsável, ou com os enfermeiros com quem trabalha. A ética que Lukács recomenda é exemplificada pelo Dr. Hilfiker, que trabalha (e vive) com os mais pobres dos pobres na região central de Washington. Hilfiker não trabalha com os pobres por condescendência ou caridade. Faz isso por causa de sua própria falta de recursos. Após reconhecer essa dificuldade, seus serviços para os pobres são muito mais fáceis, e ele pode também receber apoio das pessoas em troca. O título do livro de Hilfiker é *Not All of us are Saints* (1994). Esse médico trabalha com os pobres não por ser moralmente superior, mas porque é necessitado. Quando nossa profissão médica terá a graça de reconhecer essa falta de recursos?

Jean Vanier (1988), o fundador da *L'arche*, uma organização que dá atendimento a pessoas com deficiências mentais, tem o mesmo argumento que Hilfiker: os deficientes mentais dão tanto para aqueles que os cuidam quanto os seus cuidadores lhes dão. O filósofo cultural suíço Jean Gebser considera a nossa época como um tempo no qual a atual consciência de nosso ego dará lugar a uma abertura que é encontrada na transcendência do ego. A liberdade do ego não é sequer um relapso em direção à falta de ego, mas "uma profunda afirmação da vida, suas formas e além de todas as formas" (Fuerstein, 1995). Hilfiker e Vanier podem estar nos liderando nesse caminho.

A pedagogia do sofrimento é ensinada nos testemunhos de histórias de experiências com a doença; por isso, o tipo de ética que ela apoia é uma ética narrativa. Frank considera as narrativas de experiências com doenças uma evolução pós-moderna. Na medicina moderna, o médico toma o controle da experiência com a doença da pessoa e a expressa em termos médicos; no mundo pós-moderno, a pessoa insiste em contar e contar novamente sua própria história, mesmo que possa ainda haver uma descrição moderna fornecida pelo médico. "A minha preocupação," diz Frank: "é com as auto-histórias das pessoas como atos morais e com o atendimento como a ação moral de responder a essas auto-histórias" (Frank, 1997, p. 157). As contribuições narrativas podem ser feitas, dessa forma, para a tomada de decisão colaborativa.

Steven Hsi (2004) foi um médico de família e comunidade que experimentou pessoalmente o sistema de saúde moderno, seus avanços técnicos e seus problemas. Antes de sua morte, ele escreveu memórias emocionantes dessa experiência e do que aprendeu com isso. Uma revelação que ele teve foi a importância de os médicos reconhecerem que, da mesma forma que as pessoas que curam, eles também são vulneráveis:

> Os médicos levantam grandes barreiras para parecerem menos vulneráveis, e isso nos impede de alcançar nosso próprio eu espiritual. A ideia de humanidade está muito ligada à vulnerabilidade. Para ser realmente humano, para fazer parte da comunidade, temos que reconhecer nosso desamparo em muitas coisas e nossa dependência de outras coisas e de outras pessoas.

A AUTORIDADE DO AGENTE DE CURA

Desde os tempos primordiais, a cura é associada ao poder e à autoridade. Em culturas tradicionais, os xamãs são pessoas que adquiriram poder e conhecimento por meio de uma experiência intensa de iniciação. Selecionados pela herança ou vocação pessoal, o xamã não é reconhecido como tal até que tenha recebido dois tipos de ensinamentos: uma experiência de êxtase (estado alterado de consciência), por meio da qual aprende os mistérios do destino humano, e instruções didáticas sobre a teoria e a prática de curar. A experiência de êxtase em geral segue um desafio, tal como um período de isolamento ou uma experiência com uma doença grave. A "jornada" de êxtase da alma até o submundo muda a pessoa para sempre e lhe confere o poder de curar. "O xamã é o grande especialista da alma humana" (Eliade, 1964). O próprio xamã vivenciou a experiência com doenças graves ou crises existenciais, viu a morte de frente e se recuperou. Eliade sugere que o êxtase do xamã é um arquétipo de "ganhar consciência existencial" (p. 394). Na mitologia grega, o arquétipo é expresso pelas histórias de Quiron, o curandeiro ferido, a jornada de Orfeu ao submundo e a morte e ressurreição de Esculápio. Nos tempos modernos, qualquer manifestação do arquétipo provavelmente estará coberta de camadas de cultura e história que nos separam do mundo antigo.

A medicina moderna valoriza e enfatiza o conhecimento técnico, quase que excluindo o conhecimento esotérico adquirido com a reflexão sobre a experiência profunda da vida e da morte que a medicina pode oferecer. Suas manifestações silenciosas podem talvez ser vistas marginalmente: no movimento por ambientes de atendimento, na literatura sobre experiência com a doença e cura ou na musicoterapia, descrita por um de seus praticantes como uma "prática contemplativa com implicações clínicas" (Schroeder-Sheker, 1993).

O xamã é uma pessoa isolada das demais em sua sociedade como uma manifestação do sagrado, uma pessoa que, por meios não comuns, "vivenciou o sagrado com intensidade maior do que o resto da comunidade" (Eliade, 1964). Para Needleman (1992), a geração de médicos que nos precedeu "era um dos últimos traços do sagrado sobrevivendo em nosso mundo". Talvez seja isso que Robert Louis Stevenson tivesse em mente quando disse que o médico "paira acima do rebanho comum [...] quase como regra" (conforme citado por Osler, 1906). Entre as classes da humanidade dessa forma distinguidas por Stevenson, temos também o soldado, o marinheiro e o pastor, todos que vivenciam a vida e a natureza em sua crueza (ou vivenciavam, até os nossos tempos). Há dúvidas sobre se Stevenson teria dito isso a respeito do médico moderno. As nossas tecnologias frequentemente nos distanciam das realidades da experiência humana. Needleman assombrou-se ao descobrir que os médicos que havia encontrado raramente tinham presenciado a morte de uma pessoa.

De todos os campos da medicina, talvez a medicina de família e comunidade e a psiquiatria possam, de melhor maneira, preservar e cultivar esse poder de cura. Bettelheim (1984) lembrou-nos que o termo que traduzimos como psique era a palavra *Seele* em alemão nos escritos de Freud, que é mais precisamente traduzida como "alma". A logoterapia de Victor Frankl (1973) é um resultado direto de sua experiência como prisioneiro em Auschwitz. Entretanto, os sucessos da farmacoterapia parecem estar levando a psiquiatria para outra direção. Apesar de afetada por tendências modernas, a medicina de família e comunidade retém uma proximidade com as realidades da vida humana, uma experiência capturada vividamente por Berger e Mohr em seu livro *A Fortunate Man* (1967).

Valorizar o poder do agente de cura parece estar em discordância com a reação moderna contra as atitudes autoritárias dos médicos. Examinando de maneira mais atenta, entretanto, é claro que estamos lidando com dois tipos diferentes de autoridade. A reação moderna é contra aqueles médicos que tiram o poder das pessoas ao tomar decisões em vez de deixá-las decidir. O poder e a autoridade do agente de cura são de uma ordem completamente diferente, mobilizando o desejo da pessoa para viver e liberando os poderes que a pessoa já tem.

NOTAS

[1] Trecho da obra *Touching the Rock*, de John Hull. copyright ©1992 de John M. Hull. Reproduzido por permissão da Pantheon Books, uma divisão da Random House.

[2] Um exemplo é o trabalho de Jon Kabat-Zinn no Centro Médico da Universidade de Massachusetts, descrito em seu livro *Full Catastrophe Living: Using the Wisdom of Your Body and Mind to Face Stress, Pain and Illness* (New York: Bantam Doubleday Dell, 1990). O papel da consciência plena na medicina tem sido objeto de interesse crescente desde a publicação desse livro. Veja, por exemplo, Ludwig, D.S., Kabat-Zinn, J., Mindfulness in medicine, *JAMA* (2008), 300(11):1350–1352.

REFERÊNCIAS

Austen J. Emma. Open Road Integrated Media. New York.

Baron RJ. 1985. An introduction to medical phenomenology: I can't hear you while I'm listening. *Annals of Internal Medicine* 103:606.

Berger J, Mohr J. 1967. *A Fortunate Man: The Story of a Country Doctor*. London: Allen Lane.

Bettelheim B. 1984. *Freud and Man's Soul*. New York: Vintage Books

Cassell EJ. 1990. *The Healer's Art*. Philadelphia, PA: Lippincott.

Cassell EJ. 2013. *The Nature of Healing: The Modern Practice of Medicine*. New York; Oxford: Oxford University Press.

Cushing H. 1926. *The Life of Sir William Osler*. New York: Oxford University Press.

Eliade M. 1964. *Shamanism: Archaic Techniques of Ecstasy*. Princeton, NJ: Princeton University Press.

Eliot G. 1883. *Janet's Repentance: Scenes of a Clerical Life*. Norman L. Munro. New York.

Frank A. 1991. *At the Will of the Body*. Boston, MA: Houghton Miffin.

Frank A. 1997. *The Wounded Storyteller: Body, Illness and Ethics*. Chicago: University of Chicago Press.

Frankl VE. 1973. *The Doctor and the Soul: From Psychotherapy to Logotherapy*. New York: Vintage Books.

Fuerstein G. 1995. *The Structures of Consciousness, the Genius of Jean Gebser*. Lower Lake, CA: Integral.

Gawler I. 1995. The five stages of hope: How to develop and sustain hope—an essential pre-requisite for profound healing. In: Gawler I, ed., *Proceedings of the Mind, Immunity and Health Conference: Psychoneuroimmunology and the Mind–body Connection*. Yarra Junction, Victoria, Australia.

Gay P. 1989. *Freud: A Life for Our Time*. New York: Anchor Books.

Hawkins AH. 1993. *Reconstructing Illness: Studies in Pathography*. West Lafayette, IN: Purdue University Press.

Hilfiker D. 1994. *Not All of Us Are Saints: A Doctor's Journey with the Poor*. New York: Hill and Wang.

Hsi, S. 2004. *Closing the Chart: A Dying Physician Examines Family, Faith, and Medicine*. Albuquerque: University of New Mexico Press.

Hull JM. 1992. *Touching the Rock: An Experience of Blindness*. New York: Vintage Books.

Kleinman A, Kleinman J. 1997. The appeal of experience; the dismay of images: cultural appropriation of suffering in our times. Chapter 1 in Social Suffering. Kleinman A, Das V, Lock M, eds., Berkeley: University of California Press.

Lifton RJ. 1967. *Death in Life: Survivors of Hiroshima*. New York: Random House.

Needleman J. 1992. *The Way of the Physician*. London: Penguin Books.

Osler W. 1906. *Aequanimatas*. McGraw-Hill Book Company. New York.

Price R. 1994. *A Whole New Life*. New York: Atheneum Macmillan.

Sacks O. 1984. *One Leg to Stand On*. London: Gerald Duckworth.

Sacks O. 1989. *Seeing Voices*. Berkeley; Los Angeles: University of California Press.

Saunders C. 1984. The philosophy of terminal care. In: Saunders C, ed., *The Management of Terminal Malignant Disease*, 2nd ed. London: Edward Arnold.

Schroeder-Sheker T. 1993. Music for the dying: A personal account of the new field of music thanatology—history, theories, and clinical narratives. *Advances* 9(1):36.

Shea G. 2013. *Song Without Words: Discovering My Deafness Halfway Through Life*. Boston: De Capo Press.

Stein HF. 1985. *The Psychodynamics of Medical Practice*. Berkeley: University of California Press.

Stetten D, Jr. 1981. Coping with blindness. *New England Journal of Medicine* 305:458.

Toombs SK. 1992. *The Meaning of Illness: A Phenomenological Account of the Different Perspectives of Physicians and Patients*. Dordrecht: Kluwer.

Toombs SK. 1995. Healing and incurable illness. *Humane Medicine* 11(3):98.

Tournier P. 1983. *Guilt and Grace*. San Francisco, CA: Harper and Row.

Vanier J. 1988. *The Broken Body: The Journey to Wholeness*. New York: Paulist Press.

Vastyan EA. 1981. *Healing and the Wounded Healer*. Philadelphia, PA: Society for Health and Human Values.

Wilde O. 1905. *De Profundis*. London: Methuen.

Woolhouse S, Brown JB, Thind A. 2012. "Building through the grief": Vicarious trauma in a group of inner-city family physicians. *Journal of the American Board Family Medicine* 25(6):840–846.

CAPÍTULO 8

❧

Comunicação pessoa-médico

Muitos dos erros na prática médica têm sua origem em falhas de comunicação. O médico falha em entender o que a pessoa quer dizer ou falha ao transmitir o que ele mesmo quer dizer. Essas falhas de entendimento causam frustração para os médicos e as pessoas, com todas as consequências de uma baixa moral, insatisfação das pessoas, medicina ineficaz, conflitos e litígios. A comunicação efetiva é fundamental. Se não entendermos o problema da pessoa atendida já no primeiro passo, tudo que se seguir na avaliação e tratamento poderá estar errado. Mesmo quando o diagnóstico e a terapia estão tecnicamente corretos, a forma como isso é comunicado às pessoas tem importantes implicações para a resposta dessas pessoas. Além disso, a comunicação é a essência do relacionamento terapêutico.

Na medicina de família e comunidade, a comunicação entre o médico e a pessoa atendida tem algumas características especiais importantes. A maioria pode ser resumida em uma palavra: contexto. A comunicação geralmente acontece entre um médico e uma pessoa que se conhecem, que compartilham experiências anteriores e têm outros relacionamentos em comum, por exemplo, com outros membros da família. Essa comunicação acontece, muito frequentemente, ao longo de períodos estendidos de tempo e nos diferentes ambientes do consultório, casa e hospital. É importante entendermos como o contexto influencia e melhora essa comunicação.

A maioria das consultas começa com um relato da pessoa sobre seus sintomas. Em muitos casos, esse relato será completado por outros dados. Entretanto, como vimos, uma grande proporção de pessoas tem sintomas sem sinais físicos ou exames anormais. Mesmo quando há sinais e exames alterados, o diagnóstico correto provavelmente dependerá mais da história da pessoa do que dos exames e da investigação. Isso é particularmente verdadeiro na clínica geral. O entendimento dos sintomas da pessoa, nesse sentido, torna-se fundamental.

Os sintomas são os fatos que as pessoas descrevem como sensações anormais. Por definição, são subjetivos e não passíveis de verificação por métodos empíricos. Não há teste objetivo algum que permita verificar se uma pessoa está realmente sentindo determinada dor. Isso não quer dizer, entretanto, que não devamos aplicar métodos rigorosos para entender o significado dos sintomas da pessoa. Esses métodos são escutar com atenção, esclarecer os significados por meio de diálogo e evitar o viés de seleção.

Os sintomas são uma forma de comunicação, a forma como uma pessoa transmite seus sentimentos de experiência com a doença, sofrimento ou desconforto. Os sintomas são as informações em que baseamos nosso entendimento dos problemas da pessoa. O ponto de partida é a informação recebida pela pessoa na forma de mensagens transmitidas por seu sistema nervoso. Informações sobre as funções do corpo estão constantemente sendo transmitidas por meio do sistema nervoso e pelos transmissores químicos em nosso encéfalo; isso fornece a base para a autorregulação do corpo. Normalmente, não conseguimos perceber essas mensagens. Os sinais que levam a ajustes na frequência cardíaca, pressão sanguínea ou postura são, sob circunstâncias normais, recebidos e postos em ação abaixo do nível de consciência. Também não temos consciência de funções corporais como a digestão e respiração. Em circunstâncias excepcionais, esses sinais alcançam a consciência e devem ser interpretados ou decodificados. A maneira como os sinais são decodificados depende de uma série de fatores, inclusive das vivências da pessoa e de sua cultura. Todos esses elementos formam o contexto em que as mensagens do corpo são transmitidas e interpretadas. Como a memória de uma vivência significativa tem um componente afetivo, a interpretação é tanto cognitiva quanto afetiva.

Suponhamos que a constância desses sentimentos que estão no plano de fundo é quebrada por uma sensação de dor no peito ao acordar um dia de manhã. Primeiro, há um momento de ansiedade; depois, nos lembramos de uma queda no dia anterior, quando houve uma batida nessa parte do peito. Essa explicação é acompanhada por um sentimento de alívio. Porém, tal explicação pode não ser o caso. Talvez a memória seja de um colega que teve um ataque de coração grave acompanhado de dor no peito. A ansiedade leva a uma consulta com o médico. A queixa de apresentação é provavelmente a dor, não a ansiedade. No entanto, as coisas podem ser mais complicadas ainda. Apesar de a ansiedade não se expressar em palavras, pode se expressar de formas corporais: expressão facial, gestos, frequência cardíaca, entre outros sintomas. Um médico observador pode reconhecer a emoção nesses sinais.

Um agravante, nesse sentido, seria o fato de que a mudança original no estado do corpo pode ser ela mesma a expressão corporal de uma emoção. Em um livro memorável, Siri Hustvedt ilustra claramente este ponto. Ela inicialmente lida com a morte de seu pai de uma maneira "empresarial": "Quando chegou a hora, eu não chorei. Eu escrevi. No funeral, eu fiz um discurso em voz alta e sem chorar" (Hustvedt, 2009, p. 2). Porém, dois anos e meio depois, ao fazer um discurso sobre ele durante a dedicação do plantio de uma árvore em sua homenagem, ela começou a tremer de maneira incontrolável do pescoço para baixo. Tentando compreender o sintoma peculiar que experimentou, ela investigou a história da histeria, os transtornos conversivos e as neurociências emergentes (Hustvedt, 2009).

> Do queixo para cima, eu era eu mesma. Do pescoço para baixo, eu era uma estranha que tremia. O que quer que tenha acontecido comigo, qualquer que seja o nome dado à minha aflição, minha estranha convulsão teve um componente emocional que estava, de alguma

forma, conectado ao meu pai. O problema é que eu não tinha me sentido emocionada. Eu me sentia calma e racional. (Hustvedt, 2009, p. 7)

As expressões de perda podem ocorrer de maneira cognitiva, emocional e somática. A dificuldade que costuma ser observada em relação a experiências corporais das emoções reside na cultura ocidental de fazer a divisão entre mente e corpo (ver Cap. 6, *Fundamentos filosóficos e científicos da medicina de família e comunidade*).

Informações são fornecidas por sinais que indicam diferenças no estado habitual das coisas. A quantidade de informação de um sinal está diretamente relacionada à sua capacidade de surpreender quem o recebe. Uma pessoa que geralmente tosse com muita secreção pela manhã não vai ter informação alguma ao olhar seu escarro. Se, em determinada manhã, o escarro estiver manchado de sangue, a pessoa agora sim recebe uma informação. A informação transferida pelo escarro com sangue depende do contexto em que a mensagem é recebida. Uma pessoa que acredita que sangue no escarro sempre significa câncer decodificará essa mensagem de forma diferente de uma pessoa que não associa o sangue ao câncer. Uma pessoa que tosse sangue pela primeira vez decodificará esse sinal de forma diferente de uma pessoa que já tenha passado por essa experiência. Uma pessoa que acorda com dor de cabeça depois de um excesso de bebida alcoólica recebe pouca informação. Uma pessoa que acorda com dor de cabeça sem qualquer motivo aparente recebe muito mais informação, especialmente se nunca sofreu de dor de cabeça antes.

Sabemos, com base em pesquisas populacionais e em nossa própria experiência, que informações que surgem de mudanças em nossos estados internos ocorrem diariamente. Sentimos pequenas dores e desconfortos de vários tipos: dores de cabeça, dores nos músculos, má digestão, fadiga, coceira, insônia, irregularidades intestinais ou menstruais, etc. O fato de uma pessoa consultar um médico significa que interpretou aquela informação como um desvio de seu padrão usual, ou como um sinal que está fora de seu quadro de referência. Essa interpretação varia muito de uma pessoa para outra. Não há uma relação clara entre a gravidade de sintomas e a decisão de consultar (ver Cap. 3). Uma defesa comum contra informações indesejadas é a negação. É comum o fato de pessoas descartarem sintomas como dor no peito, que (provavelmente essas pessoas sabem) pode indicar infarto do miocárdio. As pessoas têm uma grande capacidade de se autoenganar. No entanto, há aqueles cuja tolerância é baixa e que consultam por causa de qualquer pequeno problema. Pode, é claro, haver uma boa razão para tanta precaução, como no caso de uma pessoa que vem ao consultório com uma vaga dor no peito depois de um amigo ter morrido de um infarto do miocárdio.

Chamaremos a decodificação inicial dessas informações de primeiro portal: o portal em que a informação sobre o que o corpo sente é interpretada e leva a respostas nos comportamentos de experiência com a doença (ver Cap. 3). Os sintomas que entram por esse portal podem ser respondidos de diferentes formas. Algumas pessoas tentarão cuidar de si mesmas, pelo menos por um tempo; outras, contarão com os conselhos da família, amigos ou outros conhecidos leigos. A decisão de consultar um médico pode ser individual ou pode ser tomada com a ajuda de familiares e amigos. Por vezes, é tomada por insistência da família e dos amigos.

Essa decisão nos traz ao segundo portal. Após a decisão de ir a um médico, a pessoa deve decidir como codificar seus sintomas para transmiti-los ao médico, inclusive que linguagem usar e que sintomas ou problema mencionar primeiro. Essa decisão é influenciada por muitos fatores. Raramente há apenas um sintoma ou problema; normalmente existem muitos. Com bastante frequência há também emoções relacionadas aos sintomas: ansiedades, fantasias, medos. Como pode a pessoa comunicar como se sente? Nesse portal, encontramos as complexidades e dificuldades da comunicação entre o médico e a pessoa. A pessoa tem de codificar a informação de forma verbal. De que modo irá fazer isso dependerá da disponibilidade e familiaridade com a língua. Para alguns sintomas, uma linguagem fácil de entender está à disposição. A mensagem é codificada em palavras que têm uma relação causal direta com a sensação que a pessoa está tentando explicar. Pode também haver uma relação clara e direta entre o sintoma e o estado de doença, tal como a dor de angina e a doença cardíaca isquêmica. Outras sensações e sentimentos são muito mais difíceis de verbalizar: desconforto vago, mudanças de humor, tristeza, ansiedade, sofrimento, dúvidas sobre si mesmo, culpa e remorso. Essas dificuldades são tão grandes que algumas pessoas muito doentes não consultam seus médicos. Não é incomum que pessoas muito deprimidas nunca consultem um médico (ver Cap. 13, *Depressão*; Hannay, 1979). Parece que é bem difícil encontrar formas de expressar transtornos que ameaçam a integridade da personalidade.

A relação entre a queixa de apresentação (o que a pessoa afirma ser a razão para a consulta) e o problema principal (definido pelo médico) foi examinada em diferentes situações. Burack e Carpenter (1983) concluíram que a concordância entre a queixa e o problema era de 76% quando o problema era percebido pelo médico como de natureza somática, mas de apenas 6% quando classificado como de natureza psicossocial. Em uma clínica de geriatria, a concordância entre a queixa principal e o problema principal aumentava muito com informações adicionais trazidas por cuidadores, que algumas vezes eram fundamentais para se chegar até a compreensão correta (Duke, Barton e Wolf-Klein, 1994). Beckman e Frankel (1984) não encontraram correlação entre a ordem de apresentação das queixas da pessoa e a significância médica que o médico atribuía a elas. Por meio da internet e de comerciais direcionados aos consumidores, as pessoas agora costumam falar com os médicos expressando a terminologia médica, em vez de comunicar seus sintomas reais (Achkar, 2006) e isso pode fazer muita confusão, causando investigações e tratamentos inadequados e atrasos nos diagnósticos. É importante que o médico pergunte sobre os sintomas reais que a pessoa está sentindo, escutando cuidadosamente a sua resposta (Brandt, 2007).

Para superar essas dificuldades de expressão, as pessoas encontram outras formas de codificar suas mensagens. Isso significa usar uma forma indireta, e não direta, de comunicação. Quando a pessoa expressa problemas pessoais por meio de sintomas do corpo, não está inventando os sintomas, nem imaginando as sensações. Está simplesmente escolhendo os aspectos da experiência de estar doente que mais facilmente pode colocar em palavras. Uma pessoa que não consegue achar palavras para seus sentimentos de desespero pode expressar o problema em termos de um sintoma familiar, como dor de cabeça, que pode até ser um efeito do problema, mas provavelmente não seu aspecto central. É muito mais fácil falar de dores de cabeça do que de desespero. Em comunicações indiretas, a pessoa pode expressar significados pelo uso de metáforas ou formas não verbais. As metáforas, de acordo com Jeremy Campbell (1982), "colocam o familiar no contexto do estranho" ou, podemos adicionar, o estranho no contexto do familiar. A mensagem está no contexto. Uma pessoa com uma doença crônica que também está em sofrimento pessoal pode comunicar seu sofrimento na forma de uma consulta voltada para sua doença (Caso 8.1).

É experiência universal que as palavras são inadequadas para expressar sentimentos: "[...] palavras, como a própria natureza, em parte revelam, em parte escondem a alma", (p. 965) escreveu Tennyson, em sua obra *In Memoriam*. Em todas as culturas, os sentimentos mais profundos estão expressos na dança, no teatro, na poesia, assim como em outras formas de simbolismo. Muitas pessoas que nos consultam estão reféns de emoções poderosas, por isso não nos surpreende que a comunicação indireta seja comum na medicina de família e comunidade.

Problemas que causam vergonha ou culpa, como problemas familiares e sexuais, podem ser comunicados de forma indireta. O problema pode ser apresentado no contexto de uma consulta para um exame geral ou para um problema não relacionado. Uma mulher que sofre de dispareunia pode dizer que consultou para um exame de rotina. Se questionada diretamente a respeito de dificuldades com relações sexuais, ela talvez negue os problemas. Depois, durante o exame pélvico, pode perguntar: "é normal doer aí quando eu tenho relações sexuais?" Note que o problema é apresentado na forma de uma pergunta (uma forma comum de comunicação indireta) e que a questão mais sensível é levantada durante o exame físico.

No contexto de uma consulta por outro problema, a menção ao problema mais sensível pode ser deixada por último. Isso é chamado de "problema de saída" ou "comentário da maçaneta", aquele que não é mencionado até que a pessoa esteja se aprontando para sair, muitas vezes iniciado com "por falar nisso, doutor". O problema de saída é geralmente a principal razão para a consulta da pessoa.

CASO 8.1

Uma pessoa com esclerose múltipla apresentou-se com os sintomas característicos de sua doença. O sofrimento que tentava comunicar era causado pelo fato de seu marido se recusar a aceitar a contracepção. Esse problema estava relacionado à doença, mas apenas indiretamente, pois tal mulher considerava-se despreparada para lidar com outro filho.

A comunicação indireta nos protege da rejeição ou embaraço. Se uma pessoa pede um atestado médico para uma experiência com uma doença da qual está se recuperando e a solicitação é negada, essa pessoa irá se sentir envergonhada. Se primeiro se queixa do sintoma e deixa o médico avaliar sua doença, e depois pede o atestado como se houvesse se lembrado disso só ao final, a recusa causa muito menos embaraço.

Uma pessoa pode apresentar um assunto embaraçoso por meio de pistas. Uma pista é um tanto quanto ambígua e não revela todo o problema de uma vez. Se o médico responde à pista, a pessoa ainda poderá escolher a melhor forma ou o que realmente irá revelar (Caso 8.2).

A forma como uma pessoa codifica o sofrimento pessoal para transmiti-lo ao médico depende também de sua percepção a respeito de como o médico receberá a informação. Um médico que é visto pela pessoa como trabalhando no contexto da patologia física tem maiores chances de receber mensagens de sofrimento pessoal codificadas na linguagem dos sintomas físicos. Um médico centrado na pessoa, que encoraja a expressão de sentimentos, tem mais chances de que o sofrimento pessoal lhe seja transmitido de forma direta. Devido à dificuldade de achar palavras para o sofrimento, não nos surpreende o fato de que as pessoas com frequência revelem primeiramente os sintomas do corpo (ver Casos 4.1, 8.3, 9.1). A isso frequentemente chamamos de *somatização*. Se persistente, é conhecida como *fixação somática*. Há uma categoria para *transtorno somatoforme* no Manual Diagnóstico e Estatístico de Transtornos Mentais.

CASO 8.2

A esposa de um soldado que passara um tempo longe de casa estava perturbada com o fato de que ele tinha pediculose pubiana quando voltou para casa. O soldado atribuía tal fato aos cobertores sujos que eram fornecidos em seu alojamento. Em vez de dizer o que estava em sua mente, ela perguntou: "é possível pegar piolhos púbicos das roupas de cama?".

DE SOMATIZAÇÃO A SINTOMAS CLINICAMENTE INEXPLICADOS (SCI)

A somatização é o modo como as emoções são traduzidas em sintomas físicos, para os quais se busca assistência médica. Na sua definição original, a somatização relacionava-se ao conceito psicanalítico de *conversão*: a tradução de um conflito psicológico em sintomas físicos. Na teoria psicanalítica, a conversão era vista como um mecanismo de defesa em que a pessoa inconscientemente evitava ter que lidar com o conflito interno e ganhava alguma proteção contra circunstâncias ameaçadoras por meio dos sintomas físicos (ganho secundário). Os sintomas de conversão eram, assim, formas de comunicação, não de vivência de distúrbios fisiológicos. O conceito agora foi expandido para incluir qualquer manifestação de sofrimento pelo corpo. A manifestação clássica de histeria de conversão hoje não é frequente, e a maioria das manifestações físicas de sofrimento é compatível com os correlatos fisiológicos da emoção. Entretanto, a implicação de ganhos pessoais persiste. O termo *somatização* é pouco feliz ao sugerir que o processo é anormal e que a pessoa é o agente dessa transdução. É, dessa forma, difícil evitar a implicação de que a pessoa é moralmente responsável por sua própria doença, especialmente quando há a suposição adicional de que essa experiência com a doença lhe permite evitar suas responsabilidades. A ideia de somatização, portanto, sempre tem o potencial de colocar o médico e a pessoa em conflito.[1]

O uso do termo *sintomas clinicamente inexplicados* (SCI) tem a vantagem de evitar a noção de que as pessoas estão de alguma forma, consciente ou inconscientemente, provocando a experiência das emoções no corpo. Ele também coloca de forma mais acurada a questão sobre a pertinência das categorias diagnósticas usadas na medicina. Estima-se que entre 25% e 50% de todos os sintomas apresentados aos médicos da atenção primária não têm explicação clínica (Peveler, Kilkenny e Kinmonth, 1997).

É normal sentir as emoções no corpo.[2] O problema não é a expressão física das emoções, mas a incapacidade de a pessoa fazer a ligação entre a emoção e as sensações físicas. Em muitas pessoas, o entendimento fica logo abaixo do nível de consciência, e a conexão é feita logo, desde que a abordagem correta seja usada pelo médico. Algumas pessoas, porém, resistem a qualquer sugestão de que seus sintomas são expressões físicas de emoções. McDaniel, Campbell e Seaburn (1990) descreveram essa fixação somática como "um processo pelo qual o médico e/ou a pessoa ou sua família se concentram exclusiva e inadequadamente nos aspectos somáticos de um problema complexo". Essa formulação de McDaniel, Campbell e Seaburn reconhece, assim, que a família pode reforçar a fixação da pessoa e que o viés biomédico do médico pode resultar em investigações e terapias desnecessárias.[3] Acredita-se que o médico também exerça o papel de evitar a fixação somática, por intermédio do uso apropriado de suas habilidades de consulta e da manutenção de uma relação saudável com a pessoa (Grol, 1981).

Todavia, descobriu-se que 2,5% das pessoas que apresentam SCI preenchem a definição para cronicidade (Verhaak et al., 2006). Epstein e colaboradores concluíram que, quando os médicos enfrentam um novo caso de uma pessoa com SCI, eles apresentam escores menores nas medidas de cuidados centrados na pessoa (Epstein, Shields e Meldrum, 2006). Isso significa que aquelas pessoas que mais se beneficiam de uma abordagem centrada na pessoa podem não ser ajudadas, levando seus sintomas a se tornarem crônicos. Devemos mudar nossos conceitos em relação à falsa dicotomia entre mente e corpo para melhorar isso.

CONTEXTO

"Toda comunicação necessita de contexto [...] sem contexto, não há significado", escreveu Gregory Bateson (1979, p. 16). Uma das coisas mais difíceis para um médico é saber que contexto usar para decodificar a mensagem da pessoa. O contexto que todos internalizamos no curso de nosso treinamento é a classificação das doenças de acordo com sua patologia orgânica. Se a pessoa está usando os sintomas como uma forma indireta de comunicação para um problema de vida, a correta decodificação exige que o médico identifique o contexto como individual. Se o médico decodificar a mensagem usando o contexto da patologia física, o resultado poderá ser um diagnóstico incorreto, com todas as suas consequências. Se a pessoa também está entendendo o contexto de forma equivocada, como acontece em alguns casos, as possibilidades de um diagnóstico errado são ainda maiores.

Para os médicos de família e comunidade, não é suficiente ter um contexto interno para decodificar as mensagens das pessoas. Tais médicos precisam ser muito receptivos às pistas informativas que indicam em qual contexto está codificada a mensagem da pessoa. Gregory Bateson chama essas pistas de *metamensagens*, mensagens que tornam outras mensagens inteligíveis ao colocá-las em contexto. Muitas das experiências com doenças vistas na medicina de família e comunidade só podem ser entendidas se for compreendido o seu contexto. Como em toda comunicação humana, a decodificação não é um processo que se faça apenas uma vez. O decodificador tece hipóteses, as quais então confere por meio de perguntas e observações.

Em *Muito barulho por nada*, Shakespeare mostra um exemplo engraçado do efeito que uma mudança de contexto tem sobre o significado. Beatriz e Benedito têm o costume de implicar um com o outro, brigando para ver quem consegue insultar mais. Os amigos de Benedito o enganam e o levam a pensar que Beatriz está na verdade apaixonada por ele. Assim que ele passou a acreditar nisso, Beatriz entra e diz:

"Contra minha vontade, fui incumbida de vos chamar para o jantar."

Em vez da resposta em forma de insulto, Benedito responde:

"Formosa Beatriz, agradeço-vos o trabalho."
Beatriz: "Não tive mais trabalho para me tornar merecedora desses agradecimentos do
 que vós para me dar. Se me tivesse sido penosa a incumbência, não a teria aceito."
Benedito (depois de Beatriz sair): Ah! "Contra minha vontade, fui incumbida de vos
 chamar para o jantar." A frase é ambígua. (Ato 2, cena 3, linhas 206–210)
[Ela realmente me ama.]

Da mesma forma que acontece em relação aos diagnósticos, para a terapia ser bem-sucedida, o médico precisa descobrir o contexto correto. Tratar os sintomas, quando o problema está no relacionamento entre o médico e a pessoa, ou em como a vida da pessoa organiza-se, apenas levará a frustrações. Voltar a atenção de um contexto para o outro pode, é claro, ser um processo muito difícil, especialmente quando a própria pessoa decodifica sua experiência com a doença de forma equivocada. Porém, tentar voltar a atenção para o contexto pessoal, quando o problema é o sintoma, também acarreta frustrações. Em pessoas com cefaleia crônica, por exemplo, o problema pode ser o próprio sintoma e as atitudes e mecanismos de adaptação desenvolvidos pela pessoa. Mesmo que as dores de cabeça tenham origem em um problema de vida, uma tentativa de mudar o foco para esse contexto depois que o sintoma tornou-se autônomo em geral não ajuda.

PISTAS SOBRE O CONTEXTO

As seguintes pistas podem alertar o médico para o fato de que ele possa estar trabalhando em um contexto pessoal e interpessoal, não em um contexto clinicopatológico:

- Consultas frequentes por experiências com doença de menor importância.
- Consultas frequentes para os mesmos sintomas ou com múltiplas queixas (Caso 8.3).
- Primeira consulta para um sintoma que existia há muito tempo.
- Atendimento iniciado para uma pessoa com a uma doença crônica que não parece ter mudado.
- Incongruência entre o sofrimento da pessoa e a natureza comparativamente menor dos sintomas.
- Não se recuperar no tempo esperado de uma experiência com a doença, lesão ou operação.
- A garantia de estar bem não satisfaz a pessoa além de um curto período de tempo.
- Consultas frequentes de pai/mãe com uma criança que tem um problema de menor importância (a criança como evidência dos sintomas da doença no pai/na mãe).
- Uma pessoa adulta que consulta com o acompanhamento de algum parente.
- Incapacidade de entender a queixa de apresentação.

CASO 8.3

Um jovem de 19 anos, bem vestido, veio consultar pela terceira vez em um ano com dor intercostal e dor ao contato. Sua idade sugeria que os problemas poderiam ser aqueles comuns na adolescência. Quando começou a falar, revelou um desespero que o havia levado a ligar duas vezes para o serviço de prevenção de suicídio. Seu pai havia morrido, ele não conseguia se comunicar com sua mãe e não tinha irmãos ou amigos próximos. Esse jovem estava quase completamente sem relacionamentos de apoio em um estágio crítico de seu desenvolvimento (ver também o Caso 8.1).

CULTURA E CONTEXTO

Um dos determinantes mais importantes para a interpretação que uma pessoa faz de sua situação de doença e para as expectativas a respeito do médico é a cultura ou subcultura à qual essa pessoa pertence. Kleinman, Eisenberg e Good (1978) referiram-se a isso como "a construção cultural da realidade clínica". É difícil para os médicos aceitarem que sua construção da realidade, baseada na patologia, é apenas uma entre inúmeras possíveis construções. Se a construção que a pessoa faz é diferente, e não há uma tentativa para reconciliar as diferenças, o resultado provável será uma interrupção na comunicação e o fracasso do tratamento.

Essas dificuldades são maiores quando há uma separação cultural muito grande entre o médico e a pessoa; por exemplo, o médico é de uma cultura dominante, e a pessoa é um imigrante de um grupo étnico diferente e com uma língua diferente. É princípio geral da comunicação humana que as dificuldades na comunicação aumentam com a distância cultural entre os participantes (Bochner, 1983). As dificuldades surgem tanto na comunicação verbal quanto na não verbal. Pode ser difícil entender o comportamento de uma pessoa de uma cultura muito diferente. É difícil, por exemplo, detectar depressão em uma pessoa de uma cultura muito diferente (ver Cap. 13, *Depressão*). As diferenças culturais não são apenas étnicas. Grupos de subculturas definidos pela idade, classe social, sexo, educação, profissão ou região também podem sentir a distância cultural um do outro e, dessa forma, vivenciar dificuldades na comunicação. A própria medicina é uma subcultura com seu conjunto próprio de suposições e expectativas não declaradas. Uma pessoa que entra nessa subcultura está, dessa forma, na mesma posição que um viajante visitando um país estrangeiro. Essa posição coloca a pessoa em desvantagem social, além de estar vulnerável por causa de sua experiência com a doença e de sua falta de conhecimento médico. Consequentemente, é responsabilidade do médico estar consciente das dificuldades potenciais de comunicação e fazer todo o possível para reduzir tais dificuldades.

Apesar de ser um processo difícil, é possível compreender uma cultura diferente. O principal problema enfrentado pelo aprendiz é que as regras que governam o comportamento em uma cultura não são explícitas. Os membros originários de um grupo cultural aprendem as regras implicitamente, abaixo do nível de consciência. A não ser que esses membros tenham a rara capacidade de verem sua própria cultura como se estivessem do lado de fora, eles não percebem que seu comportamento é determinado por regras. O mesmo se aplica às suposições assumidas em uma cultura: raramente são explicitadas. Na subcultura da medicina, nossas próprias suposições sobre o que é uma doença não são explicitadas, e muitos médicos continuam sem saber que são suposições.

Uma ilustração das regras implícitas que governam o comportamento é a questão de chamar a pessoa pelo primeiro nome ou pelo último sobrenome, sem o pronome de tratamento "senhor(a)". As regras para usar o primeiro nome são bastante diferentes entre Europa e América do Norte. Mesmo assim, para um visitante, não é fácil descobrir quais são as regras, uma vez que diferem até mesmo entre profissões e grupos etários na mesma cultura. Uma senhora idosa em minha (Ian Renwick McWhinney, IRMcW) clínica ficou furiosa quando recebeu uma carta da enfermeira da clínica tratando-a pelo primeiro nome. Para uma pessoa jovem em nossa cultura, usar o primeiro nome é um sinal de simpatia; para muitas pessoas mais velhas, é uma invasão de privacidade. Usar só o sobrenome de uma pessoa é comum entre homens europeus. Na América do Norte, isso seria considerado falta de educação em alguns círculos sociais.

Como os médicos de família e comunidade podem evitar falhas de comunicação? Eles podem tentar definir as expectativas das pessoas em todas as consultas. Podem tentar descobrir o modelo de explicação da experiência de doença usado pela pessoa e o significado da própria doença para ela. Esses são princípios importantes do método clínico descrito no Capítulo 9. Kleinman, Eisenberg e Good (1978) sugeriram um conjunto de perguntas para obter da pessoa seu modelo explicativo: O que acha que causou seu problema? Por que acha que começou no momento em que começou? O que você acha que sua doença faz com você? Qual a gravidade da doença? Que tipo de tratamento você acha que deve receber? Outras perguntas foram elaboradas para descobrir as metas terapêuticas da pessoa e o sentido cultural da experiência com a doença: Quais são os resultados mais importantes que espera receber com esse tratamento? Quais os problemas principais que a experiência com a doença lhe causou? Qual seu maior temor em relação a essa doença?

Essas perguntas devem ser adaptadas a cada pessoa individualmente. O problema de perguntas diretas, entretanto, é que frequentemente elas não nos fornecem as informações necessárias. Certamente precisamos ter essas perguntas disponíveis em nosso método clínico; mesmo que não as façamos para a pessoa, devemos fazê-las a nós mesmos. Contudo, muito da informação que procuramos virá apenas ao escutarmos com atenção e ao de fato respondermos às pistas sutis com as quais as pessoas transmitem seus significados. Infelizmente, os médicos não costumam fazer isso (Levinson, Gorawara-Bhat e Lamb, 2000), embora seja necessário reconhecer essas pistas e responder a elas para que o encontro entre pessoa e médico tenha sucesso (Gask e Underwood, 2002). As pistas representam uma ferramenta valiosa para o médico de família e comunidade (Olde Hartman e van Ravesteijn, 2008).

Os médicos também podem tentar explicitar as próprias expectativas e suposições. Se houver conflitos entre as expectativas do médico e as da pessoa, será possível tentar resolver tal impasse por meio de negociação, e não pela confrontação. Também é possível tentar treinar as pessoas quanto a formas de ser mais efetivas na subcultura da medicina. Com essa abordagem, Greenfield, Kaplan e Ware (1985) ensinaram as pessoas a fazer perguntas e a negociar as decisões médicas com seus médicos. Quando comparados a um grupo de controle que recebeu uma sessão educacional padrão, essas pessoas eram mais envolvidas na interação com o médico e eram duas vezes mais eficazes na obtenção de informações do médico.

Os médicos de família e comunidade, no papel de professores das pessoas, serão eficazes apenas se forem modelos do comportamento que estão tentando ensinar. Por exemplo, dizer à pessoa para fazer perguntas não ajudará a não ser que o médico esteja aberto a receber perguntas, escutá-las com atenção e considerá-las seriamente.

CULTURAS DE ALTO E DE BAIXO CONTEXTO

Em seu livro *Beyond Culture*, o antropologista Edward Hall (1977) estabeleceu uma distinção entre comunicação de alto contexto e de baixo contexto. A comunicação de alto contexto é aquela em que a maior parte da informação está no contexto. Quem recebe a informação deve, é claro, estar "programado" para receber essa informação a partir do contexto. Como o contexto é muitas vezes implícito em vez de explícito, isso implica compartilhar suposições. A comunicação de baixo contexto, por sua vez, é aquela em que a maior parte da informação está no código explícito. A linguagem da ciência e da tecnologia é de baixo contexto. Um artigo sobre matemática, física, engenharia ou imunologia pode ser entendido por um especialista dessas áreas em qualquer parte do mundo, não importando o contexto. A linguagem da diplomacia é de alto contexto: o diplomata no local é geralmente uma fonte muito mais confiável para decodificar as mensagens diplomáticas do que o burocrata em um escritório distante, que não tem conhecimento algum do país de onde a mensagem vem.

De forma semelhante, as culturas podem ser consideradas de contexto alto, médio ou baixo. Em uma cultura de alto contexto, muito da comunicação acontece implicitamente. Para que isso ocorra, deve haver um alto grau de entendimento mútuo e compartilhamento de suposições. As culturas de alto contexto, logo, tendem a ser marcadas por relacionamentos humanos que se estendem por muito tempo, homogeneidade e baixo nível de mobilidade social. As culturas de baixo contexto, entretanto, tendem a ser complexas, tecnologicamente avançadas e sujeitas a rápidas mudanças.

Outra perspectiva sobre essas diferenças de comunicação é fornecida pelo acadêmico canadense Harold Innis (1951), conhecido por sua teoria sobre o viés da comunicação. Isso pode ser descrito da seguinte maneira. As coisas a que prestamos atenção são fortemente influenciadas por nossa tecnologia da comunicação. Formas orais de comunicação favorecem a continuidade ao longo do tempo em comunidades unidas pelos costumes, tradição e parentesco. Formas visuais de comunicação favorecem o desenvolvimento de regras e de leis codificadas, a especialização, a fragmentação e a burocracia. O ato de traduzir da forma oral para a forma escrita envolve a abstração. Muito da riqueza do contexto dos dados originais é perdida nesse processo.

Innis argumentava que, quando conhecermos a tecnologia de comunicação dominante de uma cultura, saberemos qual força dá forma a toda a sua estrutura. A tecnologia dominante produz um viés na cultura, e a cultura geralmente não tem consciência desse viés. O perigo é que o viés possa ser tão dominante a ponto de se tornar destrutivo. Tecnologias da comunicação, como a internet, têm efeitos profundos sobre o que e como pensamos, contendo suposições escondidas sobre como a mente humana funciona, além de terem a capacidade de sutilmente moldar nossos processos de pensamento (Carr, 2010).

Se olharmos para a medicina a partir dessas perspectivas, acreditaremos que muitas de suas subdivisões movimentam-se em direção ao extremo do espectro do baixo contexto. A atenção é dada menos à história da pessoa do que aos dados abstraídos dela: os dados no computador, os resultados bioquímicos, a tomografia, o ecocardiograma. Só conseguimos prestar atenção em um número limitado de coisas ao mesmo tempo. Se nossa atenção estiver fixada no monitor, é improvável que estejamos escutando a pessoa atentamente. A especialização crescente, em instituições grandes e burocráticas, reduz as oportunidades de desenvolver relacionamentos duradouros. A medicina de família e comunidade que permanece fiel a suas origens deve, porém, ser de alto contexto. Em serviços cuja população é relativamente estável, e o médico e as pessoas são membros da mesma comunidade, os relacionamentos duradouros podem se desenvolver, com tudo que isso implica em termos de suposições compartilhadas.

Passar e receber informações pelo contexto, segundo Hall, é uma forma de lidar com a sobrecarga de informação. Se mais informação é transmitida pelo contexto, menos terá de ser transmitida na mensagem codificada. É uma experiência comum o fato de que, quanto mais o médico conhece a pessoa, menos necessidade esse médico tem de grande quantidade de dados. Não há uma relação significativa entre a quantidade de dados e a qualidade do atendimento. No entanto, há perigos em confiar demais no conhecimento que se origina em um relacionamento de longo prazo. Às vezes isso pode levar a suposições injustificadas que esvaziam a comunicação. O fato de uma clínica de medicina de família e comunidade ser geralmente de alto contexto pode explicar a economia de tempo feita pelos médicos de família e comunidade. Em outras palavras, o tempo gasto na construção de um relacionamento pode ser tempo economizado na comunicação a respeito de problemas episódicos.

RELACIONAMENTOS DIFÍCEIS

Devemos ao Dr. W. W. Weston muitas das observações inclusas nesta seção. Weston definiu a pessoa difícil como aquela com que o médico tem dificuldades em formar um relacionamento de trabalho eficaz. O relacionamento de longo prazo com as pessoas na clínica de medicina geral torna-se um problema específico para o médico de família e comunidade. Como o sucesso terapêutico depende de forma muito significativa do relacionamento entre o médico e a pessoa, a incapacidade de formar um relacionamento terapêutico é geralmente uma fonte de muita frustração para o médico. Paradoxalmente, o fracasso do relacionamento não acarreta, necessariamente, seu encerramento, de forma que lidar com o problema é uma batalha contínua.

As pessoas difíceis encaixam-se em uma série de categorias, descritas a seguir:

- Pessoas que desenvolveram uma "fixação somática", ou seja, expressam sofrimento pessoal na forma de sintomas somáticos e se recusam a acreditar que não há doença orgânica alguma. Essas são as pessoas que percebemos estarem trabalhando no contexto errado. Elas procuram respostas do sistema médico, e as respostas que recebem são negativas: exames negativos e terapias fracassadas. O sistema médico frequentemente as decepciona, pois reforça seu erro de contexto. As respostas negativas geralmente não impedem que essas pessoas procurem por mais exames e consultas com especialistas. Não é de surpreender que essas pessoas muitas vezes acabem fazendo cirurgias desnecessárias.
- Pessoas que se maltratam com remédios ou álcool, ou que usam suas doenças de forma autodestrutiva; por exemplo, diabéticos que induzem crises de cetoacidose.
- Pessoas que se tornaram dependentes de medicações controladas.
- Pessoas que fazem exigências excessivas dos médicos, como consultas frequentes, chamadas fora de horário, pressão para realização de exames, medicação ou encaminhamentos.
- Pessoas que vão de um médico para outro ou que vão a vários médicos pelo mesmo problema, talvez até jogando um contra o outro.
- Pessoas sedutoras.
- Pessoas com raiva.

Algumas pessoas encaixam-se em mais de uma das categorias expostas acima.

Certas pistas podem alertar o médico sobre um problema, ou um problema potencial, em seu relacionamento com uma pessoa. Algumas já foram descritas como pistas para um erro de contexto.

- Uma nova pessoa que vem consultar após deixar outro médico (talvez até uma série de outros médicos) e lhe faz elogios extravagantes, ao mesmo tempo em que expressa grande hostilidade em relação ao médico anterior, podendo haver exigências de ação imediata na forma de encaminhamentos ou prescrições.
- Consultas frequentes por problemas que nunca respondem ao tratamento, queixas persistentes de sintomas com exames repetidamente negativos e consultas com especialistas que não explicitam a questão. Isso foi chamado por Balint (1964) de "a síndrome do envelope cheio", pois os registros médicos acumulam-se para essas pessoas. Elas também são chamadas de "pessoas desanimadoras", identificadas pelo sentimento que evocam no médico (O'Dowd, 1988).
- Desacordo em relação a medicamentos controlados. Essas pessoas podem se contentar desde que sempre recebam suas prescrições mensais. Elas são frequentemente solicitadas por mensagem ou telefone, de forma a evitar o contato pessoal

com o médico. O relacionamento é tranquilo na superfície, mas só se mantém assim enquanto o médico limita suas perguntas a tópicos não controversos e não tentar trocar ou interromper a medicação (Balint et al., 1970). Talvez a medicação seja tomada por causa de um diagnóstico inadequado feito há muitos anos e para o qual não há evidência nos registros.
- Pistas originadas em nossos próprios sentimentos. Weston convida-nos a ser curiosos e prestarmos atenção quando uma pessoa torna-se especial para nós de alguma maneira, evocando sentimentos de ansiedade, pressão, aborrecimento ou frustração, ou quando queremos especialmente agradar e impressionar uma pessoa.

Grant (1996) observou que esses relacionamentos frequentemente se tornam profecias que acabam se cumprindo. O que as pessoas mais temem sobre o relacionamento é o que acabam atraindo em virtude de seu comportamento. O médico cai na armadilha de responder automaticamente ao comportamento, em vez de responder às necessidades da pessoa. O que a pessoa mais teme pode ser a rejeição. No entanto, seu comportamento paradoxalmente atrai essa rejeição, e o médico, se não refletir com atenção, responderá de acordo com isso. Depois de descrever três exemplos, Grant (1996) escreveu que:

> [...] foi quase um alívio reconhecer que eram pessoas desanimadoras. Foi um desafio muito maior reconhecer que eu era parte do problema, parte de um relacionamento desanimador. Foi relativamente fácil identificar os seus comportamentos contraditórios; foi muito mais difícil reconhecer as minhas respostas destrutivas. Mesmo assim, não podia negá-las. Rejeitei um homem que temia a rejeição; ignorei uma mulher que tinha medo de não ser ouvida; lutei pelo controle contra um homem que temia perder o controle. Seus comportamentos, um suplicante, um mártir e um adversário, contradiziam suas necessidades. Minha resposta impulsiva, como tirano, observador aborrecido e antagonista, reforçou seus medos. Foi só quando consegui olhar mais criticamente para meu próprio comportamento e para o comportamento das pessoas, como se fossem dados clínicos, sem sentir vergonha ou culpa, que fui capaz de formular respostas que tinham chances de quebrar o ciclo desanimador e de reescrever os roteiros que haviam sido escritos muitos anos antes.

Não há solução fácil para essas dificuldades. Entretanto, médicos que conseguem identificar corretamente o problema e evitar muitos percalços podem não apenas evitar muita frustração para eles mesmos, mas também em alguns casos ajudar as pessoas, ou pelo menos as proteger de um possível dano.

Aqui estão algumas diretrizes gerais:

- Tente evitar a fixação somática lidando com isso já na primeira ocorrência. Se já estiver estabelecida, tente mudar o contexto, mudando o foco para a pessoa como um todo: história de vida, expectativas, sentimentos e relacionamentos. Tente responder à dor interna que pode estar sendo expressa por meio dos sintomas.
- Tenha cuidado ao prescrever narcóticos para dor crônica ou recorrente. Tente proteger a pessoa do dano que pode ser causado por um sistema médico que é orientado

para a patologia física, ou seja, evite exames, medicação ou cirurgia desnecessários.
- Fique alerta para as reações de contratransferência em você mesmo ao responder, por exemplo, a uma pessoa carente com tentativas excessivas de agradar e pacificar.
- Não reaja exageradamente se uma pessoa testar o relacionamento. Pessoas que têm dificuldades em formar um relacionamento com o médico geralmente também têm problemas com outros relacionamentos. Por vezes, essas pessoas vivenciaram uma série de rejeições e traições. Seu comportamento provocativo pode ser uma forma de testar o médico para ver se ele responderá com rejeição, como todas as outras pessoas. Se o médico conseguir evitar a tentação, o relacionamento que se desenvolve poderá ser a primeira experiência de confiança em um relacionamento para a pessoa.
- Esteja preparado para estabelecer limites; o tempo limite para as consultas, o número de consultas, etc.
- Envolva seus colegas no plano de manejo: o(a) enfermeiro(a) da clínica, o(a) recepcionista e colegas que o substituem em plantões precisarão saber o que esperar dessas pessoas. Também esses colegas poderão fazer contribuições úteis.
- Se os relacionamentos conflituosos se tornarem persistentes ou universais em seu serviço, procure ajuda ou supervisão.
- Não complique as coisas decidindo ser um médico "difícil". Às vezes a pessoa parece ser resistente, mas o verdadeiramente difícil é o médico, como no Caso 8.4.

CASO 8.4

Uma residente falou de sua frustração com um idoso com diabetes que tinha glicosúria persistente, mas não cooperava nas tentativas de monitorar seu açúcar no sangue ou de ajustar sua insulina. Por fim, a residente foi capaz de perceber que o problema era sua própria incapacidade em aceitar as metas limitadas que eram aceitáveis para a pessoa e consideradas razoáveis de seu ponto de vista.

ENTREVISTA

As entrevistas[4] são um processo em que uma pessoa, geralmente um profissional, obtém entendimento sobre outra, quase sempre uma pessoa que busca ajuda ou cliente. Os mesmos princípios aplicam-se para qualquer tipo de entrevista, médica ou não. A entrevista médica fornece o contexto para se obter a história, ou seja, coletar as informações a respeito do problema da pessoa. Entrevistar é um processo de comunicação, verbal e não verbal. É muito mais do que fazer perguntas e receber respostas. "A técnica de perguntas e respostas pode ter certo valor para determinar quais são seus detergentes, pasta de dentes ou desodorantes favoritos", escreveu Studs Terkel (1975), "mas não para o descobrimento de homens e mulheres". É a "descoberta de homens e mulheres" a meta das entrevistas. É claro que as perguntas devem ser feitas, mas que perguntas fazer, como fazê-las e como as respostas são recebidas determinarão se a entrevista atingirá sua meta.

Embora os princípios de uma entrevista sejam universais, sua aplicação nas condições da medicina de família e comunidade exige alguns comentários. Mesmo que os médicos de família e comunidade sejam bons administradores, não conseguem evitar o trabalho sob pressão. Em um dia normal de trabalho, é difícil encontrar tempo para uma entrevista longa. Porém, há um paradoxo aqui. Se o tempo no curto prazo é escasso, quando o prazo é longo, torna-se abundante. Devido aos relacionamentos continuados, os médicos de família e comunidade têm amplas oportunidades de "descobrir" os homens e as mulheres que estão sob seus cuidados. Isso tem várias implicações. Primeiro, significa que os médicos não precisam dedicar tempo para estabelecer um relacionamento harmonioso a cada visita. A harmonia já se estabeleceu e precisa apenas ser preservada. Segundo, começam com algum conhecimento pessoal a respeito de quem atendem. Terceiro, o processo de "descoberta" não precisa ser apressado.

A falta de tempo, no caso de prazo curto, expõe o médico da família e comunidade a algumas armadilhas. Em vez de dar à pessoa tempo livre para se expressar, o médico pode adotar o método de perguntas e respostas desde o começo da entrevista. Isso pode encurtar a entrevista, mas em geral é uma falsa economia, visto que a pessoa pode ficar voltando às consultas com frequência. Uma entrevista mais longa que identifica com exatidão o problema pode durar menos tempo do que a soma de várias entrevistas mais curtas durante as quais isso não é possível. Em seu estudo sobre as entrevistas entre o médico e a pessoa na clínica geral, Byrne e Long (1976) constataram que as entrevistas inadequadas eram significativamente mais curtas do que as entrevistas satisfatórias, e que menos tempo era gasto nessas entrevistas para descobrir por que a pessoa havia buscado a consulta. Os médicos que utilizam a abordagem centrada na pessoa são mais flexíveis, alterando sua maneira de seguir as pistas da pessoa (Stewart et al., 2014). Algumas consultas são rotineiras; outras são muito mais cheias de significado (Miller, 1992). O clínico habilidoso está sempre alerta para as nuances da apresentação da pessoa e ajusta sua abordagem conforme o caso.

ESCUTA

A única falha mais importante nas entrevistas é provavelmente não deixar a pessoa contar sua história. Com frequência, a conversa é reduzida a perguntas que desviam o fluxo da conversa, por mudanças de assunto ou pelo comportamento do médico, que expressa falta de interesse (folheando os registros da pessoa ou olhando para seu relógio de pulso). No início da entrevista, o médico deve tentar, por todos os meios possíveis, encorajar as pessoas a contar a própria história do seu próprio jeito.

Escutar a pessoa com atenção total é uma disciplina muito difícil de alcançar. Exige concentração intensa em tudo que a pessoa está tentando dizer, tanto verbal quanto não verbalmente, abertamente ou usando pistas sutis para expressar significados. É tão mais fácil concentrar o foco só no conteúdo da fala da pessoa do que no que está sendo dito. Se uma pessoa com um câncer em estágio avançado diz "parece que tenho precisado de muito mais morfina recentemente", o médico pode responder "sim, as suas necessidades de morfina aumentaram", ou pode dizer "isso o preocupa?" A segunda resposta provavelmente levará a um desenrolar do motivo que fez a pessoa abordar esse assunto. Possivelmente, a pessoa vê sua maior necessidade de morfina como o princípio do fim.

Escutar com atenção exige que nos esvaziemos de preocupações pessoais e distrações e que deixemos de lado, por um momento, nossas preconcepções e estruturas de referência. Carl Rogers (1980) coloca isso de forma muito clara:

> Sou agora muito mais sensível aos momentos em que minhas emoções ou fadiga me tornam um mau ouvinte, por saber que minhas próprias ansiedade e dor interna, mesmo que suprimidas, interferem em minha capacidade de escutar alguém (p. 45).
>
> Esse tipo de escuta sensível e ativa é muito raro em nossas vidas. Pensamos escutar, mas apenas raramente o fazemos com real compreensão e verdadeira empatia. Ainda que a escuta desse tipo tão especial seja uma das forças mais potentes para a mudança que eu conheço (p. 135).

Muitas vezes, os médicos não são bons ouvintes. Nós frequentemente interrompemos. Em um estudo, o intervalo médio entre a pessoa começar a contar sua história e a interrupção do médico era de 18 segundos (Beckman e Frankel, 1984). Um estudo mais recente (Marvel et al., 1999) sugere que a situação pode ter melhorado um pouco, e a primeira interrupção ocorre depois de 23,1 segundos. Atentos apenas à nossa própria linha de pensamento, talvez nem escutemos a observação crucial:

Pessoa: E seguidamente me sinto como se fosse chorar.
Médico: A dor aparece em algum outro lugar?

As perguntas das pessoas são frequentemente ignoradas ou deixadas de lado. As entrevistas tendem a ser dominadas pelas perguntas do médico. Há uma razão para perguntas em série na busca por informações, mas simplesmente perguntar não é uma forma de conhecer e entender uma pessoa. É comum encontrar pessoas que respondem "não" quando questionadas se têm alguma preocupação, mas que com o passar do tempo mostram ter graves problemas pessoais. Isso é tão comum que perguntas como "você tem algum tipo de preocupação?" são de pouco valor. Michael Balint escreveu: "Se você faz perguntas, irá receber respostas, e nada mais". Um dos erros mais comuns em entrevistas é fazer uma pergunta e então dar a resposta antes de a pessoa ter tempo de responder:

Médico: Como você tem dormido? Sem problemas?
Pessoa: Sim.

Com pessoas muito doentes ou idosas, a resposta pode demorar muito. O médico pode ter de esperar pela resposta em completo silêncio por até um minuto. Controlar-se para não interromper, nessas circunstâncias, é muito difícil. Um homem idoso estava morrendo de câncer de próstata. Sua dor estava sob controle, mas ele parecia estar muito deprimido:

Médico: Como você se sente hoje, Sr.?
Pessoa (após pausa de aproximadamente um minuto): Tudo parece sem esperança.
Médico: O senhor vê uma situação completamente sem esperança? Não há nada pelo que o senhor possa ter esperança?
Pessoa: Gostaria de ver meus filhos encaminhados.

Uma maior abertura da pessoa pode ser encorajada com a facilitação do médico. Isso é uma comunicação, não necessariamente verbal, que encoraja a pessoa a continuar. Um exemplo comum é a repetição das últimas palavras da pessoa:

Pessoa: Senti-me tão mal. (Pausa)
Médico: Você se sentiu mal?

Gestos podem ter o mesmo efeito; inclinar-se na direção da pessoa ou lentamente acenar com a cabeça. Como no exemplo anterior, o silêncio pode ser facilitador.

Se for necessário fazer questionamentos, perguntas abertas encorajam a expressão da pessoa mais do que perguntas fechadas. Perceba a diferença entre "onde é sua dor de cabeça?" e "pode me falar a respeito de sua dor de cabeça?" Há lugar para os dois tipos de perguntas: perguntas fechadas são usadas para obter informação específica sobre o problema, e perguntas abertas, para alcançar um entendimento a respeito da pessoa. Em alguns casos, é possível estimular uma pessoa a se expressar dando *feedback* sobre uma observação de seu comportamento. Dessa forma, o médico ajuda a pessoa a encarar alguns aspectos de seu comportamento, como "você parece zangado" ou "parece estar com raiva".

O efeito disso é trazer sentimentos à tona para lidar com eles de forma mais eficaz. O resultado poderá ser um banho de lágrimas, ou uma explosão de raiva. Qualquer que seja a forma, a emoção deve ser aceita no consultório e reconhecida sem surpresa ou embaraço, visto que aprofunda o entendimento e muda o nível do relacionamento. O choro pode ser respondido com a escuta empática e a confirmação de que chorar não é algo de que se envergonhar. Os parentes daqueles que estão morrendo, por exemplo, às vezes precisam de permissão para chorar, especialmente se são homens que foram criados na crença de que homens não choram.

É mais difícil lidar com a raiva, especialmente se dirigida contra o médico ou um de seus colegas. A raiva é natural para qualquer pessoa cuja vida tenha sofrido uma ruptura por causa da experiência com a doença em si mesmo ou em sua família. Se o médico conseguir reconhecer a raiva, sem ficar ele mesmo com raiva, a pessoa poderá vir a entender seus sentimentos. E se o médico provocou de alguma forma os sentimentos da pessoa, pode reconhecer e avaliar as razões para essa raiva. Na medicina de família e comunidade, os atrasos reais ou percebidos no diagnóstico podem ser a causa da raiva. Devido à natureza insidiosa de muitas doenças, ninguém está livre disso. Às vezes, a raiva da pessoa é acompanhada pelos sentimentos do médico de desconforto e culpa. Esses sentimentos frequentemente fazem com que o médico e a pessoa se evitem. É muito melhor enfrentar tais problemas e discuti-los.

A expressão de sentimentos é muitas vezes auxiliada pelo toque. Pouco é dito sobre o toque na educação médica. A mensagem oculta parece ser de que tocar as pessoas não é permitido, exceto durante o exame físico. Entretanto, frequentemente em nossa experiência o toque ajudou as pessoas a expressarem seus sentimentos.

> Uma mulher de 40 anos que estava morrendo de câncer parecia cheia de emoções reprimidas. Reclamou que estava fora de si, mas não disse por quê. Não chorou, nem expressou sentimentos de tipo algum. Eu (IRMcW) sentei-me ao lado de sua cama e não consegui encorajá-la a falar. Então estendi minha mão e segurei sua mão. Quase imediatamente, ela começou a chorar e expressar seus sentimentos.

Tocar, entretanto, nem sempre é apropriado. Quando e como tocar são questões que exigem um julgamento sensato das necessidades da pessoa. No caso a seguir, o toque foi mal interpretado pela pessoa e teve resultados negativos.

> Estava discutindo a questão de ressuscitação e suporte artificial da vida com uma mulher que tinha esclerose lateral amiotrófica avançada. Durante a discussão, coloquei (IRMcW) minha mão sobre sua mão, que estava paralisada sobre seu peito. Depois que deixei o quarto, a enfermeira disse-me que a pessoa havia ficado perturbada. A enfermeira pensou que a causa de seu sofrimento fosse o assunto de nossa discussão, mas descobriu que foi eu ter tocado sua mão que havia perturbado a mulher. Ela havia interpretado esse gesto como uma expressão de compaixão e não queria que as pessoas tivessem pena dela.

MOMENTOS DE LIGAÇÃO

Por vezes, o obstáculo para a comunicação genuína entre médico e pessoa é o próprio médico. Há poucas possibilidades de uma pessoa abrir seu coração para um médico distanciado e objetivo. A verdadeira reciprocidade vem apenas quando o médico já mostrou que também é humano. Paul Tournier conta a história de um cirurgião cujo filho morreu por causa de um sarcoma. Um dia, ele estava visitando uma pessoa exatamente no quarto onde seu filho havia morrido. A pessoa era uma senhora idosa, inconsolável pela morte de sua filha e já sem vontade de continuar vivendo. O cirurgião tentou consolar a mulher, mas não teve sucesso. Então, disse-lhe, "sabe, meu filho morreu neste quarto". No dia seguinte, a senhora se vestiu, pôs maquiagem e saiu caminhando do hospital.

Em seu livro *Six Minutes for the Patient**, Michael e Enid Balint (1973) descreveram a mudança repentina no relacionamento entre médico e pessoa como um clarão. Suchman e Matthews (1988) descrevem isso como experiências de ligação: momentos de proximidade e intimidade. Eles parecem ocorrer quando cruzamos a fronteira entre profissional e pessoa e começamos a nos relacionar com outro ser humano. Pode ser impossível fazer com que esses momentos aconteçam, mas podemos provavelmente nos preparar para eles evitando as coisas que os inibem. Essas coisas parecem ser a nossa preocupação com a teoria ou a nossa necessidade de "fazer" algo de fato, mesmo não sabendo o que fazer ou dizer, em vez de simplesmente estarmos com a pessoa naquele momento.

EMPATIA

A empatia é a capacidade de se colocar na experiência de outra pessoa. Para o médico, é a capacidade de experimentar o sentimento de ser a outra pessoa: passar pela experiência com a doença, deficiência, depressão, entre outras vivências. Em outras ocasiões, pode ser a capacidade de sentir o que é ser a pessoa que cuida daquele doente. Isso, muitas vezes, parece ser uma tarefa impossível. Algumas experiências são tão diferentes dos fatos comuns que nunca estamos preparados para elas. Muitas pessoas descreveram a perda de um ente querido nesses termos. William Styron (1992) disse o mesmo sobre a depressão grave.

Apesar de concordar, Toombs (1987) defende que a alienação do corpo que o doente vivencia é acessível aos outros por meio da vivência diária do corpo como um objeto. Todos vivenciamos sintomas físicos, desconfortos, limitações, que, por meio da reflexão, podem nos remeter à experiência de estarmos alienados de nosso próprio corpo. Podemos nos tornar mais íntimos da diferença entre "viver" nossos corpos inconscientemente e ao mesmo tempo ficar conscientes de que nossos corpos são objetos separados de nós mesmos. Esse entendimento pode ser enriquecido pela leitura das narrativas de pessoas sobre sua experiência com a doença e ao escutar suas histórias com abertura para suas vivências.

Rudebeck (1992, p. 59) considera a capacidade de empatia corporal algo central para a competência geral clínica do médico de família e comunidade. Apesar de a empatia ser geralmente entendida como a rota profissional para a compreensão das emoções, esse autor observa que os processos físicos têm um papel na transferência de emoções de uma pessoa para a outra. "A percepção e a imitação intuitiva de expressões faciais e de posturas corporais devem levar a uma 'ressonância afetiva', que inclui também um estado neuro-hormonal". Dessa forma, a empatia é uma rota para o entendimento tanto das emoções quanto das experiências corporais. O neurologista Damasio fornece evidências neurobiológicas para encontrar as origens das emoções nos processos

---

* N. de T. Publicado em português com o título *"Seis Minutos Para o Paciente"*.

fisiológicos do corpo (Damasio, 2003). E, como tudo na vida, há sempre os dois lados. Como Rudebeck notou, o exame físico é uma ferramenta importante para o exercício da empatia corporal.

O desenvolvimento de uma capacidade de empatia corporal exige mudanças em nossa percepção da tarefa clínica. No método clínico convencional, os sintomas são entendidos como caminhos para o diagnóstico da doença da pessoa. Precisamos também perceber os desconfortos físicos da pessoa como vivências a serem entendidas por seus próprios méritos (Rudebeck, 1992).

PERGUNTAS-CHAVE

Depois de escutar com atenção e responder a todas as pistas dadas pela pessoa, podemos sentir que ainda existem algumas coisas que não foram ditas. Precisamos de perguntas que ajudarão a pessoa a se expressar, talvez eliminando algum tipo de inibição.[5] Nota-se, às vezes, que fazer perguntas sobre questões delicadas é uma invasão de privacidade. Isso só é verdade se a pergunta for mal elaborada e se a apresentação das perguntas for feita contra o desejo da pessoa. Mesmo que uma pergunta-chave não tenha resposta, pelo menos mostra à pessoa que o médico está aberto para essas questões. Inúmeras vezes, como no caso a seguir, não fazer uma pergunta delicada pode ter consequências infelizes. A pessoa era uma mulher jovem que havia recentemente sido transferida de um regime prisional fechado para um semiaberto. Reclamava de dor de garganta e fadiga, e eu (IRMcW) suspeitei de mononucleose em estágio inicial. Não fiz perguntas a respeito de sua experiência na prisão ou seus sentimentos sobre sua situação. Na mesma noite, essa mulher tentou se suicidar. Ela havia sido condenada por infanticídio.

DAR MÁS NOTÍCIAS

Dar más notícias às pessoas é tão difícil que frequentemente somos tentados a fugir da tarefa. Temermos ser francos demais, temermos as perguntas que possam ser feitas e sobretudo as emoções que possam ser desencadeadas. Há muitos mecanismos de defesa que invocamos para evitar lidar com nossos medos. Podemos disfarçar a verdade ("Acho que já descobrimos"). Podemos postergar a notícia ("Vamos fazer mais exames"). Podemos não responder às maneiras sutis com que a pessoa toca no assunto ("Eu pareço estar enfraquecendo." "Como você tem dormido?"). Podemos evitar totalmente a pessoa, deixando de fazer as visitas ou cuidando para não encontrá-la sozinha. Em lugar algum esses mecanismos de defesa foram mais bem descritos do que na história de Tolstoi, *A Morte de Ivan Illitch*.

Não acreditamos que haja um único médico que nunca tenha usado uma dessas manobras em algum momento, ou que não tenha cometido erros ao dar más notícias.

É algo com que frequentemente se tem de lutar. Achamos que alguns princípios gerais podem ser úteis:

- Nunca diga à pessoa algo que não é verdade. Ao mesmo tempo, nunca lhe diga mais do que ela quer saber. A verdade aparecerá mais cedo ou mais tarde e, quando aparecer, as pessoas que receberam essas notícias falsas irão se sentir traídas. Não é surpreendente que o resultado seja geralmente um dano irreparável ao relacionamento entre médico e pessoa, e frequentemente prejudique os relacionamentos familiares também.
- Não é fácil aplicar esses princípios. Como descobrimos o que a pessoa quer saber? Primeiro, podemos descobrir o que a pessoa sabe, ou pelo menos o que já suspeita. As pessoas em geral sabem muito mais do que pensamos. Em seu estudo sobre pessoas morrendo de câncer, Elizabeth Kubler-Ross (1969) descobriu que a maioria sabia que estava morrendo e não foi preciso lhe dizer isso. O que as pessoas precisavam era de uma oportunidade para discutir seus sentimentos abertamente e sem subterfúgios. Achamos que a pergunta "o que você sabe sobre sua doença (ou situação atual)?" geralmente fornece um bom entendimento do que a pessoa sabe.

Achamos que ajuda deixar a pessoa fazer as perguntas, de forma que nós nos dirigimos para onde ela nos direciona:

"Você tem alguma pergunta sobre a glândula que foi retirada de seu pescoço?"
"Sim, o que ela tinha?"
"Você sabe por que ela foi removida?"
"Sim, para ver se o câncer do meu pulmão havia se espalhado."
"Sim. Ela mostrou que há câncer ali também. Há algo que queira me perguntar a respeito disso?"
"Isso significa que o câncer está em todos os lugares no meu corpo?"
"Não. Significa que se espalhou do pulmão para os nódulos linfáticos, mas a sua cintilografia óssea estava normal, sem sinais de câncer, e não há sinais de que tenha se espalhado para outros locais também. Com a quimioterapia que você vai começar, esperamos conseguir uma remissão da doença. Você sabe o que quero dizer com remissão?"
"Sim, a doença parar por algum tempo."
"Certo. Alguma outra pergunta a esse respeito?"
"Agora não. Eu tinha outras perguntas, mas agora esqueci."
"Tudo bem. Volto a lhe ver na quinta; faça anotações de qualquer outra pergunta e podemos discuti-las então."

Nesse caso, a pessoa já sabia que tinha câncer. Quando um diagnóstico grave é apresentado pela primeira vez, é possível ter uma ideia de quanta informação a pessoa quer ter, se perguntarmos "você é o tipo de pessoa que gosta de saber de todos os fatos?". Quando damos más notícias pela primeira vez, às vezes quando não são esperadas, a dor é inevitável. O que pode ser evitável é o aumento de forma desnecessária da carga que a pessoa recebe com nossa insensibilidade. As pessoas, às vezes, reclamam que as informações lhes são passadas de uma forma brutal, como no caso a seguir, recontado por uma pessoa para mim:

"Recebemos os resultados dos seus exames, e eles mostram que você tem câncer no rim."
"O que vai acontecer comigo?"
"Vamos retirar o seu rim."
"Quando isso vai ser feito?"
"Amanhã de manhã."

A dor da notícia arrasadora é diminuída, de certa forma, se o médico mostrar consideração pelos sentimentos da pessoa, se tiver tempo para responder às perguntas e se garantir a continuidade de seu apoio. Não dê más notícias e saia. Se possível, sente com a pessoa. Não se apresse. Quando sair, tente ver se há alguém para ficar com a pessoa que está doente. Confirme que você a verá de novo logo e continuará a lhe dar assistência. As más notícias apenas devem ser dadas dentro de um contexto de um relacionamento contínuo e de apoio.

A abertura à comunicação indireta é especialmente importante quando falar com pessoas que têm experiências com a doença arrasadoras. Em vez de perguntar "vou morrer?", as pessoas, por razões compreensíveis, podem perguntar "é grave?" ou "por que me sinto tão cansada?" A tentação de escapar da questão é grande, por exemplo:

"Por que me sinto tão cansada? Estou sem energia."
"Vamos fazer um exame de sangue. Talvez seus eletrólitos estejam desequilibrados."
Em vez de "Você compreende o que é a sua doença?"
"Sim, eu sei que tenho câncer."
"A própria doença fará com que se sinta cansada e sem energia."
"Isso significa que a doença está progredindo?"
"O câncer é uma doença progressiva, logo, devemos esperar isso. Com que rapidez vai progredir, não sei lhe dizer. Entretanto, há maneiras de ajudá-la a se sentir melhor quanto ao cansaço."
"Como?"
"Aliviando a dor, fazendo com que você durma bem à noite, preocupando-nos com sua dieta."

Uma das formas que as pessoas usam para lidar com notícias arrasadoras é a negação. A nossa capacidade de negação é tal que uma pessoa pode nem lembrar que lhe disseram que ela tem uma doença fatal. A negação pode ser anterior à aceitação gradual dos fatos, ou pode se manter até o final. Quando encontramos negação, não é nosso papel tentar analisá-la. A forma como um indivíduo lida com a crise deve ser respeitada. Não há razão, entretanto, para que entremos no processo de negação também ao reforçar expectativas irreais. Se as pessoas que estão negando sua doença fazem perguntas, devemos responder honestamente.

Quando a família da pessoa fica sabendo que o prognóstico é grave, pode insistir em que o resultado não seja contado para a pessoa. Isso pode ter base em seu entendimento amoroso dos desejos da pessoa. Porém, pode ser mais uma expressão de seus próprios medos, o que coloca o médico em um dilema. Como podemos conciliar nossa responsabilidade secundária em relação à família com nossa obrigação primária de sermos verdadeiros com a pessoa doente? Nossa resposta para isso é dizer para a família que não vamos impor a verdade à pessoa, mas que não mentiremos se ela fizer perguntas. Também tentamos fazer com que os membros da família vejam o desgaste que esse fingimento trará ao seu próprio relacionamento com a pessoa. O doente, que muito provavelmente saberá que está morrendo, se sentirá cada vez mais sozinho e isolado, incapaz de partilhar seus sentimentos com aqueles que lhe são mais próximos.

As palavras que usamos para falar com as pessoas dependem da cultura em que trabalhamos. Algumas palavras, em determinadas culturas, podem ser tão emotivas que não as podemos usar. Certas palavras têm associações para uma pessoa que são bem diferentes das associações que têm para nós. Uma vez eu (IRMcW) disse a uma pessoa, em uma visita após o parto, que ela tinha flebite superficial em uma veia varicosa. Seu marido veio falar comigo mais tarde com grande preocupação. Sua esposa havia visto sua mãe morrer de uma embolia pulmonar causada por uma tromboflebite da perna e ficara bastante impressionada.

Em algumas culturas, câncer é uma palavra desse tipo. Outras palavras devem ser usadas como substitutas, mas não devemos entender isso como uma desculpa para usar termos evasivos. Se a pessoa usar uma palavra emotiva primeiramente, então sabemos que podemos usá-la também, lembrando de perguntar o que a palavra significa para tal pessoa:

"É câncer, doutor?"
"Sim, é câncer. O que você entende por isso?"
"Quer dizer que não vou melhorar?"
"Com esse tipo de câncer, suas chances de melhorar são boas."

Se as pessoas perguntam por quanto tempo ainda vão viver, nunca se deve dizer um período de tempo específico. Achamos que nunca devemos fazer isso. O prognóstico é uma arte muito menos precisa do que o diagnóstico. Quase sempre erramos, seguidamente por semanas, às vezes por meses ou anos. Os efeitos nas pessoas e suas famílias são geralmente negativos. A esperança diminui, tornam-se cada vez mais ansiosas à medida que o tempo informado se aproxima. O último princípio orientador para dar más notícias é tentar encontrar alguma razão para a esperança em cada pessoa. Mesmo que não seja esperança de sobreviver, poderá ser esperança de viver até que uma tarefa esteja completa ou que um neto tenha nascido, ou de viver ainda por um período de remissão ou, até mesmo, ter uma morte em paz, sem dor (Cap. 6).

TRANQUILIZAÇÃO

De acordo com Kessel (1979), "as frases usadas para tranquilizar a pessoa devem ser tão bem planejadas e deliberadas quanto o uso de qualquer outra habilidade médica". Apesar de não ser possível falar em regras específicas para a aplicação dessa habilidade, há alguns princípios que, se seguidos, contribuirão para que o médico seja mais eficaz ao tranquilizar as pessoas e ajudarão a evitar alguns erros e percalços.

1. A base essencial para que o médico seja eficaz ao tranquilizar a pessoa é um relacionamento de confiança entre a pessoa e o médico. O médico de família e comunidade tem uma grande vantagem, tendo em vista que, em muitos casos, esse relacionamento já foi anteriormente estabelecido.
2. Para que a pessoa seja efetivamente tranquilizada, o médico tem de saber quais são as ansiedades dela. Só assim esse médico poderá tomar as medidas necessárias para tranquilizá-la. Se um homem com dor no peito está preocupado sobre câncer no pulmão, não ficará tranquilo se o médico lhe disser, com base em um ECG, que o homem não tem doença cardíaca coronariana. Para que a pessoa seja tranquilizada de modo específico, é preciso que sua ansiedade seja identificada e que as avaliações sejam direcionadas para essa tranquilização.
3. Tranquilizar a pessoa prematuramente não é eficaz e pode ser interpretado como uma rejeição. A pessoa deve estar convencida de que o médico já tem as informações necessárias para tranquilizá-la. Se a pessoa disser "você acha que essa dor é algo com que se preocupar?", pode ser tentador responder "não, isso não é para se preocupar". No entanto, pode ser melhor dizer "não parece ser algo sério, mas antes de lhe dizer que não há nada com o que se preocupar, gostaria de fazer algumas perguntas e examiná-la".
4. Quando a pessoa pode ser tranquilizada com segurança, isso não deve ser deixado para depois. Uma pessoa que espera pelos resultados de seus exames está pensando muito pouco em qualquer outra coisa que não seja a notícia que está por receber. Perguntas sobre como a pessoa está se sentindo vão apenas atrair sua atenção parcialmente. É melhor começar diretamente dizendo "bem, Sr. Silva, suas radiografias estão bem".
5. As queixas das pessoas e a percepção que elas têm a respeito dessas queixas devem ser levadas a sério. É muito perturbador para uma pessoa escutar "não há nada

errado com você". Isso sugere que a pessoa está simulando a doença. É melhor dizer "posso garantir que seus sintomas não são de câncer ou qualquer outra doença grave ". Se for possível, deve-se fornecer uma descrição do que está produzindo os sintomas.
6. Alguma esperança sempre deve ser dada. Contudo, não deve ser uma falsa esperança. As pessoas nem sempre querem ser tranquilizadas quanto ao fato de que se recuperarão de suas experiências com a doença. Podem ter aceitado uma deficiência permanente e precisarem ser tranquilizadas apenas de que ainda serão capazes de sair para uma caminhada, cuidar de seu jardim, ou alguma outra atividade que apreciem. Até mesmo na doença terminal, assegurar que não sentirão dor pode ser uma fonte de tranquilidade.
7. É preciso dar ênfase aos aspectos da condição que mostram esperança. Dizer que "80% das pessoas com essa doença voltam às suas atividades normais" soa muito diferente do que dizer que "20% das pessoas ficam com alguma deficiência residual depois dessa doença". A informação é a mesma, porém seu efeito na pessoa pode ser bem diferente. Por vezes, hesitamos tanto e somos tão negativos ao tentar tranquilizar uma pessoa, mesmo quando a doença tem um bom prognóstico, que ela fica com dúvidas e ansiosa.
8. Quando a natureza da doença é explicada, a linguagem cotidiana deve ser utilizada, e devemos confirmar se a pessoa entendeu. Frequentemente esquecemos que as palavras que usamos todos os dias não têm sentido algum para muitas pessoas. Certa vez, observei um residente explicando para uma pessoa acerca da necessidade de cirurgia por causa de um aneurisma de aorta. Quando o médico terminou, a pessoa perguntou "o que é uma aorta?".

Os princípios expostos anteriormente são aplicados para tranquilizar pessoas que apresentam o que chamamos de ansiedade "normal": a ansiedade que uma pessoa naturalmente sente quando confrontada com a ameaça de morte ou deficiência. Nos casos de ansiedade anormal, tentar tranquilizar a pessoa não funciona, visto que não aliviará a ansiedade. Nessas pessoas, a ansiedade é parte de um transtorno mais profundo e deve ser tratada de modo diverso.

DEPENDÊNCIA

O fato de que o relacionamento entre o médico e a pessoa na medicina de família e comunidade requer bastante tempo significa que algumas pessoas podem se tornar frequentadoras assíduas por causa de sua dependência. Nem toda a dependência é patológica. Todos dependemos de outros para apoio. Em certos momentos de nossas vidas, temos necessidades especiais, sobretudo em situações de crise, perdas e enfermidade. É natural que muitas pessoas projetem essas necessidades em seu médico de família e comunidade nesses momentos. K. B. Thomas (1974) usou o termo "pessoa temporariamente dependente" para pessoas que consultam principalmente para receberem apoio durante um momento de estresse, geralmente apenas por uma consulta. Nigel Stott (1983) fala do "papel de refúgio" que tem o médico de família e comunidade. Os médicos também têm suas necessidades de dependência. Temos a necessidade de ser vistos como bons médicos, de ser procurados e apreciados pelas pessoas sob nossos cuidados.

Não é fácil evitar a dependência patológica. Quando em dúvida, a maioria de nós provavelmente arriscaria a dependência, em vez do risco de fracassar ao oferecer apoio para uma pessoa que realmente precisa de nossa ajuda. Não é possível que um médico de família e comunidade consiga evitar ter algumas pessoas que sejam cronicamente dependentes. O máximo que podemos fazer é estar cientes do risco da dependência patológica entre essas pessoas e ter o cuidado para evitar encorajar essa dependência.

NOTAS

[1] Essa questão é discutida em um ensaio de LJ Kirmayer, Mind and body as metaphors: Hidden values in biomedicine. In: Lock, M, Candon, D, eds., *Biomedicine Examined* (Ondrecht: Kluwer, 1988).

[2] A ideia de somatização só é concebível em uma cultura que vê as doenças como entidades e designa como condição diferente as experiências com a doença sem qualquer patologia física verificável. Em tradições médicas que têm uma visão unitária da experiência com a doença, como a medicina ayurvédica ou chinesa, a ideia de somatização não faz sentido. Ver o ensaio de Horatio Fabrega, Somatization in cultural and historical perspective. In: Kirmayer, LJ, Robbins, JM, eds., *Current Concepts of Somatization* (Washington: American Psychiatric Press, 1991). Para uma discussão mais aprofundada dessas implicações, ver meu (IRMcW) artigo, The importance of being different, *British Journal of General Practice* (1996), 46:433–436; e McWhinney, IR, Epstein, RM, Freeman, T, Rethinking somatization, *Annals of Internal Medicine* (1997), 126(9):747–750.

[3] Para uma boa abordagem prática da fixação somática, ver Integrating the mind-body split: A biopsychosocial approach to somatic fixation. In: McDaniel, S, Campbell, T, Seaburn, D, eds., *Family Oriented Primary Care*, 2. ed., cap. 19 (New York: Springer-Verlag, 2005).

[4] Uma série de textos abrangentes sobre como entrevistar encontra-se hoje disponível. Ver, por exemplo, Lipkin, M, Carroll, RM, Frankel, R, Putnam, S, eds., *The Medical Interview: Clinical Care, Education and Research* (New York: Springer Verlag, 2011); Enelow, A, Forde, DL, Brummel-Smith, K, *Interviewing and Patient Care*, 4. ed. (New York: Oxford University Press, 1999); Coulehan, JL, Block, MR, *The Medical Interview: Mastering Skills for Clinical Practice* (Philedphia: FA Davis, 2005).

[5] A respeito de uma estratégia criada para desenvolver sistematicamente perguntas–chave, ver Malterud, K, Key questions: A strategy for modifying clinical communication. *Scandinavian Journal of Primary Health Care* (1994), 12:121–127.

REFERÊNCIAS

Achkar E. 2006. The death of the chief complaint or how GERD replaced heartburn. *American Journal of Gastroenterology* 101:1719–1720.

Balint M. 1964. *The Doctor, His Patient and the Illness*. London: Pitman.

Balint M, Hunt J, Joyce R, Marinker M, Woodcock J. 1970. *Treatment or Diagnosis: A Study of Repeat Prescriptions in General Practice*. London: Tavistock Publications.

Balint M, Balint E. 1973. *Six Minutes for the Patient*. London: Tavistock Publications.

Bateson G. 1979. *Mind and Nature: A Necessary Unity*. New York: E. P. Dutton.

Beckman HB, Frankel RN. 1984. The effect of physician behaviour on the collection of data. *Annals of Internal Medicine* 101:692.

Bochner S. 1983. Doctors, patients and their cultures. In: Pendleton D, Hasler J, eds., *Doctor–Patient Communication*. London: Academic Press.

Brandt LJ. 2007. The lament of the chief complaint: Not one, not always, but a good conversational start. *American Journal of Gastroenterology* 102:485–486.

Burack RC, Carpenter RR. 1983. The predictive value of the presenting complaints. *Journal of Family Practice* 16:749.

Byrne PS, Long BEL. 1976. *Doctors Talking to Patients*. London: Her Majesty's Stationery Office.

Campbell J. 1982. *Grammatical Man: Information, Entropy, Language and Life*. New York: Simon and Schuster.

Carr N. 2010. *The Shallows: What the Internet Is Doing to our Brains*. New York: W. W. Norton.

Damasio A. 2003. *Looking for Spinoza: Joy, Sorrow and the Feeling Brain*. New York; London: Harcourt.

Duke WM, Barton L, Wolf-Klein GP. 1994. The chief complaint: Patient, caregiver and physician's perspectives. *Clinical Gerontologist* 14(4):3–11.

Epstein R, Shields CG, Meldrum SC, Fiscella K, Carroll J, Carney PA, Duberstein PR. 2006. Physicians' responses to patients' medically unexplained symptoms. *Psychosomatic Medicine* 68(2):269–276.

Gask L, Usherwood T. 2002. ABC of psychological medicine: The consultation. *BMJ* 324(7353):1567–1569.

Grant N. 1996. Heartsink relationships: Self-fulfilling prophecies and how to avoid them. Unpublished manuscript.

Greenfield S, Kaplan SH, Ware JE, Jr. 1985. Expanding patient involvement in care. *Annals of Internal Medicine* 102:520.

Grol R. 1981. *To Heal or to Harm: The Prevention of Somatic Fixation in General Practice*. London: Royal College of General Practitioners.

Hall ET. 1977. *Beyond Culture*. New York: Anchor Press/Doubleday.

Hannay DR. 1979. *The Symptom Iceberg: A Study in Community Health*. London: Routledge and Kegan Paul.

Hustvedt S. 2009. *The Shaking Woman or A History of My Nerves*. New York: Picador.

Innis HA. 1951. *The Bias of Communication*. Toronto: University of Toronto Press.

Kessel M. 1979. Reassurance. *Lancet* 1:1128.

Kleinman A, Eisenberg J, Good B. 1978. Culture, illness and care: Clinical lessons from anthropologic cross-cultural research. *Annals of Internal Medicine* 88:251.

Levinson W, Gorawara-Bhat R, Lamb J. 2000. A study of patient cues and physician responses in primary care and surgical settings. *Journal of the American Medical Association* 284(8):1021–1027.

Kubler-Ross E. 1969. *On Death and Dying*. New York: Macmillan.

McDaniel S, Campbell TL, Seaburn DB. 1990. *Family-Oriented Primary Care: A Manual for Medical Providers*. New York: Springer Verlag.

Marvel MK, Epstein RM, Flowers K, Beckman HB. 1999. Soliciting the patient's agenda: Have we improved? *Journal of the American Medical Association* 281(3): 283–287.

Miller WL. 1992. Routine, ceremony, or drama: An exploratory field study of the primary care clinical encounter. *Journal of Family Practice* 34(3):289–96.

O'Dowd TC. 1988. Five years of heartsink patients in general practice. *British Medical Journal* 297:528.

Olde Hartman T, van Ravesteijn H 2008. "Well doctor, it is all about how life is lived": Cues as a tool in the medical consultation. *Mental Health in Family Medicine* 5:183–187.

Peveler R, Kilkenny L, Kinmonth AL. 1997. Medically unexplained physical symptoms in primary care: A comparison of self-report screening questionnaires and clinical opinion. *Journal of Psychosomatic Research* 42(3):245–252.

Rogers C. 1980. *A Way of Being*. Boston, MA: Houghton-Mifflin.

Rudebeck CE. 1992. General practice and the dialogue of clinical practice. *Scandinavian Journal of Primary Health Care*. Supplement 1.

Stewart M, Brown JB, Weston WW, McWhinney IR, McWilliam CL, Freeman TR.2014. *Patient-Centered Medicine: Transforming the Clinical Method*, 3rd ed. London; New York: Radcliffe.

Stott NCH. 1983. *Primary Health Care*. Berlin: Springer Verlag.

Styron W. 1992. *Darkness Visible: A Memoir of Madness*. New York: Vintage Books.

Suchman A, Matthews D. 1988. What makes a doctor–patient relationship therapeutic? Exploring the connectional decisions of medical care. *Annals of Internal Medicine* 108:125.

Tennyson A. *In Memoriam* in The College Survey of English Literature Eds. Witherspoon, Whiting, Millett, Shepard, Hudson AP, Wagenknecht E, Untermeyer L. Harcourt, Brace and Company, New York. 1951.

Terkel S. 1975. *Working*. New York: Avon Books.

Thomas KB. 1974. The temporarily dependent patient. *British Medical Journal* 1:1327.

Toombs SK. 1987. The meaning of illness: A phenomenological approach to the patient–physician relationship. *Journal of Medicine and Philosophy* 12:219.

Verhaak PF, Meijer SA, Visser AP, Wolters G. 2006. Persistent presentation of medically unexplained symptoms in general practice. *Family Practice* 23(4):414–420.

CAPÍTULO 9

ojo

Método clínico

Este capítulo descreve um método clínico que consideramos tão apropriado quanto necessário para a medicina de família e comunidade: o método clínico centrado na pessoa. Sua essência é a tentativa do médico de realizar uma tarefa dupla: entender a pessoa e entender a doença da pessoa. É desse entendimento que se deriva o processo de tratamento tanto para a pessoa quanto para a doença. O processo de diagnosticar a doença há muitos anos é central na educação médica. Sua proeminência é tal que os alunos poderiam ser perdoados por pensarem que esse processo é sinônimo de método clínico. Entender a pessoa e o que a experiência com a doença significa para ela tende a ser algo deixado para mais tarde, algo adicionado após a tarefa de estabelecer um diagnóstico ter sido completada. O método clínico centrado na pessoa fornece um método integrado e sistemático para unir a pessoa e a doença.

Por várias razões, a medicina de família e comunidade está na linha de frente das tentativas de reformar o método clínico. Em 25 a 50% das consultas aos médicos de família e comunidade, não é possível estabelecer um diagnóstico específico de uma doença. Apenas o entendimento da pessoa e do relacionamento entre pessoa e médico permite compreender esses problemas. Mesmo quando é possível estabelecer um diagnóstico físico, é necessário entender o contexto da doença para que um tratamento seja bem-sucedido. Nos Capítulos 6 e 7, vimos como o entendimento entre médico e pessoa é importante para a cura. Outros campos da medicina enfrentam essas mesmas questões, mas poucos de forma e extensão semelhantes às da medicina de família e comunidade.

A distinção conceitual entre experiência com a doença e doença contribui para esclarecer a natureza dessa tarefa (Fabrega, 1974). A experiência com a doença é a experiência pessoal de um distúrbio físico ou psicológico. Isso inclui as sensações e os sentimentos das pessoas – especialmente seus medos – deficiências e desconfortos, atitudes em relação à sua condição e em relação ao médico, o efeito da condição nas suas atividades e relacionamentos, as razões para a consulta, suas expectativas e suas ideias. A doença é o processo patológico que os médicos utilizam como modelo explicativo da experiência com a doença. Na medicina de família e comunidade, seguidamente percebe-se a experiência com a doença sem um processo patológico identificável, ou seja, experiência com a doença sem doença. A experiência com a doença sem doença pode ser simplesmente a incapacidade de os métodos existentes identificarem uma patologia. A doença e a experiência com a doença pertencem a dois diferentes universos de discurso: um para o mundo da teoria, o outro para o mundo da experiência. Em linguagem corrente, "experiência com a doença é o que se tem quando se vai ao médico; doença é o que se tem depois de ter consultado com um médico". A experiência com a doença e a doença também pertencem a diferentes níveis de abstração[1] e têm diferentes níveis de significado. A experiência com a doença é o significado para a vida da pessoa; a doença, o significado em termos de patologia. Qualquer experiência com a doença significativa tem múltiplos níveis[2], e o método centrado na pessoa tem por meta entender a experiência com a doença em todos os seus níveis, da patologia aos pensamentos e sentimentos da pessoa.

A CONSULTA

A consulta, ou encontro clínico, que acontece na sala de consultas, na residência da pessoa ou no hospital, é o contexto no qual existe o método clínico centrado na pessoa. Na medicina de família e comunidade, cada consulta é um episódio de um relacionamento contínuo. Há muito a aprender com a análise de uma consulta, mas devemos sempre lembrar que, na maioria dos casos, uma única consulta não é o começo nem o fim de uma história para a pessoa ou para o médico. Cada nova consulta traz lembranças de consultas anteriores; muitas consultas têm questões não concluídas que deverão ser retomadas a seu tempo. Uma parte dessas lembranças de encontros anteriores é anotada nos registros da pessoa e fica disponível no caso de a pessoa consultar outro médico. A maior parte dessas lembranças, entretanto, é feita de informações tácitas que não podem ser facilmente expressas em palavras.

A consulta pode assumir muitas formas além do padrão comum de apresentação e avaliação de uma nova queixa. Pode ser o acompanhamento de uma experiência com doença crônica, ter por fim a realização de procedimentos de prevenção, aconselhamento, apresentação de resultados de exames ou de relatórios de outros especialistas consultados, exames para fins administrativos, etc. A pessoa pode estar sozinha ou acompanhada de seu cônjuge, pai/mãe, filho adulto ou amigo. Em alguns casos, a consulta pode assumir o formato de uma conferência da família. Algumas consultas estão mais relacionadas à orientação do que aos aspectos clínicos da medicina generalista.

Alguns observadores classificaram as consultas em termos de processo (Marinker, 1983; Miller, 1992). Miller descreveu quatro tipos: rotina, drama, cerimônia (transição) e cerimônia (manutenção). As rotinas são os problemas vistos diariamente na medicina de família e comunidade: infecções agudas, traumas de menor importância, necessidade de tranquilização a respeito de algo. Por concordância mútua, são tratados de forma simples e rápida. Os dramas são encontros que envolvem incerteza, conflito, emoção, falta de uma base em comum, desacordo familiar ou diagnóstico de uma experiência com a doença com graves implicações. Os médicos tentam identificar os dramas precocemente. Não raro, entretanto, tais dramas aparecem no curso de uma consulta de rotina. A meta do médico, nesses casos, é permitir que o drama seja desenvolvido enquanto "ganha tempo". Isso é conseguido por intermédio de quatro passos: a pessoa deve saber que o médico acredita nela; o médico deve abordar os medos maiores da pessoa; deve realizar algum tipo de exame físico; e dar esperança a essa pessoa e pedir-lhe que faça algo antes da próxima consulta. As consultas que Miller descreve como cerimônias de transição são aquelas cujo objetivo é dar uma explicação temporária para a pessoa e protegê-la até que uma visita mais longa possa ser agendada.

As consultas do tipo cerimônias de manutenção são as que se tornaram um padrão regular e recorrente. Podem ser dramas que se desenvolveram em um período de ajuste, consultas para controle de uma doença crônica ou por uma necessidade periódica de receber apoio e tranquilização. Outras são consultas que podem perturbar os médicos: pessoas com sintomas crônicos que não respondem ao tratamento, pessoas com tendências autodestrutivas e pessoas cujos desejos não podem ser satisfeitos. As consultas cerimoniais são chamadas assim por causa de seu caráter ritualizado e simbólico. A mesma conversa, exame ou terapia ritualizada pode se repetir a cada consulta. Miller sugere que o médico nessas consultas está atuando como um xamã (ver Cap. 7).

O tipo de consulta é geralmente identificado pelo médico logo no início do encontro. A tipificação depende das respostas a algumas questões: Por que a pessoa veio? O que ela quer? Que intuições tem o médico com base em consultas anteriores? Que modo de comunicação a pessoa está utilizando?

A HISTÓRIA DO MÉTODO CLÍNICO

Crookshank (1926) descreveu o desenvolvimento do diagnóstico em termos de uma tensão entre duas escolas de pensamento: a natural (ou descritiva) e a convencional (ou acadêmica). O método natural, que se ocupa do organismo e da doença, é uma tentativa de descrever a experiência com a doença em todas as suas dimensões, incluindo suas características individuais e pessoais. O convencional, que se preocupa com os órgãos e as doenças, é uma tentativa de classificar e nomear a doença como uma entidade independente, separada da pessoa. A tensão entre essas duas escolas de pensamento em cada estágio da medicina tem sua contrapartida na controvérsia entre Cos e Cnido na antiga Grécia, sendo que os originários de Cos seguiam a escola natural, e os de Cnido, a escola dos que estabeleciam diagnósticos convencionais. As escolas rivais de Cos e Cnido, de acordo com Boinet, representavam "as duas grandes doutrinas que se repetem incessantemente ao longo dos séculos" (Crookshank, 1926, p. 995).

Cada uma dessas escolas de pensamento está associada a uma teoria diferente de doença. Aqueles de Cos viam a unidade essencial de toda doença, com várias apresentações dependendo de fatores pessoais e ambientais; os de Cnido estavam preocupados com a diversidade das doenças e as distinções entre elas. Para os que viviam em Cos, o propósito do diagnóstico era descritivo, um ensaio sobre o estado da pessoa. A origem disso é encontrada no Epidemias I de Hipócrates, quando ele diz que fazia seus julgamentos prestando atenção a o que era comum a todas as doenças e particular de cada uma; à pessoa, ao prescritor e à prescrição; à constituição epidêmica em geral e seu comportamento local: aos hábitos de vida e à ocupação de cada pessoa; sua fala, conduta, silêncios, pensamentos, sono, vigília e sonhos, com seus conteúdos e incidência; ao seu mexer e coçar, suas lágrimas, fezes, urina, cuspe e vômito; às formas iniciais e posteriores da experiência com a doença na mesma prevalência, a suas determinações críticas ou fatais; ao suor, calafrio, rigidez, soluço, espirro, respiração, regurgitação, eliminação de gases silenciosa ou ruidosamente; a sangramentos e a hemorroidas. (Crookshank, 1926, p. 995)

Para os médicos de Cnido, o propósito do diagnóstico era classificar a experiência com a doença da pessoa de acordo com a taxonomia das doenças. Eles acreditavam que as doenças eram reais, independentemente da pessoa. A escola de Cos, ao contrário, não separava a doença da pessoa, ou a pessoa de seu ambiente. Enquanto em Cos empregava-se a descrição individual, em Cnido havia abstrações e generalizações. Essas diferenças também se refletiam nas atitudes em relação às terapias. Os que pertenciam à escola de Cnido usavam remédios específicos considerados eficazes para determinada doença. Os da escola de Cos tratavam cada pessoa individualmente e de acordo com seus sintomas, tentando ajudar a natureza a restaurar a unidade funcional do organismo. A escola de Cnido receitava remédios; a de Cos, regimes de tratamento.

As diferenças entre essas duas escolas de pensamento estão resumidas na Tabela 9.1. Cada uma tem seus pontos fortes e fracos. O ponto forte da abordagem convencional é seu poder explicativo e preditivo em certos tipos de experiência com a doença. Nessa abordagem, o ponto fraco é que os esquemas usados pelos médicos podem afetá-los de tal forma que esses médicos não reconhecerão as características individuais da experiência com a doença. Há aqui um paralelo educativo com a arte. Em seu livro *Art and Illusion*, Gombrich (1960) discutiu o uso de fórmulas no treinamento de artistas, tais como o uso de esquemas para desenhar a cabeça humana. O problema é que os esquemas podem influenciar a percepção dos artistas de tal forma que eles deixam de notar as características específicas da cabeça que estão desenhando. Usar esses esquemas pode bloquear o caminho para que se consiga elaborar um retrato de forma efetiva, a não ser que se acompanhe de uma disposição constante para corrigir e revisar. Os artistas devem usar esquemas

Tabela 9.1 DIFERENÇAS ENTRE AS ESCOLAS DE PENSAMENTO COS E CNIDO

Cos	Cnido
Organismos e experiências com a doença	Órgãos e doenças
Descrição individual	Classificação
Concreto	Abstrato
Alto contexto	Baixo contexto
Holística	Reducionista
Regime de tratamento	Remédio específico

apenas como um ponto de partida que deverão, mais tarde, vestir com carne e osso. Da mesma forma, na medicina, o esquema diagnóstico não pode ser o fim em si mesmo, mas um ponto de partida para que o médico o vista de carne e osso.

A força da abordagem natural está em sua concretude – a riqueza de suas descrições. O ponto fraco é que o fato de não confiar na classificação e concentrar a sua atenção nos sintomas pode levar ao fracasso na avaliação das origens da doença mais profundamente. O método natural também é difícil de ser elaborado em palavras. Os diagnosticadores da escola natural tendem a ensinar por exemplos, e não pela fala.

A tensão entre essas duas escolas de pensamento pode ser vista também em outras épocas. Durante a Renascença, ela se refletia na controvérsia entre os seguidores de Hipócrates e os galenistas, resumida por Crookshank (1926) como sendo entre um sistema fundamentado na experiência e outro, na razão. No século XVII, o diagnóstico convencional recebeu grandes avanços com o trabalho de Sydenham, que, por sua vez, foi influenciado pelo biólogo e taxonomista sueco Lineu e pelo filósofo John Locke. Da mesma forma que os melhores médicos de todas as épocas, Sydenham usava algo da escola natural e algo da convencional na elaboração de seus diagnósticos. Sydenham criticava os teóricos que interpretavam a experiência com a doença a partir de referências a teorias apriorísticas*, as quais tinham pouca relação com a observação clínica. O método de Sydenham consistia em observar e registrar os fenômenos da experiência com a doença ao lado do doente, e por isso foi chamado de "Hipócrates inglês". Porém, esse médico acreditava firmemente na existência de entidades patológicas distintas, as quais eram comparadas às espécies botânicas descritas por Lineu.

Usando esse método, Sydenham conseguiu classificar várias doenças infecciosas em categorias distintas: sarampo, escarlatina, varíola, cólera e disenteria. Estabeleceu a diferença entre gota e reumatismo e foi o primeiro a descrever a coreia. Sydenham acompanhou o curso das doenças ao longo do tempo e, dessa forma, foi capaz de testar as categorias acerca do seu poder preditivo dessas doenças. Essa correlação entre categorias clínicas e seu curso e desfecho, o estudo da história natural da doença, representou uma inovação importante que não foi seguida por seus sucessores imediatos. Os médicos do século XVIII continuaram a produzir classificações de doenças, mas os resultados eram "catálogos não relacionados de manifestações clínicas [...] sem significância prognóstica ou anatômica que tornasse os resultados práticos ou úteis" (Feinstein, 1967, p. 77). Os médicos ingleses, em sua totalidade, mostravam pouco entusiasmo quanto a essas classificações e continuavam a ver o diagnóstico como um processo que se aplicava às pessoas, e não às doenças.

No início do século XIX, o método clínico teve uma virada marcante em direção ao diagnóstico convencional. A motivação para essa virada veio das inovações da faculdade francesa de clínicos patologistas, que passaram a direcionar sua atenção para o exame físico da pessoa. Novos instrumentos, tais como o estetoscópio de Laënnec, revelaram

---

* N. de R.T. "Apriorísticas" vem de "a priori", que significa: conhecimento, verdade, afirmação anterior à experiência, ou que a experiência não pode explicar. Dicionário Aurélio da Língua Portuguesa, 1980, Ed. Nova Fronteira.

um novo espectro de informações clínicas. Ao mesmo tempo, os médicos clínicos examinavam órgãos após a morte e relacionavam os sintomas e sinais físicos com seus aspectos *post-mortem*. O resultado foi uma classificação radicalmente nova das doenças com base na anatomia mórbida, muito mais poderosa do que as nosologias do século XVIII. Os médicos ingleses ficaram tão impressionados com o resultado que logo se converteram ao novo sistema. "Interpretar em termos de doenças específicas [tornou-se] quase que a única tarefa do diagnosticador" (Crookshank, 1926, p. 940). Antes disso, a diferenciação entre mente e corpo, entre alterações anatômicas e sintomas funcionais, estava muito menos claramente delineada. Por exemplo, o termo angina era originalmente "[...] distúrbio funcional baseado em sintoma independente - um padrão característico de sintomas de dor torácica sem conexão com uma lesão orgânica [...]" e acabou ficando conhecido "[...] como sintoma de uma doença específica e anatomicamente definida: obstrução arterial coronariana levando ao infarto [agudo] do miocárdio" (Aronowitz, 2001, p. 84).

Durante o século XIX, o novo sistema levou ao método clínico que dominou a medicina em nossa própria época. O surgimento do método foi descrito por Tait (1979) em um estudo sobre os registros médicos no Hospital São Bartolomeu, em Londres, estudo que retornava ao início do século XIX. A estrutura moderna apareceu pela primeira vez por volta de 1850 nos registros de necropsias. Depois, os exames físicos e, na década de 1880, as histórias clínicas começaram a ser registrados no formato moderno. No final daquele século, a evolução do método como o conhecemos atualmente estava completa. Os registros dividiam-se em queixa de apresentação, história da condição atual, investigação de sistemas, etc. O objetivo do método era fornecer aos estudantes uma estrutura conceitual com a qual podiam trabalhar racional e metodicamente em direção à sua meta, a formulação de um diagnóstico em termos de patologia orgânica. Para esse objetivo, a atenção clínica do estudante médico era dirigida e tornava-se seletiva. De forma especial, a concentração em pontos específicos, necessária para chegar a um diagnóstico em termos patológicos, resultava em certo descuido quanto aos aspectos psicológicos e sociais da experiência com a doença (Tait, 1979).

No início do século XX, surgiram manuais de diagnóstico clínico. Em 1926, Crookshank comentou que esses manuais "forneciam esquemas excelentes para o exame físico da pessoa, ao mesmo tempo em que estranhamente ignoravam, quase por completo, o exame psicológico" (p. 941). A mudança em direção ao diagnóstico convencional fora tão grande que a outra parte da tarefa do clínico havia sido praticamente esquecida. O diagnóstico convencional em sua forma moderna é estritamente objetivo. Não tem por meta, de nenhuma forma sistemática, entender o significado da experiência com a doença para a pessoa ou colocar essa doença no contexto de sua história de vida ou cultura. As emoções são excluídas das considerações; o médico é encorajado a ser objetivo e distanciado. A objetividade do método combina bem com suas origens no século XIX: um produto do Iluminismo europeu.

O método convencional foi brilhantemente bem-sucedido em pavimentar o caminho para grandes avanços terapêuticos no século XX. A aplicação dessas terapias exigia um método diagnóstico com alto poder preditivo. Com seu poder preditivo baseado na patologia orgânica e melhorado por tecnologias diagnósticas como imagens, endoscopia e química, os novos métodos ofereciam essa capacidade. Paradoxalmente, é provável que tenham sido os sucessos da tecnologia médica os responsáveis pela exposição de forma tão clara das limitações do método moderno. A concentração nos aspectos técnicos do atendimento pode nos afastar do mundo interior da pessoa. Ao mesmo tempo, as complexidades e os desconfortos das terapias modernas tornaram mais importante, para nós, o entendimento das vivências da pessoa.

Além de ter poder preditivo, o método convencional fez duas coisas que método clínico algum havia feito antes. O primeiro oferecia uma clara orientação para os médicos: conduza a investigação clínica dessa forma e você chegará a um diagnóstico físico ou excluirá a existência de uma patologia orgânica; e fornecia critérios claros para ações válidas: o patologista dizia ao clínico se ele estava certo ou errado. Dessa forma, a conferência clinicopatológica tornou-se a expressão ideal do processo de diagnóstico.

TENTATIVAS DE REFORMAR O MÉTODO MODERNO

À medida que as limitações do método convencional moderno tornaram-se aparentes, foram feitas tentativas de desenvolver novos modelos.

Na década de 1950, Michael Balint, um psicanalista, começou a trabalhar com grupos de clínicos gerais para analisar o relacionamento entre a pessoa e o médico. Esse psicanalista ficou surpreso com as inadequações do método convencional, que não conseguia alcançar qualquer entendimento mais profundo da experiência com a doença da pessoa. Havia a necessidade de escutar, não de fazer perguntas. Balint (1964) desenvolveu os conceitos de escutar com atenção e responder às "indicações" da pessoa como uma forma de alcançar um entendimento da experiência com a doença. Estabeleceu a diferença entre diagnóstico tradicional, ou seja, a investigação da patologia, e o diagnóstico geral, que seria a tentativa de entender a pessoa e o relacionamento entre pessoa e médico. Balint também argumentou que os próprios médicos são poderosas ferramentas diagnósticas e terapêuticas e que precisamos entender a melhor forma de utilizar essas ferramentas, o que reforça a importância do autoconhecimento do médico.

Nas décadas de 1970 e 1980, George Engel (1980), a partir de sua experiência como internista e psiquiatra, desenvolveu um modelo biopsicossocial de grande influência, descrito no Capítulo 6. Esse modelo exige que o médico considere e integre a informação obtida a partir de vários níveis na hierarquia dos sistemas: do *milieu intérieur* (meio interno do corpo), da pessoa e do nível interpessoal.

Kleinman e colaboradores (1978) chamaram a atenção para a frequência com que as pessoas têm modelos explicativos de sua experiência com a doença que estão em discordância com o modelo biomédico. Se os médicos não avaliam o entendimento que a pessoa tem, e não negociam tipo algum de aproximação entre os dois modelos, o resultado será provavelmente insatisfatório. Apesar de ser ilustrada de forma mais clara quando o médico e a pessoa vêm de culturas diferentes, a discordância pode ocorrer na mesma cultura. Kleinman e colaboradores recomendam o uso de uma série de perguntas com o objetivo de alcançar esse nível de entendimento, seguidas de uma explicação da interpretação do médico da experiência com a doença e, se necessário, uma negociação entre as duas visões da realidade clínica.

Todos esses modelos foram tentativas de desenvolver a estrutura de um método clínico mais centrado na pessoa. Até agora, parecem ter impacto limitado no método clínico que é ensinado nas faculdades de medicina. Cremos que uma razão é que eles não parecem atender às necessidades tão bem preenchidas pelo método convencional. Eles não oferecem uma recomendação clara e relativamente simples para o médico, além de não terem critérios para validação.

O método descrito aqui usa percepções oferecidas por Balint, Engel e Kleinman, mas vai além disso: especifica a tarefa clínica em termos simples e estabelece critérios para a validação. Tal método foi formulado como um método clínico e avaliado por Joseph Levenstein e um grupo de colegas da University of Western Ontario (Brown et al., 1986; Levenstein et al., 1986). Essa equipe tem quase três décadas de experiência no desenvolvimento, pesquisa e ensino desse método (Stewart et al., 2014). O método tem quatro componentes integrados:

1. Exploração da saúde, doença e experiência com a doença;
2. Compreensão da pessoa como um todo;
3. Elaboração com a pessoa de um plano conjunto de manejo dos problemas.
4. Intensificação do relacionamento entre a pessoa e o médico.

É importante não pensar sobre o método centrado na pessoa como um processo rigidamente definido, com estágios sequenciais, procedimentos padronizados e estilos de entrevista. Se o fluxo da consulta deve seguir as pistas dadas pela pessoa, seu curso dependerá de como e quando essas pistas são fornecidas e irá variar de pessoa para pessoa. Da mesma forma que com o método convencional, o principal critério de sucesso é o desfecho. O médico entendeu as expectativas e os sentimentos da pessoa e do contexto social de sua experiência com a doença? O diagnóstico clínico estava correto? Houve a tentativa de estabelecer um plano conjunto de manejo? O plano terapêutico desenvolveu-se de forma lógica a partir do processo? Se a resposta a qualquer dessas perguntas for "não", então se deve olhar o processo para identificar os erros. Se a resposta a todas essas perguntas for "sim", pode-se ainda assim avaliar o que podemos aprender a partir desse processo, mas não é provável que se aproveite a discussão que busca esclarecer se alguns itens estão certos ou errados. As tentativas de avaliar o processo de consulta em termos de certo e errado, sem considerar o desfecho, podem terminar em controvérsia; os especialistas frequentemente diferem em suas opiniões. Como em qualquer arte prática, pode haver formas erradas de fazer um diagnóstico ou entender a experiência com a doença de uma pessoa, mas não há uma única forma correta.

O MÉTODO CLÍNICO CENTRADO NA PESSOA

Toda pessoa que busca ajuda tem expectativas baseadas no entendimento de sua experiência com a doença. Todas as pessoas têm alguma ideia a respeito de seu problema. Algum tipo de medo está quase sempre presente no encontro médico, mesmo quando o problema parece não ter maior importância: medo do desconhecido, medo da morte, medo da loucura, medo da incapacidade, medo da rejeição.

O entendimento dos sentimentos, medos, ideias, expectativas e o impacto da experiência com a doença em seu funcionamento diário são específicos de cada pessoa. O significado das alterações na saúde para a pessoa reflete seu próprio mundo exclusivo. Os quadros de referência das ciências biológicas ou comportamentais são parte do mundo do médico, não do mundo da pessoa. Podem ajudar o médico a explicar o problema, mas não são um substituto para o entendimento de cada pessoa como um indivíduo único.

O método clínico centrado na pessoa, da mesma forma que o método convencional, dá ao médico uma série de injunções. A orientação de "averiguar as expectativas da pessoa" reconhece a importância de saber por que a pessoa veio à consulta. "Entender e responder aos sentimentos da pessoa" reconhece a importância crucial das emoções. "Fazer ou excluir um diagnóstico clínico" reconhece a importância que ainda tem a classificação correta. "Escutar a história da pessoa" reforça a importância da narrativa e do contexto. "Elaborar um plano conjunto" consiste em mobilizar os poderes de cura da própria pessoa. Adicionaremos outros dois itens a essa lista: "monitore seus próprios sentimentos", pois eles podem lhe dar algumas pistas vitais mas podem ser antiterapêuticos (ver Fig. 9.1); e "dê atenção ao relacionamento entre pessoa e médico".

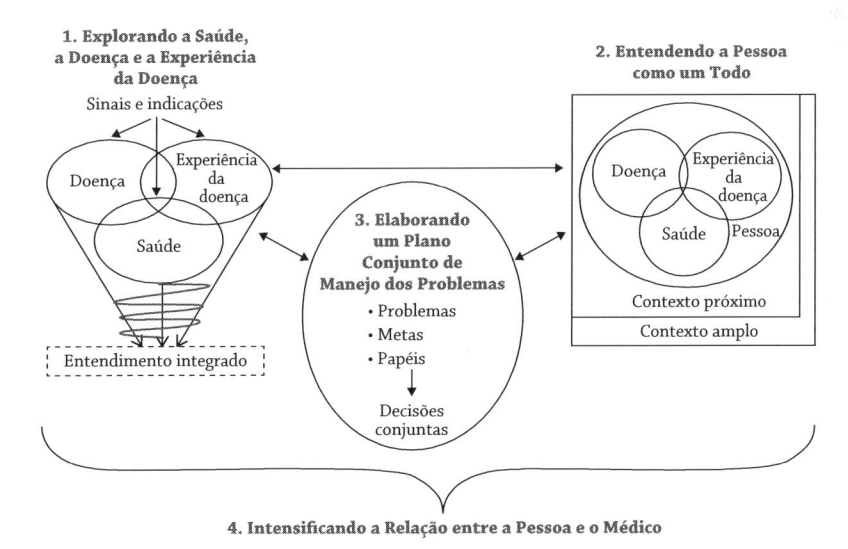

Figura 9.1 Aplicação do método clínico centrado na pessoa. (Stewart et al. *Medicina Centrada na Pessoa: Transformando o Método Clínico*. 3.ed. Porto Alegre: Artmed, 2017.)

A chave do método centrado na pessoa é permitir que o fluxo maior venha da pessoa, inclusive a expressão de sentimentos. As habilidades cruciais, descritas no Capítulo 8, são aquelas de escutar com atenção e responder às pistas verbais e não verbais com que as pessoas se expressam. O fracasso em entender as pistas dadas pelas pessoas é uma oportunidade perdida de obter um entendimento de sua experiência com a doença. Se as pistas não fornecem a indicação necessária, uma pergunta pode ajudar a pessoa a expressar seu sentimento: "O que você entende sobre sua doença?" "O que ela parece para você?" ou "Está com medo?" "O que estava acontecendo quando os sintomas começaram?".

O exemplo reconstruído a seguir contrasta uma consulta que não foi centrada na pessoa com uma que foi centrada na pessoa com relação ao mesmo problema.[3] Uma mulher de 55 anos ouviu de um médico substituto, uma semana atrás, que seu câncer de mama tinha voltado. Ela retorna para consultar seu médico de família e comunidade e começar a próxima fase do tratamento.

Abordagem que não é centrada na pessoa

Médico: Hum, Sra. Collins, creio que devemos falar sobre a... sua biópsia, certo?

Pessoa: Sim, eu vim antes consultar com o Dr. Armstrong, e ele me deu meus resultados uma semana atrás.

Médico: Hum. Hum, sim, estou lembrando agora...

Pessoa: Hum, antes de começarmos. É que, hum, eu vi muitas coisas na internet essa semana e conversando com algumas pessoas, e elas sugeriram alguns procedimentos alternativos que talvez existam e...

Médico: Desculpe.

Pessoa: Sugeriram sobre ingestão de gorduras e...

Médico: Vamos ver exatamente o que está acontecendo antes de você começar a pensar em todos os tipos de alternativas... Hum, acho que a coisa mais importante agora é revisar esses planos. Está bem claro para você o que isso significa exatamente?

Pessoa: Hum. Acho que sim, mas gostaria que o senhor pudesse repeti-los para mim.

Médico: Basicamente, significa que houve uma recorrência do câncer na parede torácica, e uma biópsia foi feita. E o que temos de determinar agora é se essa é a única recorrência ou se a doença se espalhou para outras partes do seu corpo.

Pessoa: O senhor acha que se espalhou para outras partes?

Médico: Bem, não sei se espalhou para outras partes. Logo, temos de descobrir e, para fazer isso, a primeira coisa que eu gostaria de fazer é ver com você como tem se sentido em geral nos últimos dias. Por exemplo, como está seu apetite?

Pessoa: Bem, essa última semana foi horrível. Meu marido está viajando, e minha filha única, tenho uma filha que está grávida. Não falei nada sobre isso para nenhum deles. Assim, não tenho dormido. Não tenho comido e estou me sentindo apavorada...

(O médico pergunta sobre tosse, falta de ar, náusea, vômitos, funcionamento intestinal e dor no abdome.)

Pessoa: Hum, meu estômago dói o tempo todo.
Médico: Em algum ponto específico?
Pessoa: Não sei, não sei mesmo. O que isso tem a ver com essa situação?
Médico: Bem, é importante saber qual é a condição da sua saúde. E é isso que estou tentando ver de forma que possamos ir adiante e determinar a melhor forma de tratamento. Hum, tudo bem. Você sabe, depois de conversarmos sobre essas questões, vou examiná-la. Mas, enquanto isso, acho importante fazer mais alguns exames e tentar e... depois de fazermos isso, podemos discutir o tratamento.
Pessoa: Tratamento... o que o senhor quer dizer com tratamento?
Médico: Bem, tratamento para o seu câncer. Muito vai depender do fato de estar localizado ou ter se espalhado.
Pessoa: Certo. O senhor tem certeza de que não há nada que eu possa ir fazendo agora? Isso é tão difícil. Eu, eu não estava preparada para isso. Há algo que eu poderia ter feito de forma diferente para prevenir isso?
Médico: Não há nada que você possa fazer para prevenir isso. Não há nada que você possa fazer para prevenir de qualquer modo. De qualquer forma, o importante é ver exatamente qual é o estado do câncer, de forma que possamos determinar o melhor tratamento. E isso...
Pessoa: O senhor quer dizer fazer quimioterapia de novo?
Médico: Bem, quimioterapia é uma possibilidade. Depende de onde está o tumor. E, na verdade, estamos discutindo isso prematuramente, e só quero deixar claro que nós ainda não sabemos. Há tantas opções de tratamento, dependendo do tipo de câncer. E não sabemos isso ainda.
Pessoa: Não quero morrer agora. Tenho uma netinha por nascer e quero fazer coisas com meu marido. Eu, eu simplesmente não quero morrer agora.
Médico: Sra. Collins, é claro que a senhora não quer isso. Acho que o que a senhora realmente precisa agora é de alguma ajuda. E tenho aqui duas organizações que podem lhe ser úteis. A Fundação de Câncer da Mama Canadense, tenho aqui o telefone deles. A Sociedade Canadense de Câncer tem um grupo de autoajuda. Por que não leva esses panfletos e liga para eles e esqueça os exames. Vou pedir que a minha secretária marque os exames para a senhora. E vou vê-la novamente assim que os exames estiverem prontos.
Pessoa: Certo.
Médico: Então, tudo esclarecido agora?
Pessoa: Acho que sim.

Abordagem centrada na pessoa

Médico: Bom dia, Sra. Collins.
Pessoa: Bom dia, doutor.

Médico: Essa semana deve ter sido terrível para a senhora.
Pessoa: Sim, foi muito difícil.
Médico: Pode me contar um pouco sobre como foi?
Pessoa: Sim, claro. O Dr. Armstrong me deu a notícia na semana passada.
Médico: Sim, eu sei.
Pessoa: E, ah, eu não esperava isso, mas há três anos passei por isso e acho que foi meu pior pesadelo. Eu, eu estou arrasada. Não tenho dormido, não tenho comido. O Sam está na Europa, a negócios. Não falei nada para a Helen, não quero preocupá-la, ela está grávida de quatro meses. Eu me sinto como se meu mundo estivesse vindo abaixo.
Médico: Você conversou com Sam a respeito disso?
Pessoa: Não, não conversei, a não ser por telefone. Não disse nada para ele. Não disse nada para ele. Acho que não quero preocupá-lo. Não há razão para isso. Ele tem outras coisas para fazer.
Médico: Mas se ele estivesse com câncer, você não iria querer saber?
Pessoa: Talvez, talvez o senhor tenha razão. Olhe, durante essa semana, como estou em casa sozinha, li algumas coisas e fiz algumas pesquisas na internet, e há muita conversa nos círculos de medicina alternativa sobre cartilagem de tubarão, sobre o excesso de gordura na dieta. Há algo que eu poderia ter feito, há algo que possa fazer agora, há algo que eu possa fazer para sentir que tenho algum tipo de controle sobre essa situação?
Médico: Certo. Então, você leu muito e tem várias perguntas preparadas a partir da internet.
Pessoa: Sim.
Médico: Olhe, em relação... não acho que você tenha feito qualquer coisa para causar isso. A questão de medicina alternativa e o que fazer a respeito disso não é algo com que eu esteja muito familiarizado, mas acho que, às vezes, ajuda muitas pessoas. Mas sugiro que deixemos isso de lado por um curto tempo até termos esclarecido bem o que está acontecendo.
Pessoa: Certo.
Médico: Acho que podemos, porque acho que a questão agora é, como você sabe, o fato de que a biópsia mostrou uma recorrência do câncer na parede torácica.
Pessoa: Sim.
Médico: E uma das questões que temos de ver é se ele se espalhou para outros locais. É bem possível que não... Mas acho importante que confirmemos, porque a forma como vamos tratá-la dependerá dos resultados desse tipo de...
Pessoa: Tratamento, o que quer dizer com tratamento?
Médico: Bem, há várias formas de tratar recorrências de câncer de mama... (pausa, e vê que os ombros dela caíram). Certamente não espero que esse seja o tipo de coisa que você precise fazer.
Pessoa: (chorando). Não entendo o porquê.

Médico: Sim, eu sei.
Pessoa: Isso está tudo errado. É a hora errada. Não quero morrer. Quero viver para ver minha neta. Quero me aposentar com meu marido. Quero fazer tudo pelo que trabalhei toda minha vida para poder fazer.
Médico: Sra. Collins, gostaria de poder lhe dizer com 100% de certeza que a senhora não vai morrer desse câncer. E mesmo se descobrirmos que o tumor se espalhou, há tratamentos excelentes que podem lhe dar muitos anos de vida com qualidade. Mas não posso lhe dizer com certeza porque não sei quanto o tumor se espalhou. Se não...
Pessoa: Como fico sabendo quanto o tumor se espalhou? O que vamos fazer?
Médico: Bem, há três coisas a fazer... (o médico enumera as três coisas). Mas o que eu gostaria que a senhora fizesse é me dizer como tem se sentido no geral, não na última semana, é lógico, pois a última semana obviamente foi de caos. Mas antes disso, a senhora estava se sentindo razoavelmente bem antes de...
Pessoa: Sim, razoavelmente bem.
Médico: Certo. Perdeu algum peso?
Pessoa: Não, não, acho que não.
Médico: Seu apetite estava bem?
Pessoa: Bem, normal.
Médico: Sem náusea ou vômitos?
(O médico revisa a história e vários exames.)
Médico: Então, quando o Sam volta?
Pessoa: Deve chegar até o fim da semana.
Médico: Por que não liga pra ele? (pausa) Ou você gostaria que eu ligasse?
Pessoa: Hum, isso talvez dê certo, eu não quero agora já... (suspiro), ó, Deus, eu mesma faço isso. Vou fazer isso.
Médico: Acho que ele vai querer que você compartilhe isso com ele e tenho certeza de que vai querer estar aqui para lhe ajudar com isso.
Pessoa: Acho que fico esperando que isso simplesmente desapareça. Negação de novo, eu acho.
Médico: Certo. Hum, há algo mais agora que eu possa fazer para lhe ajudar?
Pessoa: Bem, acho que,... não... mencionei aquelas coisas alternativas e você disse que podemos ver algumas delas de acordo com os resultados, é isso...
Médico: Bem, sim, penso que quando a gente... De todo modo, sabe, pesquise o que quiser e se houver algo em particular que deseje tentar, eu gostaria que me dissesse...
Pessoa: Certo...
Médico: E eu realmente gostaria de lhe ver mais para o fim desta semana. Não terei ainda os resultados dos exames, mas esse é um momento de muito estresse.
Pessoa: Sim.
Médico: Acho que lhe ajudará falar um pouco mais sobre como você se sente e o que podemos fazer a respeito.
Pessoa: Certo, obrigada.

No exemplo de como não ser centrado na pessoa, o médico inicialmente interrompe a apresentação das ideias da pessoa sobre tratamentos alternativos. Apresenta seus planos e esvazia a descrição que a pessoa faz de sua semana horrível, seu isolamento da família e seus sentimentos de pavor. Quando a pessoa questiona a relevância do levantamento de sua história em relação às suas preocupações, o médico ignora a pista e defende sua abordagem, seguindo até o final de forma insensível.

No exemplo centrado na pessoa, o médico imediatamente acolhe o sofrimento da pessoa. O médico permite que a consulta seja guiada pelas questões levantadas pela pessoa: a ausência de seu marido e sua busca por controle que se evidencia na procura de tratamentos alternativos. Esse médico responde às suas emoções, depois a mulher expressa prontidão para discutir a história médica, os exames e o tratamento. A consulta se encerra com uma sugestão de que a mulher faça uma nova consulta para conversar sobre seus sentimentos.

A abordagem centrada na pessoa também é ilustrada no Caso 9.1.

CASO 9.1

Uma senhora idosa reclamou de uma sensação de sufocamento no peito nas primeiras horas da manhã, que era aliviada de certa forma quando se sentava perto de uma janela aberta. Sua primeira consulta foi no meio de um dia muito agitado, quando o tempo era curto. De acordo com as pistas anteriores, o médico formou uma primeira hipótese de dispneia paroxística noturna. Todavia, o exame físico não revelou sinal algum que confirmasse o diagnóstico, e o médico encaminhou a pessoa para uma radiografia do tórax. Como a radiografia também estava normal, pediu que a pessoa viesse a uma consulta para uma entrevista mais longa.

Nessa ocasião, obteve a seguinte história. Sua queixa principal era de peristaltismo intenso e desconforto abdominal, que ocorriam à noite e a mantinham acordada. Depois de ficar deitada e acordada por horas, ficava cada vez mais tensa e passava a ter a sensação de sufocamento, tendo que se levantar e ir para a janela. Há 20 anos, apresentava os sintomas abdominais, mas a insônia tinha uma origem mais recente. Muitos anos antes, havia sofrido uma colecistectomia, que não aliviou seus sintomas, e uma mastectomia devido a um carcinoma. Tinha medo de cirurgias e, ao ser questionada diretamente, admitiu ansiedade de que seus sintomas abdominais pudessem ser causados por câncer. Havia enviuvado há vários anos e vivia sozinha em um apartamento. Recentemente, seu locador havia aumentado o aluguel sem lhe avisar com antecedência. Seus dois filhos eram casados e moravam longe. Sua filha há pouco havia se mudado para perto, depois de ter vivido longe por alguns anos. Durante a entrevista, expressou hostilidade em relação ao seu locador, que, pensava ela, havia agido de forma injusta.

O processo, nesse caso, é mostrado na forma de fluxograma na Figura 9.2. Ao abordar as questões trazidas por uma pessoa, o médico está formulando e testando hipóteses com base nas pistas que recebe e no conhecimento prévio que tem da pessoa ou de seus

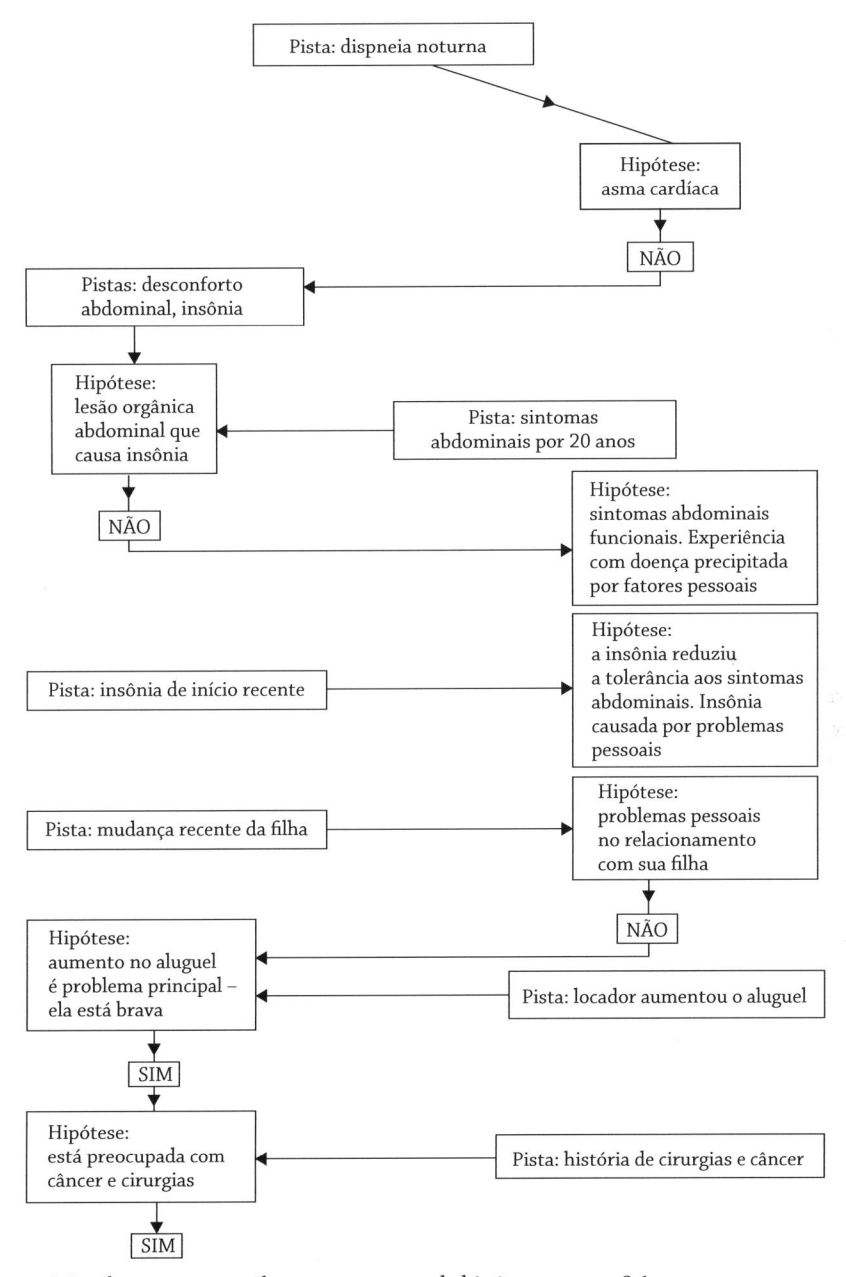

```
                    ┌─────────────────────────┐
                    │ Pista: dispneia noturna │
                    └─────────────────────────┘
                                    │
                                    ▼
                            ┌─────────────────┐
                            │ Hipótese:       │
                            │ asma cardíaca   │
                            └─────────────────┘
                                    │
                                  [NÃO]
┌─────────────────────┐             │
│ Pistas: desconforto │◄────────────┘
│ abdominal, insônia  │
└─────────────────────┘
        │
        ▼
┌─────────────────┐
│ Hipótese:       │         ┌──────────────────────┐
│ lesão orgânica  │◄────────│ Pista: sintomas      │
│ abdominal que   │         │ abdominais por 20 anos│
│ causa insônia   │         └──────────────────────┘
└─────────────────┘                     │
        │                               ▼
      [NÃO]                   ┌──────────────────────┐
        │                     │ Hipótese:            │
        └────────────────────►│ sintomas abdominais  │
                              │ funcionais. Experiência│
                              │ com doença precipitada│
                              │ por fatores pessoais │
                              └──────────────────────┘
                                        ▲
┌────────────────────────────┐          │
│ Pista: insônia de início   │──────────┤
│ recente                    │   ┌──────────────────────┐
└────────────────────────────┘   │ Hipótese:            │
                                 │ a insônia reduziu    │
                                 │ a tolerância aos sintomas│
                                 │ abdominais. Insônia  │
                                 │ causada por problemas│
                                 │ pessoais             │
                                 └──────────────────────┘

┌────────────────────────────┐   ┌──────────────────────┐
│ Pista: mudança recente da  │──►│ Hipótese:            │
│ filha                      │   │ problemas pessoais   │
└────────────────────────────┘   │ no relacionamento    │
                                 │ com sua filha        │
                                 └──────────────────────┘
                                           │
                                         [NÃO]
┌─────────────────────┐                    │
│ Hipótese:           │◄───────────────────┘
│ aumento no aluguel  │
│ é problema principal│◄────┌──────────────────────────────┐
│ – ela está brava    │     │ Pista: locador aumentou o aluguel│
└─────────────────────┘     └──────────────────────────────┘
        │
      [SIM]
        │
        ▼
┌─────────────────────┐
│ Hipótese:           │     ┌──────────────────────────────┐
│ está preocupada com │◄────│ Pista: história de cirurgias │
│ câncer e cirurgias  │     │ e câncer                     │
└─────────────────────┘     └──────────────────────────────┘
        │
      [SIM]
```

Figura 9.2 Fluxograma para ilustrar a testagem de hipótese no caso 9.1.

sintomas. Para um médico experiente, alguns sintomas são associados a medos específicos, como o medo de ter câncer. Esse conhecimento pode permitir que o médico identifique os medos da pessoa rapidamente. Contudo, devemos sempre nos proteger contra a falácia de tratar uma hipótese como uma premissa. No exemplo anterior, o médico centrado no próprio médico assume, sem tentar validar, que o item principal entre as questões trazidas pela pessoa é o acompanhamento de sua cirurgia. Isso é uma falha comum nas consultas de todos os tipos em que o médico começa a consulta (Stewart et al., 1979).

Cinco perguntas são geralmente feitas sobre o método clínico centrado na pessoa. Primeira, é sempre necessário usar o método? Suponha que o problema é muito simples: um ferimento, por exemplo, ou uma doença infecciosa sem complicações. A resposta é que não sabemos, a não ser que perguntemos. As pessoas têm medos e fantasias sobre problemas comuns e de menor importância. Nas emergências, é claro, a necessidade médica deve ter prioridade, como no exemplo clínico anterior. No entanto, quando essas necessidades foram atendidas, é preciso lembrar que nenhuma pessoa tem maior necessidade de que alguém lhe escute do que aquela que teve uma experiência com a doença repentina, aguda e grave ou um trauma.

Segunda pergunta, o que acontece se há conflito entre as expectativas da pessoa e a avaliação médica? Suponhamos, por exemplo, que uma pessoa deseje controlar sua cetoacidose diabética sem ser internada. O médico deve, então, tentar conciliar as duas visões conflitantes. Quanto mais o médico entender as razões para a posição mantida pela pessoa, mais chances terá de chegar a uma conclusão satisfatória. A relutância em ser internada, por exemplo, pode ser causada por um sentimento de responsabilidade por um filho ou genitor idoso. Em alguns casos, haverá conflitos irreconciliáveis, como na solicitação de uma droga narcótica, e o médico se negará a atender às expectativas da pessoa. Nas situações mais comuns, o médico e a pessoa têm interpretações diversas da experiência com a doença ou noções conflitantes sobre seu manejo. A pessoa, na crença de que a dor indica uma doença orgânica, pode não aceitar a visão que indique algo contrário. O médico reluta em receitar comprimidos de oxicodona para uma pessoa que acha que esse medicamento alivia suas dores de cabeça periódicas. Nossa contribuição para conciliar essas visões conflitantes tem vários aspectos. Primeiro, podemos reconhecer a validade da experiência da pessoa e levar a sério sua interpretação, mesmo que não a aceitemos. Segundo, devemos estar conscientes de que o nosso próprio preconceito, rigidez, dogmatismo ou lógica falha possam ser a causa da diferença. Um narcótico suave usado ocasionalmente por uma pessoa equilibrada pode ser um remédio adequado para dores de cabeça. A interpretação da pessoa de seus sintomas pode ser mais correta que a do médico. Terceiro, podemos ter certeza de que a pessoa tem todas as informações que podemos fornecer-lhe. De forma inversa, é necessário um pouco de humildade para situações em que uma pessoa bem informada sabe mais do que nós sobre sua condição.

A terceira questão comum questiona se não há risco de invadirmos a privacidade da pessoa. Suponha que a pessoa não queira, ou não esteja pronta, para revelar seus segredos. Se a privacidade for invadida, o método não foi bem compreendido. A sua essência é que o médico responda às pistas dadas pela pessoa, permita e encoraje a sua expressão, mas não insista. Se as pistas não são fornecidas, os sentimentos são avaliados com perguntas gerais que sugerem uma abertura. Se a pessoa não quiser responder, não se dará continuidade à questão. Pelo menos o médico indicou que tais assuntos são admitidos.

O quarto ponto refere-se à questão do tempo da consulta. Como podemos arranjar o tempo necessário para escutar a pessoa? É difícil responder a essa pergunta, porque poucas pesquisas foram feitas a respeito da relação entre duração da consulta, método clínico e efetividade. Com base nos trabalhos feitos até agora, podemos dizer, inicialmente, que as consultas centradas na pessoa duram um pouco mais, mas não muito mais, do que aquelas centradas no médico. Beckman e Frankel (1984) viram que, quando as pessoas não eram interrompidas, suas falas iniciais duravam apenas 2,5 minutos em média. Stewart et al. (2014) mostraram que ficava em torno de 9 minutos ou mais a duração crítica para as consultas centradas na pessoa. O que não sabemos é quanto tempo economizamos, com o decorrer do tempo, se tivermos uma identificação precoce e acurada dos problemas da pessoa. Nosso sentimento é que o método clínico centrado na pessoa se mostrará um fator de economia de tempo no final das contas.

Quinta pergunta, o que acontece se o médico abre espaço para uma série de problemas psicológicos, emocionais e sociais com os quais o médico não tem condição de lidar? Isso é intimamente relacionado à questão do tempo, mas também existem casos em que alguns médicos evitam encontros emocionalmente carregados no meio de um dia movimentado. Os médicos, por sua própria natureza, sentem-se compelidos a intervir; para alguns sofrimentos humanos, entretanto, tais como grandes perdas trágicas, nenhuma intervenção efetiva está disponível. Nessas situações, é necessário apenas ser testemunha do sofrimento.

Um médico centrado na pessoa não ignora o conhecimento médico dos processos de doença e tratamentos. Esse conhecimento básico é necessário, mas não suficiente, para fazer o diagnóstico. O que é preciso é uma compreensão integrada da pessoa como um todo em todos os níveis (biológico, psicológico, social e espiritual). O desafio para o médico é saber em que níveis intervir em determinado momento, mantendo a perspectiva de que, com o tempo, todos os níveis devem ser considerados para uma compreensão completa.

É importante distinguir entre a escuta de forma ativa e a de forma passiva. Escutar com atenção, como descrito, não é assumir o compromisso de escutar indefinidamente um monólogo desconexo. Isso seria escutar de forma passiva. Um fluxo de palavras geralmente expressa algo, mesmo que sua significância esteja no sentimento e não no conteúdo. Uma resposta àquele sentimento pode capacitar a pessoa a se expressar de forma diferente. Ao fazer uma consulta domiciliar para uma pessoa de 90 anos com câncer de pulmão, eu, Ian Renwick McWhinney (IRMcW), fui parado por sua esposa, que discorreu longamente acerca daquilo que desejava que seu marido comesse. Por fim, interrompi a conversa e saí. Enquanto ia embora em meu carro, percebi o que estava acontecendo. Certamente a esposa estava tentando expressar seu sentimento de impotência por ser incapaz de cuidar de seu marido da forma que pensava ser a melhor.

VALIDAÇÃO

A validação final de um diagnóstico no método clínico convencional é o resultado do exame patológico. Nas conferências clinicopatológicas que seguem o modelo do *New England Journal of Medicine*, um relato de caso é apresentado para um clínico, o qual desenvolve um diagnóstico diferencial que é, então, confirmado ou não por um patologista. A conferência clinicopatológica pode ser vista como a quintessência do método convencional. Outras formas de validação estão disponíveis, em especial a resposta à terapia e o desfecho da experiência com a doença.

A validação definitiva no método centrado na pessoa também é o relato da pessoa de que seus sentimentos e preocupações foram reconhecidos e abordados. Isso pode ser avaliado em estudos qualitativos e por pesquisas periódicas com pessoas, por meio de questionários validados, como aquele produzido por Stewart e colaboradores (2014). No curso normal da prática, a validação vem da história natural da experiência com a doença e do relacionamento entre o médico e a pessoa. Se uma base em comum foi encontrada, a terapia tem a possibilidade de se desenvolver de forma mais equilibrada, a pessoa será tranquilizada de forma mais eficaz, e o relacionamento estará livre de tensões.

Os médicos que desejam obter algum tipo de validação externa de seu método clínico podem ter suas consultas avaliadas por um observador usando uma das escalas de avaliação desenvolvidas para esse propósito (Brown et al., 2001). Se forem usadas como base para o aconselhamento por um professor experiente, podem ser uma fonte de valioso entendimento. É difícil, para qualquer um de nós, estar totalmente consciente de falhas recorrentes em nossa prática clínica. Até o surgimento das tecnologias de gravação em áudio e vídeo, as consultas (evento central da medicina de família e comunidade) permaneciam ocultas. Os relatos do processo depois de sua ocorrência não tinham possibilidade de transmitir suas nuances. Um observador na mesma sala podia influenciar o processo, e as discussões posteriores ficavam limitadas, visto que não havia recursos de gravação e não era possível verificar as lembranças do observador sobre o processo. Graças à evolução da tecnologia, atualmente nos desenvolvemos como artistas clínicos da mesma forma como os artistas sempre trabalharam: apresentando o trabalho para ser avaliado por um professor respeitado.

APRENDENDO O MÉTODO CENTRADO NA PESSOA

É importante distinguir o processo como os médicos aprendem o método clínico do processo de como esse método é colocado em prática. Para ajudar a aprendizagem, o processo é dividido em várias regras, tarefas e estágios. Uma revisão sistemática de 43 estudos randomizados delineados para treinar profissionais sobre como compartilhar o controle e a tomada de decisão com as pessoas (elementos do método centrado na pessoa), concluiu que o treinamento por curto prazo (menos de 10 horas) era tão eficaz quanto o treinamento mais longo (Dwamena et al., 2013). Porém, aprender esses componentes não é o mesmo que passar a dominar o processo em si. Nenhuma lista de componentes poderá incluir todo o conhecimento tácito que só pode ser adquirido pela experiência e familiaridade com o processo. Um problema encontrado pelo aluno refere-se ao fato de ser impossível conhecer os componentes e o processo como um todo ao mesmo tempo. Polanyi (1962) esclareceu essa questão ao distinguir entre consciência focal e subsidiária. A consciência focal é a consciência do processo como um todo. A consciência subsidiária é a consciência dos seus componentes.

Andar de bicicleta pode ser descrito em termos de regras para corrigir o desequilíbrio e de ajustes feitos pelo corpo em resposta às mudanças no equilíbrio. Aprender as regras, entretanto, não é o mesmo que andar de bicicleta, uma vez que as regras não conseguem incluir todo o conhecimento tácito envolvido na realização da tarefa. Para realizar a tarefa, é preciso estar consciente de forma focal no processo como um todo, ao mesmo tempo em que se permanece consciente apenas subsidiariamente a respeito dos componentes. O foco nos componentes pode, de fato, fazer com que se caia da bicicleta. Da mesma forma, quando praticamos o método clínico, não o podemos fazer enquanto estamos tentando manter em mente as regras e componentes subsidiários. É possível aprender tais elementos antes e buscar sua referência depois, mas na realização da tarefa esses elementos têm de ficar no nível da consciência subsidiária. A tensão entre esses dois níveis de consciência e a necessidade de alternar de um para outro pode, inicialmente, ser difícil para os estudantes. Depois que a habilidade for aprendida, a tensão é resolvida. O médico passa a "habitar" o processo, e a consciência focal é mantida durante todo o tempo. A consciência subsidiária aparece apenas quando se ensina aquela habilidade para outra pessoa ou quando se revisa seu próprio processo após o fato.

As apresentações de caso são ferramentas de ensino e aprendizagem importantes e eram assim reconhecidas no fim do século XIX por Walter Cannon (1890). O formato tradicional de apresentação de caso evoluiu ao longo dos séculos até hoje em dia, levando em consideração ideias novas e emergentes, tais como os registros médicos orientados por problema (Weed, 1969) e o modelo biopsicossocial de Engel (1977). As apresentações de histórias de casos são uma parte importante do treinamento médico de estudantes e residentes, e percebe-se que as decisões sobre qual material apresentar e sua organização podem reforçar fortemente uma visão de mundo particular (Anspach, 1988). De forma típica, a história de caso convencional deixa de fora os aspectos mais individuais da pessoa cuja situação está sendo discutida, inclusive as experiências vividas por ela. Há um foco dominante na doença e a exclusão de tudo o mais. Tentativas de corrigir esse desequilíbrio incluíram o uso das histórias das pessoas para aumentar o sentimento de empatia dos médicos (Charon, 1986; Donnelly, 1989). A medicina baseada em narrativas originou uma literatura extensa (Greenhalgh e Hurwitz, 1998; Charon, 2001).

A seção *Clinical Crossroads*, do *Journal of the American Medical Association*, foi uma mudança bem-vinda para a história de caso tradicional e passou a incluir os relatos em primeira mão das próprias pessoas atendidas (Winker, 2006). As apresentações de caso centradas na pessoa são usadas para reforçar a abordagem centrada na pessoa na educação de residentes em medicina de família e comunidade (Freeman, 2014). Explicitamente, essas apresentações exigem que o apresentador aborde duas áreas não encontradas na história de caso convencional. Essas áreas são a experiência da pessoa com a doença com citações apropriadas, se possível, e comentários acerca do relacionamento entre a pessoa e o médico e acerca de um plano conjunto de manejo, se tal foi conseguido. Ao colocar a pessoa no centro do relato, a apresentação de caso reforça a primazia da pessoa, e não da doença. Sem sacrificar a informação encontrada na história de caso convencional, essa apresentação dá apoio aos valores inerentes ao método centrado na pessoa.

Livros que contêm casos são outra forma de descrever e reforçar os princípios do método centrado na pessoa (Borkan et al., 1999; Brown et al., 2002).

AVALIAÇÃO DO MÉTODO CENTRADO NA PESSOA

Alguns estudos criticaram o método clínico centrado na pessoa; é provável, no entanto, que não o tenham entendido. Por exemplo, em um estudo (Lussier e Richard, 2008), as pessoas foram chamadas a definir sua preferência entre vários estilos de consultas, um dos quais era o método centrado na pessoa. As pessoas então receberam números de acordo com seu estilo preferido. Os autores inferiram que "algumas pessoas não querem o método clínico centrado na pessoa". Isso não está correto. O médico conduz a consulta de acordo com as pistas que recebe da pessoa. Não há um "estilo" de método clínico, assim como não há estilos de abordagens biomédicas. Não se dá escolha às pessoas quanto aos exames que fazem.

Em contraste, uma série de estudos realizados no Reino Unido por Little e colaboradores (2001 a, 2001b) mostrou que mais de 75% das pessoas queriam uma abordagem centrada na pessoa. Além disso, as pessoas valorizavam muito todos os três componentes estudados. No Patient-Centered Care and Outcomes Study, as pessoas frequentemente expressavam elementos da experiência com a doença, como ideias (89%), expectativas (72%), problemas de funcionamento (57%), problemas de contexto (55%) e sentimentos (42%) (Stewart et al., 2014).

As revisões recentes de estudos a respeito do desfecho do atendimento centrado na pessoa, medido de diferentes formas, mostraram benefícios para o médico, a pessoa e o sistema. Os benefícios para os médicos incluem maior satisfação, melhor uso do tempo e menos reclamações das pessoas. Os benefícios para as pessoas incluíram maior satisfação, além de maior adesão aos tratamentos (Stewart et al., 2003, Cap. 17). Os benefícios para o sistema incluíram menos exames diagnósticos, menos encaminhamentos (Stewart et al., 2000) e menos reconsultas (Campbell et al., 2005). Concluiu-se que o método estava associado a custos significativamente menores para o sistema de saúde (Stewartet al., 2011).

No entanto, a validação mais rigorosa é o relato da própria pessoa e o estado de saúde da pessoa. Estudos mostraram que o atendimento centrado na pessoa está correlacionado com o relato da própria pessoa e o seu estado de saúde em um estudo de coorte (Stewart et al., 2000) e influencia a pessoa a se sentir melhor em um ensaio caso-controle randomizado (Stewart et al., 2007).

A revisão sistemática de Griffin et al. (2004) mostrou que a maioria das 35 intervenções para melhorar o atendimento centrado na pessoa aumentou os escores de comunicação entre a pessoa e o médico e um pouco mais da metade melhorou a saúde da pessoa da seguinte forma: resolução de sintomas, dor de cabeça, dor de garganta, transtornos de ansiedade e de estado fisiológico.

Além disso, estudos confirmaram a influência positiva do atendimento centrado na pessoa internacionalmente, na Espanha (Moral et al., 2001), África do Sul (Henbest e Fehrsen, 1992) e China (Ge e Stewart, 2006).

O MÉTODO CENTRADO NA PESSOA NA MEDICINA DE FAMÍLIA E COMUNIDADE

Da mesma forma que o método convencional, o método centrado na pessoa é aplicado de forma levemente diferente em cada campo da medicina. Como os médicos de família e comunidade estão disponíveis para todos os tipos de problemas, não podem fazer suposições antecipadas sobre por que as pessoas vieram à consulta (a razão para o encontro). Nem podem supor que o primeiro problema apresentado seja o problema principal. Na parte inicial da consulta, portanto, esses médicos estarão elaborando hipóteses acerca das razões para a pessoa vir à consulta e suas expectativas e ao mesmo tempo formulando o problema a ser abordado. As hipóteses serão baseadas nas pistas dadas pelas expressões e linguagem corporal das pessoas, além de quaisquer outras intuições com base no conhecimento prévio daquela pessoa. À medida que a pessoa fala, o médico avaliará a significância dos sintomas de apresentação. Dessa avaliação dependerão as hipóteses para constatar se os sintomas indicam um problema clínico de menor importância, um problema sério (talvez urgente), um problema de vida que se apresenta como sintomas ou uma necessidade de tranquilização a respeito da saúde.

Ao colocar todos esses itens juntos em uma avaliação global, o médico deverá ter uma ideia de que curso a consulta provavelmente terá. A hipótese original, claro, pode estar errada e pode haver uma mudança inesperada. Nos Casos 9.1 e 4.1, a hipótese inicial de um problema clínico urgente mostrou-se incorreta, e o foco passou para as emoções e relacionamentos das pessoas. Nos Casos 8.1 e 8.3, o modo de apresentação, junto com o conhecimento prévio que o médico tinha da pessoa, apontou para o sofrimento emocional. No Caso 4.3, os sintomas e o conhecimento que o médico tinha da família apontaram corretamente para os relacionamentos familiares problemáticos. No Caso 4.2, as hipóteses iniciais de um transtorno psiquiátrico maior se provaram incorretas na testagem.

Não há uma ordem predeterminada para a consulta; esta não flui de forma uniforme, da história da condição atual, passando pela investigação dos sistemas orgânicos e seguindo para o exame físico. A ordem é definida mutuamente pela apresentação da pessoa e as respostas do médico. Um dos princípios importantes do método centrado na pessoa é que o médico deve, na maioria dos casos, permitir que a pessoa determine como a consulta fluirá. Declarações com "acho que sinto um caroço no meu seio" levarão rapidamente a um exame da história e ao exame físico, seguidos de uma avaliação dos sentimentos e medos da pessoa. Para uma irritação na pele, a história, exame e avaliação dos sentimentos provavelmente acontecerão juntos. O exame físico mostra mais do que apenas sinais físicos. Desde o início da consulta, o médico já vai observando a linguagem corporal da pessoa: postura, andar, movimentos e expressões faciais. O hábito corporal costuma refletir os múltiplos contextos em que as pessoas vivem, sua posição social e a condição material de suas vidas (Gatrell e Elliott, 2009, p. 19). Algumas vezes, os sentimentos mais profundos não são expressos até que uma parte do corpo dolorida seja apalpada. Rudebeck (1992) escreveu:

> Ao passar do diálogo para o exame, pressupõe-se que o sintoma já tenha sido bem definido pelo médico. Entretanto, a pessoa continua a apresentar sintomas por meio de suas reações vegetativas e musculares, pelo seu olhar, seus gestos e postura corporal.
> Não raro, o espírito e o significado se comunicam exatamente no momento do exame físico. O médico não deve deixar a pessoa nesse momento para focar sua atenção na possível doença.

Nem a terapia deve ser deixada apenas para o final. A consulta toda faz parte do processo terapêutico.

SINTOMAS

Os sintomas são a forma de a pessoa expressar sua experiência de estar doente. Uma sensação do corpo, com seu aspecto afetivo, é traduzida em linguagem. As pessoas que descrevem seus sintomas estão dizendo algo sobre elas mesmas; logo, sua linguagem sempre tem tanto um significado expressivo quanto literal. O significado importante pode ser o literal, o expressivo ou ambos. Os sintomas que se encaixam bem nas categorias de doença bem definidas têm um sentido literal em termos de patologia física. As experiências que são difíceis de colocar em palavras poderão ser entendidas se prestarmos atenção à linguagem expressiva. A única expressão da dor de uma pessoa terminal pode ser sua testa franzida ou um gemido quando está sendo movimentada. Em uma pessoa com dor de cabeça, informações importantes podem ser expressadas pelo tremor de um lábio que logo dá lugar a lágrimas se a resposta for adequada.

Rudebeck (1992, p. 48) faz uma distinção entre sintomas e apresentação de sintomas: "Os médicos nunca encontram sintomas que são ajustados a seus conhecimentos, mas seres humanos, que em suas *apresentações dos sintomas* tentam comunicar sinais de desconforto ou preocupação desde o interior de seus corpos. Os sintomas são abstrações. Como tais, são afastados dos atos por meio dos quais a pessoa os apresenta". Rudebeck postula que a capacidade de entender o significado da apresentação de um sintoma é uma habilidade fundamental na clínica geral. Um elemento-chave da competência em clínica geral, essa capacidade é "uma habilidade básica de entender o caráter dos problemas e necessidades da pessoa, útil em uma série de interações entre a pessoa e o médico". Os sintomas descritos em manuais médicos são abstrações. O médico não encara abstrações, mas

> encara um ser humano que, com sua *apresentação de sintomas*, tenta comunicar sua experiência sobre o que é muitas vezes bastante pessoal, já que o corpo e o ser são inseparáveis. Um sintoma faz surgirem reflexões e fantasias, as quais de maneiras importantes decidem como o sintoma é apresentado [...] A questão primeira e muito básica da clínica geral é, assim: Quem é a pessoa que está apresentando este sintoma? [...]

Um sintoma deixa de ser uma expressão evidente de doença e passa a ser uma experiência corporal que representa uma expressão de doença (p. 31).

DIAGNÓSTICO CLÍNICO NA MEDICINA DE FAMÍLIA E COMUNIDADE: A GRAMÁTICA DA SOLUÇÃO DE PROBLEMAS CLÍNICOS

Esta seção discute a tarefa convencional do médico de resolver problemas clínicos e tomar decisões em referência específica à medicina de família e comunidade. Apesar de discutido nesta seção separada, o processo é uma parte integral do método centrado na pessoa descrito anteriormente.

Apesar de os princípios de solução de problemas e tomada de decisão serem os mesmos em todos os ramos da medicina, cada especialização tem sua própria forma de aplicar tais princípios. As diferenças entre especializações são os resultados de diferenças nos problemas que encontram e de seus papéis dentro do sistema de atenção à saúde. As estratégias de solução de problemas usadas pelos médicos de família e comunidade evoluíram em resposta a uma série de características especiais da medicina de família e comunidade. Algumas dessas características são compartilhadas com outras especialidades da atenção primária, em especial aquelas que prestam atendimento contínuo à pessoa.

Por muitos anos, o pensamento médico acerca do processo diagnóstico foi dominado por uma ideia falaciosa: os médicos estabelecem diagnósticos por meio de coleta de dados de forma rotineira, pela avaliação da história da pessoa e do exame físico e por uma dedução a partir dos dados. Estudos sobre o pensamento clínico têm mostrado que não é assim que os médicos resolvem os problemas clínicos. Eles o fazem da mesma forma que todo mundo resolve os problemas, na ciência e na vida diária. No início do processo, formam hipóteses baseadas na evidência disponível. Prosseguem, então, com a testagem de suas hipóteses por meio da coleta seletiva de dados da história da pessoa, do exame clínico e da investigação laboratorial. Esse processo é conhecido como a abordagem hipotético-dedutiva para a solução de problemas. Talvez essa não seja a única abordagem. Em algumas situações, os clínicos podem fazer uso de um raciocínio puramente dedutivo, por exemplo, "como essa pessoa tem 16 anos, não podemos considerar a possibilidade de hipertrofia da próstata como a razão para seus sintomas urinários". Suspeitamos, entretanto, que esse tipo de raciocínio tenha um papel relativamente pequeno na maioria dos campos da medicina.

Apesar de a solução de problemas clínicos ser mais bem ensinada hoje, alguns aspectos importantes ainda não são explicitados. O cenário em que a instrução acontece é, muitas vezes, o departamento médico de um hospital de atenção terciária. É natural que o aluno suponha que os métodos apropriados para esse ambiente possam ser transferidos sem modificações para qualquer outro contexto médico. Como veremos, esse não é o caso. A sensibilidade, a especificidade e o valor preditivo de dados clínicos e exames variam muito em virtude da prevalência e da distribuição dos problemas de saúde na população e, consequentemente, com o cenário onde o médico está trabalhando. Além disso, nossos construtos mentais dão forma à nossa percepção e interpretação do mundo. Nós enxergamos o que sabemos. Um aluno que aprendeu a solucionar problemas clínicos em um hospital de atenção terciária tenderá a manter a base de referência que é adequada para pessoas com doenças graves e bem definidas em seus estágios mais avançados. Se o aluno usar essa base de referência para resolver problemas na medicina de família e comunidade terá dificuldades, o tipo de dificuldades descritas tão bem por James Mackenzie há muitos anos:

> Não fazia muito tempo que eu havia começado a clinicar quando descobri quão defeituoso era meu conhecimento. Deixei a faculdade com a impressão de que cada condição da pessoa podia ser diagnosticada. Por um longo tempo, lutei para fazer um diagnóstico e assiduamente estudava minhas anotações e livros, sem resultados [...] Por alguns anos, achei que essa minha incapacidade de diagnosticar as queixas das pessoas que atendia fosse consequência de defeitos pessoais meus, mas gradualmente, por meio de consultas e outros recursos, percebi que o tipo de informação que eu queria não existia (Moorehead, 1999, p. 40).

Será preciso aprender uma base de referência que leve em consideração problemas raramente encontrados em hospitais de atenção terciária. Aprender uma nova base de referência é um dos objetivos do treinamento em especializações ou cursos de pós-graduação. Os médicos de família e comunidade de gerações anteriores utilizavam o método de tentativa e erro, um processo lento e doloroso. Graças ao progresso na descrição dos princípios e métodos da medicina de família e comunidade, atualmente é possível adquirir esse conhecimento em um tempo muito mais curto e com menos riscos para nós mesmos e para aqueles que vêm consultar. Mesmo assim, a transição de um contexto para o outro pode ser difícil, como sentem muitos residentes ao trabalhar com a medicina de família e comunidade pela primeira vez. O trauma é suavizado quando as experiências iniciais do estudante com a solução de problemas clínicos aconteceram em uma variedade de contextos, da atenção primária até a terciária.

Esta seção adota uma abordagem analítica para o método clínico, incluindo a quantificação em alguns pontos. Pode-se questionar se isso é necessário ou mesmo adequado. A medicina tem muitos diagnosticadores brilhantes que trabalham intuitivamente, mas que não são capazes de explicitar sua forma de pensar. Será necessário entender a teoria de diagnóstico e de tomada de decisão para ser um bom médico clínico? Para a maioria dos médicos, acreditamos que sim. Aprendemos e nos desenvolvemos como clínicos principalmente em função do exame de nossos erros. O erro, da mesma forma que a incerteza, é inerente à medicina. Para aprendermos com nossos erros, é preciso sermos capazes de analisar nossa forma de tomar decisões para identificar onde o erro ocorreu e por quê. É semelhante a aprender a escrever. Em geral, não pensamos em termos de gramática quando escrevemos; se, ao ler, o texto soar bem e expressar o que queremos dizer, não precisaremos pensar sobre a gramática. Todavia, se o que escrevemos parece errado ou transmite um sentido diferente do pretendido, então temos de tratar de analisar nossas frases e pensar a respeito do uso dos tempos verbais e das orações subordinadas. A teoria de tomada de decisões clínicas é uma gramática que podemos usar para entender nosso próprio processo de pensamento e para entender nossos erros, de forma que possamos evitar esses erros no futuro. Talvez seja verdade que se possa ser um bom clínico intuitivo sem ter entendimento algum do processo clínico. Também é verdade que os grandes clínicos da história da medicina, como Sydenham, Laennecs e Osler, tinham um profundo interesse pela teoria da medicina.

Há outras razões para o médico de família e comunidade adotar uma abordagem analítica para o método clínico. Algumas vezes, recebemos conselhos bem-intencionados, mas mal-elaborados, de médicos em outras áreas da medicina sobre a adoção de certos procedimentos em nossa atividade prática. O conselho é mal-elaborado quando comete o erro de extrapolar de um contexto clínico para outro sem dados que o confirmem na medicina de família e comunidade. Quando recebemos esse tipo de conselho, sentimos intuitivamente que não é adequado. Não é fácil, entretanto, expressar nosso sentimento em palavras, em especial quando a pessoa que dá o conselho tem a autoridade de ser um especialista naquela área. Seria tão melhor, para nós e para o especialista, se conseguíssemos dizer exatamente por que o conselho é inadequado.

Novos exames, procedimentos e terapias são constantemente desenvolvidos. Dependemos dos especialistas para que os recomendem, mas também precisamos ter uma atitude crítica. Precisamos saber que tipo de perguntas fazer a nossos colegas. Como o exame vai mudar a probabilidade relativa de estabelecer o diagnóstico dessa pessoa? Qual seu valor preditivo? Qual o seu risco?

O leitor notará aqui que tendemos a usar termos tais como *solução de problemas* e *tomada de decisão* em vez de *diagnóstico*. "Diagnóstico" é uma palavra consagrada pelo tempo, mas é, de certa forma, ambígua. Para alguns médicos, significa o diagnóstico de uma doença; para outros, o diagnóstico de uma pessoa. No seu sentido moderno, diagnóstico é a classificação da experiência com a doença de uma pessoa em uma categoria que associa os sintomas a um processo patológico e, em alguns casos, a uma causa específica. É nesse sentido que usamos esse termo aqui. A solução de problemas e a tomada de decisões têm uma abrangência mais ampla do que o diagnóstico. A solução do problema de uma pessoa pode ter pouca relação com o diagnóstico, como no Caso 9.2.

As decisões têm de ser tomadas em todos os estágios do processo clínico. O processo de estabelecer um diagnóstico é, em si mesmo, uma série de decisões. Da mesma forma, decisões devem ser tomadas antes do diagnóstico e frequentemente quando não há um diagnóstico. Para os médicos de família e comunidade, uma das decisões mais comuns e difíceis é aquela demandada por um chamado noturno: Devo atender a pessoa agora ou aconselhar pelo telefone e atender pela manhã? Na medicina de família e comunidade, como veremos, pode ser necessário ir direto da avaliação para a tomada de decisão sem um diagnóstico.

> **CASO 9.2**
>
> Sarah, uma senhora de 88 anos, enviuvou há 20 anos. Ela veio consultar com o médico de família e comunidade por causa de micção frequente. Um rápido exame de urina mostrou glicosúria, e os resultados da cultura não mostraram evidências de infecção. O exame de glicose em jejum foi realizado e o resultado foi de 10 mmol/L (180 mg/dL). Os resultados foram explicados para a pessoa, que prontamente concordou com um plano de tratamento. Nenhuma outra doença foi identificada. Seu médico de família e comunidade prescreveu-lhe metformina e providenciou sua participação em uma clínica de educação para pessoas com diabetes. Após um mês, sua glicose estava normal, mas na consulta de acompanhamento, Sarah conversou sobre a necessidade de dar uma destinação para seus pertences e seu desejo de que não se adotassem medidas extremas no caso de ela ter um ataque cardíaco ou um AVC. Seu médico notou a mudança dramática em sua atitude, geralmente otimista, e perguntou-lhe sobre isso. A mulher confessou que achava que o diagnóstico de diabetes fosse fatal e que entendia a necessidade de "deixar as coisas ajeitadas". O seu médico enfatizou que o diabetes é um distúrbio crônico controlável que exigiria algumas mudanças no seu estilo de vida, mas que não precisava ser considerado fatal. A continuação da conversa revelou que Sarah havia cuidado de sua irmã mais velha nos últimos anos de vida, quando morreu de complicações do diabetes. Junto com seu médico, discutiram as diferenças entre o que havia acontecido com a irmã e as expectativas do curso dos eventos. Nesse caso, a perspectiva do médico era de que a doença fosse um fenômeno administrável. A partir da perspectiva da pessoa, isso tinha significado simbólico grave. Isso só foi compreendido após aprender sua experiência prévia com o problema.

O CONTEXTO DA PRÁTICA DA MEDICINA DE FAMÍLIA E COMUNIDADE

O padrão de experiências com a doença na medicina de família e comunidade é semelhante ao padrão na comunidade; não idêntico, mas semelhante. Isso significa que há uma grande incidência de problemas agudos de curta duração, muitos deles considerados transitórios e autolimitados; uma alta predominância de doenças crônicas, e uma alta taxa de experiências com a doença não relacionadas a uma patologia orgânica identificável. Ao contrário da visão convencional, as pessoas não se apresentam com problemas isolados, sejam físicos ou psicológicos; têm problemas que são geralmente uma mistura complexa de elementos físicos, psicológicos e sociais.

As doenças que são frequentes em clínicas de referência ou em hospitais de atenção terciária podem ser raras na clínica geral, e vice-versa. É muitas vezes surpreendente para novos alunos na medicina de família e comunidade entender que podem passar anos sem ver uma pessoa com leucemia ou com lúpus eritematoso sistêmico. Em termos técnicos, a população de risco de uma clínica de medicina de família e comunidade difere-se bastante da população de risco para um especialista de referência. A probabilidade de um médico de família e comunidade encontrar certas doenças é bem diferente da probabilidade de outro especialista encontrar tais doenças. Em termos técnicos, novamente, as probabilidades de doenças são muito diferentes na medicina da família e comunidade. Isso não significa que os médicos de família e comunidade nunca se ocupem de doenças incomuns. Sob certas condições e sintomas de apresentação, uma doença rara poderá ser a primeira hipótese. O que não significa, entretanto, que, se outros fatores forem mantidos, os médicos irão pensar primeiro na doença mais provável. Isso pode soar óbvio, mas é importante. Não pensar dessa forma pode levar a uma avaliação desnecessária e inadequada.

Seu papel como médico de atenção primária possibilita que o médico de família e comunidade possa compreender as experiências com a doença em seus estágios iniciais. O diagnóstico precoce é uma responsabilidade especial, principalmente para aquelas doenças em que o tratamento precoce faz diferença no prognóstico. Assim, o médico de família e comunidade tem de estar especialmente alerta para os dados clínicos que diferenciam doenças graves e potencialmente fatais em seus estágios iniciais daquelas doenças menos graves. Isso é um problema. Os sintomas, sinais e exames que identificam as doenças em seus estágios iniciais costumam ser diferentes daqueles que as identificam em seus estágios tardios. A sensibilidade e a especificidade dos sinais e exames variam com o estágio da doença. Como veremos mais tarde, isso cria dificuldades para aqueles que se iniciam na medicina de família e comunidade depois de terem uma vivência limitada à medicina praticada em hospitais. Os manuais de medicina são de pouca ajuda, uma vez que geralmente não nos dizem como diagnosticar doenças em seus estágios iniciais.

As diferenças na prevalência de doenças entre a medicina de família e comunidade e outras especialidades têm outra consequência. O valor preditivo de um teste varia com a prevalência da doença em questão. A razão para essa variação será explicada adiante neste capítulo. Isso significa que o mesmo teste pode ser útil para diagnosticar na atenção terciária, mas inútil, e talvez até prejudicial, na medicina de família e comunidade, e vice-versa.

Outra característica do contexto da medicina de família e comunidade é que a experiência com a doença não é diferenciada nem organizada. Por experiência com a doença não diferenciada, faz-se referência àquela que não foi anteriormente avaliada, classificada e nomeada por um médico. No processo de diagnosticar, o médico interpreta os dados básicos apresentados pela pessoa, junta aos dados obtidos em sua busca e tenta encaixar a experiência com a doença em uma categoria de doenças dentro do seu quadro de referências. Dessa forma, as experiências com a doença de muitas pessoas que se apresentam ao médico de família e comunidade são diferenciadas a partir de categorias de doença bem conhecidas.

Porém, muitas pessoas têm experiências com a doença que não se encaixam nesse tipo de diferenciação. Apresentam-se no mínimo cinco razões para isso: primeira, o problema de saúde pode ser transitório e autolimitado, o que cria um distúrbio funcional que se resolve completamente, sem deixar evidência na qual um diagnóstico poderia ser baseado. Essas situações são geralmente (não sempre) de curta duração. Por vezes, uma pessoa sofre durante meses com uma experiência com a doença que, por fim, é resolvida sem nunca ter sido diagnosticada. Segunda, um problema pode ser tratado tão precocemente que se resolve antes que chegue ao estágio de diagnóstico definitivo. Muitos casos de pneumonia são provavelmente resolvidos dessa maneira, em razão da prescrição de antibióticos para pessoas com febre, tosse e mínimos sinais torácicos.

Terceira, há, na periferia de cada categoria de doença, condições limítrofes e intermediárias que são difíceis ou impossíveis de classificar. Como os médicos de família e comunidade constatam todas as variantes das doenças, têm possibilidade em especial de ver variantes menos sérias e condições limítrofes que nunca chegarão a outro especialista.

Quarta, a experiência com a doença pode ficar indiferenciada por muitos anos antes que sua natureza verdadeira se desenvolva. É possível que anos se passem antes que a visão turva transitória seja seguida de outras evidências de esclerose múltipla.

Quinta, uma experiência com a doença pode estar tão associada à personalidade e vida pessoal da pessoa que sua classificação é um desafio. As pessoas com dor crônica são geralmente exemplos desse tipo de situação.

As estimativas de quanto das experiências com a doença vistas na medicina de família e comunidade permanece sem diferenciação, mesmo após avaliação, variam de 25 a 50%. O número exato obviamente varia com o tempo de observação e os critérios adotados para a diferenciação.

As experiências com a doença, persistentemente indiferenciadas, têm muitos reflexos no método clínico na medicina de família e comunidade. A chave para o seu entendimento pode ser o diagnóstico do doente como pessoa, ou o relacionamento entre a pessoa e o médico, mais do que a doença – daí a importância do método clínico centrado na pessoa. A relevância do tempo na identificação de um diagnóstico faz com que a observação clínica seja uma ferramenta importante no arsenal do médico de família e comunidade, com excelentes oportunidades de uso. A indefinição do diagnóstico, além disso, coloca o médico de família e comunidade frente a frente com a pergunta: "quando eu paro a avaliação?"

O conceito de organização da experiência com a doença é importante na medicina de família e comunidade. Como vimos no Capítulo 7, quando as pessoas apresentam seus problemas pela primeira vez para um médico, geralmente o fazem de forma oblíqua e fragmentada. Com frequência, vários problemas são apresentados em uma consulta; aquele que é mais importante para a pessoa pode não ser apresentado em primeiro lugar; por muitas razões, os problemas podem ser expressos em linguagem indireta e não em linguagem direta e literal. Apesar de a pessoa poder ter sua própria explicação para a experiência com a doença, provavelmente essa explicação não é organizada em termos de uma base de referência médica. Depois de a pessoa passar pelo processo de avaliação efetuado pelo médico, tudo isso muda. A não ser que a base de referência da pessoa seja muito resistente à mudança, a tendência é que veja sua situação sob uma luz diferente. Em vez de uma dor perturbadora, a pessoa agora apresenta um problema de vesícula ou uma úlcera do duodeno. O próprio direcionamento da avaliação levará o médico a ensinar a pessoa quais sintomas são significativos do ponto de vista do médico e quais não o são. Isso é uma ilustração do fato de que não se pode observar a natureza sem alterá-la, e é uma responsabilidade tremenda para o médico de família e comunidade. Como o primeiro médico que atende a pessoa, ele tem grande poder para mudar a maneira como a pessoa percebe e organiza a experiência com a doença.

Dar um nome à experiência com a doença tem grande significado simbólico. Pode ser um grande alívio para a pessoa saber que sua experiência de doença é uma coisa familiar e não algo vago. Pode ter uma importante função de legitimação. Pessoas com síndrome de fadiga crônica descrevem que o recebimento de um diagnóstico foi um momento crítico em sua experiência com a doença. Por fim, seu sofrimento é levado a sério pela família e seus amigos. Porém, o nome dado a uma doença pode ser tão aterrorizante que a palavra não deve ser dita, a não ser quando houver auxílio ao alcance.

Organizar e dar nomes a problemas de saúde (diagnosticar a doença) com base em evidência clínica sólida traz grandes benefícios: tem grande poder explicativo e preditivo e traz sentido à vivência da pessoa. Entretanto, o diagnóstico com base em evidência clínica espúria tem potencial de causar prejuízos ao promover a fixação somática.

Também devemos considerar a importância do tempo no contexto da medicina de família e comunidade. O relacionamento entre a pessoa e o médico é, em geral, estendido ao longo do tempo. Esse prolongamento cria problemas que não são tão sérios em outros campos da medicina (ver Cap. 8). Além disso, também há muitas vantagens. A observação da pessoa ao longo do tempo pode ser um teste poderoso para hipóteses clínicas, desde que, é claro, não haja riscos associados à espera ou que o risco de esperar seja menor do que o risco de uma avaliação efetiva. Como o relacionamento é contínuo, o médico de família e comunidade não precisa se apressar em resolver todos os problemas da pessoa, a não ser que, novamente, haja risco associado à demora. A diferença na escala de tempo entre a atenção médica terciária e a medicina de família e comunidade é uma das coisas mais difíceis de serem entendidas pelos iniciantes na medicina de família e comunidade. O uso do tempo para validar hipóteses pode evitar muitas avaliações desnecessárias em caso de problemas de saúde autolimitados.

CLASSIFICAÇÃO

Um dos objetivos clínicos do médico de família e comunidade é colocar a experiência com a doença da pessoa em sua categoria correta como doença. Durante a modernidade, de fato, isso tem sido visto como o principal objetivo do médico. A classificação tem cinco resultados muito importantes:

1. Ao usar seu conhecimento da história natural daquela categoria de doença, os médicos podem prever o desfecho da situação de experiência com a doença se não tratada.
2. Podem fazer inferências sobre a causa ou causas da experiência com a doença.
3. Armados desse conhecimento, podem prescrever a terapia específica para aquela doença.
4. Podem fazer inferências que vão além da evidência obtida por seus sentidos, por exemplo, sobre o estado dos órgãos internos.
5. Ao usar a nomenclatura corrente da medicina, podem comunicar suas descobertas para outros médicos e dar à pessoa um nome para sua doença.

Se, por exemplo, uma pessoa com cansaço, palidez e perda de peso é classificada com anemia perniciosa, o médico pode prever que a pessoa morrerá se não for tratada, receitará rapidamente injeções de vitamina B12 e pode inferir que a pessoa tem uma deficiência de um fator intrínseco.

A classificação é uma ferramenta muito poderosa. O sucesso na aplicação da tecnologia médica depende da classificação. Se não pudermos prever o desfecho de uma experiência com a doença não tratada, não podemos saber se nossas intervenções são efetivas. Se não pudermos classificar os problemas de saúde corretamente, não poderemos ser específicos na aplicação de tecnologias terapêuticas.

As categorias de doenças variam muito quanto a seu poder preditivo. Ao falar sobre a anemia perniciosa, escolhi um exemplo especialmente poderoso. Outros têm pouco poder preditivo. A "síndrome lombar", por exemplo, revela muito pouco a respeito do prognóstico da condição ou de sua base patológica. Tais categorias são, por vezes, não mais do que uma reformulação dos sintomas da pessoa. Nota-se que nosso sistema de classificação de doenças tem base na associação de sintomas e sinais com dados patológicos. Nossas categorias são construtos mentais criados em virtude de seu poder explicativo e preditivo. À medida que as tecnologias de avaliação e tratamento tornam-se mais precisas e efetivas, algumas das antigas categorias mudam, ao passo que algumas novas categorias são postas em prática. Um exemplo dessas mudanças é a evolução na compreensão do que era originalmente conhecido como síndrome de Stein-Leventhal, o que se acreditava que consistia em subfertilidade e cistos ovarianos. Agora está compreendido que se trata de um distúrbio metabólico e hormonal muito mais amplo, com componentes epigenéticos e ambientais. Foi só depois do advento da angiografia coronariana e da cirurgia de pontes de safena que obtivemos uma classificação anatômica precisa da doença isquêmica do coração. A categoria "polimialgia reumática" era desconhecida até a década de 1950, quando os esteroides tinham recentemente se tornado disponíveis. Por vezes, lemos em editoriais de revistas médicas perguntas questionando se certa categoria é uma "entidade". Essa pergunta mostra a confusão acerca do que é uma categoria de doença; quem pergunta peca pelo erro em tratar um construto mental como se tivesse uma existência concreta. A pergunta deveria ser "será que tal categoria tem um bom poder preditivo e explicativo?".

Além de usar as categorias de doenças comuns, os médicos de família e comunidade usam outros tipos de categorias para ajudar as pessoas a lidar com a experiência da doença não diferenciada em seus estágios iniciais. Em uma pessoa com dor aguda abdominal, por exemplo, a primeira tarefa do médico é classificar a pessoa em uma de duas categorias: "provável abdome agudo" ou "não é abdome agudo". No caso de classificar na segunda categoria, o médico pode interromper a avaliação e observar a pessoa, com o intuito de que o problema tenha menor importância e seja autolimitado. Nesses casos, o médico pode alcançar seu objetivo ao definir o que a pessoa *não* tem, o que já foi chamado de diagnóstico por exclusão (Crombie, 1963).

Outras dicotomias clínicas estão ilustradas na Figura 9.3. Pode ser útil classificar as pessoas dessa forma; entretanto, deve-se ter em mente que os problemas das pessoas podem se encaixar em duas categorias, como no caso de, por exemplo, infecção das vias respiratórias superiores e inferiores. Nem é preciso dizer que tal caracterização é apenas um ponto de partida, que levará a outros passos na direção de um diagnóstico clínico mais preciso ou de um melhor entendimento da pessoa. A respeito dessas categorias binárias, vale ressaltar que os exames que são úteis para fazer a distinção entre as categorias são diferentes dos exames que servem para estabelecer diagnósticos mais precisos. Isso é seguidamente esquecido ao se ensinar o método clínico. A velocidade de sedimentação globular (VSG), por exemplo, é um exame muito útil na medicina de família e comunidade para avaliar pessoas com dores em geral e pessoas mais velhas com

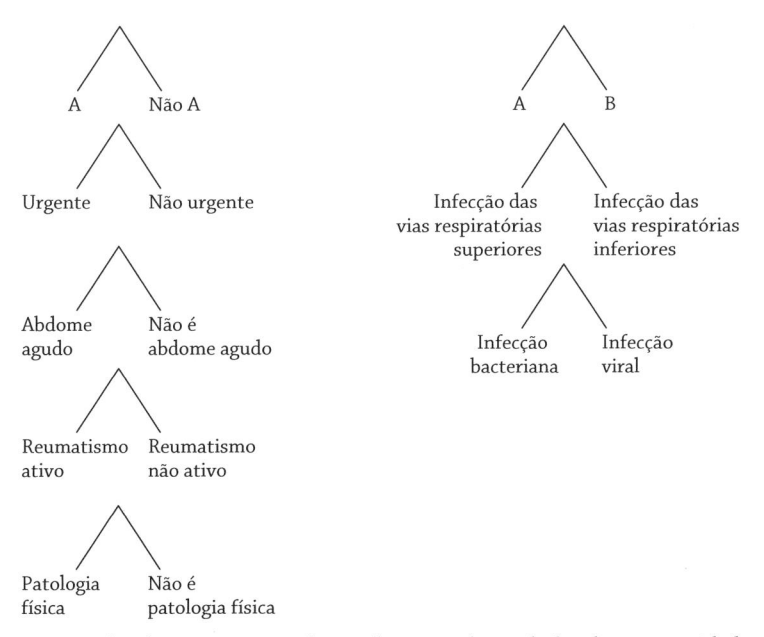

Figura 9.3 Exemplos de categorias amplas usadas na medicina de família e comunidade.

dores de cabeça. Contudo, tem pouco ou nenhum valor na distinção entre diferentes categorias de doenças inflamatórias do tecido conectivo.

Outro uso da classificação pelo médico de família e comunidade é a mudança da avaliação para as decisões, sem um estágio intermediário de diagnóstico no sentido convencional. Howie (1973) descreveu de que forma os médicos de família e comunidade baseiam suas decisões sobre manejo dos casos de experiência com doença respiratória aguda na presença ou ausência de certas características clínicas, e não no título do diagnóstico aplicado. Esse estudo incluiu 62 clínicas e 1.000 pessoas com experiência de doença respiratória. Tosse e sinais torácicos foram encontrados em 163 casos; desses, 152 (93%) receberam um antibiótico. Percebeu-se que a presença de tosse e sinais torácicos tinha um valor preditivo de 93% para tratamento com antibiótico. Foram aplicados 12 diferentes títulos diagnósticos a 163 pessoas. Desses títulos, 5 tinham um valor preditivo de apenas 45%. Os médicos pareciam estar colocando as pessoas em uma das duas categorias de tratamento (antibiótico/não antibiótico) com base nos dados clínicos. O nome efetivo dado para a condição tinha importância comparativamente menor e era provavelmente escolhido em um segundo momento.

Ao lidar com esse tipo de experiência com a doença, a estratégia usada pelos médicos fazia muito sentido. A distinção entre diferentes tipos de patologia respiratória em seus estágios iniciais (traqueíte, laringite, bronquite, coriza) é arbitrária e de pouco valor. Esperar que a pneumonia ou bronquite definitiva se desenvolva pode levar a um diagnóstico mais preciso, mas não é uma boa prática médica.

Embora se deva respeitar o poder justificado das categorias diagnósticas, não se pode ficar prisioneiro dessas categorias. Algumas categorias têm muito pouco valor preditivo. Um exemplo é a distinção entre a enxaqueca comum e a dor de cabeça tensional. Em vez de perder tempo tentando estabelecer essa diferença, podemos empregar melhor nosso tempo para escutar a pessoa. Devemos também ter em mente as limitações das classificações. Classificar é um processo de generalização que funciona se as diferenças individuais forem ignoradas. A classificação precisa não é um substituto para o entendimento das características individuais da pessoa e de sua experiência com a doença.

O PROCESSO DE SOLUÇÃO DE PROBLEMAS

A Figura 9.4 mostra um modelo do processo de solução de problemas clínicos com base no trabalho de Elstein, Shulman e Sprafha (1978), com modificações. Quando confrontado com um problema, o médico responde às indicações formando uma ou mais hipóteses acerca do que está errado com a pessoa (Fig. 9.5). O médico então embarca em uma investigação (história, exames e avaliação) para testar as hipóteses. No curso da investigação, procura evidência positiva (confirmação) e negativa (exclusão). Se a evidência negar a hipótese, precisará ser revisada, e a investigação iniciará novamente. O processo é cíclico, com o médico constantemente revisando, testando e testando novamente a hipótese, até que esta esteja refinada ao ponto em que uma decisão sobre o

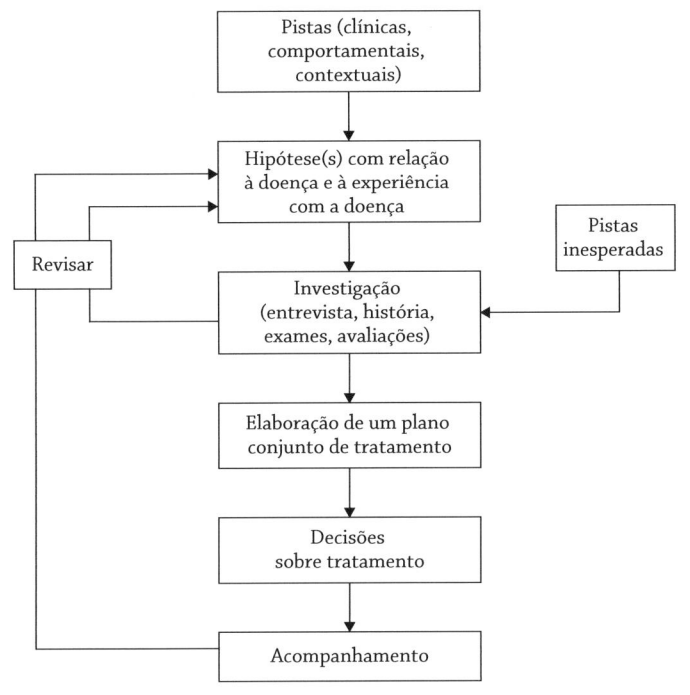

```
                    ┌─────────────────┐
                    │ Pistas (clínicas,│
                    │ comportamentais, │
                    │  contextuais)    │
                    └────────┬────────┘
                             ↓
                    ┌─────────────────┐
                    │ Hipótese(s) com │
                    │ relação à doença│         ┌──────────┐
         ┌─────────→│ e à experiência │         │  Pistas  │
         │          │   com a doença  │         │inesperadas│
         │   ┌─────→└────────┬────────┘         └─────┬────┘
    ┌────┴───┐                ↓                       │
    │Revisar │        ┌─────────────────┐             │
    └────┬───┘        │  Investigação   │←────────────┘
         │            │(entrevista,     │
         │            │ história,       │
         │            │ exames,         │
         │            │ avaliações)     │
         │            └────────┬────────┘
         │                     ↓
         │            ┌─────────────────┐
         │            │ Elaboração de um│
         │            │ plano conjunto  │
         │            │  de tratamento  │
         │            └────────┬────────┘
         │                     ↓
         │            ┌─────────────────┐
         │            │    Decisões     │
         │            │ sobre tratamento│
         │            └────────┬────────┘
         │                     ↓
         │            ┌─────────────────┐
         └────────────│ Acompanhamento  │
                      └─────────────────┘
```

Figura 9.4 Um modelo de processo diagnóstico.

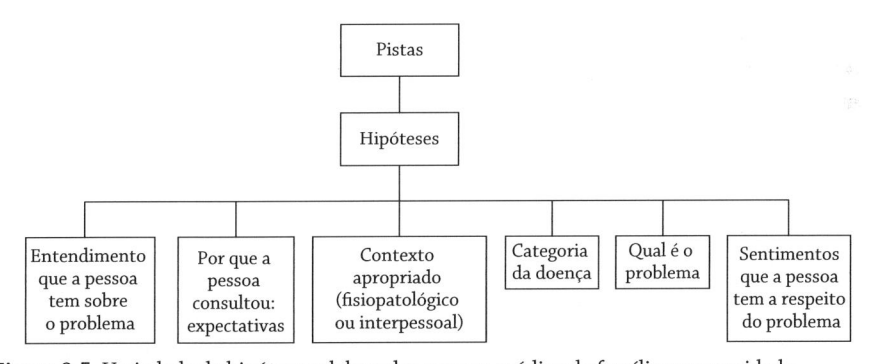

```
                      ┌─────────┐
                      │ Pistas  │
                      └────┬────┘
                           │
                      ┌────┴────┐
                      │Hipóteses│
                      └────┬────┘
    ┌──────────┬──────────┬┴────────┬──────────┬──────────┐
┌───┴────┐ ┌───┴───┐ ┌────┴────┐ ┌──┴───┐ ┌────┴───┐ ┌────┴─────┐
│Entendi-│ │Por que│ │Contexto │ │Cate- │ │Qual é o│ │Sentimentos│
│mento   │ │a      │ │apropri- │ │goria │ │problema│ │que a      │
│que a   │ │pessoa │ │ado      │ │da    │ │        │ │pessoa tem │
│pessoa  │ │consul-│ │(fisio-  │ │doença│ │        │ │a respeito │
│tem     │ │tou:   │ │patológi-│ │      │ │        │ │do problema│
│sobre o │ │expec- │ │co ou    │ │      │ │        │ │           │
│problema│ │tativas│ │interpes-│ │      │ │        │ │           │
│        │ │       │ │soal)    │ │      │ │        │ │           │
└────────┘ └───────┘ └─────────┘ └──────┘ └────────┘ └───────────┘
```

Figura 9.5 Variedade de hipóteses elaboradas por um médico de família e comunidade.

tratamento pareça justificada. Mesmo após esse momento, o médico deve ainda estar preparado para revisar sua hipótese se a pessoa progredir de forma não prevista.

PISTAS

Quando a pessoa apresenta seu problema, o médico fica frente a frente com uma abundância de dados: sobre o que a pessoa diz e as observações do próprio médico, sobre seu conhecimento prévio da pessoa, seus parentes, outros médicos com quem a pessoa tenha consultado, ou outros membros da equipe de atendimento à saúde. Há tantas informações que se torna impossível que o médico consiga lidar com todas. Além disso, as diferentes informações não têm o mesmo valor. O médico, então, responde a certas informações que têm um significado especial para ele. Chamamos isso de "pistas" ou "sinalizações". A informação transmitida na pista pode ser útil por uma série de razões. Pode ajudar o médico a identificar e resolver o problema da pessoa, pode ajudá-lo a entender o contexto do problema ou a entender a pessoa. Uma pista pode ser um sintoma, sinal, declaração ou um aspecto do comportamento da pessoa. Pode ser algo conhecido sobre a pessoa, como sua idade, história ou origem étnica. Pode ser uma pista contextual, como quando uma adolescente é acompanhada por sua mãe, ou quando uma pessoa tolera um sintoma por 20 anos antes de consultar a respeito. Pode ser uma pista subjetiva, que surge dos sentimentos pessoais do médico, tal como "essa pessoa que estou atendendo me faz sentir deprimido".

Tanto quanto identificar essas pistas, o médico também avalia sua significância; tenta entender o significado da apresentação de sintomas. O médico responde não só a cada indicação, mas também aos padrões de indicações. Os sintomas da pessoa formam padrões ou conjuntos que o médico pode relacionar a padrões semelhantes apresentados por pessoas em sua experiência anterior. Para o médico experiente, o reconhecimento de padrões é um fator importante para a formação de hipóteses (Caso 9.3).

As pistas podem ser definitivas ou probabilísticas. Uma pista definitiva possibilita que o médico diga com certeza o que está errado com a pessoa. Isso é o que geralmente chamamos de um diagnóstico certeiro. A erupção vista em casos de herpes-zóster é um exemplo. Certas sinalizações são raras na medicina de família e comunidade, assim como na maioria dos campos da medicina. A maioria das pistas é probabilística; isso quer dizer que podem indicar, em probabilidades variáveis, um número de condições diferentes. O médico consequentemente apenas pode formular hipóteses a respeito do que está errado com a pessoa. As hipóteses devem, depois, ser testadas na busca por mais informações.

CASO 9.3

Um residente de segundo ano da medicina de família e comunidade me (Thomas R. Freeman) abordou para descrever um menino de 6 anos que acabara de atender, estando com dificuldade de entender o caso. Ele descreveu uma criança com febre, olhos vermelhos, lábios inchados e rachados e com as pontas dos dedos vermelhas e com descamação. Ao se lembrar de um único caso visto em seu treinamento, o preceptor perguntou: "Você pensa que pode ser Kawasaki?" Isso desencadeou um olhar queixoso. "Vamos vê-lo juntos." A criança realmente tinha Kawasaki e foi encaminhada para um hospital pediátrico local para investigação adicional da função cardíaca. Embora isso seja raro na clínica geral, a suspeita de um diagnóstico por reconhecimento de padrões é possível.

De todas as pistas apresentadas pelas pessoas aos médicos de família e comunidade, os sintomas são as mais frequentes. No estágio inicial, e nas variedades de experiência com a doença geralmente vistas pelos médicos de família e comunidade, os sinais são menos frequentes. O médico de família e comunidade ocupa-se principalmente de dois aspectos de um sintoma: primeiro, sua capacidade de trazer a pessoa até o médico (isto é, sua significância para a pessoa), chamada por Feinstein (1967) de "estímulo iatrotrófico". Por exemplo, a hemoptise tem um poder maior como estímulo desse tipo do que a tosse. Também são importantes a sensibilidade, a especificidade e o valor preditivo do sintoma nos estágios iniciais da experiência com a doença. Esses termos serão definidos adiante, neste capítulo, ao discutirmos a avaliação da pessoa. Todos esses índices são medidas da eficácia de um sintoma ou exame em identificar uma doença e diferenciar entre essa doença e outras ou um estado de saúde.

HIPÓTESES

Os estudiosos do processo clínico perceberam que os médicos clínicos formam suas hipóteses em um curto espaço de tempo após a pessoa ter apresentado o problema (Elstein et al., 1978). A formação de hipóteses é uma marca da criatividade do médico. Não sabemos como são geradas as hipóteses, assim como não sabemos de que forma são geradas nas investigações científicas. Certamente nenhuma delas resulta de uma lógica linear; parecem surgir em nossa consciência à medida que respondemos às pistas fornecidas pela pessoa. A experiência é certamente um fator importante; a informação que chega ao médico é comparada a outras informações guardadas no sistema de arquivamento de sua mente. Em termos gerais, quanto maior a experiência do médico em seu campo de especialização, mais poder terá sua hipótese. Isso depende, entretanto, do uso que o médico faz de sua experiência. Há uma comparação bem conhecida entre um médico que tem 20 anos de experiência e um que tem 1 ano de experiência 20 vezes.

O médico geralmente tem de duas a cinco hipóteses em qualquer momento ao longo processo; lidar com mais de seis hipóteses é complicado para a mente humana. Como as hipóteses antigas são descartadas, e novas hipóteses são elaboradas, o médico poderá vir a considerar muitas outras hipóteses no curso de uma avaliação.

As hipóteses são organizadas hierarquicamente com base em dois critérios principais: probabilidade e retorno. O retorno é uma medida das consequências de diagnosticar ou não uma doença. Quanto mais grave é uma doença e melhor a sua resposta ao tratamento, maior é o retorno positivo de fazer o diagnóstico e maior é o retorno negativo de não o fazer. Se a doença tem um retorno alto, pode ser classificada no topo da lista de prioridades do médico, mesmo que tenha uma baixa probabilidade. Em uma criança com dor abdominal, por exemplo, a apendicite aguda pode ser colocada no alto da lista, apesar de sua baixa probabilidade, em razão do alto valor positivo de um diagnóstico precoce.

Quando não são feitas considerações acerca do retorno, as hipóteses são classificadas em ordem de probabilidade. Observe que não falamos aqui da probabilidade preexistente (a prevalência da doença na população atendida), mas da probabilidade condicional (a probabilidade de ser certa doença de acordo com os sintomas da pessoa). O valor preditivo é um sinônimo para probabilidade condicional: o valor preditivo do sintoma x para a doença A. Esse valor varia com a prevalência. Devido às diferenças na prevalência da doença, pode haver diferenças entre os valores preditivos do mesmo sintoma na medicina de família e comunidade e no atendimento especializado. Por exemplo, para uma pessoa com fadiga sem qualquer outro dado de apresentação, a hipótese primeira geralmente seria depressão. Para um hematologista, a primeira hipótese poderá ser um problema hematológico. Cada um estaria correto em seu próprio contexto, dadas as diferenças do valor preditivo da fadiga como sintoma. De forma semelhante, nossa primeira hipótese em uma pessoa com dor de cabeça pode ser diferente daquela feita por um neurologista.

Qual a importância da ordem de classificação das hipóteses? A ordem é importante porque determina a estratégia de investigação. Se a depressão fosse a hipótese colocada em primeiro lugar, começaríamos procurando evidências de depressão. Enquanto os dados confirmam nossa hipótese, continuamos a testar essa hipótese ao excluir outras causas de fadiga, geralmente por meio de alguns exames simples e econômicos e pela continuidade da observação ao longo do tempo. Se o distúrbio hematológico fosse a hipótese colocada em primeiro lugar, começaríamos procurando evidências desse problema e consideraríamos depressão como parte da investigação rotineira. Novamente, cada estratégia de avaliação seria adequada em seu próprio contexto. Entretanto, uma estratégia de avaliação baseada em uma classificação inadequada (considerando que os fatores de retorno não estão em operação) pode levar a uma perda de recursos e prejuízo para a pessoa, pois aqui os exames têm riscos.

Antes de concluirmos a seção sobre hipóteses, duas suposições incorretas devem ser mencionadas. A primeira é a suposição de que o médico de família e comunidade sempre pensa em doenças comuns primeiro. Isso não é necessariamente verdadeiro e depende inteiramente das pistas trazidas pela pessoa. Se essas indicações forem altamente probabilísticas, tais como fadiga, isso será verdade. Se, no entanto, as pistas indicarem uma doença rara com certeza relativa, essa será a primeira hipótese do médico. Se uma pessoa com hipertensão arterial reclamar de sudorese e rubores, por exemplo, a primeira hipótese pode ser feocromocitoma, mesmo que o médico encontre apenas um caso assim em toda a sua vida.

A segunda suposição incorreta é que o diagnóstico na medicina de família e comunidade é diferente do diagnóstico em outros campos da medicina porque é probabilístico. Todo diagnóstico clínico é probabilístico. O ponto em que a medicina de família e comunidade diferencia-se refere-se ao fato de que muitas decisões são tomadas quando há níveis relativamente baixos de probabilidade. Isso se explica em virtude do estágio precoce da doença à época da consulta e não, como por vezes sugerido, pela falta de tempo para buscar um diagnóstico mais específico.

A INVESTIGAÇÃO

O objetivo da investigação é duplo: testar e validar as hipóteses do médico, e identificar pistas novas e inesperadas. Esses objetivos são alcançados respectivamente pela investigação direcionada e a rotineira.

Investigação direcionada

Como o propósito da investigação direcionada é testar a hipótese inicial do médico, a estratégia usada varia de acordo com a hipótese. Ao selecionar uma estratégia de investigação, o médico de família e comunidade tem de fazer dois tipos de escolhas: que exames usar e até que ponto a avaliação deve ser levada.

A palavra *exames* inclui perguntas sobre a história da pessoa, itens do exame físico e os exames laboratoriais e de imagem. Os exames a serem feitos são selecionados a partir de dois tipos de critérios: primeiro, a capacidade do teste de mudar a probabilidade preexistente ou anterior ao exame de que a pessoa tenha ou não a doença sendo investigada; segundo, os riscos e benefícios de fazer o exame. As medidas usadas para determinar a utilidade de um exame são a sensibilidade, a especificidade e o valor preditivo.

Uma forma de entender esses índices é por meio de uma tabela 2 x 2, ilustrada no Quadro 9.1. No Quadro 9.1, as células foram completadas com dados para o resultado do monoteste em casos de mononucleose infecciosa. A sensibilidade do teste é:

$$\frac{17}{17+3} \times 100 = 85\%$$

As pessoas com a doença (mononucleose infecciosa) estão nas duas células à esquerda, e as que não têm a doença, nas duas células no lado direito. As pessoas com resultados positivos (usando o monoteste) estão nas duas células superiores, e aquelas com resultados negativos, nas duas células inferiores. As células são nomeadas, a partir da célula superior esquerda, como *a*, *b*, *c* e *d*. Na célula *a*, estão as pessoas que têm a doença e cujo teste foi positivo (verdadeiro positivo). A célula *b* mostra as pessoas que não têm a doença e cujo teste foi positivo (falso positivo). A célula *d* apresenta as pessoas que não têm a doença e cujo teste foi negativo (verdadeiro negativo). A célula *c* indica as pessoas que têm a doença e cujo teste foi negativo (falso negativo).

Com a ajuda da tabela, podemos agora analisar o significado desses três índices.

> **QUADRO 9.1**
>
> **SENSIBILIDADE, ESPECIFICIDADE E VALOR PREDITIVO DO MONOTESTE PARA MONONUCLEOSE INFECCIOSA (MI) EM PESSOAS COM DOR DE GARGANTA (PREVALÊNCIA DE MI EM PESSOAS COM DOR DE GARGANTA = 20/1.000)**
>
> **Mononucleose infecciosa**
> Monoteste
>
> | | Presente | | Ausente | |
> | -------- | -------- | - | ------- | --- |
> | Positivo | 17 | a | b | 69 |
> | Negativo | 3 | c | d | 911 |
> | | 20 | | | 980 |
>
> Sensibilidade = $\dfrac{a}{a+c} \times 100 = \dfrac{17}{20} \times 100 = 85\%$
>
> Especificidade = $\dfrac{d}{b+d} \times 100 = \dfrac{911}{69+911} \times 100 = 93\%$
>
> Valor preditivo positivo = $\dfrac{a}{a+b} \times 100 = \dfrac{17}{17+69} \times 100 = 19\%$
>
> A sensibilidade expressa como uma porcentagem é, dessa forma: $\dfrac{a}{a+c} \times 100$
> Outra forma de expressá-la é:
>
> Sensibilidade = $\dfrac{\text{Verdadeiros positivos (VP)}}{\text{Verdadeiros positivos (VP) + Falsos negativos (FN)}} \times 100$

Sensibilidade

A sensibilidade é a proporção de pessoas com a doença cujo teste tem um resultado positivo, o que já foi chamado de "positividade na doença" (Galen e Gambino, 1975). No quadro, as células *a + c* mostram as pessoas com a doença, e a célula *a*, aquelas com a doença e cujo teste foi positivo.

Alguns atributos a respeito da sensibilidade são especialmente importantes para os médicos de família e comunidade. Um teste altamente sensível é muito bom para excluir hipóteses. Se tivermos um teste com 100% de sensibilidade e os exames da pessoa derem negativo, pode-se afirmar com confiança que a pessoa não tem a doença. Como o teste é 100% sensível, sabemos que não há resultados falsos negativos. Um teste positivo, entretanto, já não é tão útil, porque não sabemos se é verdadeiro ou falso positivo. Se um teste tiver sensibilidade de 100%, certamente não será 100% específico, e haverá alguns resultados falsos positivos. Analisaremos alguns exemplos.

Em um estudo sobre dor de cabeça na medicina de família e comunidade, notava-se que a dor à pressão na região dos seios da face tinha 100% de sensibilidade para sinusite; a falta de dor excluía a hipótese de sinusite. A presença de dor, entretanto, tinha pouco valor, pois algumas pessoas sem sinusite tinham dor, ou seja, resultados positivos. Em pessoas com dor de cabeça e com mais de 50 anos, um resultado de velocidade de sedimentação globular maior do que 50 mm em 1 hora tinha 100% de sensibilidade para arterite de células gigantes. Esse resultado não é definitivo, já que a doença é rara e havia apenas um caso entre as 272 pessoas no estudo. Havia também apenas um falso positivo, uma pessoa que se viu, por fim, que tinha anemia perniciosa. O nosso estudo confirmou a impressão clínica de que o teste é muito útil para excluir a arterite de células gigantes.

Nesse contexto, a sensibilidade varia com o estágio da doença. Se o iniciante em medicina de família e comunidade não entender essa variação, enfrentará dificuldades (Caso 9.4).

O perigo, nesse caso, é que a dor abdominal e a febre, apesar de serem sinais com boa sensibilidade nos estágios mais adiantados da apendicite, não têm sensibilidade de 100% nos estágios iniciais. Logo, o médico de família e comunidade não pode se basear apenas nesses sinais para excluir a possibilidade de apendicite. No caso anterior, a história de dor abdominal contínua deveria ter sido suficiente para pedir um novo exame da criança em 4 horas. Um erro adicional foi colocar a infecção urinária no topo da lista de hipóteses, uma vez que não é comum em meninos dessa idade e não é geralmente associada à dor abdominal contínua.

Há muitos exemplos do modo como varia a sensibilidade com a evolução da doença: a radiografia de tórax em casos de pneumonia, câncer de pulmão e embolia pulmonar; o ECG em infarto do miocárdio, e o aumento do baço na mononucleose infecciosa, para mencionar apenas alguns exemplos. Entretanto, poucos desses casos são bem documentados, visto que os estágios iniciais das doenças não são incluídos nos manuais médicos.

CASO 9.4

Um residente de segundo ano atendeu um menino de 12 anos no consultório pela manhã. O menino reclamara de dor abdominal central contínua por várias horas. Durante o exame, não havia dor abdominal e a temperatura estava normal. Como a micção estava um tanto frequente, o residente fez um diagnóstico de infecção urinária. Na mesma noite, a mãe ligou para o médico de plantão porque a dor estava pior, e o menino estava vomitando. O exame do abdome mostrou dor e rigidez muscular em todos os quadrantes. Foi diagnosticado apêndice perfurado, e o menino recuperou-se completamente depois da cirurgia de urgência.

Especificidade

A especificidade é a proporção de pessoas sem a doença cujo teste tem um resultado negativo, sendo, algumas vezes, chamada de "negatividade na saúde" (Galen e Gambino, 1975). Contudo, percebe-se que a ausência da doença em questão não é um sinônimo de saúde, tendo em vista que a pessoa pode ter alguma outra doença. No Quadro 9.1, as células *b* e *d* mostram as pessoas sem a doença, e a célula *d*, aquelas sem a doença e cujo teste foi negativo. A especificidade, dessa forma, expressa como uma porcentagem é:

$$\frac{b}{b+d} \times 100$$

Outra forma de expressá-la é:

$$\frac{\text{Verdadeiros negativos (VN)}}{\text{Verdadeiros negativos (VN)} + \text{Falsos positivos (FP)}}$$

No Quadro 9.1, a especificidade do monoteste é:

$$\frac{911}{69+911} \times 100 = 93\%$$

Um teste altamente específico é muito bom para confirmar hipóteses. Se um teste tiver 100% de especificidade, e o resultado da pessoa nesse teste for positivo, podemos dizer com certeza que a pessoa tem a doença. Como o teste tem especificidade de 100%, sabemos que não há resultados falsos positivos. O teste é diagnóstico. Um teste negativo, porém, é menos útil, porque não sabemos se é verdadeiro ou falso negativo. Se a especificidade de um teste for 100%, quase certamente ele não terá sensibilidade de 100%.

Valor preditivo

Como vimos, a sensibilidade nada mostra acerca dos resultados falsos positivos, e a especificidade nada evidencia sobre os falsos negativos. Ainda assim, é importante as conhecermos. O problema dos resultados falsos positivos e falsos negativos é que ambos penalizam a pessoa. Um resultado falso positivo pode ser perigoso de duas formas: impondo um rótulo de doente a uma pessoa saudável, e expondo essa pessoa a avaliações e tratamentos arriscados. Um resultado falso negativo é prejudicial porque não identifica o diagnóstico em uma pessoa doente. Portanto, precisamos de uma medida que esclareça algo sobre resultados falsos positivos e falsos negativos. O valor preditivo faz isso.

O valor preditivo positivo é a proporção de resultados de testes positivos que são verdadeiros positivos:

$$\text{Valor preditivo positivo} = \frac{\text{VP}}{\text{VP} + \text{FP}} \times 100$$

O valor preditivo negativo é a proporção de resultados de testes negativos que são verdadeiros negativos:

$$\text{Valor preditivo negativo} = \frac{\text{VN}}{\text{VN} + \text{FN}} \times 100$$

O denominador em cada caso é o número de resultados de testes positivos ou negativos, e não o número de pessoas que têm ou não a doença. No Quadro 9.1, o valor preditivo positivo é:

$$\frac{a}{a+b}$$

o valor preditivo negativo é:

$$\frac{d}{d+b}$$

Os sinônimos de valor preditivo positivo são a probabilidade condicional de um resultado de teste positivo e a probabilidade após o exame de que exista a doença quando há um resultado positivo. Os sinônimos de valor preditivo negativo são a probabilidade condicional de um resultado de teste negativo e a probabilidade após o exame de não existir a doença quando o resultado é negativo.

No Quadro 9.1, o valor preditivo positivo do monoteste é:

$$\frac{17}{17+69} \times 100 = 19.7\%$$

O valor preditivo negativo do monoteste é:

$$\frac{911}{3+911} \times 100 = 99\%$$

O valor preditivo é um índice-chave, já que indica que poder tem um teste de mudar a probabilidade de que uma pessoa tenha a doença em questão. Porém, há algo muito importante que deve ser lembrado. Já citamos isso: *o valor preditivo varia conforme a prevalência da doença.* Vejamos como isso funciona no caso do monoteste. No Quadro 9.1, a prevalência da mononucleose em pessoas com dor de garganta é de 2%. No Quadro 9.2, a prevalência é de 10%. Isso pode representar a diferença entre uma clínica de medicina de família e comunidade e um ambulatório de atendimento de saúde para treinamento de estudantes. O efeito dessa diferença é aumentar o valor preditivo positivo para 58%, ao mesmo tempo em que a sensibilidade e a especificidade permanecem praticamente iguais. A razão é que, à medida que a prevalência aumenta, a proporção de pessoas com a doença aumenta, e o número de casos falsos positivos diminui.

Como vimos, o fato de o valor preditivo variar de acordo com a prevalência indica que um teste de rotina, o qual pode ser indicado em uma clínica especializada, poderá ser contraindicado na medicina de família e comunidade.

Depois de entender que o valor preditivo varia com a prevalência, devemos lembrar que há uma exceção. Se a sensibilidade de um teste for de 100%, o valor preditivo

> ### QUADRO 9.2
>
> ### SENSIBILIDADE, ESPECIFICIDADE E VALOR PREDITIVO DO MONOTESTE PARA MONONUCLEOSE INFECCIOSA (MI) EM PESSOAS COM DOR DE GARGANTA (PREVALÊNCIA DE MI EM PESSOAS COM DOR DE GARGANTA = 100/1.000)
>
> **Mononucleose infecciosa**
> Monoteste
>
> | | Presente | | Ausente |
> |---|---|---|---|---|
> | Positivo | 86 | a | b | 63 |
> | Negativo | 14 | c | d | 837 |
>
> $$\text{Sensibilidade} = \frac{a}{a+c} \times 100 = \frac{86}{86+14} \times 100 = 86\%$$
>
> $$\text{Especificidade} = \frac{d}{b+d} \times 100 = \frac{837}{63+837} \times 100 = 93\%$$
>
> $$\text{Valor preditivo positivo} = \frac{a}{a+b} \times 100 = \frac{86}{86+63} \times 100 = 58\%$$

de um resultado negativo não varia com a prevalência. Nesse caso, não há resultados falsos negativos, e o valor preditivo negativo é também de 100%. Da mesma forma, se a especificidade de um teste for de 100%, o valor preditivo de um resultado positivo não varia com a prevalência. Não há resultados falsos positivos, e o valor preditivo de um resultado positivo também é de 100%. Infelizmente, não há muitos exames que alcancem 100% de sensibilidade ou de especificidade. Quando alcançam, são valorizados por sua capacidade de excluir ou incluir um diagnóstico.

Para os exames mais comuns, que têm sensibilidade e especificidade entre 80 e 95%, a variação conforme a prevalência é importante. A Tabela 9.2 mostra como o valor preditivo muda com a prevalência para um exame que tem sensibilidade e especificidade de 95%. À medida que a prevalência cai, o valor preditivo positivo cai, e o valor preditivo negativo aumenta. Observe que um exame tem maior poder de mudar a probabilidade anterior ou pré-teste quando nas faixas intermediárias de prevalência (40 a 60%).

Quando as taxas de prevalência chegam a 95% ou 5%, o exame não é muito útil. Se isso faz o exame justificável ou não depende do retorno que o diagnóstico traz e do risco do exame. Uma doença pode ser tão arrasadora se não diagnosticada e responder tão bem ao tratamento que fazemos o exame mesmo que a doença tenha uma baixa prevalência. O exame para fenilcetonúria é um exemplo disso.

É importante lembrar que nossa definição de exame inclui os elementos da história, o exame físico e a avaliação. O médico clínico experiente seleciona as perguntas e itens do exame físico de acordo com sua capacidade de mudar a probabilidade inicial.

CAPÍTULO 9 ■ Método clínico **245**

Tabela 9.2 EFEITO DA PREVALÊNCIA NO VALOR PREDITIVO DE UM SINAL, SINTOMA OU EXAME LABORATORIAL EXCELENTES

Prevalência (probabilidade antes do exame, ou probabilidade preexistente da doença)	99%	95%	90%	80%	70%	60%	50%	40%	30%	20%	10%	5%	1%	0,5%	0,1%
Valor preditivo de um teste positivo (probabilidade de haver a doença após o exame quando o resultado é positivo.)	99,9%	99,7%	99,4%	99%	98%	97%	95%	93%	89%	83%	68%	50%	16%	9%	2%
Valor preditivo de um teste negativo (probabilidade de não haver a doença após o exame quando o resultado é negativo.)	16%	50%	68%	83%	89%	93%	95%	97%	98%	99%	99,4%	99,7%	99,9%	99,97%	99,99%
(Probabilidade de haver a doença após o exame quando o resultado é negativo.)	84%	50%	32%	17%	11%	7%	5%	3%	2%	1%	0,6%	0,3%	0,1%	0,03%	0,01%

Tanto a sensibilidade quanto a especificidade são iguais a 95% em todos os casos.
Fonte: Sackett et al., *Clinical Epidemiology: A Basic Science for Clinical Medicine*, Little Brown and Co., Copyright 1985. Reproduzida com permissão.

Mesmo antes de começar, os sintomas de apresentação da pessoa já mudaram a probabilidade inicial de alguma forma.

Apesar da enorme quantidade de formas de avaliação disponíveis na medicina de família e comunidade, a história e o exame físico, e especialmente a história, são ainda as formas mais eficazes de aumentar a probabilidade. Vejamos como isso funciona no caso de uma pessoa com dor no peito.

Imagine que temos um homem de meia-idade com uma história típica de angina de esforço: uma dor apertada que aparece depois de uma quantidade fixa de exercício e que é aliviada com 5 minutos de descanso. A probabilidade de doença coronariana, dados esses sintomas (probabilidade condicional), é de aproximadamente 90% (Diamond et al., 1979). O fato de tomarmos a história da pessoa é suficiente para elevarmos a probabilidade de prevalência de doença coronariana em homens dessa faixa etária em nossa prática médica (aproximadamente 5%) para 90%. Então, será que um ECG de esforço nos ajudará? O valor preditivo positivo para essa taxa de prevalência é de 98%, um pequeno aumento em relação ao número anterior; o valor preditivo negativo é de 20%; isto é, mesmo se o resultado do exame for negativo, há uma probabilidade de doença coronariana de 80%. A sensibilidade do exame é de 60%, e a especificidade, 91%.[4] Surge, então, a pergunta decisiva para uma avaliação: nossa abordagem mudará com o resultado do exame? Nesse caso, a resposta é não. Se o teste for positivo, ainda teremos certeza de nosso diagnóstico; mas já tínhamos certeza. Se o teste for negativo, não fará qualquer diferença, porque ainda seguiremos nossa avaliação clínica; com uma sensibilidade de 60%, o valor do teste para excluir hipóteses é muito baixo.

Agora, imaginemos um homem de 40 anos com uma vaga dor no lado esquerdo do peito, não relacionada ao exercício, mas que piora com certos movimentos da parede torácica. A história é sugestiva de dor muscular intercostal e não tem características que indiquem doença coronariana, apesar de a pessoa estar preocupada com seu coração. A probabilidade de doença coronariana nessa pessoa é aproximadamente a mesma que para qualquer outro homem da mesma idade na população atendida, ou seja, cerca de 5%. O valor preditivo positivo de um ECG de esforço para essa taxa de prevalência é de apenas 26%. O valor preditivo negativo é de 98%; logo, apenas 2% dos resultados negativos serão falsos negativos. Então, faz-se novamente a mesma pergunta: será que um ECG de esforço nos ajudará? Um resultado negativo reforçará nossa opinião de que a pessoa não tinha doença coronariana. Um resultado positivo não nos será útil, já que 74% dos resultados positivos são falsos positivos, mas provavelmente será prejudicial, visto que tornará mais difícil a tarefa de convencer a pessoa de que ela não tem doença coronariana, um preço muito grande para um benefício marginal. O médico agirá melhor se tiver confiança na própria avaliação clínica.

Agora, visualizemos um homem de meia-idade com episódios de dor atrás do esterno por vários meses, que ocorrem em repouso e duram de alguns minutos a meia hora, algumas vezes associados ao esforço, mas que não são aliviados com descanso, sem tendência alguma de piora desde seu início. A probabilidade inicial de doença coronariana em uma pessoa com essa história é de aproximadamente 50%. Nessa taxa de prevalência, o valor preditivo positivo do teste é de 87%, um grande aumento na probabilidade de doença coronariana. O valor preditivo negativo é de 69%; logo, 31% dos resultados negativos serão falsos negativos, uma redução de 19% em relação à probabilidade pré-teste. Se positivo, o exame ajuda a esclarecer as opções de manejo. O médico vai se sentir justificado para tratar a doença coronariana isquêmica com as drogas apropriadas, redução de fatores de risco e encaminhamento para outras avaliações, se houver uma resposta insatisfatória ou se a dor progredir. Se for negativo, o exame será menos útil.

Em todas essas situações, a história isoladamente foi muito efetiva na avaliação da probabilidade de doença coronariana. Ela forneceu ao médico de família e comunidade praticamente tudo o que era necessário para fazer boas decisões de manejo, e o ECG de esforço teve muito pouco a acrescentar.

Antes de encerrar a questão em relação a quais exames pedir, devemos mencionar duas outras ferramentas que ajudam a fazer essas escolhas: as razões de probabilidade e a análise de decisão. Como ferramenta para nos auxiliar nas decisões sobre pessoas individualmente, a análise de decisão tem pouca aplicação na medicina de família e comunidade. Torna-se mais útil no desenvolvimento de estratégias para condições clínicas complexas.[5] Sackett, Haynes e Tugwell (1985) definem a análise de decisões como "um método de descrever problemas clínicos complexos de forma explícita, identificando os cursos de ação disponíveis (tanto diagnóstico quanto manejo), avaliando a probabilidade e o valor (ou utilidade) de todos os possíveis desfechos, e então fazendo um cálculo simples para selecionar o melhor curso de ação". Para uma descrição de como isso funciona, ver Sackett, Haynes e Tugwell (1985).

Razões de probabilidade

As razões de probabilidade são outra forma de expressar qual o valor de um exame para aumentar a probabilidade de um diagnóstico. O cálculo das razões usa índices que nos são familiares: sensibilidade e especificidade. A razão de probabilidade para um resultado positivo é a chance de que um teste será positivo em uma pessoa com a doença, em contraste com uma pessoa sem a doença. A razão de probabilidade para um resultado negativo é a chance de que um teste será negativo em uma pessoa com a doença, em contraste com uma pessoa sem a doença.

O primeiro termo em uma razão de probabilidade positiva (positividade na doença) é a sensibilidade do exame. O segundo termo (positividade na não doença) é 100 menos a especificidade (expresso como porcentagem). Por exemplo, a razão de probabilidade de um resultado positivo no monoteste em mononucleose infecciosa (ver Quadro 9.1) é:

$$\frac{a}{a+c} \times 100/100 - \left(\frac{d}{b+d} \times 100\right)$$

Isto é,

$$85/7 = 12:1$$

As chances de uma pessoa com um resultado positivo ter a doença são de 12 para 1. Ao multiplicar a razão pela chance antes do exame, podemos chegar às chances pós-teste para o diagnóstico. As chances pré-teste são calculadas como probabilidade pré-teste/1 – probabilidade pré-teste. A probabilidade pré-teste é calculada como a + c/a + b + c + d. Para o nosso exemplo do Quadro 9.1, a probabilidade pré-teste é 20/1.000, ou 0,02. Dessa forma, as chances pré-teste são 0,02/1 – 0,02, ou 0,02. As chances pré-teste de uma pessoa ter mononucleose infecciosa eram de 1:50 ou 0,02/1. Logo, as chances pós-teste com um resultado positivo são 0,02:12 ou 0,24:1. Se preferirmos pensar em probabilidades, as chances podem ser convertidas em probabilidades, e vice-versa. Para converter as chances em probabilidade, dividimos o valor das chances por ele mesmo mais 1. As chances pós-teste de mononucleose infecciosa tornam-se uma probabilidade pós-teste de

$$\frac{0,24}{0,24+1} = 0,19 \text{ ou } 19\%$$

Para converter as probabilidades em chances, dividimos a probabilidade por seu complemento (1 menos ela mesma). A probabilidade pós-teste de 19% torna-se a chance pós-teste de

$$\frac{0,19}{1-0,19} = \frac{0,19}{0,81} = 0,23$$

Nesse exemplo, tratamos o exame como se os resultados fossem ou positivos ou negativos, e não uma variável contínua. Também é possível expressar razões de probabilidade para diferentes níveis de um resultado de exame que varia ao longo de certa faixa. Para o exame sorológico de ácido úrico, por exemplo, podemos expressar a razão de probabilidade para gota em 7,0, 8,0 ou 9,0 mg/100 mL.

Como são calculadas a partir dos dados de sensibilidade e especificidade, as razões de probabilidade não variam com a prevalência da doença. Da mesma forma que a sensibilidade e a especificidade, entretanto, essas razões variam de acordo com o estágio da doença.

À medida que o tempo passa, as informações sobre razões de probabilidade e valores preditivos dos exames ficam cada vez mais disponíveis.[5] Como médicos de família e comunidade, não devemos apenas conhecer esses índices para os sintomas, sinais e exames que usamos, mas também nos acostumarmos a perguntar a nossos consultores sobre as razões de probabilidade ou valores preditivos que recomendam. À medida que as pessoas tornam-se mais bem informadas, podemos também ver que começam a fazer essas perguntas.

Ao testar uma hipótese, o médico busca tanto evidência positiva quanto negativa. Procura não apenas confirmar, ou incluir hipóteses, mas também, excluí-

-las. Suponhamos que as duas primeiras hipóteses para uma pessoa com perda de peso são tireotoxicose e diabetes. Suponhamos que a busca tenha resultado em evidências que confirmam a tireotoxicose. O clínico então dará continuidade aos exames, como glicose na urina e no sangue, que deverão ser negativos se a primeira hipótese for correta (a não ser que ambas as condições estejam presentes). Estudos que comprovam como se chega à solução de problemas mostraram que médicos clínicos, como os que resolvem problemas em outras áreas da medicina, apresentam uma preferência clara por evidências positivas sobre evidências negativas. Tais médicos prefeririam tentar confirmar sua hipótese em vez de refutá-la. Essa é uma confirmação experimental de uma observação feita há séculos por Francis Bacon: "É erro peculiar e perpétuo do intelecto humano ficar mais abalado e animado pelas afirmativas do que pelas negativas" (Bacon, 1620, XLVI). A testagem de hipóteses levanta questões difíceis sobre quando a investigação direcionada deve ser encerrada. Quando chegamos ao ponto de ter juntado evidência suficiente? Qual é o nível apropriado de probabilidade?

A última parte da investigação

Assim, ficamos frente a frente com o problema da incerteza e do conflito em potencial entre a precisão, por um lado, e o bem-estar da pessoa, por outro. A incerteza é inerente à medicina. Os dados coletados são de valor incerto; as observações feitas e os exames realizados estão sujeitos a erro; nossos diagnósticos são probabilísticos; tanto o desfecho da experiência com a doença da pessoa quanto os resultados do tratamento são, em grau variável, desconhecidos. O propósito principal de nossa investigação é reduzir a incerteza. O problema surge quando temos de equilibrar a busca por maior precisão contra o risco de mais exames. Durante a modernidade, a precisão na medicina foi o valor dominante. Era uma busca por maior benefício e um objetivo de valor. No entanto, a maior precisão não necessariamente reduz a incerteza. A procura pela precisão pode se tornar sem propósito, como em uma busca incansável por um diagnóstico para uma pessoa que está se recuperando de uma experiência com a doença. A busca por precisão pode se tornar uma falsa trilha quando a necessidade verdadeira é obter um melhor entendimento da pessoa.

Até há pouco, a busca excessiva pela precisão não implicava muitos riscos. Agora, a tecnologia de investigação avançou tão rapidamente que criou muitos riscos, sem falar nas enormes despesas. Entre esses riscos, encontramos uma anormalidade espúria, com todos os riscos de um tratamento inadequado.

Algumas vezes, os exames não apresentam perigos em si, mas, pelo fato de poderem desencadear uma sucessão de investigações, o que se pode chamar de "efeito cascata" (Mold e Stein, 1986). O médico pode sentir que tem de manter o controle, porém nesses casos é muitas vezes mais fácil dizer do que fazer. O processo pode se tornar inexorável (Caso 9.5).

> ### CASO 9.5
>
> Sabia-se que um homem de 79 anos tinha metástases no fígado devido a um carcinoma de cólon durante 12 meses. Também se sabia que tinha cálculos na vesícula. Desenvolveu icterícia obstrutiva, que se pensou ser causada pelo tumor. Como o homem continuava muito ativo, foi-lhe sugerido que deveria fazer uma ecografia para tentar excluir a presença de cálculo no ducto comum. O resultado não foi claro, e o radiologista relatou que a questão só poderia ser resolvida por meio de colangiografia transcutânea ou colangiografia endoscópica.
>
> Isso foi apresentado para a pessoa com a recomendação de que nenhum outro exame fosse feito. Entretanto, o homem pediu a opinião de um cirurgião, o que resultou na realização de uma colangiografia endoscópica. A pessoa achou que o procedimento fora extremamente desconfortável. A radiografia mostrou múltiplas obstruções intra-hepáticas. Desviando de uma dessas obstruções, um tubo drenou um pouco da bile por toda a sonda nasogástrica. O homem pediu que a sonda fosse retirada no dia seguinte. No mesmo dia, entrou em choque séptico e morreu em 72 horas.

O desfecho clínico na medicina de família e comunidade

Tradicionalmente, o desfecho primário na investigação é o diagnóstico. Na medicina de família e comunidade, entretanto, isso nem sempre é um objetivo realista. Por razões já discutidas, muitas das experiências com as doenças tratadas na medicina de família e comunidade não têm um diagnóstico no senso estrito desse termo.

A experiência com a doença pode estar em um estágio muito inicial para se fazer um diagnóstico definitivo; ela pode se resolver espontaneamente antes que seja possível fazer um diagnóstico ou pode estar tão entrelaçada com a vida particular da pessoa que impossibilita uma classificação.

Para todas as pessoas, porém, devem ser tomadas decisões, mesmo que não seja possível estabelecer um diagnóstico. É mais útil descrever o desfecho em termos de uma decisão de tratamento. O desfecho da avaliação em qualquer ocasião específica é o ponto em que a informação suficiente está disponível para se tomar uma decisão informada sem riscos evitáveis para a pessoa.

É importante entender que os desfechos na medicina de família e comunidade são diferentes dos desfechos em outras especialidades médicas. Outro especialista que examina uma pessoa que lhe foi encaminhada provavelmente sentirá a necessidade de estabelecer um diagnóstico definitivo antes de encaminhar a pessoa de volta ao seu médico. Um médico de família e comunidade não está preso às mesmas limitações. Como o relacionamento com as pessoas é continuado, nem todos os problemas precisam ser resolvidos imediatamente. O relacionamento em si não tem qualquer desfecho formal, e a investigação pode ser interrompida e reiniciada de acordo com as necessidades da pessoa. Nesse sentido, não há um desfecho definitivo; o médico de família e comunidade deve estar sempre pronto a rever as suas hipóteses, caso surjam novas evidências.

Os médicos de família e comunidade, devido ao seu papel, tomam dois tipos de decisões que não aparecem com a mesma frequência em outros ramos da medicina:

1. A decisão de esperar. Ao tomar essa decisão, o médico usa a evolução dos problemas de saúde ao longo do tempo como um teste de sua hipótese. É obviamente inerente a essa decisão que não se incorra em risco algum extra por esperar. O uso do tempo para validar hipóteses pode tornar muitas investigações desnecessárias. Um exemplo dessa decisão é o diagnóstico por exclusão, citado anteriormente, no qual o médico decide que um problema é transitório e de menor importância e então aguarda para que sua hipótese seja confirmada.
2. A decisão de encaminhar a pessoa para outro especialista. O desfecho de uma investigação pode ser a decisão de consultar ou encaminhar a pessoa para outro médico. Essa decisão poderá ter de ser tomada antes que se chegue a um diagnóstico definitivo para, por exemplo, um bebê gravemente doente ou uma pessoa com abdome agudo. É claro que o objetivo do médico de família e comunidade nesses casos é diferente do objetivo do outro especialista. O médico de família e comunidade terá cumprido com sua obrigação se o encaminhamento for feito a tempo de a pessoa receber o tratamento eficaz. O médico de família e comunidade terá falhado em sua obrigação se a situação piorar devido à sua demora em encaminhar por causa de seu esforço em conseguir um diagnóstico definitivo.[6]

A investigação de rotina

Essa investigação compõe-se da revisão de sistemas e do exame físico de rotina. O objetivo principal da parte rotineira da investigação é fornecer hipóteses alternativas, ao trazer à luz as pistas que não surgiram na parte direcionada da investigação, coletar dados iniciais e sobre a história da pessoa e investigar possíveis condições sem sintomas aparentes, como a hipertensão.

A investigação de rotina é, algumas vezes, chamada de história completa e exame físico. Essa denominação é inadequada, pois mesmo a investigação de rotina é uma escolha entre um número muito maior de exames disponíveis. Assim como na investigação direcionada, os exames são escolhidos por sua utilidade em atingir o objetivo da avaliação. Os médicos internistas provavelmente incluem a oftalmoscopia em sua investigação de rotina, mas não a laringoscopia, pela razão mesma que a oftalmoscopia é mais útil para gerar novas indicações sobre as pessoas vistas por internistas. Por razões semelhantes, os otorrinolaringologistas provavelmente façam a escolha oposta. Por quatro motivos, o médico de família e comunidade tende a fazer uso das investigações de rotina de modo diferente do uso feito por outros médicos clínicos. Primeiro, porque a pessoa é geralmente bem conhecida pelo médico de família e comunidade, que já tem todos os dados primários de que precisa. Segundo, em problemas de menor importância e transitórios, muito pouco precisa ser feito em termos de investigação de rotina. Terceiro, como o médico de família e comunidade lida com um espectro muito amplo de problemas clínicos, dos mais simples àqueles que ameaçam a vida, não há um único procedimento de rotina que seja ideal para todas as pessoas. Ele desenvolve rotinas diferentes para problemas diferentes: uma para dor de garganta, uma para fadiga, uma para dispepsia e assim por diante. Por fim, o componente afetivo é tão importante, que algumas questões relativas a sentimentos são rotina, a menos que já tenham sido abordadas no processo.

A BUSCA POR UM PLANO DE MANEJO CONJUNTO

Estabelecer um plano de manejo conjunto entre o médico e a pessoa para definir o problema, as metas do tratamento e o plano de atendimento é um elemento-chave do método clínico centrado na pessoa. A busca por um plano de manejo conjunto é um processo de esclarecimento das questões, em que a pessoa é estimulada a fazer perguntas e no qual se busca sua concordância com o plano de manejo. Toda consulta é uma troca de significados entre a pessoa e o médico, culminando em uma interpretação da experiência com a doença, que é uma criação conjunta do médico e da pessoa. A contribuição da pessoa irá variar de acordo com a natureza do problema e com suas expectativas. Na medicina de família e comunidade, o processo nem sempre levará a um alto grau de certeza. Mesmo assim, as decisões colaborativas devem ser tomadas, mesmo que a decisão seja de aguardar.

O PLANO DE CUIDADOS E O TRATAMENTO

Fazemos aqui uma distinção entre plano de cuidados e tratamento. Um plano de cuidados pode incluir ou não o tratamento. Mesmo que não haja um plano de terapia específico ao final da consulta, é necessário que haja um plano de cuidados que inclua decisões sobre acompanhamento, outras avaliações e retorno de informações. Podemos chegar a conclusões equivocadas se pensarmos a respeito da terapia apenas em termos de tomada de decisão. O tratamento inclui a tomada de decisão, mas também muito mais do que isso. A terapia que cura exige um profundo envolvimento do médico, uma atenção cuidadosa a todas as necessidades da pessoa e um plano de manejo conjunto tão amplo quanto possível. Toda consulta é potencialmente terapêutica (Caso 9.6).

Indivíduo algum isoladamente teria sido capaz de atender a todas as necessidades dessa pessoa. Cada um teve que fazer seu papel: o médico de família e comunidade, o cardiologista, o fisioterapeuta e a família. Mais do que isso, cada um precisava entender como seu papel se encaixava com o dos outros. Tiveram de trabalhar como

CASO 9.6

Uma senhora casada de aproximadamente 45 anos de idade, pianista profissional, sentiu um aperto, uma forte dor no peito enquanto tocava piano. Foi levada imediatamente para o hospital e recebeu alta, alguns dias depois, com um diagnóstico de angina. Essa senhora disse, mais tarde, que naquele momento sentia que algo de ruim poderia lhe acontecer a qualquer hora. Voltou ao trabalho com certo receio e teve uma recorrência de dor forte. Dessa vez, fez angiogramas, ao que se seguiu uma cirurgia para implantação de pontes coronarianas. Daquele dia em diante, passou a se referir a isso como sua "operação de coração aberto".

Recuperou-se bem e teve alta em duas semanas. Durante todo esse tempo, cada membro da família (essa senhora, seu marido e o filho) guardou algo para si mesmo, cada um achando que um dos outros, ou ambos, sabiam de algo que eles ou ela não sabiam. Ninguém tratou dessa questão, e cada um se recolheu em sua própria forma de lidar com a crise. A senhora, uma pessoa muito comunicativa e uma mulher bastante exuberante, tornou-se quieta e deprimida. Parecia frágil e perdeu peso. Seu marido e o filho acreditavam que era o presságio de um fim trágico, e nenhum deles sabia o que fazer. Quando a família se reunia, o assunto era evitado. Nos três meses após a alta, essa senhora frequentemente tinha dores no peito. Qualquer tentativa de tocar piano resultava em dor. Ela fazia consultas frequentes com seu médico, que a cada visita fazia um ECG, reforçava o fato de que estava tudo bem e lembrava-a de que era preciso tomar cuidado. Foi lhe prescrito quinidina, o que a fez pensar que corria o risco de irregularidades cardíacas. A medicação também lhe causou diarreia e desconforto abdominal. Foram prescritos antidepressivos e benzodiazepínicos, os quais não a ajudaram. Ela também foi aconselhada a abandonar suas tentativas de tocar piano.

Nesse ponto, a senhora passou a ser acompanhada por outro médico, apresentado por uma amiga em comum que estava preocupada com sua vida e sua saúde. Essa senhora estava deprimida, em má condição física e tinha dor frequentemente. Disse que queria se sentir melhor, mas não estava interessada em uma vida longa se a sua qualidade de vida não pudesse ser melhorada. Sua incapacidade de tocar piano simbolizou uma grande perda, e não sabia se queria continuar vivendo sem sua música. No curso de várias consultas durante as semanas seguintes, foram identificadas e abordadas: (1) A necessidade de uma avaliação cardíaca definitiva. Um cardiologista foi consultado e lhe deu um excelente prognóstico, com a garantia de que sua dor no peito não era de origem cardíaca. Concordaram que ela consultaria uma vez por ano com esse cardiologista para uma reavaliação, mas que, além disso, não seria necessário

> fazer outros ECGs. (2) A necessidade de reduzir e interromper toda a sua medicação, porque não a estava ajudando. Isso foi feito no período de dois meses. (3) A necessidade de reabilitação física. Foi encontrado um fisioterapeuta com experiência em pessoas com problemas cardíacos. A pessoa iniciou um programa de relaxamento, controle de dor e fortalecimento muscular. (4) Sua necessidade de tocar piano. Ela foi estimulada a sentar ao piano e passar seus dedos sobre as teclas. No princípio, só conseguia suportar durante poucos minutos, mas sua força muscular aumentou, e começou a ser capaz de tocar por períodos mais longos. Estava com raiva e frustrada quanto ao seu desempenho no piano, mas determinada a tocar tão bem quanto antes. (5) A necessidade de entender como tudo isso havia acontecido. Precisou de muitas consultas ao longo de muitos meses. (6) Sua família também tinha necessidade de entender o que havia acontecido, especialmente entender os efeitos que seu afastamento e silêncio tiveram na pessoa.
>
> Dentro de um ano, a tal senhora havia se recuperado. Estava livre da dor, sem medicação alguma e tocando piano por 2 a 3 horas por dia. Havia voltado a ser conversadora como antes.

uma orquestra, e não como vários solistas. O médico de família e comunidade foi o maestro da orquestra, mas também propiciou um aspecto essencial da terapia: a crença na recuperação da pessoa. O médico de família e comunidade ajudou a pessoa a entender sua experiência com a doença e a acreditar na recuperação. Também escolheu um cardiologista e um fisioterapeuta que eram apropriados para as necessidades da pessoa. Se qualquer um desses tivesse sido mal escolhido, a terapia poderia ter fracassado.

Muito de um diagnóstico é definido como um processo de classificação e generalização. Um plano de atendimento colaborativo é um processo de individualização e de síntese. A abordagem aos cuidados é provavelmente mais individualizada na medicina de família e comunidade em relação a qualquer outro campo da medicina. Isso tem muito em comum com a abordagem descrita por terapeutas ocupacionais (Mattingly e Fleming, 1994). Obviamente, quanto mais precisa for a definição do problema, menos espaço haverá para variações no tratamento. Se uma pessoa tem anemia perniciosa, o tratamento para todos os casos é vitamina B12. Mesmo em tais casos, entretanto, há muitos aspectos do manejo que, se negligenciados, podem levar ao fracasso do tratamento. Qual a probabilidade de a pessoa seguir o tratamento, por exemplo? O que pode ser feito para termos certeza de que a pessoa fará o acompanhamento? A maioria dos problemas na medicina de família e comunidade não é tão fácil de definir como a anemia perniciosa.

A complexidade dos problemas, a frequente dificuldade em alcançar a precisão diagnóstica e o conhecimento pessoal íntimo das pessoas se combinam de forma que a terapia seja o maior desafio e o componente que traga maior recompensa na medicina de família e comunidade. Gayle Stephens (1975) chamou de "a quintessência da clínica geral e a base do que os médicos de família sabem ser únicos".

Em um estudo sobre tomadas de decisão na clínica geral, Essex (1985) identificou 10 categorias de fatores que afetam as decisões:

- Problema de saúde (urgência, gravidade, história natural, etc.)
- Pessoa (expectativas, cultura, aceitação, etc.)
- Família (impacto na família, solicitações da família, etc.)
- Outras pessoas (acompanhante da pessoa, efeitos do problema sobre outras pessoas, etc.)
- Médico (dificuldades de comunicação, experiência com o problema, conhecimento/ignorância, estado mental, carga de trabalho, incerteza, etc.)
- Investigações (indicações, confiabilidade, resultados)
- Recursos (disponibilidade, restrições)
- Fatores temporais
- Fatores éticos e médico-legais
- Manejo (indicações e contraindicações, efeitos colaterais e interações medicamentosas, riscos e benefícios de terapias, etc.)

Em um estudo qualitativo que avaliou entrevistas semiestruturadas com clínicos gerais, Jones e Morrell (1995) perceberam que os médicos frequentemente usavam o conhecimento sobre o passado das pessoas na tomada de decisão. Quatro áreas de conhecimento foram descritas: a capacidade de lidar com problemas; apoios sociais e estressores, especialmente na família; condições sociais; e os sentimentos do médico em relação à pessoa. Jones entrevistou médicos a respeito de pessoas que haviam consultado no mesmo dia, usando os registros para ajudá-los a lembrar. O conhecimento usado foi principalmente do tipo tácito (Polanyi, 1962), com um componente claramente afetivo.

A interação de todos esses fatores resulta no fato de que duas pessoas com a mesma condição poderão ser tratadas de forma bem diferente. Consideremos o exemplo de duas mães que telefonam no início da madrugada por causa de um filho doente. Uma você conhece bem, tem boa capacidade de lidar com problemas, tende a ser exageradamente ansiosa, mas é capaz de dar uma boa descrição clínica da criança, a partir da qual parece não haver sinais de gravidade. A outra é uma imigrante que você não conhece muito bem, tem dificuldades com a língua, dá respostas pouco claras a suas perguntas e o deixa em dúvida quanto ao nível de consciência da criança. A decisão provavelmente será ver a segunda criança imediatamente, mas tranquilizar a mãe da primeira e tomar providências para visitar essa criança mais tarde. Pessoas com o mesmo tipo de dor de garganta podem ser tratadas diferentemente se uma é um aluno que tem exames no dia seguinte, ou é uma pessoa casada e sem filhos que trabalha em um escritório, e outra é uma mãe solteira, vivendo de seguro-desemprego, sem acesso a transporte e com três filhos pequenos.

Como já vimos, os médicos de família e comunidade, em alguns casos, passam diretamente da avaliação para o tratamento sem um estágio de diagnóstico específico. A necessidade de tal estágio é determinada pelas condições do atendimento em medicina de família e comunidade, que lida com estágios iniciais da doença, problemas indiferenciados e um alto grau de incerteza.

O maior espaço para a criatividade do médico de família e comunidade encontra-se na definição de um plano de tratamento colaborativo com a pessoa. A forma como o problema de uma pessoa é abordado depende do modo como é percebido. A falha em entender o contexto de um problema limitará o número de alternativas para a decisão. É nessa área que a medicina de família e comunidade exige que o médico seja qualificado para a síntese em vez de análise. O Caso 9.7 ilustra o relacionamento entre a percepção do problema e a escolha do tipo de manejo.

A abordagem preferida pelo médico pode não estar de acordo com as expectativas da pessoa; pode, até mesmo, estar em conflito com os desejos da pessoa. Isso é um desafio para o médico e sua capacidade de estabelecer um plano conjunto de manejo com a pessoa. O tratamento com o qual a pessoa não concorda tem muito poucas chances de ser benéfico. Se o método clínico usado foi centrado na pessoa, a

CASO 9.7

Uma jovem de 19 anos machucou seu joelho enquanto jogava beisebol e foi hospitalizada para cirurgia. Quando vista pelo Dr. A para o acompanhamento, mostrou fraqueza e perda muscular na perna e se queixou de uma série de sintomas gerais (fadiga, sudorese e dor no pescoço). Quando o Dr. A sugeriu que talvez ela não estivesse se exercitando, essa mulher reagiu com hostilidade e raiva. Por fim, consultou com outro médico (Dr. B), que observou que ela apresentava séria perda muscular e ainda se queixava dos mesmos sintomas gerais. Após excluir algumas causas físicas de seus sintomas, o Dr. B procurou discutir com a jovem sobre o impacto que a lesão teve em sua vida. Viu-se que a lesão, que a forçou a interromper suas atividades atléticas em um estágio crítico em sua vida, havia retirado a base principal de sua autoestima. Após conseguir entender melhor seu problema e ter a oportunidade de discuti-lo com o médico, ela se recuperou gradualmente e voltou à atividade total.

O Dr. A percebeu hostilidade e uma pessoa não cooperativa com um joelho machucado; o Dr. B constatou uma pessoa com um joelho machucado e uma crise em sua vida.

busca do estabelecimento de um plano conjunto de manejo deveria ter precedido as decisões acerca do tratamento.

FATORES EXTERNOS NA TOMADA DE DECISÕES CLÍNICAS

É importante reconhecer, entretanto, que fatores externos à situação clínica podem ter uma influência poderosa no processo. Alguns desses fatores são descritos a seguir.

- *Diretrizes para a prática clínica*. Um dos produtos do movimento de medicina baseada em evidências foi a proliferação das diretrizes para a prática clínica, muitas vezes dirigidas para os médicos de família e comunidade. De forma crescente, as medidas de qualidade de atendimento usam a adesão às diretrizes como um de seus parâmetros. As diretrizes baseadas em evidências têm origem em estudos que envolvem um grande número de pessoas que podem, ou não, ser semelhantes à população de um serviço de atendimento, o que lança dúvidas a respeito de sua aplicabilidade. Mesmo assim, tais diretrizes têm grande influência na tomada de decisão na medicina de família e comunidade, ainda mais quando associadas a mecanismos de remuneração.
- *Fatores institucionais*. Ao decidir sobre uma estratégia de avaliação, o médico pode ser muito influenciado pelas regras da instituição. Com o crescimento dos planos de saúde, há uma tendência crescente de padronização do atendimento. As diretrizes clínicas publicadas por comitês de especialistas poderão se tornar regras institucionais, e não apenas orientações gerais dependentes de interpretação para cada pessoa.
- *Expectativas das pessoas*. Como resultado de suas leituras de textos médicos na imprensa, ou por ouvir falar, ou por necessidade de se tornar ativo quanto ao seu tratamento, ou de exercer certo controle sobre seu tratamento, as pessoas podem fazer perguntas ou solicitar certos exames que os médicos podem ter dificuldade em recusar, apesar de não haver justificativa lógica para tais procedimentos.
- *Medo de litígio*. A prevalência de processos por erro médico tem uma influência poderosa nas estratégias de avaliação usadas pelos médicos, e seu efeito motiva a prática da medicina defensiva.
- *Fatores do médico*. Outra influência no processo de diagnóstico é a própria personalidade do médico, seus sentimentos e experiência. Os médicos que se sentem inseguros ou que não toleram a incerteza tendem a solicitar mais exames do que aqueles que se sentem seguros e lidam bem com a incerteza. Uma estratégia do médico pode ser influenciada por sentimentos de ansiedade a respeito de uma pessoa em particular ou de um tipo de problema. Se o médico sente que no passado cometeu erros em relação a uma pessoa, ou a um problema específico, talvez mostre uma

tendência a ser exageradamente meticuloso em suas avaliações ou particularmente inclinado a encaminhar a pessoa para um especialista.
- *O fator tempo*. Todos os médicos têm de trabalhar sob limitações de tempo. Como a carga de trabalho é muito imprevisível, essa limitação torna-se mais acentuada no caso do atendimento médico primário.

IDENTIFICAÇÃO DE ERROS

Como mencionado anteriormente, uma das razões para conhecermos a teoria sobre a tomada de decisões é que tal teoria permite que o médico identifique erros e, dessa forma, melhore suas habilidades. Os erros podem ser classificados de acordo com o nível em que ocorrem: pistas, hipóteses, investigação ou manejo. Alguns exemplos são mostrados a seguir.

Não enxergar pistas (interrupções)

Esse erro descreve a situação em que o médico não responde às pistas apresentadas pela pessoa. Daremos três exemplos, dois retirados de observações de estagiários e um de minha (IRMcW) própria prática.

Um residente atendeu uma série de pessoas em uma manhã, todas com mal-estar, febre e dores generalizadas. Todas pareciam estar sofrendo de uma infecção viral epidêmica leve. Uma dessas pessoas, entretanto, ao descrever seus sintomas, disse "[...] e minha urina parece chá". O residente não deu atenção a essa indicação, mas, depois de aconselhado, coletou uma amostra de urina que se mostrou bastante positiva para a presença de bile.

Um residente estava se preparando para ver uma mulher solteira de 19 anos com uma ferida no lábio. Quando questionado sobre que perguntas tinha em mente, disse "por que ela veio consultar por esse problema de menor importância?" Quando o residente abriu a consulta perguntando "Como você está?", a pessoa respondeu "Bem, eu acho". Na localidade onde estavam, essa forma de responder na verdade significa que a pessoa não está bem. O residente não respondeu a essa pista e continuou com o exame da lesão, que era uma infecção por vírus do herpes simples. Então perguntou à pessoa quais eram suas expectativas, ao que ela respondeu: "Quero me livrar disso, rapidamente". O residente garantiu-lhe que logo desapareceria e que não precisava de tratamento algum. Contudo, a pessoa não parecia satisfeita ao sair da sala, e o residente admitiu que se sentia insatisfeito com a entrevista. Ao interromper a pessoa e não responder a duas sinalizações dos seus sentimentos, havia perdido a oportunidade de aprender algo sobre os medos dela. A garantia de que o problema seria resolvido não tinha base no conhecimento da pessoa e por isso não teve o efeito de tranquilizá-la.

Um homem em minha (IRMcW) própria clínica tinha 65 anos, febre de origem desconhecida e uma velocidade de sedimentação globular muito alta. Apesar de sua temperatura oscilar entre normal e 39,5°C, não estava se sentindo tão mal a ponto de se pensar em uma infecção. Todos os exames para identificar infecção, doença autoimune e malignidade foram negativos, e um médico internista que consultei também não conseguiu sugerir um diagnóstico. Algum tempo após o início do quadro clínico, a pessoa mencionou que tinha tido dores de cabeça, ao que não prestei muita atenção, considerando essas dores resultado da febre. Por fim, consultei outro internista que imediatamente concentrou-se nas dores de cabeça como uma indicação significativa. Diagnosticou arterite de células gigantes, e a pessoa respondeu muito bem ao tratamento com prednisona. Este é um exemplo de um percalço comum – excluir uma indicação que só aparece algum tempo mais tarde no curso da experiência com a doença. Também é relevante o fato de que o segundo internista consultado havia presenciado muitos casos de arterite de células gigantes e publicado um estudo com uma das maiores séries de pessoas com tal problema na literatura.

Outro motivo para eliminar dicas é a orientação mental do médico. A história a seguir foi contada por um residente a respeito de um médico com o qual ele trabalhou. A pessoa sofria de dores no peito, e o médico estava fazendo a anamnese tendo em mente um diagnóstico de doença coronariana isquêmica. Repentinamente, a pessoa disse "e eu tenho vontade de chorar o tempo todo". O médico não respondeu a essa indicação e continuou a perguntar sobre a dor. No final, o diagnóstico foi depressão. Nesse caso, o médico havia se "posicionado" em certa linha de investigação, o que não lhe permitiu perceber a indicação mais valiosa de todas.

Convergência prematura para uma hipótese

Nos estágios iniciais de formação de hipóteses, é importante que o pensamento do médico seja lateralizado e divergente, considerando muitas possíveis explicações para os sintomas da pessoa. Um erro comum nesse nível da avaliação é a convergência prematura para uma hipótese de infecção viral no caso de uma pessoa em um estado levemente febril, o que leva a não testar outras hipóteses alternativas, como infecção urinária.

Erros na investigação

Dois erros opostos são comuns nas estratégias de investigação. O primeiro é a redundância. Nesse caso, os exames continuam muito além do ponto necessário para que se tome uma decisão informada. O exagero na investigação é provavelmente o erro mais comum na medicina atualmente. Algumas vezes, esse erro está relacionado a uma busca inexorável por um diagnóstico em uma pessoa que está se recuperando de uma experiência com a doença. Outro exemplo desse erro, frequentemente encontrado no início da residência em medicina de família e comunidade, é o uso de exames quando a observação clínica poderia ser uma melhor estratégia de investigação. Para muitas situações vistas na medicina de família e comunidade, como a dor pré-erupção de herpes-zóster, a observação clínica é a única forma de se estabelecer um diagnóstico.

Um segundo erro comum é deixar de usar exames que poderiam ser úteis. Algumas vezes, procedimentos simples podem aumentar a validade de um diagnóstico, sem riscos ou custos adicionais: uma avaliação de velocidade de sedimentação globular em uma pessoa com fadiga e depressão, um toque retal em pessoa com dor abdominal, um exame de urina em uma pessoa com febre. Ainda assim, essas oportunidades para a validação frequentemente não são usadas se o médico sentir que há evidência positiva satisfatória para uma hipótese. Esse é um exemplo da bem conhecida preferência das pessoas em usar evidência positiva em vez de evidência negativa na solução de problemas.

Um terceiro tipo de erro, já descrito, é a exclusão prematura de um diagnóstico importante devido à confiança em um teste com baixa sensibilidade nos estágios iniciais da enfermidade.

CASO 9.8

Uma senhora de 87 anos foi examinada em casa por seu médico de família e comunidade devido a uma dor lombar aguda. A não ser pela perda de visão central devida à degeneração macular, essa senhora tinha boa saúde para sua idade. Ela e seu marido de 89 anos viviam com independência e conseguiam dar conta das tarefas diárias da casa. O médico prescreveu-lhe duas semanas de completo repouso na cama. Como não conseguiu auxílio algum para ajudá-los com a casa, toda a carga dos cuidados ficou nos ombros do marido.

Esse homem não estava familiarizado com as tarefas domésticas que estava assumindo; por isso, tinha de fazer repetidas perguntas à sua esposa, mas não conseguia entender suas respostas por causa da surdez. Esses problemas causaram grande ansiedade e sentimentos de desamparo em sua esposa, que se exacerbaram devido à sua cegueira.

Enquanto em repouso na cama, a mulher teve frequentes diarreias e começou a perder peso rapidamente. Suspeitou-se de câncer de cólon, e ela foi internada para avaliação, que foi negativa. Naquele momento, sua filha, que estava em um lugar distante, chegou e ficou por seis semanas. Sob os cuidados da filha, essa senhora gradualmente se recuperou. O casal de idosos viveu até seus noventa e poucos anos em boa saúde.

Erros de manejo

Uma falha comum no manejo é não levar em consideração algumas variáveis importantes que deveriam fazer parte da decisão, tais como os riscos do tratamento ou questões éticas. Outra é não considerar o efeito do manejo na ecologia da família, como no Caso 9.8.

O erro principal do médico foi não prever que sua estratégia de manejo causaria uma tensão intolerável em um sistema de equilíbrio precário. A tensão produziu ansiedade aguda, com diarreia psicogênica e perda de peso. Além disso, repouso absoluto na cama talvez não fosse um bom tratamento para a dor nas costas de uma pessoa de 87 anos. Mesmo correta, essa alternativa só poderia ter sido posta em prática se fosse mobilizado um sistema de apoio domiciliar. Se o método centrado na pessoa tivesse sido seguido, o plano de manejo somente seria implementado após a concordância da pessoa doente e de seu marido. Mesmo que tivessem concordado, uma avaliação dos sentimentos da pessoa na visita de acompanhamento teria revelado sua ansiedade e explicitado as consequências prejudiciais daquele tratamento.

NOTAS

[1] Ver Capítulo 6, p. 104.

[2] Ver Capítulo 6, p. 104.

[3] Usado com permissão de M. Stewart, pesquisadora líder do projeto Communicating with Breast Cancer Patients, Centre for Studies in Family Medicine. Ver artigo relacionado de Stewart, M., et al. (2007).

[4] Baseamos este exemplo em casos descritos por Sackett, D. L., Haynes, R. B., Tugwell, P., *Clinical Epidemiology: A Basic Science for Clinical Medicine*. Boston, MA: Little, Brown, 1985.

[5] Um excelente recurso para essa informação pode ser encontrado em (http://www.essentialevidenceplus.com/).

[6] Ver Capítulo 22 para uma discussão mais extensa sobre encaminhamento para outros especialistas.

REFERÊNCIAS

Anspach RR. 1988. Notes on the sociology of medical discourse: The language of case presentation. *Journal of Health and Social Behavior* 29:357–375.

Aronowitz RA. 2001. When do symptoms become a disease? *Annals of Internal Medicine* 134:803–808.

Bacon F. 1620. *Norvum Organon*.

Balint M. 1964. *The Doctor, His Patient and the Illness*. London: Pitman Medical.

Beckman HB, Frankel RM. 1984. The effect of physician behavior on the collection of data. *Annals of Internal Medicine* 101:692.

Borkan J, Reis S, Steinmetz D, Medalie J. 1999. *Patients and Doctors: Life-Changing Stories from Primary Care*. Madison: The University of Wisconsin Press.

Brown J, Stewart M, McCracken EC, et al. 1986. The patient-centered clinical method. II: Definition and application. *Family Practice* 3:75.

Brown JB, Stewart MA, Ryan B. 2001. Assessing communication between patients and physicians: The Measure of Patient-Centered Communication (MPCC). Paper #95–2 (2e) Working Paper Series. London, ON: Centre for Studies in Family Medicine, The University of Western Ontario.

Brown J, Stewart M, Weston W. 2002. *Challenges and Solutions in Patient-Centered Care: A Case Book*. Oxford: Radcliffe Medical Press.

Campbell K, Wulf Silver R, Hoch JS, Osbyte T, Stewart M, Barnsley J, et al. 2005. Re-utilization outcomes and costs of minor acute illness treated at family physican offices, walk-in clinics, and emergency departments. *Canadian Family Physician* 51:82–83.

Cannon WB. 1890. The case method of teaching systematic medicine. *Boston Medical Surgery Journal* 142:31–36.

Charon R. 1986. To render the lives of patients. *Literature and Medicine* 5:58–74.

Charon R. 2001. The patient–physician relationship. Narrative medicine: A model for empathy, reflection, profession, and trust. *Journal of the American Medical Association* 286(15):1897–1902.

Crombie DL. 1963. Diagnostic methods. *Practitioner* 91:539.

Crookshank FG. 1926. The theory of diagnosis. *Lancet* 2:939.

Diamond GA, Forrester JS, Hirsch M, et al. 1979. Application of conditional probability analysis to the clinical diagnosis of coronary heart disease. *New England Journal of Medicine* 300:1350.

Donnelly WJ. 1989. Righting the medical record: Transforming chronicle into story. *Soundings* 72(1):127–136.

Dwamena F, Holmes-Rovner M, Gaulden CM, Jorgenson S, Sadigh G, Sikorskii A, Lewis S, Smith RC, Coffey J, Olomu A. 2012. Interventions for providers to promote a patient-centred approach to clinical consultatons. *Cochrane Database Systematic Review* (12): CD003267.

Engel GL. 1977. The need for a new medical model: A challenge for biomedicine. *Science* 196:129.

Engel GL. 1980. The clinical application of the biopsychosocial model. *American Journal of Psychiatry* 137:535.

Essex BJ. 1985. Decision analysis in general practice. In: Sheldon M, Brooke J, Rector A, eds., *Decision--Making in General Practice*. London: Macmillan.

Fabrega H. 1974. *Disease and Social Behavior*. Cambridge, MA: MIT Press.

Feinstein AR. 1967. *Clinical Judgment*. Baltimore, MD: Williams and Wilkins.

Freeman TR. 2014. The case report as a teaching tool for patient-centered care. In: Stewart M, Brown JB, Weston WW, McWhinney IR, McWilliam CL, Freeman TR, eds., *Patient-centered Medicine: Transforming the Clinical Method*, 3rd ed. Oxford: Radcliffe Medical Press.

Galen RS, Gambino SR. 1975. *Beyond Normality: The Predictive Value and Efficiency of Medical Diagnoses*. New York: John Wiley.

Gatrell AC, Elliott SJ. 2009. *Geographies of Health: An Introduction*. Chichester, West Sussex, UK: Wiley--Blackwell.

Ge B, Stewart M. 2006. Comparison of clinical communication patterns of internists in outpatient departments of teaching hospitals and general practitioners in community-based clinics in Beijing. Submitted in partial fulfillment of requirements for the degree of Master of Clinical Science, Western University, London, Ontario.

Gombrich EH. 1960. *Art and Illusion: A Study in the Psychology of Pictorial Representation*. Princeton, NJ: Princeton University Press.

Greenhalgh T, Hurwitz B. 1998. *Narrative Based Medicine: Dialogue and Discourse in Clinical Practice*. London: BMJ Books.

Griffin SJ, Kinmonth AL, Veltman MWM, Gillard S, Grant J, Stewart M. 2004. Effect on health-related outcomes of interventions to alter the interaction between patients and practitioners: A systematic review of trials. *Annals of Family Medicine* 5(2):595–608.

Henbest RJ, Fehrsen GS. 1992. Patient-centredness: Is it applicable outside the West? Its measurement and effect on outcomes. *Family Practice* 9(3):311–317.

Howie JGR. 1973. A new look at respiratory illness in general practice: A reclassification of respiratory illness based on antibiotic prescribing. *Journal of the Royal College of General Practitioners* 23:895.

Jones J, Morrell D. 1995. General practitioners' background knowledge of their patients. *Family Practice* 12(1):49.

Kleinman A, Eisenberg J, Good B. 1978. Culture, illness and care: Clinical lessons from anthropologic and cross-cultural research. *Annals of Internal Medicine* 88:251.

Levenstein JH, McCracken EC, McWhinney IR, et al. 1986. The patient-centered clinical method. I: A model for the doctor–patient interaction in family medicine. *Family Practice* 3:24.

Little P, Everitt H, Williamson I, Warner G, Moore M, Gould C, et al. 2001a. Observational study of effect of patient centredness and positive approach on outcomes of general practice consultations. *British Medical Journal* 323:908–911.

Little P, Everitt H, Williamson I, et al. 2001b. Preferences of patients for patient-centred approach to consultation in primary care: observational study. *British Medical Journal* 322(7284): 468–472.

Lussier M-T, Richard C. 2008. Because one shoe doesn't fit all: A repertoire of doctor-patient relationships. *Can Fam Physician* 54(8):1089–1092.

Mair A. 1973. *Sir James Mackenzie, M.D., General Practitioner, 1853–1925*. Edinburgh: Churchill Livingstone.

Marinker M. 1983. Communication in general practice. In: Pendleton D, Hasler J, eds., *Doctor–Patient Communication*. London: Academic Press.

Mattingly C, Fleming MH. 1994. *Clinical Reasoning: Forms of Inquiry in a Therapeutic Practice*. Philadelphia: F. A. Davis.

Miller WL. 1992. Routine, ceremony or drama: An exploratory field study of the primary care clinical encounter. *Journal of Family Practice* 34(3):289.

Mold JW, Stein HF. 1986. The cascade effect in the clinical care of patients. *New England Journal of Medicine* 314:512.

Moorehead R. 1999. Sir James Mackenzie (1853–1925): views on general practice education and research. *J Royal Soc Medicine* 92:38–43.

Moral RR, Almo MM, Jurado MA, de Torres LP. 2001. Effectiveness of a learner-centred training programme for primary care physicians in using a patient-centred consultation style. *Family Practice* 18:1:60–63.

Polanyi M. 1962. *Personal Knowledge*. Chicago: University of Chicago Press.

Rudebeck CE. 1992. General practice and the dialogue of clinical practice. *Scandinavian Journal of Primary Health Care*, 10:7–87 Supplement 1.

Sackett DL, Haynes RB, Tugwell P. 1985. *Clinical Epidemiology: A Basic Science for Clinical Medicine*. Boston, MA: Little, Brown.

Stephens GG. 1975. The intellectual basis of family practice. *Journal of Family Practice* 2:423.

Stewart M, Brown JB, Donner A, McWhinney IR, Oates J, Weston WW, et al. 2000. The impact of patient-centered care on outcomes. *Journal of Family Practice* 49(9):796–804.

Stewart M, Brown JB, Hammerton J, Donner A, Gavin A, Holliday RL, et al. 2007. Improving communication between doctors and breast cancer patients. *Annals of FamilyMedicine* September/October; 5(5):387–394.

Stewart M, Brown JB, Weston WW, McWhinney IR, McWilliam CL, Freeman TR. 2014. *Patient-Centered Medicine: Transforming the Clinical Method*, 3rd ed. Oxford, UK: Radcliffe Medical Press Ltd.

Stewart M, Ryan B, Bodea C. 2011. Is patient-centred care associated with lower diagnostic costs? *Healthcare Policy* 6(4):27–31.

Stewart MA, McWhinney IR, Buck CW. 1979. The doctor–patient relationship and its effect upon outcome. *Journal of the Royal College of General Practitioners* 29:77.

Tait I. 1979. The history and function of clinical records. M.D. thesis, University of Cambridge.

Weed LL. 1969. *Medical Records, Medical Education, and Patient Care*. Chicago: Year Book Medical Publishers.

Winker MA. 2006. Clinical crossroads: Expanding the horizons. *Journal of the American Medical Associaton* 295(24):2888–2889.

CAPÍTULO 10

༺ঙ༻

A melhora da saúde e a prevenção de doenças

Os médicos de família e comunidade estão em uma posição única para ajudar as pessoas a manter e melhorar sua saúde. Eles atendem cada uma das pessoas, em média, três ou quatro vezes ao ano. Muitas dessas consultas são em função de problemas autolimitantes em pessoas saudáveis. Eles oferecem, dessa forma, uma excelente oportunidade para o aconselhamento sobre saúde e a detecção precoce de doenças. Devido ao seu conhecimento a respeito das pessoas e suas famílias, os médicos de família e comunidade podem estar conscientes dos recursos, tanto internos quanto externos, importantes para a manutenção ou recuperação da saúde. Na prevenção secundária, podem assumir a responsabilidade por todo o processo, desde a descoberta do caso, a investigação, até o manejo do problema.

O QUE É SAÚDE?

O significado de saúde sempre foi difícil de definir. De acordo com a constituição da Organização Mundial da Saúde, a saúde é "um estado de completo bem-estar físico, mental e social e não meramente a ausência da doença ou enfermidade". Para a grande maioria das pessoas, isso representa um ideal impossível. Nas palavras de René Dubos (1980, p. 349), "a saúde positiva não chega sequer a ser um conceito do ideal pelo qual lutar esperançosamente. É, na verdade, apenas uma miragem, porque o homem no mundo real tem de encarar as forças físicas, biológicas e sociais de seu ambiente, que estão em mudança constante, geralmente de forma imprevisível e frequentemente com consequências perigosas". Nas palavras de Gordon (1958, p. 638):

> A "positividade" da saúde não está no estado, mas na luta, no esforço para alcançar uma meta que, na sua perfeição, é inatingível [...] as palavras saúde e doença só têm sentido quando definidas em termos de uma pessoa específica que funciona em um dado ambiente físico e social. A coisa mais próxima da saúde é um estado físico e mental razoavelmente livre de desconforto e dor, que permite àquela pessoa funcionar de forma eficaz e, na medida do possível, no ambiente em que o acaso ou a escolha a coloca.

Saúde e "normalidade" sempre devem ser definidas em termos de uma pessoa ou grupo em particular em um ambiente específico. Questionar a pessoa sobre o significado de saúde para ela em particular costuma revelar a natureza exclusiva do conceito para aquela pessoa. Para uma mulher idosa que cuida do esposo, manter seus joelhos artríticos relativamente livres de dor é sua definição de saúde, enquanto que, para uma mulher jovem, ser capaz de competir em uma maratona significa boa saúde. Os valores da pessoa também devem ser levados em consideração. A saúde é um valor e, para alguns, pode não ser o valor maior. É, por vezes, sacrificada em nome de outros valores. Em outros casos, desperdiçada na busca por prazer, fama ou fortuna.

Os julgamentos de valor também entram nos conceitos de saúde dos médicos, especialmente quando relacionados ao comportamento humano. Ao aceitar sem pensar as normas de sua própria classe e cultura, o médico pode até mesmo não perceber que um julgamento de valor está sendo feito. É importante, dessa forma, esclarecer o que significa "normal".

O SIGNIFICADO DE NORMAL

A identificação de indivíduos com alto risco exige o entendimento do significado de *normal*. Na história da medicina, poucos erros acarretaram tantos prejuízos quanto a definição imprecisa do significado desse termo. Apesar de presente quando o médico avalia e trata o problema de saúde, o risco de dano é especialmente alto na medicina preventiva, visto que, no caso, o médico identifica anormalidades nas pessoas que o procuram para tratamento de outros sintomas ou com sintomas que não têm relação com a anormalidade identificada. A identificação da anormalidade pode, então, levar a um tratamento que tem riscos e custos. A pessoa passará a ter, no mínimo, uma ansiedade que não tinha antes.

Para pensar de forma clara a respeito da normalidade, o médico deve apreciar a variabilidade humana. Dois tipos de variabilidade são encontrados nos seres humanos: o primeiro é a *variação individual*. Em certa pessoa, os valores fisiológicos variam muito de minuto a minuto, hora a hora, dia a dia, semana a semana, etc. Essas variações são manifestações da adaptabilidade do organismo às mudanças ambientais. A variação ocorre dentro de certo espaço compatível com a vida. As variações fora desse espaço, se forem mantidas, acarretam mudanças patológicas e talvez a morte do organismo.

O outro tipo de variabilidade é a *variação entre indivíduos*. Os valores fisiológicos variam entre um indivíduo e outro. Se um valor é calculado para uma população, o resultado é uma curva de distribuição em que a maioria dos membros da população tem valores em torno do ponto médio do campo de variação, e números menores de pessoas estão nos extremos. Esse tipo de variação é parcialmente genética, mas também parcialmente resultado da adaptação dos indivíduos a diferentes ambientes.

As variações que resultam de adaptação são especialmente observáveis quando duas populações de ambientes diversos são comparadas. A distribuição de níveis de pressão arterial e colesterol em certas tribos africanas é bastante diferente de sua distribuição na América do Norte. A mucosa intestinal de um colono tailandês em geral tem a mesma aparência que a mucosa de um habitante da América do Norte com doença celíaca. O que dissemos sobre variáveis fisiológicas é igualmente verdadeiro para as variáveis culturais e comportamentais. Há vastas diferenças no que é considerado comportamento normal entre diferentes culturas e entre diferentes subculturas e classes sociais na mesma sociedade. Certo grau de agressividade considerado normal para uma pessoa branca na América do Norte pode ser considerado patológico entre os índios Pueblo. Um europeu que se queixa de estar enfeitiçado deve ser classificado como paranoico; ao dizer o mesmo, um africano da zona rural pode estar explicando seus sintomas de forma compatível com sua visão de mundo.

A história da medicina é cheia de exemplos de sofrimentos desnecessários impostos às pessoas por terem sido equivocadamente classificadas como anormais. Algumas práticas dúbias, como a retirada indiscriminada de tonsilas (antigamente amígdalas), por exemplo, estavam em voga além da metade do século XX. Outra prática que tem interesse especial para os médicos de família e comunidade, comum em fins do século XIX, era a de manter pessoas jovens com arritmia sinusal na cama por meses a fio. Esse erro em particular foi corrigido por James Mackenzie, o clínico geral britânico que mostrou que a arritmia sinusal era inofensiva ao acompanhar um grupo de pessoas com esse problema por 15 anos.

John Ryle (1948) escreveu que:

> Cada novo instrumento deixou uma trilha de diagnósticos incorretos atrás de si. O estetoscópio, devido à interpretação errada de sons naturais ou de sopros inocentes, criou em certa época milhares de inválidos devido a uma suposta doença cardíaca. O esfigmomanômetro, devido à falta de familiaridade com as variações normais e a flutuação da pressão arterial, criou inválidos por pressão alta, de forma semelhante. Os gastrenteroscopistas que não reconheciam que a mucosa gástrica, como o rosto, responde a estímulos normais, inicialmente exageraram a importância da gastrite. Muitos métodos laboratoriais também têm sido responsáveis por interpretações equivocadas devido a falhas em estudar os limites de variabilidade que são observáveis na saúde (p. 69).

O prolapso de válvula mitral (PVM) é um exemplo mais recente. O prolapso do folheto posterior da válvula mitral foi identificado pela primeira vez durante exames de angiografia, e sua relação com clique sistólico e sopro foi observada. O desenvolvimento da ecocardiografia contribuiu para o reconhecimento dessa condição, e o PVM tornou-se um achado comum em pessoas sem aspectos clínicos anormais. À medida que a disponibilidade dessa tecnologia aumentou, o reconhecimento de PVM tornou-se mais comum. Assim, a descoberta de PVM por meio de ecocardiografia estava sendo tomada como explicação para uma imensa variedade de sinais e sintomas, inclusive dor no peito atípica, arritmias, síncope, dispneia, pânico e ansiedade, dormência ou formigamento, síndrome de esforço e anomalias esqueléticas. O PVM tornou-se um diagnóstico popular e usado exageradamente.

Em 1983, os resultados de um estudo da população de Framingham tornaram-se conhecidos. Exames de ecocardiografia foram feitos em 4.967 pessoas, 5% das quais tinham PVM. Nas mulheres, a prevalência baixou de 17% naquelas com idade de 20 a 29 anos para 1% naquelas com mais de 80 anos. Nos homens, a prevalência permaneceu entre 2 e 4% em todas as faixas etárias. Clique sistólico ou sopro foi achado em apenas 5 pessoas das 208 que tinham um resultado ecocardiográfico indicando PVM. Sintomas de dor no peito, dispneia e síncope não eram mais comuns entre as 208 pessoas com prolapso identificado no ecocardiograma do que naquelas sem esse resultado. Apenas metade das pessoas com clique sistólico tinha um resultado ecocardiográfico indicando prolapso. Estudos subsequentes demonstraram que a prevalência de PVM era muito menor, com valores tipicamente variando de menos de 1 até 2,4%. Em um estudo de 24.265 ecocardiogramas realizados por motivos clínicos em 12.926 mulheres e 11.339 homens, a prevalência de PVM foi de apenas 0,4% nas mulheres e 0,7% nos homens (Hepner et al., 2007). Em um estudo usando uma coorte derivada do Framingham Heart Study, a prevalência de PVM foi de 2,4%, com 1,3% tendo prolapso clássico e 1,1%, prolapso não clássico. Complicações como insuficiência cardíaca, fibrilação atrial, doença cerebrovascular e síncope não eram mais comuns nas pessoas com prolapso do que naquelas sem prolapso. Além disso, as frequências de dor no peito, dispneia e anormalidades no eletrocardiograma foram as mesmas nos grupos com e sem prolapso (Freed et al., 2002). Nesse contexto, parece que o PVM não clássico, identificado apenas por meio da ecocardiografia, é uma variante normal, assim como a arritmia sinusal. Isso só será confirmado ao final do acompanhamento dessa coorte. Essa variante normal pode hoje ser diferenciada do PVM com regurgitação mitral visto em pessoas com mais de 50 anos de idade.

Como foi possível a ocorrência dos fatos relatados? Vários erros recorrentes podem ser identificados.

1. A distinção entre normalidade e anormalidade é encarada como uma questão de "ou um ou outro". Uma pessoa ou é hipertensa ou não é hipertensa, é diabética ou não é diabética, com atraso no desenvolvimento ou sem atraso no desenvolvimento. Essa forma de pensar não se confirma frente aos fatos. Variáveis como a pressão arterial e os níveis de colesterol no sangue são distribuídas de forma contínua na população. Também são relacionadas de forma contínua à mortalidade e a outros desfechos negativos. É difícil identificar um ponto em que a pressão arterial repentinamente se torna associada ao risco elevado de óbito. Uma pessoa com uma pressão arterial diastólica de 100 mmHg tem maior risco de morrer do que uma com pressão arterial diastólica de 90 mmHg, uma com 90 mmHg tem maior risco do que uma com 80 mmHg, uma com 80 mmHg tem maior risco do que uma com 70 mmHg. As afirmações sobre normalidade ou anormalidade de uma variável de distribuição contínua são insignificantes, a menos que sejam combinadas com uma afirmação quantitativa sobre as implicações do resultado. As implicações obviamente dependerão de uma série de outras variáveis, inclusive idade, sexo, existência de outras doenças e ambiente.
2. O termo *normal* é confundido com *média*. Isso é ilustrado pela prática de distribuir os resultados de um exame em uma população representativa e definir

arbitrariamente como anormais todos os resultados que se afastam dois desvios padrão da média. Uma pequena reflexão é suficiente para demonstrar que esse conceito é inadequado na medicina clínica. Condições como pressão arterial anormalmente baixa ou inteligência anormalmente alta são muito compatíveis com uma saúde excelente. Algumas condições que se encontram na média não são saudáveis, por exemplo, cáries dentais antes de aplicação de flúor. Uma condição pode ser aceita como saudável em uma população por ser o valor médio, mesmo que em outra população a distribuição da variável possa ser bem diferente. Podemos questionar, por isso, se a "pressão arterial normal" na América do Norte deve ser considerada normal quando comparada aos valores obtidos em outras comunidades. Valores dentro da faixa de normalidade não podem ser tomados como indicativos de saúde, nem podem os valores fora dessa faixa ser entendidos como doença. A falácia dessa abordagem é ilustrada graficamente pela probabilidade de encontrar resultados anormais quando múltiplos exames são realizados (Tab. 10.1). Se forem feitos exames suficientes, quase todo mundo será "anormal". Isso levou Edmond Murphy (1976) a definir (jocosamente) uma pessoa normal como "alguém que ainda não foi suficientemente examinado". Há várias formas de se prevenir esse tipo de erro. Uma é apresentar os dados em percentis, como as tabelas de crescimento que são usadas para avaliar o desenvolvimento de bebês e crianças. O gráfico por percentis mostra quanto os dados para uma criança afastam-se do usual em termos da população de referência que foi usada para compilar o gráfico. A curva com base em percentis é uma ferramenta muito útil para o médico clínico, desde que não se iguale o desvio com doença e o crescimento médio com normalidade. As curvas devem, obviamente, ser usadas em conjunto com outros critérios: a saúde geral da criança,

Tabela 10.1 PROBABILIDADE DE OBTER UM RESULTADO ANORMAL QUANDO SÃO FEITOS MÚLTIPLOS EXAMES

Número de exames independentes	Porcentagem de vezes em que um resultado anormal é encontrado
1	5
2	10
4	19
6	26
10	40
20	64
50	92
90	99

Reimpresso, com permissão, de Galen, R.S., Gambino, S.R. 1975. Beyond Normality: *The Predictive Value and Efficiency of Medical Diagnoses*. New York: John Wiley.

outras manifestações de doença e se o desvio é também um desvio da curva de crescimento da própria criança. Outra forma de evitar esse erro é usar valores de referência, em vez de uma faixa de normalidade, como critério. O valor de referência associa o resultado de um teste ao seu valor preditivo para uma doença específica. Os valores de referência de um exame específico para uma doença em particular terão variação de acordo com a idade, sexo e outras características populacionais. O uso de valores de referência é ilustrado na Tabela 10.2. A tabela indica que 82% dos sujeitos com um nível de ácido úrico de 9 mg/dL ou mais alto desenvolvem gota ao longo do tempo.
3. Os critérios de anormalidade para um novo exame podem ser definidos pela testagem de uma amostra não representativa da população, como de pessoas hospitalizadas ou que fazem tratamento em uma clínica específica. Depois de algum tempo, uma amostra aleatória da população é testada, e os critérios são corrigidos. Quando os dados são coletados para estabelecer a faixa de normalidade para qualquer variável, é preciso ter muito cuidado para garantir que a amostra escolhida seja verdadeiramente representativa de toda a população.
4. Os médicos refletem as normas culturais de sua própria sociedade e classe social e podem, por isso, classificar como anormais ou não saudáveis alguns comportamentos que são apenas fora de moda ou impopulares. O comportamento sexual tem grandes chances de ser tratado dessa forma. Há não muito tempo, a masturbação era classificada como uma doença e tratada com medidas severas. No clima moral atual, a possibilidade de que a atividade sexual seja classificada como anormal é pequena, mas o erro oposto tomou seu lugar. Por meio de sinais não intencionais ou inconscientes, os médicos podem transmitir às pessoas a ideia de que as consideram anormais por não serem sexualmente ativas.

Quais são as implicações dessas observações para o médico de família e comunidade?

1. Ao julgar a significância de um resultado, é importante confirmar que o resultado não seja um valor extremo de uma variação individual. Um bom exemplo disso é a tendência da pressão arterial a ser mais alta na primeira leitura em relação às outras - daí a necessidade de estabelecer a faixa de variação normal

Tabela 10.2 VALORES DE REFERÊNCIA PARA ÁCIDO ÚRICO SÉRICO (FAIXA HABITUAL 3-6 mg/dL)

Valor de referência	Diagnóstico	Valor preditivo (%)
7,0	Gota	21
8,0	Gota	35
9,0	Gota	82

Reimpresso, com permissão, de Galen, RS, Gambino, S.R. 1975. Beyond Normality: *The Predictive Value and Efficiency of Medical Diagnoses*. New York: John Wiley.

da pessoa antes de iniciar tratamento para hipertensão.
2. Ao usar curvas de percentis como o critério de normalidade na avaliação do desenvolvimento, por exemplo, o médico deve ter em mente o significado de resultados "normais" e "anormais".
3. Ao julgar a normalidade de um resultado, em vez de usar a média estatística ou a faixa de variação normal como padrão, o médico deve usar os valores de referência, quando disponíveis.
4. Devido ao seu relacionamento com as pessoas ao longo do tempo, o médico de família e comunidade está em uma posição favorável para obter valores de base para as pessoas. Essa posição permite que o médico compare medições subsequentes da mesma pessoa com esse valor de base, o que é uma comparação potencialmente muito mais útil do que a comparação com uma "faixa normal". Por exemplo, se o médico sabe que a pressão sistólica habitual de uma mulher é de 100 mmHg, o fato de sua pressão estar em 120 mmHg quando está com 28 semanas de gravidez deve ser um alerta para a possibilidade de pré-eclâmpsia, apesar de esse valor estar ainda bem dentro da faixa de normalidade.
5. Como os médicos de família e comunidade tratam de populações mais (ou menos) não selecionadas, estão em uma posição ideal para determinar as faixas de normalidade para muitos tipos de variáveis. Esse é um dos mais úteis tipos de pesquisa que o médico de família e comunidade pode realizar.
6. Os médicos de família e comunidade devem estar constantemente atentos ao fato de que, quando lidam com problemas de família ou pessoais, é muito fácil emitir julgamentos de valor sem perceber que o estão fazendo.

SALUTOGÊNESE

O conceito de *salutogênese* muda nosso foco de atenção das causas da doença para a manutenção e melhora da saúde. Esse conceito reconhece que os estressores são universais e onipresentes, mas não necessariamente patológicos. Sua patogenicidade depende do tipo de estressor e dos recursos disponíveis para o indivíduo. As pesquisas têm se concentrado nas fontes de resiliência. Antonovsky (1987) atribuiu a resiliência ao sentido de coerência (SOC, do inglês *sense of coherence*), que tem três componentes centrais[*]:

1. *Capacidade de compreensão*. O estressor, interno ou externo, deve fazer sentido cognitivo para a pessoa.
2. *Capacidade de gestão*. Para lidar com os estressores, os recursos devem estar disponíveis para a pessoa ou para aqueles que lhe dão apoio.
3. *Capacidade de significação*. A pessoa deve sentir que a experiência faz sentido de acordo com suas crenças e valores.

---

[*] N. de R.T. Traduzido conforme Saboga Nunes, L.A., 1999. O sentido de coerência. Escola Nacional de Saúde Pública, 1989, dissertação elaborada no âmbito do Curso de Mestrado em Saúde Pública I, ministrado pela ENSP, UNL, Lisboa, 1999.

O SOC é uma expressão do ajuste entre um indivíduo e seu ambiente social. A pessoa deve sentir que é valorizada e recompensada em casa, no trabalho e em outros contextos sociais. Os recursos internos e externos são mutuamente interativos. A autoconfiança interna aumenta com o sentimento de pertencimento, e a confiança elevada acarreta uma integração social mais forte. Uma rede de apoio forte pode equilibrar recursos internos mais fracos, e vice-versa. Ajudar as pessoas a chegar a uma compreensão significativa (para elas) de seus sintomas sustenta o SOC e é uma parte fundamental da tarefa médica.

Siegrist (1993) destaca a importância das emoções na resposta individual à experiência, pois a resposta não é somente cognitiva. A resposta afetiva às experiências causadoras de estresse frequentemente ignora ou ultrapassa o cognitivo. O efeito devastador do desemprego, por exemplo, pode diminuir o sentimento que uma pessoa tem de seu próprio valor, reduzir o sentimento de pertencimento e afastar essa pessoa de uma fonte importante de aprovação social. O desemprego está associado a altas taxas de enfermidade e elevação das taxas de mortalidade.

AUTOAVALIAÇÃO DA SAÚDE E MORTALIDADE

A associação entre autoavaliação da saúde e da mortalidade foi relatada pela primeira vez em uma análise do Manitoba Longitudinal Study on Aging (Mossey e Shapiro, 1982). As autoavaliações foram dadas em resposta à pergunta "para sua idade, em geral, você diria que sua saúde é excelente, boa, razoável, fraca ou ruim?" Ficou evidenciado que as respostas eram melhores preditores de sobrevivência durante o período de acompanhamento do que os dados extensivos sobre a saúde dos respondentes que faziam parte do Manitoba Health Insurance Plan. Os dados registravam diagnósticos e utilização de serviços médicos. As taxas de mortalidade ao longo dos sete anos do estudo foram mais altas entre os respondentes para quem seu estado de saúde subjetivo era fraco. Esse resultado foi replicado em cinco outros estudos desde então (Idler, 1992). Como podemos explicar esse fato surpreendente? Os respondentes talvez tivessem uma consciência intuitiva de seu estado físico de um modo que não se refletia na evidência objetiva do estado de saúde. Alternativamente, suas avaliações podem ter refletido um senso de coerência, ou falta de senso, o qual teve um efeito independente em sua saúde subsequentemente. A autoavaliação da saúde varia com o nível educacional, o estado civil e a renda. Para qualquer nível de estado de saúde objetivo, aqueles que têm menos educação, baixa renda e que não são casados têm uma pior autoavaliação de sua saúde.

A implicação para os médicos de família e comunidade é que o que as pessoas dizem a respeito de sua saúde deve ser levado em consideração, mesmo que esteja em contradição com outras evidências. Hollnagel e Malterud (1995) ressaltaram o problema de falta de pesquisas sobre os potenciais de cura das pessoas na clínica geral e a falta de qualquer sistema para registrar os recursos das pessoas nos sistemas de classificação em atenção primária. Há uma associação entre propiciar um sentimento de confiança para as pessoas e apoiá-las no sentido de terem algum controle sobre a situação, por um lado, e uma melhor saúde e funcionamento, por outro. Segundo Sobel (1995, p. 243), "há uma biologia da autoconfiança". Dar às pessoas receitas sobre estilos de vida e mudanças de comportamento que são difíceis de alcançar poderá só aumentar seu sentimento de fracasso. O sentimento de estar em controle dá às pessoas a confiança de que precisam para estabelecer suas próprias metas. Alcançar suas metas, mesmo que limitadas, aumenta ainda mais seu sentimento de autoconfiança. Por exemplo, Lorig, Mazonson e Holman (1993) relataram que o melhor preditor de melhora para os participantes em um curso de automanejo da artrite foi a autoavaliação das pessoas acerca da probabilidade que elas tinham de melhorar.

PRINCÍPIOS GERAIS

Por convenção, a prática da medicina preventiva foi dividida em quatro categorias:

1. A prevenção primária aumenta a capacidade de a pessoa se manter livre de doenças.
2. A prevenção secundária é a detecção precoce de doenças, ou precursores de doenças, de forma que o tratamento possa ser iniciado antes que danos irreversíveis tenham acontecido.
3. A prevenção terciária é o manejo de doenças já estabelecidas de forma a minimizar a incapacidade causada por tais doenças.
4. A prevenção quaternária se refere à reabilitação daqueles com doenças.

Todas essas categorias referem-se a serviços de prevenção para as pessoas individualmente. As medidas de manutenção da saúde também se aplicam a comunidades e populações. Podem incluir água potável, inspeção alimentar, saneamento, recolhimento de lixo, controle de poluição, prevenção de acidentes ou serviços sociais para alívio da pobreza, proteção infantil e melhor acesso ao atendimento à saúde. Em muitas sociedades, há uma infraestrutura confiável com que se pode contar para a proteção básica da saúde pública; mesmo assim, os médicos de família e comunidade com raízes em suas comunidades podem encontrar riscos à saúde pública a qualquer tempo na experiência das pessoas que atendem. Um episódio de envenenamento alimentar em uma instituição pode indicar problemas de higiene dos alimentos. Um conjunto local de casos pode levantar a suspeita de poluição ambiental, como no caso do Love Canal (ver Cap. 2). Em algumas comunidades, os problemas de saúde podem exigir uma abordagem tanto individual quanto populacional. Para os médicos de família e comunidade em várias comunidades de indígenas norte-americanos, a epidemia de diabetes exige o trabalho na comunidade, bem como o atendimento de pessoas individualmente. O mesmo se aplica às áreas centrais de grandes cidades, onde a prevenção individual pode estar contaminada pela ruptura social. Em países pobres, a falta de infraestrutura poderá tornar a prevenção individual ineficaz. Por exemplo, pode não haver suprimento confiável de eletricidade para a refrigeração de vacinas.

A PROMOÇÃO DA SAÚDE E A PREVENÇÃO DE DOENÇAS

A classificação de atividades de prevenção como primárias, secundárias, terciárias e quaternárias foi elaborada para se aplicar a doenças específicas. Algumas pessoas acrescentariam a essa lista uma categoria chamada de prevenção primordial ou prevenção de fatores de risco. Isso é mais conhecido como promoção da saúde. A 1986 Ottawa Charter for Health Promotion (WHO, 1986) concentrou sua atenção nos determinantes fundamentais da saúde, como alimentos, abrigo, educação e segurança, que contribuem para um ambiente que sustenta a saúde e permite que as pessoas preservem sua saúde. A promoção da saúde é o desenvolvimento dos recursos gerais de resistência (RGR) de uma pessoa (Antonovsky, 1979). A saúde é obtida tanto por meio de um ambiente saudável, dieta balanceada e bom condicionamento físico quanto pela promoção das habilidades de enfrentamento de problemas, autoconfiança e autocontrole. Antonovsky, ao descrever essa abordagem, chamou-a de salutogênese.

O *CONTINUUM* DA MELHORA DA SAÚDE

A melhora da saúde cobre um espectro que vai das políticas ambientais e sociais, em uma ponta, às boas práticas clínicas, na outra (Tab. 10.3). Os determinantes ambientais da saúde criam as condições para a melhora da saúde em nível pessoal. Apesar de os médicos de família e comunidade em países industrializados não terem, em geral, responsabilidade primária pela saúde ambiental, podem frequentemente identificar problemas de saúde locais no curso de suas atividades. Em países mais pobres, onde os serviços de saúde não estão à disposição tão prontamente, os médicos de família e comunidade podem ter uma responsabilidade mais direta por esse aspecto da saúde.

A classe social é um dos preditores mais fortes de saúde e de doença. Mesmo em países em que o acesso aos serviços de saúde é universal e onde há uma rede de seguridade social efetiva, a renda e a classe social mais baixas são associadas aos piores níveis de saúde. Essa associação ainda não foi totalmente esclarecida. Talvez a condição social seja um indicativo de vários determinantes da saúde, como nutrição, moradia, qualidade do ambiente, educação, satisfação no trabalho, controle sobre a própria vida, além de atitudes em relação à prevenção.

A próxima área no *continuum* da melhora refere-se à identificação de pontos fortes e à melhoria dos recursos gerais de resistência (RGR) nos indivíduos, seguida pela avaliação e redução de riscos. A prevenção combina manejo e reabilitação com o diagnóstico clínico e o manejo no diagnóstico pré-sintomático e no diagnóstico precoce. As medidas para a melhoria da saúde não se limitam a uma área desse *continuum*. Os RGR, por exemplo, são importantes tanto para a manutenção da saúde quanto para a recuperação da doença. Avaliar os RGR é um dos aspectos tratados na medicina centrada na pessoa.

A identificação de fatores de risco pode ser seguida pelo tratamento de, por exemplo, hipertensão ou pelo aconselhamento a respeito de mudanças comportamentais,

CAPÍTULO 10 ■ A melhora da saúde e a prevenção de doenças

Tabela 10.3 O *CONTINUUM* DA MELHORA DA SAÚDE

Políticas ambientais e sociais	Avaliação dos recursos gerais de resistência (RGR)	Melhora de RGR	Avaliação de riscos	Redução de riscos	Diagnósticos pré-sintomáticos	Diagnóstico precoce	Reabilitação para melhorar a recuperação	Atendimento e apoio a pessoas com doenças crônicas e suas famílias para manter seu funcionamento e reduzir complicações
Moradia	Autoavaliação do estado de saúde	Suporte	Doenças relacionadas ao tabagismo	Cessação do tabagismo	Rastreamento e busca de casos	Prevenção de complicações por meio do diagnóstico precoce de doenças graves tratáveis, como meningite, arterite craniana, infarto agudo do miocárdio e depressão maior	P. ex., lesões industriais	P. ex., diabetes
Energia elétrica	Confiança	Educação e aconselhamento em saúde (p. ex., nutrição, exercícios, sexualidade, acidentes)	Abuso de substâncias	Redução da ingesta de álcool	Hipertensão		AVC	Hipertensão
Ar puro	Capacidade de manejo		Doença arterial coronariana	Redução do colesterol sérico	Câncer de colo do útero		Acidentes	Câncer de mama
Água limpa	Suporte social		Violência familiar	Educação em nutrição	Câncer de mama		Distúrbios musculo-esqueléticos	Esclerose múltipla
Parques e recreação	Função familiar	Imunização	Acidentes em idosos	Prevenção de acidentes				DPOC
Educação nutricional	Satisfação com emprego	Planejamento familiar	DST	Encaminhamento para aconselhamento de serviços sociais				Artrite crônica
Inspeção alimentar	Exercícios	Cuidado pré-natal	Gravidez na adolescência					Esquizofrenia
Saúde e segurança ocupacional	Estado de imunização	Cuidado infantil						Depressão crônica
Controle de insetos	Seguro para a renda							Doença de Alzheimer
Prevenção de acidentes	Conhecimentos de higiene							
Apoio e proteção a crianças								
Acesso a serviços de saúde								
Seguro-desemprego								
Educação em saúde								
Estabilidade social e aplicação das leis								

como nos casos de tabagismo. Como isso envolve o tratamento de pessoas sem doenças identificadas ou a interferência no modo de vida de uma pessoa, apenas se justifica quando apoiado em fortes evidências.

A educação para a saúde consiste no fornecimento de informações, conselhos e, por vezes, treinamento para atividades que possam promover a saúde. Há numerosos exemplos: cursos pré-natais, preparação para a paternidade, planejamento familiar, prevenção de acidentes entre crianças, conselhos quanto ao uso de cintos de segurança e capacetes de proteção, prevenção de quedas para os idosos e informações para viajantes. A educação para novas experiências, como o nascimento de um filho e a paternidade, tem por base o princípio de que a capacidade de lidar com situações melhora com a preparação. A educação para a saúde é uma atividade de toda a equipe de atendimento à saúde, inclusive enfermeiros, terapeutas ocupacionais, fisioterapeutas e nutricionistas. Folhetos, livros e a internet podem ser recursos valiosos. A educação para a saúde também pode ter um papel na prevenção terciária. O aconselhamento antes de uma cirurgia pode reduzir a dor após a cirurgia e o tempo de hospitalização. As apresentações em vídeo podem ajudar as pessoas a fazer escolhas entre terapias alternativas, por exemplo, ao terem que tomar decisões a respeito de uma prostatectomia.

Um procedimento de rastreamento é aquele que se aplica a uma população não selecionada para identificar quem tem uma doença ou risco para contrair uma doença. Por exemplo, a população em uma fábrica ou cidade pode passar por um rastreamento para hipertensão. Na descoberta de caso, uma pessoa é identificada como portadora de uma doença ou risco de ter a doença pelo médico responsável por seu atendimento. Assim, uma pessoa pode ser identificada como hipertensa durante uma consulta para tratar de uma infecção cutânea. Fica claro que a descoberta de caso, e não o rastreamento, é o método utilizado na medicina de família e comunidade. O médico de família e comunidade é responsável pela identificação de anormalidades, sua avaliação e tratamento e seu acompanhamento.

ACONSELHAMENTO COMPORTAMENTAL HUMANO

Os padrões comportamentais humanos foram identificados como contribuidores em até 40% dos casos de morte prematura (Schroeder, 2007), e é aqui que as técnicas de aconselhamento comportamental devem ter impacto. A U.S. Preventive Services Task Force (USPSTF) define as intervenções de aconselhamento comportamental como os serviços preventivos projetados para auxiliar as pessoas a participarem em comportamentos saudáveis, limitando aqueles prejudiciais (Curry et al., 2014). Tais intervenções variam desde a terapia individual e conjugal até visitas educacionais em grupo, aconselhamento para cessação do tabagismo, exercícios regulares, dietas saudáveis e outros. Os médicos de família e comunidade podem ajudar as pessoas não apenas individualmente em suas práticas, mas também apoiando a comunidade, a saúde pública e as iniciativas políticas que sustentam ambientes de vida saudáveis.

A técnica de entrevistas motivacionais é útil na medicina de família e comunidade, pois considera muito o fato de que as pessoas fazem mudanças em seus estilos de vida em estágios. Esses estágios são a pré-contemplação (nenhum pensamento ou intenção de mudar), contemplação (pensando em fazer mudanças), preparação (aprontando-se para fazer mudanças), ação (mudanças de comportamento são efetivadas) e manutenção (as mudanças feitas são consolidadas e medidas são tomadas para evitar recaídas) (Prochaska, 1979). As intervenções para promover a saúde devem ser preparadas para o estágio específico de cada pessoa. Na fase de pré-contemplação, podem consistir em promover a consciência da pessoa sobre o problema e propiciar informação acerca das consequências conhecidas desse problema. Se a pessoa estiver na fase de contemplação, o médico encoraja a discussão sobre a percepção da pessoa a respeito dos pontos favoráveis e contrários à efetivação da mudança necessária e valida as razões para essa mudança. Quando a pessoa estiver no estágio de preparação e já tiver se comprometido a efetivar a mudança, a intervenção consiste em dar apoio à sua autoeficácia, identificar e dar suporte à solução de problemas, além de encorajar os pequenos passos iniciais. Depois de uma grande mudança ter sido feita, é importante dar apoio e acompanhamento e discutir as estratégias para lidar com dificuldades e evitar recaídas. Esse último passo é importante, pois, na sua falta, a pessoa tende a ver qualquer recaída como um fracasso e razão para desistir, e não um evento esperado que possa ser transformado em um passo positivo.

Ao adequar uma intervenção de promoção ou prevenção em saúde ao estágio de mudança em que se encontra a pessoa, otimiza-se o uso do tempo do médico e da pessoa e a eficácia da intervenção. Essa abordagem já se mostrou útil na cessação do tabagismo e em outras formas de aconselhamento em situações de adição, bem como para efetuar mudanças de estilo de vida, incluindo dieta e atividade física (Burke, Arkowitz e Menchola, 2003). Foi demonstrado que a técnica de entrevista motivacional é adaptável na medicina de família e comunidade, além de melhorar a comunicação em várias questões relacionadas ao estilo de vida (Soderlund, Madson e Rubak, 2011).

A AVALIAÇÃO DO RASTREAMENTO E BUSCA DE CASOS

Para justificar a aplicação dos procedimentos de rastreamento ou busca de caso, as seguintes condições devem ser cumpridas:

1. A doença em questão deve ser um problema grave de saúde.
2. Deve haver uma fase pré-sintomática durante a qual o tratamento pode mudar a evolução da doença com mais sucesso do que na fase sintomática.
3. O procedimento de rastreamento e o tratamento que o segue devem ser aceitáveis para o público.
4. O procedimento de rastreamento deve ter índices de sensibilidade e especificidade aceitáveis.
5. O procedimento de rastreamento e o subsequente tratamento devem ser custo-efetivos.

A hipertensão grave preenche esses critérios, uma vez que, se não for tratada, estará associada a taxas de mortalidade elevadas por acidente vascular cerebral e doença cardíaca; além disso, o procedimento de detecção tem alta especificidade e sensibilidade, e foi demonstrado, em estudos randomizados, que o tratamento antes da ocorrência de dano a qualquer órgão aumenta a sobrevida. Por outro lado, o antígeno prostático específico falha como teste de rastreamento segundo estes critérios para o câncer de próstata, devido a uma relativamente pouca sensibilidade (63%–83%)[2] e especificidade (90%). A sensibilidade reduz com o aumento da idade e, em casos de hipertrofia prostática benigna, há controvérsias sobre se a prostatectomia precoce aumenta a sobrevida (Fradet, 2007; Labrecque, Legare e Cauchon, 2007), além de haver as complicações conhecidas da biópsia pelo rastreamento com resultados falsos positivos. Além disso, não há evidência de estudos caso-controle randomizados que mostrem que a prostatectomia para um carcinoma em estágio inicial aumente a sobrevida.

A eficácia do rastreamento é, por vezes, aceita com base em evidências que ignoram certos problemas. Primeiro, as pessoas que são voluntárias em programas de rastreamento frequentemente são aquelas destinadas a desfechos favoráveis devido a outras razões. Segundo, a sobrevida aumentada como resultado do rastreamento pode apenas representar um tempo mais longo no qual a doença foi conhecida (viés da antecipação diagnóstica). E, terceiro, os programas de rastreamento tendem a identificar variantes de doenças de progressão lenta, já que apresentam maior probabilidade de ter uma fase pré-sintomática mais longa. Por exemplo, um carcinoma altamente maligno tem poucas chances de ser identificado em uma triagem em razão de que provavelmente causa sintomas desde o início do curso da doença. Por todas essas razões, a melhor evidência para dar suporte a um procedimento de rastreamento é aquela obtida em estudos caso-controle randomizados que analisam a mortalidade, e não a duração de sobrevida, como variável principal de desfecho. A crescente disponibilidade de exames tornou essencial que as decisões sobre rastreamento sejam feitas apenas depois de uma avaliação rigorosa e crítica das evidências. Como veremos na próxima seção, geralmente não é o que acontece.

RASTREAMENTO DE ANTECEDENTES HISTÓRICOS: PESSOAS COMO PACIENTES PARCIAIS

Armstrong (1995) chamou a atenção para o surgimento do que ele designou de "medicina da vigilância" no século XX. Historicamente, o "olhar da medicina" desviou-se da medicina à beira do leito, na qual a experiência de doença e o sintoma eram o mesmo, para a medicina hospitalar, no final do século XVIII, com o estabelecimento do sistema de hospitais em Paris. Na medicina hospitalar, os sinais e sintomas estavam ligados à patologia subjacente cuja existência podia ser inferida. A correlação clinicopatológica se tornou o foco do trabalho na biomedicina. A ligação entre a lesão patológica e o agente causador parecia colocar a medicina em um caminho de objetividade. Com o avanço da tecnologia e da compreensão biológica, a biomedicina fez grandes avanços no tratamento de experiências com doenças nas pessoas, mas talvez tenha tido menos impacto na saúde da população.

Começando com as preocupações em relação à saúde de crianças e, por fim, à saúde da população como um todo, as pesquisas sociomédicas do século XX foram instrumentais no desenvolvimento da ideia de que a experiência com a doença e a própria doença existiam em um *continuum* que incluía um estado pré-mórbido, anterior ao desenvolvimento de sinais e sintomas. O "olhar médico" desviou do corpo da pessoa com sinais e sintomas para a comunidade e o estilo de vida. A comunidade passou a ser o "espaço" da experiência com a doença.

Como ocorreu uma "transição epidemiológica" de doenças infecciosas para doenças crônicas não contagiosas, a ideia de um agente causador específico deu lugar a um modelo multifatorial. As técnicas de probabilidade estatística reforçaram a noção de uma "gradação quantitativa" da saúde ruim. "Assim, as pessoas com alto risco passaram a ser interpretadas como tendo uma condição médica latente, mesmo que houvesse apenas uma probabilidade de que elas desenvolveriam sintomas ou alterações patológicas" (Greaves, 2004, p. 116). Não era mais necessário que as pessoas se sentissem doentes para buscar atenção médica e se tornar pacientes. Elas poderiam ser identificadas por meio de exames como tendo fatores de risco e se tornariam anormais sob o ponto de vista médico. A experiência subjetiva da pessoa era desnecessária para fazer um diagnóstico.

A partir desse conceito de "medicina de vigilância", David Greaves (2004) desenvolve a noção de "pacientes parciais". Essas pessoas representam uma categoria de pessoas da sociedade que não se sentem doentes ou incapazes, mas foram medicamente informadas de que podem ter ou podem estar sob risco de ter uma doença. Há dois principais tipos de pessoas como pacientes parciais: aquelas que são identificadas a partir de práticas de rastreamento ou medicina preventiva (p. ex., colesterol sérico elevado, hipertensão, história familiar genética de doença de Huntington) e aquelas que têm uma condição médica reconhecida que fez com que elas se sentissem doentes no passado, mas que está em remissão ou controlada no momento (p. ex., diabetes melito controlado, angina estável, câncer em remissão). É o primeiro tipo, aquelas identificadas por rastreamento ou práticas de medicina preventiva, que é principalmente considerado neste capítulo.

Greaves vê as pessoas como pacientes parciais como uma consequência natural de uma abordagem biomédica. A separação entre a experiência subjetiva de doença e o diagnóstico tornou conceitualmente possível procurar doenças em populações aparentemente saudáveis. É necessário que os médicos de família e comunidade reconheçam que a medicina de vigilância coloca um ônus sobre eles para garantir que as práticas de rastreamento sejam benéficas e que os prós e contras dos exames de rastreamento sejam adequadamente avaliados para as pessoas.

Problemas na interpretação e aplicação de evidências

Mesmo quando a avaliação foi realizada por especialistas na área, há muitos exemplos de fracassos ao aplicar padrões rigorosos na avaliação das evidências.[1] Na verdade, a inclusão de especialistas tem seu próprio risco, já que o envolvimento profundo em uma questão pode gerar tanto entusiasmo em sua promoção que a evidência contraditória é ignorada.

A seguir são descritos alguns exemplos.

Ignorar evidências contrárias

Na última metade do século XX, a pesquisa sobre dieta e doença cardíaca se concentrou em gorduras saturadas e não considerou outros fatores como o açúcar, ainda que houvesse ao mesmo tempo evidências significativas de que a ingesta de açúcar era um fator importante (Sinatra, Leder e Bowden, 2014). O trabalho de Ansel Keys (Keys et al., 1984) foi altamente influente sobre o pensamento em relação ao aumento da ocorrência de doença cardiovascular (DCV). A hipótese dieta-coração sustenta que a gordura saturada na dieta e, em algumas versões da hipótese, o colesterol na dieta eram fatores contribuintes importantes para a doença cardíaca. De modo alternativo, Yudkin (1964) juntou fortes evidências de que os carboidratos da dieta, em especial o açúcar refinado, eram um fator contribuinte ainda mais importante. Apesar das evidências do contrário, mostrando que as gorduras saturadas não eram importantes fatores contribuintes para a DCV, a hipótese dieta-coração dominou o pensamento médico e a cultura popular por muitos anos. A evitação de gorduras pode ter contribuído para o aumento dos carboidratos na dieta, o qual caracterizou as dietas ocidentais e, assim, foi ligado à "epidemia" de diabetes. À medida que a atenção se afastou de um foco nas gorduras da dieta, surgiram outras teorias mais bem sustentadas em relação à DCV, como aquelas relacionadas a inflamação e disfunção mitocondrial, bem como a ERO (espécies reativas de oxigênio), o que é aumentado pelos carboidratos da dieta e óleos vegetais usados no preparo de alimentos. Foi demonstrado que os ácidos graxos trans estavam envolvidos na disfunção cardíaca e nas anormalidades de lipídeos sanguíneos, causando patologia cardíaca significativa. Assim, enquanto as gorduras saturadas eram culpadas, os verdadeiros causadores eram os ácidos graxos trans e os carboidratos, incluindo alimentos ricos em amido como batatas e arroz, cereais processados, massas e pães. É impressionante que já no início do foco nas gorduras saturadas, havia evidências de que os carboidratos na dieta eram os culpados. Demorou 50 anos para que se superasse esta ortodoxia errada.

Não levar em consideração o impacto de resultados falsos positivos

Exames como o preventivo de câncer de colo do útero (teste de Papanicolaou), mamografias e teste do antígeno prostático específico (PSA) são rastreamentos iniciais que, se forem positivos, exigem exames adicionais para confirmar o resultado. Quando o número de resultados falsos positivos em exames de rastreamento é alto, muitas pessoas normais têm de fazer exames adicionais, com os riscos que os acompanham e a ansiedade causada por esse processo.

Por exemplo, se for usado um exame de rastreamento com sensibilidade de 90% e especificidade de 96% em uma população em que a prevalência é de 0,6% (não incomum para alguns tipos de câncer na medicina de família e comunidade), 88% dos resultados anormais serão falsos positivos. Isso significa que, se 1.000 pessoas forem rastreadas, 6 apresentarão o problema e 40 serão falsamente rotuladas como positivas e farão exames adicionais, o que pode por si só envolver alguma morbidade e até mesmo mortalidade (para maior discussão sobre o risco do rastreamento, ver Woolf e Harris, 2012).

O ritual dos exames anuais

Quando são introduzidos novos exames de rastreamento, Geralmente há um período em que eles são realizados anualmente. Quando se acumula o conhecimento sobre o impacto dos exames na saúde da população e se faz ajustes para o custo-benefício, os intervalos dos exames costumam mudar. Os exames de Papanicolaou eram recomendados anualmente para todas as mulheres quando ficavam sexualmente ativas. Mais recentemente, a recomendação mudou para se iniciar os testes aos 21 anos e fazer o rastreamento a cada 3 anos até a idade de 65 anos. Para mulheres com idade entre 30 e 65 anos, o intervalo do rastreamento pode aumentar para 5 anos quando o rastreamento citológico é combinado com o exame para o papilomavírus humano (HPV) (U.S. Preventive Services Task Force, 2012).

A quimera do consenso universal

Depois de levar em consideração todas as evidências, as decisões sobre rastreamentos e exames preventivos ainda dependem do juízo de cada um. Não há uma única resposta correta para perguntas, por exemplo, sobre o ponto de corte entre "normal" e "anormal", o nível em que o tratamento é indicado ou a frequência de exames. As respostas variam de um país para outro, dependendo de fatores culturais e econômicos. Depois de revisar as diretrizes para o colesterol em seis países, Rosser e colaboradores (1993) concluíram que as políticas e diretrizes tendem a ser mais influenciadas por fatores políticos e econômicos do que por evidências de benefícios à saúde. As avaliações preparadas pelo projeto internacional Cochrane provavelmente serão interpretadas de forma diferente em cada país.

Extrapolação para além do grupo avaliado no estudo

Quando um estudo estabelece que um exame de prevenção é justificado para um grupo etário de certo sexo, há uma tendência em assumir que a evidência também justifica o uso do procedimento em outros grupos, como para mulheres e idosos de ambos os sexos. Isso não pode ser aceito sem questionamentos, já que as diferenças biológicas entre homens e mulheres, entre crianças, adultos maduros e idosos, tornam muito possível que critérios diferentes sejam adequados. A maioria dos estudos sobre colesterol e doença cardíaca foi feita com grupos de homens de meia-idade. Mais de 10 mil homens com doença coronariana preexistente fizeram parte de estudos acerca de redução do colesterol, porém, apenas pouco mais de 400 mulheres participaram, o que é muito pouco para resultados definitivos (Rich-Edwards et al., 1995). Apenas 5.800 de mais de 30 mil pessoas incluídas em estudos sobre prevenção primária sobre a redução do colesterol eram mulheres, um número insuficiente para alcançar o poder estatístico necessário. Com um maior conhecimento, recomenda-se agora que todos os homens com mais de 35 anos façam rastreamento para anormalidades de lipídeos, mas para as mulheres o rastreamento somente deve iniciar na idade de 45 anos e naquelas de alto risco (USPSTF, 2008). Alguns ensaios clínicos podem incluir números equilibrados de ambos os sexos, mas não podem apresentar os resultados separadamente. Os estudos também tendem a recrutar pessoas com menos doenças intercorrentes do que na população em geral.

O conceito de risco

É útil fazer a diferenciação entre risco e incerteza. Risco se refere à situação em que é possível determinar a probabilidade de diferentes desfechos clínicos. Há incerteza quando não é possível prever essas probabilidades. Não é incomum encontrar incertezas chamadas de riscos, obscurecendo dessa forma a falta de conhecimento. A identificação de fatores de risco tornou-se um dos objetivos mais importantes da pesquisa epidemiológica, e um número crescente de relatos tem aparecido em revistas médicas (Skolbekken, 1995). Muito do que foi achado por essas pesquisas acabou criticado por sua confusão conceitual (Hayes, 1992) e falta de rigor científico (Feinstein, 1988). Muitos estudos não começam com uma hipótese baseada na observação clínica. Os fatores a serem testados para a associação com um distúrbio alvo não são, assim, determinadas com antecedência. Em vez disso, grandes números de variáveis são sujeitos a manipulações estatísticas facilmente calculadas com o auxílio de modernos computadores. Quando uma relação estatisticamente significativa aparece, pode ser interpretada de forma equivocada como uma relação causal. Raramente uma semana passa sem que um desses resultados seja relatado na mídia, o que aumenta a ansiedade do público e mina a confiança das pessoas em sua capacidade de conduzir uma vida saudável. Relatos com erros metodológicos importantes foram aceitos por revistas médicas de ponta. Mais de 80 mil artigos sobre risco foram publicados entre 1987 e 1991 (Skolbekken, 1995).

A identificação de um fator causal, como o fumo para o câncer de pulmão, geralmente começa com uma observação clínica ou uma hipótese baseada em alguma conexão lógica entre o fator e o distúrbio alvo. Uma coorte de pessoas com o distúrbio alvo é organizada com atenção especial para evitar qualquer viés de seleção. Um grupo controle com participantes que não têm o distúrbio alvo é obtido, novamente com cuidado para que os grupos formem pares de acordo com todas as variáveis que poderiam alterar o fator em questão. Os grupos são então comparados para a presença do fator. Para qualquer fator que dependa de relato pessoal, tal como dieta ou fumo, grande cuidado deve ser tomado para validar os questionários e evitar o viés de memória. Muitos estudos não seguem esse procedimento. Como não há uma hipótese para guiar a formação de uma coorte, muitas vezes se usa uma coorte por conveniência, selecionada para algum outro propósito. Os investigadores, dessa forma, não têm controle sobre o modo como os dados são coletados, nem na entrada no estudo, nem mais tarde. Para evitar o viés de seleção, é crucial que o distúrbio alvo seja investigado de forma igualmente completa nos grupos com e sem o distúrbio, de modo que casos "silenciosos" no segundo grupo não escapem à observação. Por exemplo, a associação aparente entre consumo de álcool e câncer de mama poderia ser explicada se as pessoas que bebem muito tivessem maiores chances de ser diagnosticadas por receberem uma maior atenção médica, ou se as pessoas que bebem moderadamente fossem de uma classe social diversa daquela das pessoas que não bebem e com mais probabilidades de consultar preventivamente.

Mesmo quando estudos bem planejados mostram uma relação causal entre um fator e distúrbio alvo, e ensaios randomizados mostram que a modificação do fator pode alterar o desfecho, algumas extrapolações injustificadas podem ser feitas para grupos de pessoas não representadas naquela coorte. Estudos com homens podem ser extrapolados para mulheres, ou estudos com pessoas mais jovens, para idosos (McCormick, 1994).

Uma metodologia falha leva ao acúmulo de "fatores de risco" que não são mais do que associações estatísticas entre observações. Mais de 300 fatores de risco para doença coronariana foram identificados (Skrabanek e McCormick, 1990). O termo "fator de risco" inclui vários conceitos bem diferentes de risco. Ele não diferencia entre fatores causais, como tabagismo para o câncer de pulmão, e aqueles que são contingenciais, como idade e sexo para a doença arterial coronariana. Ele também não diferencia entre fatores inalteráveis e aqueles que podem ser mudados. Denomina-se um fator de risco como doença ou causa da doença por questão de convenção. O nível de colesterol no sangue acima de um valor crítico é chamado de fator de risco para doença coronariana. O nível de açúcar no sangue acima de um valor crítico é denominado uma doença (o diabetes), mesmo que não haja sintomas. O carcinoma de próstata sem sintomas, descoberto durante a prostatectomia transuretral, é chamado de doença, não de fator de risco, apesar de talvez nunca progredir até um estágio em que cause sintomas.

Para Foss e Rothenberg (1987), os fatores de risco tendem a ser chamados de causas quando se encaixam no paradigma mecanicista predominante; os fatores comportamentais são chamados de fatores de risco mesmo quando têm uma relação causal com a doença. Skrabanek e McCormick (1990, p. 94) acreditam que os fatores de risco devem ser chamados de "marcadores de risco", para deixar claro que são associados a probabilidades alteradas de desenvolvimento da doença, e não necessariamente relativos à doença de forma causal. A epidemiologia chegou à sua maturidade quando a doutrina da causação específica começou a se enfraquecer.

As doenças infecciosas forneceram o modelo para que as doenças fossem definidas em termos de um único agente causal, apesar de múltiplos fatores no hospedeiro e no ambiente contribuírem para a rede de causação. O fator isolado como a causa foi aquele "necessário" para que um caso fosse classificado como um exemplo daquela doença. Com as doenças infecciosas do século XIX, essa doutrina funcionava bem. Atualmente, entretanto, a doença infecciosa é frequentemente nosocomial, e a "causa" tem de ser buscada em alguma mudança que afetou o hospedeiro. A doutrina da causação específica não funciona bem para doenças crônicas, que geralmente não podem ser classificadas em termos de uma única causa necessária. A epidemiologia está, dessa forma, tornando-se uma ciência probabilística. A identificação de fatores fortemente associados à doença é um procedimento válido desde que esses sejam tratados como hipóteses a serem testadas. Se um estudo prospectivo mostra uma relação causal, então o fator deve ser classificado como uma causa. A magnitude de sua contribuição na rede causal também deverá ser expressa em termos de probabilidades.

A necessidade de ter uma hipótese não deve impedir que se perceba a importância de descobertas inesperadas. Muitas descobertas importantes foram o resultado inesperado de pesquisas feitas com outro propósito. O curso normal dos eventos é que os achados sejam confirmados por um estudo em que o achado inesperado torna-se uma nova hipótese.

Percepção de risco a partir do conhecimento das pessoas sobre suas histórias de família

Mostrou-se que as pessoas que têm história familiar de câncer de mama, câncer de cólon, diabetes e doença cardíaca têm percepção desse risco (Walter e Emery, 2006). Entender o risco familiar pode ter influência na motivação para tomar medidas preventivas e adotar um comportamento saudável. Os modelos estruturados foram montados para integrar diferentes crenças sobre saúde e para entender seus papéis na previsão de comportamentos relacionados à saúde.

O Common Sense Model of Self-Regulation of Health and Illness (CMS) de Leventhal (Leventhal et al., 2003) surgiu da observação de que os sintomas biomédicos (ou identidade) representavam apenas um tipo de informação da percepção necessária para avaliar uma situação de risco à saúde. Outros atributos de ameaças usadas no CSM foram enumerados (Walter e Emery, 2005):

1. Identidade: fontes internas e externas de informação acerca de experiência com a doença de um parente (p. ex., um sintoma ou informação de que um parente tem uma doença)
2. Escala temporal da ameaça (linha de tempo)

3. Potencial para afetar a expectativa de vida ou a qualidade de vida
4. Fator percebido como causa do problema de saúde
5. Capacidade de controle: a possibilidade de lidar com o problema de saúde

Em seu estudo, Walter e Emery usaram a estrutura do CSM para comparar e contrastar as percepções sobre a história da família entre pessoas da atenção primária com história familiar de câncer, doença cardíaca ou diabetes. Os participantes eram recrutados em duas clínicas de atendimento geral, e a estratégia de amostragem tinha como objetivo juntar uma variedade tão ampla quanto possível de idades, gêneros, níveis educacionais e graus de risco familiar. Foram conduzidas entrevistas qualitativas semiestruturadas por uma pessoa (F. M. Walter), principalmente nas casas dos entrevistados, com duração de cerca de uma hora. Havia flexibilidade para discutir questões importantes.

O estudo de Walter e Emery foi o primeiro a examinar as variações entre doenças nas percepções de histórias de família em uma amostra da atenção primária. Isso demonstra que há alguns benefícios em obter os dados relevantes dessa forma. A partir de um ponto de vista científico, as longas interações entre o entrevistado e o investigador permitem que haja exatidão dos dados. Para o médico de família e comunidade, esses dados importantes são obtidos em primeira mão e podem ser colocados nos registros da pessoa. (Nenhum dos investigadores fazia parte de nenhuma das clínicas onde ocorreu o recrutamento.) Walter e Emery apresentam seus resultados em comparação com as categorias de consequências e linha do tempo, capacidade de controle e ameaças relativas de câncer, doença cardíaca e diabetes. Em cada caso, os comentários do entrevistado são reproduzidos exatamente em conjunto com os achados do investigador.

Antes da publicação citada, Fiona Walter e colaboradores haviam publicado dois outros trabalhos sobre o mesmo tema.

Walter e Emery escrevem:

> A história da família tem se tornado uma característica cada vez mais importante na promoção da saúde e na detecção precoce de doenças crônicas comuns na atenção primária. Estudos anteriores de pessoas de clínicas de genética sugerem que há uma divergência entre o modo como as pessoas com história familiar de uma doença percebem e entendem seu risco e o risco calculado por profissionais da saúde [...] o que exatamente constitui ter uma história familiar de uma doença variava entre os participantes. O desenvolvimento de um senso pessoal de vulnerabilidade a um problema de saúde na família dependia não apenas da abordagem biomédica [...] mas também da interação com outros fatores (p. 405).

Esses fatores incluíam: o impacto emocional de testemunhar a experiência com uma doença na família, o relacionamento pessoal com o membro na família e as diferentes crenças a respeito da contribuição da natureza e do ambiente para a experiência de doença. A história de saúde da família pode fazer com que algumas doenças sejam mais salientes para as pessoas, mas geralmente menos do que seu risco calculado (Acheson, Wang e Zyzanski, 2010).

Risco absoluto, risco relativo e número necessário para tratar

O médico de família e comunidade necessita de alguma estratégia para aplicar os dados epidemiológicos a indivíduos e explicar suas implicações para as pessoas. O "número necessário para tratar" é uma forma de transmitir significância tanto estatística quanto clínica. É definido como o número de pessoas que o médico deverá tratar para que previna um evento adverso. Para as pessoas, isso é muito mais fácil de entender do que quando se usa porcentagem. Vale ressaltar que muitas pessoas têm dificuldades de entender porcentagem, até mesmo para calcular o valor da gorjeta do garçom.

Os resultados de pesquisa geralmente são expressos em termos de redução de risco relativo. Isso não tem qualquer associação, entretanto, com a probabilidade de um indivíduo desenvolver a doença. Se o risco absoluto é muito pequeno, o aumento do risco, apesar de proporcionalmente alto, poderá ser muito pequeno. O risco 30% maior de câncer de pulmão em fumantes passivos, comparados a outros não fumantes, leva-os de uma probabilidade de 0,09 por 1.000 para 0,12 por 1.000 (Skrabanek e McCormick, 1990, p. 40-41).

O número necessário para tratar é a função inversa da redução de risco absoluto (Laupacis, Sackett e Roberts, 1988). Cook e Sackett (1995), por exemplo, usaram dados de uma revisão sobre terapia contra hipertensão (Collins et al., 1990). Pessoas com hipertensão moderada e que receberam placebo tiveram uma expectativa de 1,5% de ter um AVC em um período de cinco anos, em comparação com 0,9% naqueles que estavam recebendo medicamentos anti-hipertensão, o que dá uma redução de risco de 0,015 – 0,009 = 0,006. A função inversa desse número é aproximadamente 167, de forma que 167 pessoas teriam de ser tratadas por cinco anos para prevenir um AVC. Esse cálculo assume que o risco inicial de uma pessoa é o mesmo que o risco inicial para as pessoas incluídas no estudo, o que pode não ser o caso. Se o risco inicial de uma pessoa é maior a uma taxa de f vezes o risco para as pessoas no estudo, o novo número necessário para tratar é o número original dividido por f. Se o risco inicial de uma pessoa for duas vezes o risco daqueles incluídos no estudo, o número necessário para tratar seria 167/2, ou seja, 83.

Isso poderia ser explicado para uma pessoa com o mesmo risco inicial das pessoas no estudo da seguinte forma: "se 100 homens como você forem acompanhados por cinco anos, aproximadamente dois terão um AVC; e os outros 98, não". Não sabemos se você é um dos dois ou estará entre os outros 98. Se você baixar sua pressão sanguínea tomando medicação contra hipertensão, poderá pular para o outro grupo. Dessa forma, dos 100 homens como você, um terá um AVC; os outros 99, não. Não sabemos se você é esse um ou estará entre os outros 99. De qual grupo você quer fazer parte: daqueles que aceitaram essa situação, ou daqueles que tomaram a medicação?

DIRETRIZES CLÍNICAS

O próprio volume das evidências atualmente disponíveis torna impossível que qualquer médico tome por base sua própria revisão crítica da literatura para conduzir seu trabalho. A fim de atender a essa necessidade, instituições, grupos acadêmicos, grupos de profissionais e outras organizações desenvolveram recomendações ou diretrizes sobre questões como exames diagnósticos, manejo de doenças e procedimentos de prevenção. O processo varia de um grupo para o outro. Por vezes, as diretrizes são desenvolvidas por um grupo de especialistas para o assunto em questão. O problema dessa abordagem é que os especialistas desenvolvem um entusiasmo por seus assuntos e podem ficar inclinados a deixar de lado algumas evidências críticas. Mesmo quando vozes de dissenso elevam-se, pode ser difícil encontrar quem as escute. O processo é descendente, de "cima para baixo". As recomendações são passadas para os médicos sem que tenham a oportunidade de receber *feedback* durante o tempo em que as diretrizes estão sendo desenvolvidas. Isso pode desencadear disputas entre clínicos e especialistas. A situação fica mais complexa quando os membros dos painéis que desenvolvem as diretrizes têm ligações financeiras com a indústria que se beneficia com as recomendações, criando conflitos de interesse (Norris et al., 2011).

O processo desenvolvido pelo Dutch College of General Practitioners (NHG) é um exemplo de uma abordagem oposta, de "baixo para cima", na qual os médicos deram início e participaram de todo o processo. A meta é alcançar um equilíbrio entre as diretrizes baseadas em evidências e as diretrizes que são possíveis na prática (Grol, Thomas e Roberts, 1995). Um comitê de aconselhamento independente composto por médicos experientes seleciona o tópico. Um grupo de trabalho de 4 a 8 médicos de família e comunidade é nomeado, representando uma mistura de experiências científicas e práticas. O grupo analisa a literatura, avalia experiências clínicas e constrói um consenso que leva a uma versão inicial das diretrizes. Como as evidências científicas frequentemente não existem ou são controversas, as discussões são muitas vezes extensas. Apenas 5 a 10% das diretrizes podem ser baseados em evidências científicas (Grol, Thomas e Roberts, 1995).

A versão inicial das diretrizes é enviada para comentários para 50 clínicos gerais selecionados aleatoriamente e para revisores externos que são, geralmente, especialistas no assunto. Após essa revisão, o grupo de trabalho tem de defender suas diretrizes frente a um grupo crítico de clínicos gerais com alto padrão acadêmico e profissional. As diretrizes definitivas são, assim, publicadas na revista científica dos médicos de família e comunidade da Holanda, e programas educacionais são desenvolvidos. Por fim, o impacto das diretrizes é avaliado pelas pesquisas, e são fornecidas atualizações sempre que novas evidências tornam-se disponíveis. Cerca de metade dos membros dos grupos de trabalho são clínicos gerais com posições acadêmicas, alguns dos quais já realizaram pesquisas na área do tópico das diretrizes. As diretrizes são revisadas e atualizadas a cada 3-5 anos, dependendo do surgimento de novas informações. A disseminação das diretrizes é acompanhada por iniciativas educacionais. Após 10 anos, foram desenvolvidas e disseminadas mais de 70 diretrizes clínicas (Grol, 2001). O sistema holandês só seria possível em um país em que a pesquisa em clínica geral e a prática acadêmica geral são bem apoiadas.

As diretrizes clínicas são uma ferramenta que pode reforçar o cuidado das pessoas, e a concordância geral sobre os métodos e procedimentos para seu desenvolvimento (Burgers et al., 2003) melhorou a qualidade das diretrizes. Porém, ainda há alguns problemas (Grol e van Weel, 2009). Nem todas as diretrizes clínicas aderem aos critérios colaborativos da AGREE (http://www.agreetrust.org/), o que pode algumas vezes levar a uma ampla variação e, assim, à confusão. Elas frequentemente visam entidades patológicas únicas e não consideram a complexidade introduzida pela multimorbidade. Muitas diretrizes clínicas contêm muitas recomendações e não salientam aquelas mais importantes ou alvos principais, dificultando a sua implementação. Por fim, as ferramentas para essa implementação na prática costumam não estar presentes.

> As limitações e a importância de se delinearem as diretrizes para circunstâncias altamente diferentes, sob as quais os clínicos encontram as pessoas, devem ser reconhecidas. Isso é ainda mais importante quando há incentivos financeiros ligados a diretrizes baseadas em evidências (Grol e van Weel, 2009, p. 438).

Com o crescimento dos planos de saúde, há temores de que as diretrizes passem a ser obrigatórias, dessa forma limitando a liberdade clínica dos médicos de aplicá-las de acordo com seus critérios. Há também um temor de que, em casos legais, o fato de não seguir as diretrizes possa ser usado como evidência de erro médico.

MÉTODOS PREVENTIVOS NA MEDICINA DE FAMÍLIA E COMUNIDADE

A fonte de efetividade de um médico de família e comunidade é seu conhecimento dos pontos fortes e vulnerabilidades das pessoas e suas famílias. As probabilidades estatísticas e as recomendações das autoridades sempre devem ser aplicadas a um indivíduo. Um fumante compulsivo deveria ser aconselhado a parar, mas o que fazer se ele tem esquizofrenia crônica e encontra no ato de fumar um de seus poucos confortos? A amniocentese deve ser oferecida a mulheres grávidas com 35 anos ou mais, ou se o risco de ter um filho com síndrome de Down for semelhante ao de uma mulher de 35 anos. Mas e se for uma mãe solteira de 33 anos com poucas habilidades para lidar com problemas e dúvidas sobre sua capacidade de criar uma criança com síndrome de Down, ou uma mulher casada cujo marido não tem bem clara sua opção quanto a ser pai? O conhecimento que os médicos de família e comunidade têm das pessoas aumenta sua efetividade de outras formas: as intervenções podem ser feitas no momento em que as pessoas estiverem mais receptivas, e as oportunidades podem ser usadas para aumentar a confiança da pessoa em sua saúde.

Durante muitos anos, uma das bases da prevenção na medicina de família e comunidade foi o exame físico anual, no qual se combinava uma avaliação da história e um exame físico com uma bateria de exames de rastreamento. A prática de aplicar um pacote de exames de rastreamento para uma população também é chamada de "rastreamento multifásico". As evidências experimentais não conseguiram mostrar que esse tipo de rastreamento multifásico aplicado durante um exame físico anual tenha impacto nas taxas de mortalidade totais (Holland et al., 1977; Dales, Friedman e Collen, 1979). Esses estudos não encontraram dado algum significativamente diferente nas taxas de mortalidade gerais entre os grupos de tratamento e controle. Todavia, em um estudo (Dales et al., 1979), a mortalidade para algumas das doenças para as quais os rastreamentos eram direcionados mostrou taxas significativamente melhores no grupo que passou pelo rastreamento. Esses resultados indicam que os programas de rastreamento devem ser avaliados de acordo com as taxas de mortalidade específica e geral.

Usado como uma estratégia de prevenção na medicina de família e comunidade, o exame físico anual também é alvo de várias outras objeções:

1. Tem pouca relação com as necessidades específicas de diferentes grupos etários.
2. Devido à natureza global do exame físico completo, frequentemente inclui exames que não preenchem os critérios para aceitação de um procedimento de rastreamento ou de descoberta de caso, como o eletrocardiograma.
3. O exame anual pode não ser mais eficaz do que o exame menos frequente (ver discussão anterior).
4. Na maioria das clínicas, exames físicos completos só são realizados para aquela parcela da população que os exige ou que, pelo menos, os aceita. Se cada pessoa em uma área com 2 mil pessoas tivesse um exame de saúde anual de 20 minutos, isso manteria ocupado o médico em tempo integral por 22 semanas a cada ano.

Em outras palavras, o exame físico anual é uma estratégia inadequada para a aplicação dos modernos conhecimentos sobre procedimentos preventivos na medicina de família e comunidade.

A abordagem usada para prevenção, chamada de "exame de saúde periódico" (ESP), oferece uma estratégia mais racional para a medicina de família e comunidade. Baseia-se nos seguintes princípios:

1. Os exames e procedimentos são repetidos a intervalos determinados por evidências epidemiológicas, e não por escolha arbitrária.
2. Quando possível, são agrupados em "pacotes", com o intuito de que o número de consultas que uma pessoa tem de fazer seja reduzido.
3. É feito o uso máximo de todas as consultas por qualquer propósito como oportunidades para descobrir casos. Em um ano, 70% da população de uma área é vista pelo menos uma vez. O número médio de consultas por indivíduo é aproximadamente quatro por ano. No período de cinco anos, praticamente toda a população da área de um serviço de saúde terá passado pelo consul-

tório do médico. Um procedimento relativamente direto, como detecção de hipertensão, pode ser quase que inteiramente realizado como uma ação de descoberta de caso.
4. Exames e procedimentos de triagem não serão incluídos, a não ser que haja boa evidência de sua eficácia. Por exemplo, não há justificativa para incluir uma radiografia de tórax.

Como o exame periódico de saúde faz uso mais eficiente do tempo e dos recursos do que o exame anual, a estratégia pode ser aplicada a toda a população de cada serviço de atendimento à saúde. Toda a equipe do serviço, inclusive os enfermeiros de medicina de família e comunidade e os enfermeiros de saúde pública, podem participar do processo. A revisão de estudos sobre ESP agendados concluiu que eles melhoram a oferta de alguns serviços recomendados e reduzem a preocupação das pessoas (Boulware et al., 2007). A partir da perspectiva do médico de família e comunidade, o tempo extra que é normalmente oferecido para o ESP permite um melhor conhecimento da pessoa e do seu contexto, construindo uma relação mais forte entre pessoa e médico.

As ferramentas de organização

Para praticar a medicina preventiva de forma organizada, é preciso existir um sistema de registros adequadamente desenvolvido. Dois tipos de registros são necessários:

1. Para a pessoa individualmente. Se todas as consultas com o médico devem ser usadas para a descoberta de casos, o médico deve ser capaz de ver facilmente todos os registros da pessoa, por quais procedimentos preventivos ela passou e quais procedimentos devem ser feitos em um ano específico. Isso pode ser realizado por meio de um fluxograma. Diferentes tipos de fluxogramas podem ser usados para diferentes grupos etários e por sexo.
2. Para toda a população atendida. A não ser que haja algum sistema para monitorar procedimentos de prevenção em toda a população, não há maneira de saber se os objetivos da prática de prevenção foram alcançados ou não. Não há como saber que crianças continuam não imunizadas, quais adultos não tiveram sua pressão arterial medida, quais mulheres não fizeram o preventivo de câncer, nem mamografia, ou que pessoas com diabetes não vieram consultar para acompanhamento.

A manutenção de registros na medicina de família e comunidade tem progredido rapidamente com o crescente uso de sistemas eletrônicos. É ainda verdade, entretanto, que alguns médicos não completaram a transição para esses sistemas e permanecem com sistemas com base em papéis. Mesmo com simples registros em papel, muitas ferramentas úteis foram desenvolvidas com o objetivo de acompanhar os procedimentos de medicina preventiva. Um sistema útil é o registro por idade/sexo. Um método mais simples é colar uma etiqueta colorida na ficha da pessoa quando um procedimento específico for feito. Uma etiqueta vermelha poderia significar que a medição de pressão foi feita entre os anos de 2011 e 2012. Ao olhar rapidamente todas as fichas no final de 2013, poderiam ser identificadas as pessoas que não consultaram para que sua pressão fosse medida nos dois anos anteriores. Esse método também pode ser usado para identificar pessoas que correm algum risco específico.

Os sistemas de registros computadorizados usados na medicina de família e comunidade viabilizaram a apresentação de lembretes sobre prevenção, feitos sob medida para a pessoa e que aparecem na tela do computador no momento da consulta. Assim, por exemplo, se uma mulher não fez uma mamografia no momento indicado, quando consultar para receber uma nova prescrição, aparecerá na tela um lembrete em seu registro eletrônico, e o médico pode usar a consulta para lembrá-la da importância de fazer aquele exame.

Registros eletrônicos de pessoas também facilitam a derivação de dados agregados da população atendida, o que preenche o segundo requisito mencionado. Médicos de família e comunidade, usando esses sistemas, podem rapidamente obter a lista de todas as pessoas com diabetes em seu serviço de saúde e até mesmo mostrar os valores médios de hemoglobina A1C para aquela coorte de pessoas. As companhias de seguro e os planos de saúde governamentais estão usando o cumprimento desses marcos da medicina preventiva como forma de decidir a respeito de incentivos aos médicos. Além disso, o médico de família e comunidade pode criar um programa para aumentar a captação, por exemplo, de pessoas para a vacinação contra a gripe e medir o grau de sucesso por meio de comparação das taxas de imunização antes e depois do programa.

Procedimentos preventivos para condições específicas

Recursos eletrônicos excelentes que detalham os procedimentos preventivos recomendados estão disponíveis na página da Canadian Task Force on Preventive Health Care (www.canadiantaskforce.ca//) e na página da U.S. Preventive Services Task Force (www.uspreventiveservicestaskforce.org/). Esses bancos de dados são atualizados e relevantes para os médicos de família e comunidade.

NOTAS

1. Para leituras adicionais, veja a excelente série de artigos do *Canadian Medical Association Journal* (Marshall, K.G., 1996; May 15, June 15, July 15, and August 15).
2. Esses números pressupõem um ponto de corte de 4,0 ng/ml. As tentativas para melhorar este método de rastreamento incluem a medida da velocidade da mudança observada em múltiplas medidas e o fracionamento do nível de PSA entre livre e total.

REFERÊNCIAS

Acheson LS, Wang C, Zyzanski SJ, et al. 2010. Family history and perceptions about risk and prevention for chronic diseases in primary care: A report from the Family Healthware™ Impact Trial. *Genetics in Medicine* 12:212–218.

AGREE (Appraisal of Guidelines for Research and Evaluation). http://www.agreetrust. org/.

Antonovsky A. 1979. *Health, Stress and Coping.* San Francisco, CA: Jossey-Bass.

Antonovsky A. 1987. *Unravelling the Mystery of Health.* San Francisco, CA: Jossey-Bass.

Armstrong D. 1995. The rise of surveillance medicine. *Sociology of Health and Illness* 17:393–404.

Boulware LE, Barnes GJ, Wilson RF, et al. 2007. Systematic Review: The Value of the Periodic Health Evaluation. *Annals of Int Med* 146(4):289–300.

Burgers JS, Cluzeau FA, et al. 2003. Characteristics of high-quality guidelines: evaluation of 86 guidelines developed in ten European countries and Canada. *International Journal of Technology Assessment in Health Care* 19(1):148–157.

Burke BL, Arkowitz H, Menchola M. 2003. The efficacy of motivational interviewing: A meta-analysis of clinical trials. *Journal of Consulting and Clinical Psychology* 71(5):843–871.

Canadian Medical Association Office for Public Health. 2001. *Health Promotion and Injury Prevention.* http://www.cma.ca/index.cfm/ci_id/3391/la_id/1.htm.

Collins R, Peto R, MacMahon S, et al. 1990. Blood pressure, stroke, and coronary heart disease. II. Short-term reductions in blood pressure: Overview of randomized drug trials in their epidemiologic context. *Lancet* 335:827–838.

Cook RJ, Sackett DL. 1995. The number needed to treat: A clinically useful measure of treatment effect. *British Medical Journal* 310:452–454.

Curry S, Grossman DC, Whitlock EP, Cantu A. 2014. Behavioral counseling research and evidence-based practice recommendations: U.S. Preventive Services Task Force Perspectives. *Annals of Internal Medicine* 160:407–413.

Dales LG, Friedman GD, Collen MF. 1979. Evaluating periodic multiphasic health check-ups: A controlled trial. *Journal of Chronic Disease* 32:385.

Dubos R. 1980. *Man Adapting.* New Haven, CT: Yale University Press.

Feinstein AR. 1988. Scientific standards in epidemiologic studies of the menace of daily life. *Science* 2(242):1257–1263.

Foss L, Rothenberg K. 1987. *The Second Medical Revolution: From Biomedicine to Infomedicine.* Boston, MA: Shambhala.

Fradet Y. 2007. Should Canadians be offered systematic prostate cancer screening?: YES. *Canadian Family Physician* 53(6):989–992.

Freed LA, Benjamin EJ, Levy D, et al. 2002. Mitral valve prolapse in the general population: The benign nature of echocardiographic features in the Framingham Heart Study. *Journal of the American College of Cardiology* 40(7):1298–1304.

Galen RS, Gambino SR. 1975. *Beyond Normality: The Predictive Value and Efficiency of Medical Diagnoses.* New York: John Wiley.

Gordon I. 1958. That damned word health. *Lancet* 2:638–639.

Greaves D. 2004. The creation of partial patients. In: *The Healing Tradition: Reviving the Soul of Western Medicine.* Oxford: Radcliffe Publishing.

Grol R. 2001. Successes and failures in the implementation of evidence-based guidelines for clinical practice. *Medical Care* 38(8 Suppl. 2):1146–1154.

Grol R, Thomas S, Roberts R. 1995. Development and implementation of guidelines for family practice: Lessons from the Netherlands. *Journal of Family Practice* 40(5):435–439.

Grol R, van Weel C. 2009. Getting a grip on guidelines: How to make them more relevant for practice. *British Journal of General Practice* 59(56):e143–e144.

Hayes MV. 1992. On the epistemology of risk: Language, logic and social science. *Social Science & Medicine* 35(4):401–407.

Hepner AD, Ahmadi-Kashani M, Movahed MR. 2007. The prevalence of mitral valve prolapse in patients undergoing echocardiography for clinical reason. *International Journal of Cardiology* 123(1):55–57.

Holland WW, et al. 1977. A controlled trial of multiphasic screening in middle age: Results from the SE London screening study. *International Journal of Epidemiology* 6:357.

Hollnagel H, Malterud K. 1995. Shifting attention from objective risk factors to patients' self-assessed health resources: A clinical model for general practice. *Family Practice* 12(4):423–429.

Idler EL. 1992. Self-assessed health and mortality: A review of studies. In: Maes S, Leventhal H, Johnston M, eds., *International Review of Health Psychology*. New York: John Wiley & Sons.

Keys A, Menotti A, Aravanis C, et al. 1984. The seven countries study: 2,289 deaths in 15 years. *Preventive Medicine* 13(2):141–154.

Labrecque M, Légaré F, Cauchon M. 2007. Should Canadians be offered systematic prostate cancer screening? NO. *Canadian Family Physician* 53(6):989–992.

Laupacis A, Sackett DL, Roberts RS. 1988. An assessment of clinically useful measures of the consequences of treatment. *New England Journal of Medicine* 318:1728–1733.

Leventhal H, Brissette I, Leventhal, EA. 2003. The common-sense model of self-regulation of health and illness. In: Katouzian, HD, Cameron LD, Leventhal H, eds., *The Self-regulation of Health and Illness Behaviour*. London: Routledge.

Lorig K, Mazonson PD, Holman HR. 1993. Evidence suggesting that health education for self-management in patients with chronic arthritis has sustained health benefits while reducing health care costs. *Arthritis and Rheumatism* 36:439–446.

McCormick J. 1994. Health promotion: The ethical dimension. *Lancet* 344:390–391.

Moore WS, Barnet HJM, Beebe HG, et al. 1995. Guidelines for carotid endarterectomy: A multidisciplinary consensus statement from the Ad Hoc Committee, American Heart Association. *Stroke* 26:188–201.

Mossey JM, Shapiro E. 1982. Self-rated health: A predictor of mortality among the elderly. *American Journal of Public Health* 72(8):800–808.

Murphy EA. 1976. *The Logic of Medicine*. Baltimore, MD: Johns Hopkins University Press.

Norris SL, Holmer HK, Ogden LA, Borda BU. 2011 Conflict of interest in clinical practice guideline development: A systematic review. *PLoS ONE* 6(10):e25153.

O'Connor A, Tugwell P. 1995. *Making choices: Hormones after the menopause* (cassette and booklet). University of Ottawa.

Prochaska JO. 1979. *Systems of psychotherapy: A transtheoretical analysis*. Homewood, IL: Dorsey Press.

Rich-Edwards JW, Manson JAE, Hennekens CH, Buring JE. 1995. The primary prevention of coronary heart disease in women. *New England Journal of Medicine* 332:1758–1766.

Rosser WW, Palmer WH, Fowler G, Lamberts H, et al. 1993. An international perspective on the cholesterol debate. *Family Practice* 10(4):431–437.

Ryle J. 1948. The meaning of normal and the measurement of health. In: *Changing Disciplines*. New York: Oxford University Press.

Schroeder S. 2007. We can do better: Improving the health of the American people. *New England Journal of Medicine* 357(12):1221–1228.

Siegrist J. 1993. Sense of coherence and sociology of emotions. Comment on Antonovsky. *Social Science & Medicine* 37:974–979.

Sinatra ST, Teter BB, Dowden J, Houston MC, Martinez-Gonzalez MA. 2014. The saturated fat, cholesterol and statin controversy: A commentary. *Journal of the American College of Nutrition* 33(1):79–88.

Skolbekken JA. 1995. The risk epidemic in medical journals. *Social Science & Medicine* 40(3):291–305.

Skrabanek P, McCormick J. 1990. *Follies and Fallacies in Medicine*. Glasgow: The Tarragon Press.

Sobel DS. 1995. Rethinking medicine: Improving health outcomes with cost-effective psychosocial interventions. *Psychosomatic Medicine* 57:234–244.

Soderlund LL, Madson MB, Rubak S, Nilsen P. 2011. Systematic review of motivational interviewing training for general health care practitioners. *Patient Education and Counseling* 84(1):16–26.

US Preventive Services Task Force. 1996. *Guide to Clinical Preventive Services*, 2nd ed. Baltimore, MD: Williams and Wilkins.

Walter F, Emery J. 2005. Coming down the line-patient's understanding of their family history of chronic disease. *Annals of Family Medicine* 3(50):405–414.

Walter FM, Emery J. 2006. Perceptions of family history across common diseases: A qualitative study in primary care. *Family Practice* 3(5):405–414.

WHO Ottawa Charter for Health Promotion. 1986. An International Conference on Health Promotion, the move towards a new public health; 17–21 November, Ottawa, Geneva, Canada: World Health Organization.

Woolf SH, Harris R. 2012. The harms of screening: New attention to an old concern. *Journal of the American Medical Association* 307(6):565–566.

Yudkin J. 1964. Patterns and trends in carbohydrate consumption and their relation to disease. *Proceedings of the Nutrition Society* 23:149–162.

PARTE II

Problemas clínicos

Os seis capítulos da Parte II apresentam uma abordagem de organização de informações sobre experiências com doenças comuns de maneira útil para os médicos de família e comunidade, bem como demonstram a aplicação dos princípios da primeira parte do livro. A ênfase na importância de fatores sociais, influências familiares e aspectos subjetivos das experiências com doença não diminui a importância de nossa compreensão biológica da doença. A base científica da abordagem clínica na medicina de família e comunidade é um dos pilares centrais da disciplina. Esse pilar biomédico está bem delineado na literatura e nas diretrizes, necessitando de nossa atenção constante. Os pilares restantes reconhecem a importância do contexto, dos relacionamentos e do significado pessoal na geração de uma saúde ruim e no alívio da doença. Isso é encontrado com menos frequência em livros-texto padrão e nas diretrizes, embora seja proeminente na abordagem usada na medicina de família e comunidade. A compreensão adequada e a aplicação do conhecimento nessas áreas são fundamentais para uma abordagem clínica centrada na pessoa.

CAPÍTULO 11

❧

Doença respiratória

As experiências com doenças respiratórias afetam crianças e adultos, estando entre as razões mais comuns para atendimentos na medicina de família e comunidade. A doença respiratória pode ser amplamente classificada como aguda ou crônica. A doença aguda pode estar principalmente presente no trato respiratório superior (TRS) ou no trato respiratório inferior (TRI), sendo que esta última pode ser ainda dividida em pneumonia ou bronquite (TRI não pneumonia). As doenças respiratórias crônicas consistem em asma e doença pulmonar obstrutiva crônica (DPOC) ou enfisema. Existem ainda causas menos comuns de sintomas respiratórios, como doenças malignas e doenças autoimunes, as quais não serão abordadas aqui.

PREVALÊNCIA NA MEDICINA DE FAMÍLIA E COMUNIDADE

Em geral, as doenças do sistema respiratório são responsáveis por 10% das consultas ambulatoriais nos Estados Unidos em um período de uma semana (NAMCS, 2010). O sintoma de tosse, isoladamente, é responsável por 3,1% dessas consultas. Muitas dessas consultas são motivadas por experiência com doença aguda, mas as pessoas que consultam os médicos também apresentam várias doenças crônicas, e entre elas estão asma (6,8% de todas as consultas) e DPOC (3,9% de todas as consultas). Em uma clínica de medicina de família e comunidade, com um tamanho de lista ou painel de doentes de 2.500 com uma distribuição de idade que reflita a população dos EUA (incluindo crianças), Ostbye e colaboradores (2005) estimaram que haveria 183 pessoas com asma e 131 com DPOC.

CONTEXTO SOCIAL

Na maioria das doenças infecciosas agudas há uma relação negativa bem estabelecida com a condição socioeconômica. Pobreza e privação andam de mãos dadas com a doença. Nos países em desenvolvimento, as infecções respiratórias agudas são a principal causa de morte em todas as faixas etárias (OMS, 2011). O risco de pneumonia é maior onde há prevalência de baixo peso ao nascer, má nutrição, baixa renda e poluição doméstica do ar (Fried e Gaydos, 2012). A prevalência de asma, por outro lado, é maior em países com renda alta e em regiões urbanas, em comparação com o ambiente rural. A complexa relação entre asma e a condição econômica não está bem compreendida. Nos Estados Unidos, estresse e violência estão se tornando fatores de risco (Williams et al., 2009). "A pobreza é uma condição complexa e não é fácil compreender os efeitos de diversos fatores ambientais e de estilo de vida como causadores de asma, nem o impacto dessa doença crônica na perpetuação da pobreza" (Cruz et al., 2010, p. 239). O tabagismo, ligado a doenças respiratórias e doenças cardíacas além de outras condições, está diminuindo nos países desenvolvidos, mas está aumentando nos países em desenvolvimento, estando negativamente associado à condição socioeconômica (Fried e Gaydos, 2012).

INFLUÊNCIAS FAMILIARES

A família é um sistema semifechado, com cada membro tendo exposições variadas fora de casa. Dependendo da idade de cada familiar, a resistência do hospedeiro irá variar, com os mais jovens e mais idosos tendo relativamente menos imunidade. Além disso, os níveis de estresse irão variar e afetarão a suscetibilidade a infecções. Assim, embora os familiares compartilhem sua constituição genética, a apresentação de experiência com doença infecciosa demonstrará as características únicas de cada pessoa.

Um cenário clínico comum em famílias com crianças pequenas é o da infecção respiratória que é introduzida no sistema familiar por uma criança pequena que frequenta a escola ou creche, afetando os outros familiares. A sintomatologia pode variar entre as pessoas da casa (Medalie, 1978). Observando a família como uma unidade, essas infecções respiratórias indiferenciadas podem continuar por um longo período de tempo.

Em um resumo de averiguações, Medalie (1978) aponta que as taxas de consultas por experiências com doenças do TRS em primogênitos são maiores do que nos irmãos, mesmo que estes últimos tendam a apresentar mais dessas experiências de doença. Isso provavelmente reflete a crescente confiança dos pais em reconhecer e lidar com esses eventos.

A dinâmica familiar, em especial o estresse, foi observada há muito tempo como influenciadora da suscetibilidade de crianças à infecção (Boyce et al., 1977), podendo ser um fator na compreensão do porquê de algumas crianças estarem propensas a episódios frequentes de infecções do TRS e outras experiências com doença. Esses estudos observacionais prévios ficam mais fáceis de ser explicados com a crescente compreensão de como o sistema imune é afetado por influências ambientais, incluindo o estresse (ver Cap. 6).

EXPERIÊNCIA SUBJETIVA

Os *blogs* sobre experiências com doenças crônicas como asma e DPOC são comuns e uma boa fonte de informações sobre a vida diária de pessoas que tentam lidar com as limitações impostas por essas doenças. Em um livro que combina a experiência subjetiva de deterioração da função pulmonar com a reflexão sobre a importância de uma abordagem mais fenomenológica na medicina, Havi Carel (2008) descreve a maneira como seu mundo ficou mais restrito após o início de uma doença crônica. Embora ela tivesse sido afligida em uma idade jovem (35 anos) por um distúrbio raro (linfangioleiomiomatose), suas experiências são típicas das pessoas com distúrbios pulmonares crônicos mais comuns. "Eu imagino que é assim que deve ser o envelhecimento: dar-se conta gradualmente de que, à medida que seu corpo perde capacidades, seu mundo também encolhe" (Carel, 2008, p. 6). Essa perda de controle necessitou que ela repensasse sua vida e aceitasse pedir auxílio de amigos e, algumas vezes, de estranhos.

Em um estudo qualitativo sobre pessoas com DPOC de uma clínica ambulatorial, todos identificados pela equipe assistente como portadores de sofrimento emocional, surgiram vários temas comuns a muitas doenças crônicas (Ellison et al., 2012). O desafio para o sentido de identidade pessoal e o trabalho para construir uma nova identidade é, naturalmente, acompanhado da sensação de perda e tristeza. À medida que ficam restritas as capacidades e a independência, a autoconfiança também é adversamente afetada. Existe um perigo real de isolamento social e relutância em pedir ajuda a outros quando, no caso da DPOC, há uma forte sensação de que o problema foi causado pelo próprio comportamento da pessoa (tabagismo). Há culpa e o desejo de evitar se tornar uma carga para os outros, em especial para a família. Para alguns, ocorre uma aceitação que é difícil diferenciar da simples resignação. Foi observada uma relutância em realizar aconselhamento ou usar antidepressivos, embora os programas de reabilitação pulmonar fossem vistos de maneira mais favorável.

Com o tempo, os idosos com DPOC aprendem várias estratégias para lidar com o problema (Fraser et al., 2006), mas quando ocorrem exacerbações aparece uma sensação de pânico. Costuma ser nesse momento que eles procuram a ajuda de médicos de família e comunidade, os quais devem reconhecer e abordar de maneira eficaz a ansiedade aguda que acompanha a dispneia crescente.

ABORDAGEM CLÍNICA

Infecções do trato respiratório superior (ITRS)

As infecções do trato respiratório superior (ITRS) estão confinadas à nasofaringe e, talvez, à orelha média. A grande maioria dessas infecções é causada por vírus e, em pessoas sob outros aspectos saudáveis, irá tipicamente melhorar em 5-7 dias. Muitos irão supor que a tosse causada por doença aguda melhorará em uma semana, mas na verdade a duração média pode ser de até 18 dias. Esse desencontro entre a expectativa e a realidade pode resultar no uso desnecessário de antibióticos (Ebell, Lundgren e Youngpairoj, 2013). O tratamento sintomático costuma ser todo o necessário, incluindo o uso judicioso de anti-histamínicos, o aumento da ingesta líquida e o repouso. Nas crianças com evidências de otite média, a observação vigilante é adequada, pois muitos casos irão melhorar de forma espontânea sem sequelas. Naquelas crianças cuja dor e/ou febre persistir por mais de 48 horas, estão indicados antibióticos como a amoxicilina. Na medicina de família e comunidade, quando os pais da criança com sintomas significativos e ansiedade estão presentes, pode ser razoável que o profissional forneça uma prescrição de antibiótico com a instrução de que seja usada se os sintomas não melhorarem espontaneamente, quando devem então usar a prescrição e iniciar o tratamento. Foi demonstrado que esse tipo de estratégia de prescrição postergada reduz o uso de antibióticos (Little, 2005).

Muitas pessoas buscarão atenção médica por experiências com doenças respiratórias agudas para alívio dos sintomas, mas também por um medo subjacente e não declarado de que haja algo mais grave, como pneumonia. A atenção cuidadosa do médico aos sintomas da pessoa e ao início de sua experiência de doença, bem como um questionamento sensível sobre suas ideias e temores, além de um exame físico minucioso, irão garantir que médico e pessoa cheguem a um denominador comum sobre como proceder. Ao tratar crianças, é especialmente importante compreender os medos dos pais e ajudar a desenvolver um plano que lhes dê uma sensação de controle da situação.

Infecções do trato respiratório inferior (ITRI)

As infecções do trato respiratório inferior (ITRI) são menos comuns que as ITRS, mas o medo delas costuma estar por trás da busca de atendimento médico. Como em muitas doenças infecciosas, os médicos estarão cientes das variações sazonais que tipicamente demonstram, pois é comum a ocorrência de aglomerados de casos na clínica. Aquelas pessoas com problemas respiratórios crônicos subjacentes, como asma e DPOC, são vulneráveis a complicações do tipo ITRI nessas épocas.

Uma pessoa que apresente início recente ou piora da tosse com dispneia, sibilos, dor torácica, anormalidade na ausculta e febre relatada (> 37,8°C), ou sudorese, cefaleia ou mialgia, deve levantar suspeita de ITRI. O julgamento clínico do médico é importante aqui, pois a experiência prévia com a pessoa não deve ser ignorada. Regras de previsão clínica, como as resumidas na Tabela 11.1, também podem ser úteis. A bronquite (infecção das vias brônquicas) é compreendida como sendo diferente da pneumonia (infecção do parênquima pulmonar) no nível da patologia tecidual, mas pode haver dificuldade na diferenciação clínica, podendo ser necessária uma radiografia para esclarecer o diagnóstico. A bronquite costuma ser causada por infecção viral e irá melhorar sem antibióticos, embora broncodilatadores possam ser úteis para alívio dos sintomas. As pessoas com pneumonia necessitam de antibióticos para a resolução. Por essa razão, é importante fazer um diagnóstico acurado. Contudo, os médicos de família e comunidade tendem a atender as pessoas mais cedo na evolução da doença e o diagnóstico pode ser mais difícil, pois as alterações visíveis na radiografia podem ainda não estar presentes. Mais uma vez, o julgamento clínico do médico, com base na experiência geral e na história prévia com a pessoa, é fundamental.

Tabela 11.1 REGRAS DE PREVISÃO CLÍNICA PARA PNEUMONIA

Achado	Pontos
Rinorreia	-2
Dor de garganta	-1
Sudorese noturna	1
Mialgia	1
Escarro todo o dia	1
Frequência respiratória > 25	2
Temperatura > ou = 37,8°C	2

Escore	Número com o escore	Com pneumonia
-3	140	0%
-2	556	0,7%
-1	512	1,6%
0	323	2,2%
1	136	8,8%
2	58	10,3%
3	16	25,0%
> ou = 4	11	29,4%

Baseada em Diehr, P., Wood, R.W., Bushyhead, J., et al. 1984. Prediction of pneumonia in outpatients with acute cough: a statistical approach. *Journal of Chronic Disease*, 37:215-225.

A pneumonia de início súbito com tosse produtiva (pneumonia típica) costuma ser causada por *Streptococcus pneumoniae* ou algumas vezes por *Haemophilus*. A radiografia mais comumente mostra consolidação lobar. Se não houver comorbidades e a pessoa não necessitar de hospitalização, costuma ser recomendado um macrolídeo (p. ex., azitromicina, claritromicina), mas, naquelas regiões do mundo em que está aumentando a resistência aos macrolídeos, a doxiciclina é uma melhor escolha. Quando houver comorbidades (p. ex., DPOC, diabetes, insuficiência renal, alcoolismo, insuficiência cardíaca congestiva, asplenia ou imunossupressão), recomenda-se uma combinação de β-lactâmico (p. ex., dose alta de amoxicilina) e um macrolídeo (p. ex., azitromicina) ou uma fluoroquinolona (p. ex., levofloxacino, moxifloxacino). O tratamento é feito por um mínimo de 5 dias ou até que a pessoa esteja afebril e clinicamente estável por 48-72 horas. A pneumonia atípica (causada por *Mycoplasma*, vírus ou *Chlamydia*) geralmente tem início mais gradual, a tosse é seca e paroxística, e a radiografia mostra consolidação difusa. O tratamento consiste em um macrolídeo. O profissional deve conhecer as recomendações em sua região, pois elas podem mudar conforme a resistência aos antibióticos (Mandell et al., 2007; Lim, Baudouin e George, 2009).

Em uma tentativa de identificar as características clínicas relevantes ao prognóstico em ITRI, um estudo longitudinal de 247 adultos com pneumonia foi realizado nos Países Baixos (Hopstaken et al., 2006). Os médicos consideraram que 89% das pessoas estavam clinicamente curadas com 28 dias, mas 43% dessas pessoas continuavam a ter sintomas e apenas 51% se consideravam curadas. Dezenove por cento delas ainda apresentavam limitação funcional. As pessoas com história prévia de asma tendiam a ter períodos de recuperação mais longos. É importante conhecer a história natural das doenças para evitar o tratamento excessivo e para oferecer informações acuradas às pessoas em relação às expectativas.

Quando a doença é grave, o médico de família e comunidade necessitará tomar a decisão sobre se a pessoa não pode mais ser tratada na comunidade, necessitando de internação hospitalar. Ferramentas como o Pneumonia Severity Index (Fine, Auble e Yealy, 1997) e o CURB-65 (Boersma et al., 2003) podem ajudar nessa decisão. O CURB-65 considera confusão, ureia (> 40 mg/dL), frequência respiratória (> 30 respirações/minuto), pressão arterial (sistólica < 90 mmHg ou diastólica < 60 mmHg), além da idade (> 65). Um escore CURB-65 de 2 deve ser considerado para internação hospitalar.

Os biomarcadores para pneumonia, como a procalcitonina, são promissores para a determinação de quais pessoas podem se beneficiar de antibióticos, mas no momento é provável que não sejam práticos para os profissionais baseados na comunidade (Schuetz, Albrich e Mueller, 2011).

DOENÇA RESPIRATÓRIA CRÔNICA

Asma

A asma é compreendida como um distúrbio inflamatório das vias respiratórias que geralmente se apresenta com tosse súbita, falta de ar, produção de escarro, sibilos e limitação variável ao fluxo de ar. Estímulos exógenos e endógenos causam um grau variável de hiper-responsividade das vias respiratórias. Nas crianças com mais de 6 anos e nos adultos, o diagnóstico se baseia em uma anamnese cuidadosa e na espirometria. Dessa forma, é fundamental que os médicos de família e comunidade tenham acesso ou possam oferecer a espirometria por meio de pessoas qualificadas. Nas crianças com menos de 6 anos em que a espirometria não é possível ou confiável, o diagnóstico depende de uma anamnese cuidadosa que inclua história familiar e fatores de risco para asma, bem como o exame físico (Lougheed et al., 2012). Nos casos de exacerbações frequentes ou de doença com evolução difícil, é prudente o encaminhamento para um pediatra ou colega com treinamento adicional. Exames não invasivos, como contagem celular no escarro e concentração fracionada expirada de óxido nitroso, em adultos podem ser importantes no diagnóstico de casos especiais, mas não costumam fazer parte da medicina de família e comunidade.

Deve-se lembrar das apresentações incomuns de asma. Isso inclui a asma com variante de tosse, em que a tosse noturna pode ser o único sintoma, e a tosse e falta de ar com atividades, como na asma induzida por exercícios. Esta última pode ser a primeira apresentação em crianças.

Como em qualquer doença crônica, a educação da pessoa é um primeiro passo importante na abordagem terapêutica da asma. A cuidadosa instrução sobre o uso adequado de medicamentos inalatórios é fundamental. O automanejo por uma pessoa orientada é o objetivo final. Para isso é fundamental uma forte relação pessoa-médico. Planos de ação por escrito são um elemento importante no automanejo e, em combinação com o automonitoramento e a revisão clínica regular, são eficazes para ajudar as pessoas a lidar com a asma. Algumas amostras de planos de ação estão disponíveis na Global Initiative for Asthma (GINA, 2013). Esses planos de ação são desenvolvidos com a pessoa e descrevem como responder a episódios de falta de controle, além de quando buscar assistência médica.

As terapias clínicas da asma podem ser divididas em medicamentos controladores (p. ex., corticosteroides inalatórios), os quais são usados para prevenir crises e melhorar a função pulmonar, e medicamentos aliviadores (p. ex., salbutamol), que são usados para lidar com um episódio agudo. A asma pode ser classificada como controlada, parcialmente controlada e não controlada, dependendo de se os sintomas estão presentes durante o dia ou à noite, de limitações nas atividades, frequência do uso de medicamento inalatório de resgate e/ou pico de fluxo ou volume expiratório forçado medidos (GINA, 2015).

Devido à subjacente natureza inflamatória da asma, os corticosteroides inalatórios (CI) são a base do tratamento crônico. A asma na maioria das crianças e adultos pode ser controlada com doses baixas de CIs. As pessoas devem ser instruídas quanto ao uso adequado de β-agonistas de ação curta (BAAC) para as exacerbações agudas. O uso regular (> 3 vezes/semana) de um BAAC indica controle inadequado. Se o controle não for obtido com dose baixa de CI, é aceitável aumentar para uma dose média ou acrescentar um β-agonista de ação longa (BAAL) ou antagonista do receptor de leucotrienos (ARLT). Exemplos de BAAL são o formoterol ou o salmeterol, e os ARLTs incluem o montelucaste e o pranlucaste. Nas crianças sem controle com dose baixa de CI, recomenda-se aumentar para uma dose média de CI.

As exacerbações agudas podem ser classificadas pelos sintomas e sinais (Fig. 8 em GINA, 2015) e o tratamento é ajustado de acordo com isso. Quando uma exacerbação aguda tiver acabado, é importante revisar a situação com a pessoa e otimizar a terapia. Além de desencadeantes ambientais que podem levar a uma exacerbação, o médico de família e comunidade deve conhecer os fatores emocionais e familiares.

Doença pulmonar obstrutiva crônica (DPOC)

A doença pulmonar obstrutiva crônica (DPOC) é comum, prevenível e tratável. A limitação ao fluxo de ar é progressiva e exacerbada por irritantes das vias respiratórias, os quais também causam uma inflamação crônica nessas vias. A presença de outras comorbidades e exacerbações agudas contribuem para a gravidade global em um determinado indivíduo. Dispneia e tosse com escarro caracterizam os sintomas da DPOC, mas a espirometria é necessária para confirmar o diagnóstico. Uma relação VEF_1/CVF de menos de 0,70 confirma o diagnóstico. O tabagismo é o agente etiológico mais comum, mas a poluição do ar de ambientes internos e externos ou a exposição a irritantes ocupacionais também são importantes. A hereditariedade é importante nas pessoas com deficiência de α1-antitripsina. Com base na história e achados físicos, bem como nas comorbidades, a DPOC deve ser diferenciada de asma, insuficiência cardíaca congestiva, bronquiectasias, tuberculose e bronquiolite obliterante.

Após se fazer o diagnóstico, a restrição ao fluxo de ar pode ser classificada como leve, moderada, grave ou muito grave (Global Initiative for Chronic Obstructive Pulmonary Disease [GICOPD], 2013, Tab. 3). A avaliação do número de exacerbações por ano também pode ajudar a desenvolver a abordagem terapêutica da pessoa.

Certamente, a cessação da exposição aos irritantes das vias respiratórias é importante não apenas para a prevenção, mas também para reduzir as exacerbações e reduzir a progressão da doença. Em relação a isso, as pessoas que fumam podem necessitar de ajuda para deixar de fumar, e isso pode envolver aconselhamento (ver Cap. 9 em relação à entrevista motivacional) e terapia de reposição de nicotina. Uma revisão da exposição ocupacional é necessária em alguns casos. A manutenção da atividade física deve ser estimulada em todas as pessoas com DPOC. Isso pode ser difícil quando há comorbidades como osteoartrite ou cardiopatia isquêmica sintomática.

Os broncodilatadores, incluindo os β-2-agonistas, os anticolinérgicos e, em alguns casos, a teofilina, podem ser importantes na redução dos sintomas, dependendo da pessoa e da disponibilidade desses agentes. Os broncodilatadores de ação longa reduzem o número de exacerbações e melhoram a função pulmonar. Os corticosteroides inalatórios isoladamente não estão indicados, mas em combinação com um β-agonista de ação longa (BAAL) reduzem as exacerbações mais do que cada componente isoladamente em pessoas com DPOC moderada ou grave, mas trazem um risco um pouco maior de pneumonia. As metilxantinas, como a teofilina, têm sido menos usadas devido à estreita janela terapêutica e aos efeitos colaterais, mas ainda são importantes em casos individuais.

Todas as pessoas com DPOC devem receber a vacinação anual para *influenza*. A vacina pneumocócica também está indicada. Os programas formais de reabilitação pulmonar, quando disponíveis, podem melhorar a tolerância aos esforços e reduzir os sintomas. À medida que a doença progride, quando o oxigênio arterial cai abaixo de 7,3 kPa (55 mmHg), está indicada a terapia de longo prazo com oxigênio, pois foi demonstrado que isso aumenta a sobrevida.

A DPOC frequentemente ocorre com outras morbidades, como doença cardiovascular (isquemia crônica, insuficiência cardíaca, fibrilação atrial e hipertensão), osteoporose, diabetes e câncer de pulmão (Caso 11.1). A presença dessas doenças aumenta a carga alostática global e reduz a qualidade de vida. Em geral, a existência de comorbidades não altera a abordagem farmacológica à DPOC. Depressão e ansiedade são co-

CASO 11.1

Jane L. era uma viúva de 82 anos que morava sozinha quando consultou, no final do verão, com tosse progressiva e falta de ar. Quando tinha 21 anos ela teve tuberculose e submeteu-se a uma lobectomia direita. Ela também fazia tratamento para asma, osteoporose, hipertensão e dislipidemia. Havia uma construção recente próxima de sua casa, e era uma estação de elevada quantidade de pólen no ar, de modo que uma exacerbação da asma não era completamente inesperada. Sua prescrição para salbutamol inalatório foi renovada e foi solicitado que ela retornasse se não houvesse melhora ou se piorasse. Dez dias depois ela consultou novamente, essa vez com piora da falta de ar e tosse produtiva com escarro amarelo-amarronzado. O exame do tórax revelou sibilos esparsos e sua saturação de oxigênio capilar era de 92%. Uma radiografia de tórax mostrou apenas a lobectomia direita prévia, mas não havia sinais de infecção. Foi acrescentado o ipratrópio inalatório e ela continuou também com o *spray* de budesonida-formoterol. Porém, dois dias depois ela apresentou fadiga intensa e falta de ar. Havia, mais uma vez, sibilos esparsos à ausculta do tórax, mas sem crepitantes. A saturação de oxigênio capilar era de 96%. Como parecia muito doente e devido à persistência dos sintomas, ela recebeu claritromicina 500 mg duas vezes ao dia. Quatro dias depois, quando foi atendida novamente, ela se sentia muito melhor, mas quando acordou aquela manhã ela ficou muito ansiosa devido ao seu nível de fadiga e sentiu palpitações. Ela estava preocupada em ter dificuldade para se cuidar sozinha. Nesse exame havia crepitantes audíveis no lobo inferior direito e seu nível de oxigênio capilar era de 88%, melhorando para 92% após a administração dos broncodilatadores inalatórios. Foi-lhe prescrito o uso de prednisona durante um curto período e foi solicitada outra radiografia de tórax. Esta demonstrou pneumonia no lobo inferior direito. Duas semanas depois seus sintomas estavam em grande parte resolvidos, mas ela desenvolveu candidíase oral e foi tratada com bochechos de nistatina oral.

morbidades comuns que costumam passar despercebidas nas pessoas com DPOC. Sua presença altera muito a capacidade da pessoa para se adaptar às mudanças do estado fisiológico. Em uma revisão sistemática, a ansiedade estava presente em 13-46% das pessoas que consultavam ambulatorialmente por DPOC, sendo mais comum nas mulheres (Willgross e Yohannes, 2013). Estima-se que a depressão esteja presente em até 42% das pessoas com DPOC (Maurer et al., 2008). É fundamental que os médicos de família e comunidade reconheçam e desenvolvam uma abordagem terapêutica para a depressão e a ansiedade nas pessoas com DPOC. Isso pode incluir psicoterapia, terapia cognitivo-comportamental, reabilitação pulmonar e psicofarmacologia.

Uma nutrição saudável é importante para todas as pessoas com doenças crônicas. As pessoas com DPOC estão propensas à perda de peso à medida que a doença progride. A capacidade dos suplementos nutricionais ricos em anti-inflamatórios, como os ácidos graxos poli-insaturados ômega-3, para reduzirem a inflamação e melhorar a função não está clara no momento.

Na DPOC em estágio final, a provisão de cuidados paliativos adequados por um médico que conhece a pessoa é inestimável e pode ajudar a reduzir a ansiedade e o sofrimento.

REFERÊNCIAS

Boersma WG, van der Eerden MM, Karalus N, Laing R, Lewis SA, Lim WS. 2003. Defining community acquired pneumonia severity on presentation to hospital: An international derivation and validation study. *Thorax* 58(5):377–382.

Boyce WT, Jensen EW, Cassel JC, Collier AM, Smith AH, Ramey CT. 1977. Influences of life events and family routines on childhood respiratory tract illness. *Pediatrics* 60(4):609–615.

Carel, Havi. 2008. *Illness*. Stocksfield Hall, UK: Acumen.

Cruz AA, Bateman ED, Bousquet J. 2010. The social determinants of asthma. *European Respiratory Journal* 35:239–245.

Diehr P, Wood RW. Bushyhead J, et al. 1984. Prediction of pneumonia in outpatients with acute cough: a statistical approach *J Chronic Disease* 37:215–225.

Ebell MH, Lundgren J, Youngpairoj S. 2013. How long does a cough last? Comparing patients' expectations with data from a systematic review of the literature. *Annals of Family Medicine* 11(1):5–13.

Ellison L, Gask L, Bakerly ND, Roberts J. 2012. Meeting the mental health needs of people with chronic obstructive pulmonary disease: a qualitative study. *Chronic Illness* 8(4):308–320.

Fine MJ, Auble TE, Yealy DM Hanusa BH, Weissfeld LA, Singer DE, Coley CM, Marrie TJ, Kapoor WN. 1997. A prediction rule to identify low-risk patients with community-acquired pneumonia. *New England Journal of Medicine* 336:243–250.

Fraser DD, Kee CC, Minick P. 2006. Living with chronic obstructive pulmonary disease: Insiders' perspectives. *Journal of Advanced Nursing* 55(5):550–558.

Fried BJ, Gaydos LM, eds. 2012. *World Health Systems: Challenges and Perspectives*. Chicago: Health Administration Press.

Global Initiative for Asthma (GINA). 2015. *Pocket Guide for Asthma Management and Prevention (for Adults and Children Older Than 5 Years)*. http://www.ginasthma.org/local/uploads/files/GINA_Pocket_2015.pdf.

Global Initiative for Chronic Obstructive Pulmonary Disease (GICOPD). 2013. http://www.goldcopd.org/uploads/users/files/GOLD_Pocket_2013_Mar27.pdf.

Hopstaken RM, Coenen S, Butler CC, Nelemans P, Muris JWM, Rinkens PELM. 2006. Prognostic factors and clinical outcomes in acute lower respiratory infections: A prospective study in general practice. *Family Practice* 23(5):512–519.

Lim WS, Baudouin SV, George RC, Hill AT, Jamieson C, LeJeune I, Macfarlane JT, Read RC, Roberts HJ, Levy ML, Wani M, Woodhead MA, Pneumonia Guidelines Committee of the BTS Standards of Care Committee. 2009. BTS guidelines for the management of community acquired pneumonia in adults: Update 2009. *Thorax* 64(Suppl 3):iii1.

Little P. 2005. Delayed prescribing of antibiotics for upper respiratory tract infection: With clear guidance to patients and parents it seems to be safe. *BMJ* 331(7512):301–302.

Lougheed MD, Lemiere C, Ducharme FM, Licskai C, Dell SD, Rowe BH, FitzGerald M, Leigh R, Watson W, Boulet L-P, Canadian Thoracic Society Asthma Clinical Assembly. 2012. Canadian Thoracic Society 2012 guideline update: Diagnosis and management of asthma in preschoolers, children and adults. *Canadian Respiratory Journal* 19 (2):127–164. http://www.respiratoryguidelines.ca/sites/all/files/2012_CTS_Guideline_Asthma.pdf.

Mandell LA, Wunderink RG, Anzueto A, Bartlett JG, Campbell GD, Dean NC, Dowell SF, File TM Jr, Musher DM, Niederman MS, Torres A, Whitney CG, Infectious Diseases Society of America, American Thoracic Society. 2007. Infectious Diseases Society of America/American Thoracic Society consensus guidelines on the management of community-acquired pneumonia. *Clinical Infectious Diseases* 44(Suppl 2):S27.

Maurer J, Rebbapragada V, Borson S, et al. 2008. Anxiety and depression in COPD: Current understanding, unanswered questions and research needs. *Chest* 134:43–56.

Medalie JH, ed. 1978. *Family Medicine: Principles and Applications*. Baltimore, MD: Williams and Wilkins.

National Ambulatory Medical Survey (NAMCS). 2010. *Summary Table*. http://www.cdc.gov.

Ostbye T, Yarnell KSH, Krause KM, Pollak KI, Gradison M, Michener JL. 2005. Is there time for management of patients with chronic diseases in primary care? *Annals of Family Medicine* 3(3):209–214.

Schuetz P, Albrich W, Mueller B. 2011. Procalcitonin for diagnosis of infection and guide to antibiotic decisions: Past, present, future. *BMC Medicine* 9:107.

Willgross TJ, Yohannes AM. 2013. Anxiety disorders in patients with COPD: A systematic review. *Respiratory Care* 58(50):858–866.

Williams DR, Sternthal M, Wright RJ. 2009. Social determinants: Taking the social context of asthma seriously. *Pediatrics* 123(Suppl 3): s174–184.

World Health Organization (WHO). 2011. *The Top Ten Causes of Death*. http://www.who.int/mediacentre/factsheets/fs310/en/index1.html.

CAPÍTULO 12

Dor musculoesquelética

A dor musculoesquelética abrange uma ampla variedade de problemas. Bruusgaard e Brage (2002) oferecem esta classificação simples:

- Queixas musculoesqueléticas relacionadas a esforços, incluindo reumatismo de partes moles, tanto localizado, como tendinite e mialgias, quanto disseminado, como na dor miofascial crônica (DMC) e fibromialgia.
- Queixas musculoesqueléticas inflamatórias, incluindo artrite reumatoide e espondilite anquilosante (EA). Acrescentaríamos a polimialgia reumática (PMR) a este grupo.
- Queixas musculoesqueléticas degenerativas, incluindo osteoporose e osteoartrite.
- Outras queixas musculoesqueléticas, incluindo lesões, deformidades, infecções e tumores.

Isso deixa de fora a dor lombar (DL), a qual pode ser relacionada a esforços ou pode ocorrer como resultado de alterações degenerativas.

Este capítulo não irá abordar a dor aguda que costuma melhorar com analgésicos, repouso e tempo. Além disso, embora a dor musculoesquelética algumas vezes seja crônica e ocorra em crianças, isso não será discutido aqui. Os distúrbios musculoesqueléticos inflamatórios e degenerativos têm abordagens terapêuticas bem desenvolvidas e amplamente disseminadas. Assim, da mesma forma que o raciocínio apresentado por Bruusgaard e Brage, este capítulo irá se concentrar na primeira categoria, a dor de tecidos moles.

PREVALÊNCIA NA MEDICINA DE FAMÍLIA E COMUNIDADE

As variações de terminologia e definição dificultam o exame da prevalência da dor musculoesquelética. Muitos estudos se concentram na dor localizada, como a dor lombar ou cervical. A dor disseminada crônica (DDC) ou dor miofascial crônica (DMC) é qualquer dor disseminada e de longa duração considerada de origem muscular ou de tecidos moles. A síndrome da fibromialgia (SFM), segundo o American College of Rheumatology, consiste em três dimensões: duração de pelo menos 3 meses; dor disseminada (isto é, dor axial, dor do lado direito e esquerdo e dor acima e abaixo da cintura); e pontos dolorosos (PD) positivos em pelo menos 11 de 18 regiões anatômicas especificadas, embora essa definição estrita tenha sido originalmente desenvolvida para propósitos de pesquisa e tenha menos relevância no domínio clínico (Fitzcharles, Ste-Pierre e Pereira, 2011). A DMC é diferenciada da SFM pelo fato de se caracterizar por uma faixa de tensão no músculo afetado, um ponto-gatilho (PG) e uma resposta de fasciculação local na faixa de tensão quando o ponto-gatilho é estimulado. A SFM, conforme citado, tem pontos dolorosos, mas a sua estimulação não se irradia como no caso de um PG. Como a dor irradiada é uma reação tardia, é necessário manter a pressão sobre o ponto por 5-10 segundos para a diferenciação entre os dois tipos. Gerwin (2001) diferencia entre a síndrome de dor miofascial (SDM) primária (cefaleia miogênica, dor cervical, dor no ombro, dor lombar, síndrome do piriforme, dor no joelho e dor no tornozelo) e aquelas secundárias a outras condições (ele inclui a fibromialgia na categoria secundária, junto a outras condições crônicas, como artrite reumatoide, trauma agudo, hipotireoidismo, deficiência de vitamina B12 e outras). Para desenvolver uma abordagem terapêutica, pode ser mais útil diferenciar entre dores aguda e crônica, pois as modalidades de tratamento disponíveis são bem diferentes. Entende-se que a dor aguda se converte em dor crônica devido a um fenômeno conhecido como sensibilização central ou remodelamento dos processos centrais em resposta à estimulação periférica. Há necessidade de uma resposta rápida e adequada à dor aguda para evitar sua progressão para dor crônica. Contudo, a rapidez com que ocorrerá a conversão de dor aguda para dor crônica dependerá de vários fatores, como a lesão subjacente, as demandas pessoais e ocupacionais, a história pessoal prévia, incluindo experiências prévias de dor, história familiar e comorbidades (i.e., carga alogênica).

Um estudo de prevalência de base populacional nos Países Baixos (Picavet e Schouten, 2003) relatou as seguintes taxas: dor lombar, 26,9%; dor no ombro, 20,9%; dor cervical, 20,6%. Na maioria dos casos, essas dores eram leves e intermitentes, mas em 30% dos casos elas interferiam nas atividades da vida diária e, em até 42% dos casos, resultavam em consultas médicas.

Em geral, os estudos de prevalência de base populacional encontraram a DDC como sendo mais provavelmente relatada por mulheres (15%–20%) do que homens (9%–10%), aumentando com a idade. A fibromialgia, com uma definição mais estreita e a necessidade de exame físico para estabelecer o diagnóstico, tem menores taxas de prevalência, 1%–5% em um estudo no Canadá, mas aumentando com a idade e sendo seis vezes mais comum em mulheres do que em homens, chegando a 9%–13% nas mulheres (McNally, Matheson e Bakowsky, 2006). Para as pessoas com mais de 65 anos, 32% relatavam dor por 3 ou mais anos consecutivos e 32% tinham dor intermitente (Thielke et al., 2012).

Em uma clínica de medicina de família e comunidade com um arrolamento de pessoas ou tamanho do painel de 2.500 pessoas com distribuição de idade refletindo a da população dos Estados Unidos (incluindo crianças) e a prevalência conhecida de doenças crônicas, Ostbye e colaboradores estimaram que haveria 381 pessoas apenas com artrite. Isso não incluiu as dores relacionadas a esforços ou outras queixas musculoesqueléticas no sistema de classificação de Bruusgaard e Brage (2002). Um estudo na Suécia (Andersson et al., 1999) relatou que o número de pessoas que consultavam o médico de família e comunidade com diagnósticos relacionados a dor aumentou de 156/1.000 por ano em 1987 para 193/1.000 por ano em 1996. A utilização do sistema de saúde costuma ser maior para os casos de dor crônica.

A National Ambulatory Care Survey de 2010 nos Estados Unidos relatou que as doenças dos tecidos musculoesquelético e conectivo eram responsáveis por 8,5% das consultas médicas.

A fibromialgia costuma estar acompanhada por distúrbios de sono, fadiga, disfunção cognitiva (memória de trabalho ruim, problemas de recordação livre e de fluência verbal, alterações da memória espacial) além de distúrbios do humor (depressão, ansiedade ou ambas). Além disso, enxaqueca, síndrome do intestino irritável e disfunções vesicais (cistite intersticial) eram mais comumente vistas nas pessoas com fibromialgia em relação à população geral. Os sintomas persistem ao longo dos anos, mas flutuam em intensidade, com agudizações geralmente associadas a mudanças de estresse. Compreende-se como sendo uma síndrome de sofrimento polissintomático, sendo mais bem tratada na medicina de família e comunidade (Fitzcharles, Ste-Marie e Pereira, 2013). A alta prevalência dos transtornos de humor nas pessoas com síndrome de dor crônica pode ser um artefato dos estudos realizados em centros de cuidados terciários e não necessariamente refletem os números da população geral e da medicina de família e comunidade (Clauw e Crofford, 2003).

A história natural da fibromialgia é de exacerbações e remissões ao longo do tempo, mas raramente há resolução completa. Há alguma indicação de que a prevalência comece a diminuir nas pessoas com 55-64 anos de idade (White e Harth, 2001), mas isso ainda não está claro. A dor miofascial, se não for adequadamente tratada, pode se converter de aguda para crônica, sendo muito mais difícil de melhorar (Gerwin, 2001).

Se ocorrer dor diária intensa em um local, é mais provável que ela ocorra em outros locais, e quanto maior o número de áreas dolorosas, maior a probabilidade de outras comorbidades, como a depressão. Assim, uma abordagem estritamente biomecânica ou de lesão/sobrecarga não é suficiente de maneira isolada para explicar ou direcionar o tratamento (Hartvigsen, Natvig e Ferreira, 2013).

FATORES FAMILIARES

As influências genéticas sobre a dor musculoesquelética foi mais extensamente estudada em relação à dor lombar em gêmeos (Ferreira et al., 2013). Está sendo reconhecido que a hereditariedade é um componente importante da dor lombar e suas consequências. Parece haver um componente genético para a doença discal degenerativa e um abandono da visão de que seja simplesmente um fenômeno de lesão por uso

(Hartvigsen et al., 2009). Uma revisão de todos os estudos com gêmeos e sobre dor lombar estima que a hereditariedade pode ser responsável por 40%–44% da variação na suscetibilidade a essa condição, podendo esse valor ser ainda maior nos casos mais graves. Devido à associação da dor lombar com outras condições crônicas (asma, diabetes, osteoporose, osteoartrite, hipertensão, obesidade e as próprias estimativas de saúde da pessoa), foi sugerido que ela seja uma resposta a um declínio geral da saúde (Ferreira et al., 2013). Isso tem implicações significativas para a terapêutica (ver a discussão mais adiante neste capítulo).

Os eventos vitais iniciais parecem ser importantes na predisposição a síndromes de dor, bem como a outras experiências com doenças, mais adiante na vida. O estudo Adverse Childhood Events (ACE) serve para iluminar a relação entre eventos vitais iniciais e morbidades na vida adulta. O maior conhecimento de como os eventos externos ajudam a moldar o sistema nervoso central, o que por sua vez está relacionado a como a pessoa percebe, interage e interpreta o mundo, levou à maior compreensão da complexidade da saúde e bem-estar humanos.

Há muito tempo se observou que os eventos vitais iniciais, em especial a exposição a abuso físico e psicológico, estão associados a múltiplos sintomas e distúrbios ao longo da vida. A violência doméstica pode desencadear ou perpetuar uma dor musculoesquelética crônica. Há uma associação entre vitimização e fibromialgia (van Houdenhove et al., 2001), e isso costuma ter suas raízes na infância.

Foi sugerido que interações entre fatores genéticos e ambientais têm uma via final ou uma disfunção do sistema nervoso central em comum (Clauw e Chrousos, 1997). Fatores epigenéticos são aquelas pressões ambientais que servem para iniciar ou suprimir a função dos genes. Fatores genéticos e epigenéticos estão ativos na infância e preparam o terreno para o desenvolvimento neurológico e psicológico.

Devido à natureza generalista da medicina de família e comunidade e à tendência a atender todos os membros da família, é provável que os médicos de família e comunidade vejam essas associações na prática diária. Porém, as pessoas não costumam fornecer voluntariamente essas informações, sendo imperativo que o médico faça um questionamento sensível e ganhe a confiança que permitirá levar isso adiante. A percepção de como é comum que estes fatores familiares e sociais estejam associados a sintomas que cruzam a fronteira entre a mente e o corpo reforça a necessidade de pensar além dessa dicotomia cultural arbitrária (ver Cap. 6, *Fundamentos filosóficos e científicos da medicina de família e comunidade*).

CONTEXTO SOCIAL

Outros fatores que predizem o desenvolvimento ou a persistência de dor regional ou disseminada incluem idade avançada, história familiar de dor crônica, pouco suporte social, ser imigrante, estar em classe socioeconômica inferior e realizar trabalho manual (Clauw e Crofford, 2003).

O British Cohort Study de 1958 acompanhou os participantes desde o nascimento em 1958 até a idade adulta. Com a idade de 45 anos, a prevalência de dor no antebraço, região lombar, joelho e dor disseminada crônica geralmente aumentava com risco três vezes maior nas pessoas das classes sociais mais baixas. A classe social na infância também estava relacionada à dor na idade adulta, mas estava menos fortemente associada do que a classe social na vida adulta. Isso pode ser parcialmente explicado por uma saúde mental ruim na vida adulta, sofrimento psicológico, eventos vitais adversos e fatores do estilo de vida (MacFarlane et al., 2009).

A dor disseminada crônica (DDC) é mais comum em mulheres, aumenta conforme a idade e uma condição socioeconômica pior, trabalho manual e estresse físico e psicológico no trabalho e na vida pessoal. A dor musculoesquelética relacionada ao trabalho é mais comum com trabalhos de maior demanda física, mas também ocorre, embora em menor grau, com o trabalho sedentário que seja monótono ou que envolva prazos apertados.

Como já citado, estudos de base populacional demonstraram que o sofrimento pode levar à dor e que a dor pode levar ao sofrimento. Nessa última situação, um padrão típico é que, como resultado da dor e de outros sintomas da SFM, as pessoas começam a funcionar menos bem em seus vários papéis. Elas podem ter dificuldades com os cônjuges, crianças e no trabalho dentro ou fora de casa, o que exacerba os sintomas e leva a comportamentos mal-adaptativos de experiências com doença. Isso inclui isolamento, cessação de atividades prazerosas, reduções de atividade, exercícios físicos e assim por diante. Nos piores casos, as pessoas ficam envolvidas com a incapacidade e os sistemas de compensação, o que pode fazer com que elas não melhorem (Clauw e Crofford (2003). Mesmo na osteoartrite e na artrite reumatoide, fatores como a educação formal, as estratégias para lidar com os problemas e variáveis socioeconômicas são mais importantes para predizer a dor e a incapacidade do que medidas aparentemente objetivas, como a velocidade de sedimentação globular (VSG) e as evidências radiológicas de estreitamento do espaço articular (Hadler, 1996).

EXPERIÊNCIA SUBJETIVA

Em um estudo qualitativo de pessoas diagnosticadas com SFM, Raymond e Brown (2000) descreveram um *continuum* na experiência de doença dos participantes, começando com dor disseminada e sintomas associados, muitas vezes com um evento precipitante. Depois havia um período, algumas vezes prolongado, durante o qual ocorria uma busca por respostas. Isso geralmente envolvia muitas consultas médicas e investigações que não identificavam a causa para os sintomas dentro do modelo biomédico padrão. Essa fase durava até que a pessoa recebesse um diagnóstico, o qual, embora inicialmente causasse certo alívio, também demonstrava a natureza crônica da doença. Após se fazer o diagnóstico, as energias da pessoa se voltavam para a busca de respostas para aprender a lidar com as limitações impostas pela doença. Depois havia uma evolução flutuante, na qual estratégias diferentes eram tentadas e os limites físicos eram testados, mas essas pessoas gradualmente conseguiam chegar a uma rotina que reconhecia seus limites. Os sistemas de apoio eram fundamentais nessa fase, incluindo organizações como a Arthritis Society. O papel da família era importante para chegar a um acordo sobre como dar apoio às mudanças de papéis e de identidades. Ela oferecia compreensão e informações adicionais sobre o problema. Uma relação de confiança com um médico de família e comunidade que ofereça cuidado abrangente e continuado durante essas várias fases do *continuum* da doença era fundamental para ajudar a pessoa. Os médicos de família e comunidade beneficiam as pessoas ao reconhecerem a fase em que elas estão e ao oferecerem o suporte adequado. Foi concluído que essa abordagem é relevante para outras doenças crônicas (Snadden e Brown, 1992; Hudon et al., 2012).

Em uma síntese da literatura em relação à dor musculoesquelética crônica (incluindo a fibromialgia), Toye et al. (2013) desenvolveram um modelo conceitual que ajuda os médicos a compreenderem as experiências das pessoas. Esse modelo enfatiza a natureza adversa pervasiva do mundo das pessoas com dor crônica à medida que tentam encontrar as respostas para seus sintomas e depois lidar com problemas sistêmicos maiores. A principal categoria conceitual inclui a dificuldade para definir um novo "eu", a reconstrução do tempo considerando as limitações físicas, a busca de uma explicação para o sofrimento, a negociação com o sistema de saúde, a prova da legitimidade e, por fim, a continuação "junto" com a própria dor.

Ao procurar um entendimento da experiência de doença da pessoa, é importante ouvir atentamente a descrição que a pessoa faz de sua dor, pois a linguagem da dor, como paráfrases e metáforas, frequentemente oferece indicações sobre o conteúdo emocional e os atributos ocultos da doença. Como citado por Stensland (2002) citando Vygotsky (1988): "Preocupações, medos ou ideias sobre o controle dos problemas vêm à mente da pessoa como vozes de qualidades diferentes" (Stensland, 2002, p. 54). Essa linguagem costuma ser contextual e pode variar conforme o gênero. Por exemplo, ao descrever as limitações impostas pela dor crônica, as mulheres têm mais chances de citar a incapacidade para usar um aspirador de pó, enquanto os homens têm mais chances de descrever a dificuldade para usar um cortador de grama ou um removedor de neve (Johansson e Hamberg, 2002).

Para as pessoas com dor crônica, o tempo pode ter uma qualidade diferente. O Dr. Michael Lockshin, um reumatologista considerado especialista no cuidado de longo prazo às pessoas com doenças crônicas, descreve categorias de tempo conforme a percepção pelos Maias. Em seu sistema, o dia era chamado de *kin*, 20 dias eram chamados de *uinal*, um ano era um *tun* e um *katun* era um período de tempo muito mais longo e variável. O *katun* é a medida de tempo mais apropriada para a consideração das pessoas com doenças crônicas. "Na escala de um *katun* as pessoas casam, alcançam seus objetivos, veem as crianças crescerem, veem os pais morrerem, ficam incapacitadas ou não" (Brill e Lockshin, 2009, p. 7). A era atual enfatiza a velocidade e o imediatismo, mas a doença crônica e o processo de cura devem ser concebidos em uma escala de tempo maior. Oscar Wilde faz uma afirmação semelhante:

> O sofrimento é um momento muito longo. Não podemos dividi-lo em estações. Só podemos registrar seu humor e fazer a crônica de seu retorno. Conosco, o próprio tempo não progride. Ele dá voltas. Ele parece andar em círculos ao redor de um centro de dor. (Wilde, 1905, p. 82)

Pensar sobre as fases da doença e o espaço de tempo mais longo descrito aqui ajudará o médico e o doente a planejarem de forma mais realística uma abordagem útil.

ABORDAGEM CLÍNICA

A abordagem à pessoa com dor disseminada crônica deve começar com a compreensão das dimensões completas de seu sofrimento. Em suas memórias, McWhinney (2012) escreve:

> Dr. Fred Arthur, um clínico geral em London, Ontário, é um exemplo de um médico que considera a pessoa como um todo ao tratar a dor crônica. Sua abordagem à dor crônica desafia o paradigma atual (geralmente ineficaz) de tratar apenas a lesão tecidual. Ele concluiu que após a dor lombar aguda, a previsão de dor e incapacidade em 6 meses é mais bem feita não pela lesão tecidual, mas por fatores psicológicos e sociais. Mesmo o grau medido de deslocamento do disco não consegue prever mais do que 12% da variância de dor persistente em 6 meses [...] Há [...] uma lacuna entre nosso entendimento atual de lesão dolorosa e a realidade dessa experiência. As observações de Arthur ao longo de 5 anos o levaram a gerar uma nova categoria para substituir o foco na lesão tecidual: *a pessoa que sofre*. O foco estava, assim, na experiência holística com a doença. Seus critérios para sofrimento incluíam os seguintes: um escore de dor maior que 6, distúrbio do sono, expressão de sentimentos e medos não compatíveis com os achados clínicos e sinais de medo ou ansiedade.
> O método clínico de Arthur é centrado na pessoa, com um foco na experiência com a doença, na motivação da pessoa para a consulta além da lesão e em chegar a um denominador comum com a pessoa. Sua principal descoberta foi a de que o sofrimento relacionado à lesão se mistura com um problema de vida ou sofrimento experienciado e reprimido no passado, o que é, então, expresso como dor crônica. Arthur postula que um relato de maior dor reflete ativações encefálicas extensas nas regiões límbica e do tronco encefálico. Este conceito de "dor" em que a dor intensa reflete ativação encefálica significativa, em vez de lesão tecidual significativa, constitui uma mudança de paradigma para a atenção primária. (McWhinney, 2012, p. 126)

A interação entre dor musculoesquelética e outras comorbidades, mencionada antes, significa que a abordagem terapêutica com foco em uma entidade ou morbidade tem utilidade limitada (ver Cap. 16). Por exemplo, recomendar atividade física para alguém com dor lombar, obesidade, osteoartrite e depressão geralmente encontra resistência e falta de adesão. As pessoas nessa situação, compreensivelmente, se perguntam se o médico realmente entende toda a sua experiência de vida.

Novas abordagens para o diagnóstico da SFM refletem uma mudança significativa de pensamento, semelhante à de Arthur (Fitzcharles, Ste-Marie e Pereira, 2013).

As pessoas irão geralmente consultar com o componente de dor como sintoma mais proeminente, e o médico deve questionar sobre sintomas relacionados, como distúrbios do sono, transtornos de humor e funcionamento cognitivo. Há necessidade de um exame físico apropriado, mas ele pode ser completamente normal. Os pontos dolorosos não são mais necessários para confirmar o diagnóstico. Na verdade, não é um diagnóstico de exclusão, mas um ao qual se chega com atenção cuidadosa aos sintomas e ao contexto da pessoa, incluindo estressores psicológicos e sociais. Se outros diagnósticos estiverem sendo considerados, com base na história e achados físicos, os exames deverão se limitar a hemograma, velocidade de sedimentação globular (VSG), nível de proteína C-reativa, creatinoquinase e função tireoidiana. Qualquer exame adicional é determinado pela apresentação clínica, mas exames excessivos e repetidos devem ser evitados, pois reduzem a confiança da pessoa e leva a gastos desnecessários.

A abordagem terapêutica a qualquer síndrome de dor disseminada, incluindo a fibromialgia, incorpora todos os elementos do método clínico centrado na pessoa (Cap. 9). Deve-se prestar muita atenção na experiência de doença da pessoa e na sua interpretação dos eventos. Isso geralmente significa ouvir a narrativa da pessoa e ajudar a moldar uma nova e mais positiva. Isso deve ser feito em um período de tempo e em múltiplas visitas, durante as quais o médico cuidadosamente constrói uma relação de confiança com a pessoa. Isso pode ser difícil e há muitas oportunidades para perder o foco, em especial quando há várias comorbidades que também necessitam da atenção abrangente de um médico de família e comunidade. Quando o médico tiver chegado a um diagnóstico satisfatório, é fundamental ter tempo para educar a pessoa a fim de garantir a confiança e encontrar um denominador comum, ajudando-a a manter a adesão a um regime terapêutico. Esse regime deve incluir elementos não farmacológicos e farmacológicos. É fundamental manter o foco no funcionamento e nas aspirações de saúde da pessoa. Considerando a natureza geralmente disseminada da dor nas pessoas com DDC e a frequência de comorbidades, mesmo o termo *diagnóstico* deve gerar uma avaliação multifatorial visando à identificação das pessoas com alto impacto da dor e maior probabilidade de desfecho ruim (Hartvigsen, Natvig e Ferreira, 2013).

Além de desenvolver uma forte relação terapêutica com o médico, uma abordagem multidisciplinar que envolva fisioterapia, terapia ocupacional, serviço social e psicologia irá melhorar os desfechos e reduzir a exaustão do médico. Pode-se indicar terapia cognitivo-comportamental (TCC), relaxamento e exercícios que enfatizem alongamentos suaves (tai chi, natação). Evidências recentes sugerem pontos comuns na abordagem da maioria dos problemas de dor musculoesquelética, como dor lombar, dor cervical, osteoartrite, fibromialgia e dor disseminada. Em geral, independentemente da localização da dor, o diagnóstico se baseia mais na anamnese e no exame físico do que nos exames de imagem; permanecer ativo e trabalhando melhora os resultados no longo prazo; o automanejo e a manutenção de níveis de exercícios e atividade física, junto com o alívio adequado da dor, são de importância fundamental (Hartvigsen, Natvig e Ferreira, 2013).

As abordagens farmacológicas geralmente visam reduzir a transmissão da dor da periferia para o encéfalo ou aumentar a modulação descendente dos sinais dolorosos que ali chegam. As primeiras incluem anti-inflamatórios e opioides, bem como as modalidades físicas (i.e., aplicação de calor ou frio). As últimas podem utilizar anticonvulsivantes, opioides e canabinoides, bem como massagem, estimulação nervosa transcutânea (TNS) e acupuntura.

A classe de fármacos conhecida como gabapentinoides (gabalina, pregabalina) tem-se mostrado útil para a dor neuropática em geral e pode ser eficaz em uma minoria de pessoas com fibromialgia (Siler et al., 2011).

Os medicamentos antidepressivos podem ser importantes por diversas razões. Ao aumentarem os neurotransmissores como serotonina e norepinefrina, eles aumentam a modulação descendente da dor. Além disso, como a depressão está frequentemente presente na dor crônica, esses fármacos podem ajudar a melhorar a saúde emocional e, assim, a resiliência. Foi concluído que os antidepressivos tricíclicos (ADT; principalmente a amitriptilina) e os inibidores seletivos da recaptação de serotonina (ISRS, incluindo paroxetina, fluoxetina e sertralina, mas aparentemente não o citalopram) reduzem a dor e melhoram o sono, o humor deprimido e a fadiga nas pessoas com fibromialgia (Uceyler, Hauser e Sommer, 2008). Os inibidores da recaptação de serotonina e norepinefrina (IRSN, como duloxetina e milnacipram) parecem ter um efeito mais modesto (Hauser, Bernardy e Uceyler, 2009).

Como a DDC e a SFM são diagnósticos baseados principalmente em sintomas subjetivos, não é incomum que surjam problemas relacionados à incapacidade. Os médicos de família e comunidade podem levar a distinta vantagem de conhecer a pessoa antes do início dos sintomas e, assim, ter mais condições de reconhecer as pessoas que se envolvem com questões de ganho secundário.

O uso de opioides para a dor crônica não cancerosa (DCNC) deve ser feito com extremo cuidado, devido ao potencial para dependência e efeitos colaterais em longo prazo associados a esses fármacos. Estima-se que até 30% das pessoas com fibromialgia na América do Norte usam opioides para dor crônica (Fitzcharles et al., 2011). Antes de iniciar a terapia com opioides, é importante salientar, em conjunto com a pessoa, que o objetivo da terapia é a redução da dor para aumentar a função. Para isso, é fundamental manter um registro das atividades. Uma ferramenta útil para monitorar o uso de opioides é a Pain Assessment and Documentation Tool (PADT) (http://www.practiceadvisor.org/docs/default-source//documents/pain_assessment_and_documentation_tool). Há diversas ferramentas disponíveis para ajudar a identificar as pessoas com risco aumentado de criar dependência de opioides (ver *Ferramentas de triagem para dependência de opioides*, p. 319). As pessoas de alto risco devem ser encaminhadas para um especialista em dor quando houver disponibilidade. Independentemente do risco de dependência, todas as pessoas que recebem medicamentos opioides por período de tempo prolongado devem assinar um contrato de narcóticos que delineia as regras para o uso. As complicações da terapia de longo prazo com opioides incluem constipação, dependência física e hipogonadismo induzido por opioides. O médico deve prever e estar preparado para abordar cada uma dessas complicações.

REFERÊNCIAS

Andersson HI, Ejiertsson G, Leden I, Schersten B. 1999. Musculoskeletal chronic pain in general practice: Studies of health care utilization in comparison with pain prevalence. *Scandinavian Journal of Primary Health Care* 17(2):87–92.

Brill A, Lockshin MD. 2009. *Dancing at the River's Edge: A Patient and Her Doctor Negotiate Life with Chronic Illness*. Tucson, AZ: Schaffner Press.

Bruusgaard D, Brage S. 2002. The magnitude of the problem. In: Malterud K, Hunskaar S., eds., *Chronic Myofascial Pain: A Patient-Centered Approach*. Oxon, UK: Radcliffe Medical Press.

Clauw DJ, Chrousos GP. 1997. Chronic pain and fatigue syndromes: Overlapping clinical and neuroendocrine features and potential pathogenic mechanisms. *NeuroImmunoModulation* 4(3):134–153.

Clauw DJ, Crofford LJ. 2003. Chronic widespread pain in fibromyalgia: What we know and what we need to know. *Best Practice and Research Clinical Rheumatology* 17(4):685–701.

Ferreira PH, Beckenkamp P, Maher CG, et al. 2013. Nature or nurture in low back pain? Results of a systematic review of studies based on twin samples. *European Journal of Pain* 17:957–971.

Fitzcharles M-A, Ste-Marie PA, Pereira JX. 2013. Fibromyalgia: evolving concepts over the past 2 decades. *Canadian Medical Association Journal* 185(13):E645–651.

Fitzcharles M-A, Ste-Pierre PA, Gamsa A, et al. 2011. Opioid use, misuse and abuse in patients labeled as fibromyalgia. *American Journal of Medicine* 124:955–960.

Gerwin RD. 2001. Classification, epidemiology and natural history of myofascial pain syndrome. *Current Pain and Headache Reports* 5:412–420.

Hadler NM. 1996. If you have to prove you are ill, you can't get well: The object lesson of fibromyalgia. *Spine* 21(20):2397–2400.

Hartvigsen J, Natvig B, Ferreira M. 2013. Is it all about pain in the back? *Best Practice & Research Clinical Rheumatology* 27:613–623.

Hartvigsen J, Nielsen J, Kyvik KO, et al. 2009. Heritability of spinal pain and consequences of spinal pain: A comprehensive genetic epidemiologic analysis using a population-based sample of 15,328 twins ages 20–71 years. *Arthritis and Rheumatism* 61:1343–1351.

Hauser W, Bernardy K, Uceyler N, et al. 2009. Treatment of fibromyalgia syndrome with antidepressants: a meta-analysis. *Journal of the American Medical Association* 301:198–200.

Huddon C, Fortin M, Haggerty J, et al.2012. Patient-centered care in chronic disease management: A thematic analysis of the literature in family medicine. *Patient Education and Counseling* 88:170–176.

Johansson E, Hamberg K. 2002. Women in pain: The meaning of symptoms and illness. In: Malterud K, Hunskaar S, eds., *Chronic Myofascial Pain: A Patient-Centered Approach*. Oxon: Radcliffe Medical Press.

MacFarlane GJ, Norrie G, Atherton K, et al. 2009. The influence of socioeconomic status on reporting of regional and widespread musculoskeletal paint: Results from the 1958 British Cohort Study. *Annals of the Rheumatic Diseases* 68:1591–1595.

McNally JD, Matheson DA, Bakowsky VS. 2006. The epidemiology of self-reported fibromyalgia in Canada. *Chronic Diseases in Canada* 27:9–16.

McWhinney IR. 2012. *A Call to Heal: Reflections on a Life in Family Medicine*. Saskatoon, SK: Benchmark Press.

Ostbye T, Yarnell KSH, Krause KM, et al. 2005. Is there time for management of patients with chronic diseases in primary care? *Annals of Family Medicine* 3(3):209–214.

Picavet HSJ, Schouten JSAG. 2003. Musculoskeletal pain in the Netherlands: Prevalences, consequences and risk groups, the DMC_3-study. *Pain* 102(1):167–178.

Raymond MC, Brown JB. 2000. Experience of fibromyalgia: Qualitative study. *Canadian Family Physcian* 45(5):1100–1106.

Siler AC, Gardner H, Yanit K, et al. 2011. Systematic review of the comparative effectiveness of antiepileptic drugs for fibromyalgia. *Journal of Pain* 12:407–415.

Snadden D, Brown JB. 1992. The experience of asthma. *Social Science & Medicine* 34:1351–1361.

Stensland P. 2002. Communicating illness experience. In: Malterud K, Hunskaar S, eds., *Chronic Myofascial Pain: A Patient-Centered Approach*. Oxon, UK: Radcliffe Medical Press.

Thielke SM, Whitson H, Diehr P, et al. 2012. Persistence and remission of muscloskeletal pain in community-dweliing older adults: Results from the Cardiovascular Health Study. *Journal of the American Geriatric Society* 60(8):1393–1400.

Toye F, Seers K, Allcock N, et al. 2013. Patients' experiences of chronic non-malignant musculoskeletal pain: A qualitative systematic review. *British Journal of General Practice* 63(617):e829–e841.

Uceyler N, Hauser W, Sommer C. 2008. A systematic review on effectiveness of treatment with antidepressants in fibromyalgia syndrome. *Arthritis and Rheumatism* 59:1279–1298.

Van Houdenhove B, Neerinckx E, Lysens R, et al. 2001. Victimization in chronic fatigue syndrome and fibromyalgia in tertiary care: A controlled study on prevalence and characteristics. *Pyschosomatics* 42(1):21–28.

Vygotsky I. 1988. *Thought and Language*. Cambridge, MA: MIT Press.

White KP, Harth M. 2001. Classification, epidemiology and natural history of fibromyalgia. *Current Pain and Headache Reports* 5:320–329.

Wilde O. 1905 *De Profundis*. London: Methuen.

Ferramentas de triagem para dependência de opioides

Current Opioid Misuse Measure (COMM). https://www.hamilton.ca/public-health/reporting/hamilton-opioid-information-system

Drug Abuse Screening Test (DAST). www.emcddaeuropa.eu/html.cfm/index3618EN.html

Opioid Risk Tool (ORT). https://www.drugabuse.gov/sites/default/files/files/OpioidRiskTool.pdf.

Screener and Opioid Assessment for Patients-Revised (SOAPP-R). https://www.opioidrisk.com/node/1209

CAPÍTULO 13

℘

Depressão

Foi realizada uma consideração cuidadosa antes da inclusão de um capítulo sobre o tópico da depressão, pois isso pode passar a impressão de que se trata de uma entidade biológica única, o que não é sustentado. Como outras experiências emocionais, incluindo a ansiedade, os sintomas da depressão não podem ser separados da pessoa que os experimenta ou de suas funções biológicas. Conceber a depressão como uma entidade diagnóstica isolada repete o engano de supor uma divisão entre mente e corpo. No entanto, considerando o fato de que como entidade diagnóstica (*DSM-5*, 2013) ela representa um componente substancial de perfis na medicina de família e comunidade, e que os sintomas usados para descrever a depressão ocorrem em grande parte da medicina clínica (e, na verdade, na vida humana em geral), foi decidido pela inclusão deste capítulo.

A depressão e a ansiedade frequentemente coexistem, e o transtorno de ansiedade generalizada pode preceder uma depressão maior (Dowrick, 2004). A maior parte dos transtornos do humor é abordada no nível da atenção primária. O atual entendimento desses transtornos e a abordagem clínica a eles são dominados por um modelo derivado da psiquiatria. Nesse modelo, há diferenças significativas nas populações de pessoas e nas prioridades em relação à medicina de família e comunidade, a qual foi reprovada por aceitar sem críticas esse modelo e por não desenvolver um modelo adequado para o ambiente da medicina de família e comunidade (Callahan e Berrios, 2005).[1]

"A diferenciação entre a 'doença' depressão, o 'sintoma' depressão e a 'experiência' depressão é um dos problemas mais difíceis encontrados por médicos e pelas pessoas, e é comum que se cometam erros" (Callahan e Berrios, 2005, p. 5). Isso talvez seja mais verdadeiro na prática de família e comunidade, em que a linha divisória entre o normal e o anormal costuma não ser clara e o conhecimento do profissional sobre as características individuais da pessoa ao longo da vida costuma provocar *insights* únicos em seus julgamentos. Conforme sugerido por Callahan e Berrios (2005, p. 102), "as descrições e classificações da depressão construídas na clínica geral e nos cenários de atenção secundária ou terciária podem ser diferentes, mas estão todas corretas". Além disso, "deve-se prestar atenção ao sofrimento da pessoa, a suas emoções, crenças e relacionamentos, não apenas por razões humanitárias, mas também porque são importantes para a origem da experiência de doença" (McWhinney, 2014, p. 26).

PREVALÊNCIA

Sintomas e experiências emocionais como a depressão (e a ansiedade) são parte normal da experiência humana. As pessoas lidam com eles de várias maneiras. Elas podem falar com familiares e amigos; ler algum dos vários livros de autoajuda; meditar; usar terapias à base de plantas; ou fazer exercícios. Algumas serão relutantes em procurar o sistema de saúde, com medo de serem rotuladas de forma indesejada. Em muitas partes do mundo, o rótulo de doença mental é estigmatizante e tem implicações negativas. As maneiras menos positivas como alguns lidam com dificuldades emocionais incluem o abuso de álcool e de outras substâncias, bem como a violência familiar e o comportamento de risco. Consequentemente, na medicina de família e comunidade, haverá várias pessoas que, se receberem um questionário padronizado para depressão (p. ex., Hamilton Depression Scale; Patient Health Questionnaire PHQ-9), preencherão os critérios para transtorno depressivo, mas não serão diagnosticadas assim por seus médicos. Elas podem lidar com seus sintomas de uma das maneiras citadas anteriormente. Elas também podem experimentar seu sofrimento de várias maneiras corporais ou somáticas e apresentar esses sintomas, ou o que Balint (1964) chama de "oferendas", a seus médicos de família e comunidade. Assim, o número de pessoas na medicina de família e comunidade que se apresenta a seus médicos com sintomas depressivos irá variar conforme o ambiente cultural, a intensidade dos sintomas, as barreiras (ou a falta delas) aos cuidados primários, as preferências pessoais e a abertura percebida do médico para a discussão de problemas emocionais.

A interpretação dos números de prevalência para depressão é complicada pelas diferenças na definição e nos métodos ou nas ferramentas usados para diagnosticar o problema. Para o que é definido como transtorno depressivo maior, a prevalência nos Estados Unidos em 12 meses é estimada em 7%. Entre as mulheres, ela é 1,5 a 3 vezes mais alta do que em homens, começando no início da adolescência. Na faixa etária de 18 a 29 anos, ela é três vezes maior do que naqueles com mais de 60 anos (*DSM-5*, 2013, p. 165).

A prevalência de depressão em uma população varia conforme a condição socioeconômica. Jani e colaboradores (2012) estimaram que, em áreas economicamente desfavorecidas, a prevalência pode ser de até 30%, enquanto nas regiões mais afluentes a prevalência é de 18,5%.

Em um estudo nos Países Baixos na década de 1980, Verhaak (1995) registrou todas as consultas médicas em uma população de 335 mil pessoas em 105 clínicas gerais da Holanda em um período de três meses. Uma amostra aleatória de 16 mil dessas pessoas foi selecionada para entrevistas mais aprofundadas para compreender os transtornos mentais na comunidade e o comportamento da busca de ajuda. Mais de 37% daqueles entrevistados tinham experimentado algum tipo de sofrimento que poderia ser interpretado como de natureza psicossocial, com as maiores taxas entre mulheres, idosos, desempregados e empregados domésticos. Usando o GHQ (General Health Questionnaire), 9% dos homens e 16% das mulheres apresentaram escores acima do limiar para o diagnóstico de depressão. Mais da metade daquelas pessoas que experimentaram algum sofrimento mental não buscou ajuda por meio do sistema de saúde formal, mas aqueles com escores maiores no GHQ tinham mais chances de consultar seu clínico geral e receber um diagnóstico psiquiátrico.

Usando dados de prontuários médicos eletrônicos (PMEs), a Canadian Primary Care Sentinel Surveillance Network (CPCSSN) estimou uma prevalência vitalícia de depressão na medicina de família e comunidade de 13,2%, o que se compara favoravelmente com uma estimativa de 12,1% em uma análise epidemiológica baseada na comunidade (Puyat et al., 2013).

Estima-se que metade das pessoas com depressão não tem o transtorno reconhecido na consulta índice, mas que 10% delas sejam identificadas em uma consulta subsequente, e que em 20% o problema resolve-se de forma espontânea. As restantes, entretanto, podem continuar sem diagnóstico por um longo período (Paykel e Priest, 1992).

Com base em números de prevalência dos Estados Unidos, Ostbye e colaboradores (2005) estimaram que em uma clínica de família e comunidade com 2.500 pessoas com um perfil de idade e sexo representativo da população dos Estados Unidos, 118 delas teriam depressão a qualquer dado momento.

Os transtornos depressivos costumam coexistir com muitos outros problemas, como abuso de substâncias, ansiedade, transtorno obsessivo-compulsivo, anorexia nervosa e transtorno da personalidade *borderline*, bem como praticamente qualquer distúrbio crônico importante, como obesidade, cardiopatia isquêmica, doença pulmonar crônica ou problemas gastrintestinais e reumatológicos.

É importante reconhecer que a maioria das pessoas com doença mental não busca ajuda. O maior componente de consultas incongruentes (ver Cap. 3) é formado por aqueles que se identificam como portadores de problemas significativos e que não procuram o médico. Para aqueles com sintomas depressivos, pode haver preocupação quanto a se sentir estigmatizado. Devido ao suposto sub-reconhecimento do problema, tem havido recomendações para que se faça o rastreamento da depressão. A Canadian Task Force on Preventive Health Care (CTFPHC) não recomenda o rastreamento para adultos com risco médio de depressão ou para as pessoas que podem ter risco aumentado (CTFPHC, 2013). A U.S. Preventive Services Task Force (USPSTF, 2009), por outro lado, recomenda o rastreamento se houver suporte para o cuidado da depressão no serviço de saúde.

FATORES FAMILIARES

Um componente genético para a depressão é sustentado pela observação de que ela é mais comum se houver história familiar de depressão tratada, sendo também mais comum em gêmeos homozigóticos do que em dizigóticos (Kendler et al., 1992; Malhi, Moore e McGuffin, 2000). Os parentes de primeiro grau de pessoas com transtorno depressivo maior têm risco 2 a 4 vezes maior de depressão. O traço de personalidade neurótica (afetividade negativa) pode contribuir para essa suscetibilidade (*DSM-5*, p. 166).

O ambiente e a capacidade de lidar com o problema são pelo menos tão importantes quanto a genética e a neuroquímica para explicar as causas da depressão. Os eventos adversos na infância (EAIs) foram associados a um maior risco de depressão mais tarde. Na Canadian Community Health Survey (Afifi et al., 2014), foi concluído que a prevalência de abuso infantil era de 32% e que todos os tipos de abuso (abuso físico, abuso sexual e exposição a violência doméstica) estavam associados a risco aumentado de problemas mentais mais tarde. Além disso, havia um efeito aparente de dose-resposta dependendo de quanto de cada um dos três tipos de abuso a que as pessoas foram expostas na infância. Por exemplo, o risco de depressão era 2,6 vezes aumentado com qualquer dos três tipos de abuso, mas era 5,3 vezes aumentado se todos os três estivessem presentes na infância.

Cerca de metade de todas as pessoas com depressão maior tem níveis muito altos de cortisol no sangue, o que sugere uma resposta ao estresse que interrompe a transmissão de serotonina e norepinefrina. Acredita-se que a maioria dos antidepressivos aja nos sistemas de neurotransmissores serotoninérgicos ou noradrenérgicos, ou em ambos. Ao bloquear a captação, aumentam a disponibilidade desses neurotransmissores. Esses desequilíbrios dos sistemas endócrino e neurotransmissor podem, por sua vez, refletir alterações em um nível mais básico de transmissão de genes e da estrutura cerebral. Em transtornos afetivos, 50% dos primeiros episódios estão associados a estressores significativos, mas apenas 36% do segundo ou do terceiro episódio. Estudos com animais indicam que um estressor agudo pode ativar os genes para substâncias que iniciam alterações duradouras na estrutura das células cerebrais (Post, 1992). Na teoria *kindling* (de sensibilização), Post defende que o trauma de eventos como a perda de um ente querido na infância pode mudar a estrutura do cérebro em desenvolvimento, tornando a pessoa vulnerável à depressão mais tarde na vida caso ocorra alguma situação de estresse. Se cada episódio aumenta a vulnerabilidade, os episódios depressivos mais recentes podem ocorrer com pouco ou nenhum estímulo ambiental. Isso também explicaria a maior gravidade da depressão em mulheres que tiveram episódios prévios (ver Brown e Harris, 1978). Assim, o tratamento adequado de episódios iniciais de depressão pode reduzir a vulnerabilidade a ataques posteriores.

FATORES SOCIAIS

Conforme citado anteriormente, a prevalência de depressão é maior em áreas de privação econômica. É interessante observar que, quando são feitas comparações internacionais, esse efeito pode ser mitigado naqueles países com menos disparidades econômicas. O coeficiente de disparidade de renda GINI é um número que representa o grau de disparidade de renda entre os que ganham mais e os que ganham menos em um país. Os países com um coeficiente GINI alto (i.e., com maior disparidade de renda) têm maiores taxas de doença depressiva (Cifuentes et al., 2008).

Em um importante estudo sobre depressão em mulheres, Brown e Harris (1978) mostraram que os fatores sociais são importantes em qualquer tipo de depressão. Eles identificaram três tipos de fatores: aqueles que tornam uma mulher mais vulnerável à depressão; aqueles que precipitam a depressão; e aqueles que influenciam a forma como a depressão se expressa clinicamente. As mulheres com depressão apresentavam maiores probabilidades de um evento de vida dramático nos nove meses antes do início da depressão do que aquelas sem depressão. Esses eventos envolviam perda e decepção, separação ou ameaça de separação de uma pessoa importante, uma revelação desagradável sobre alguém próximo, uma experiência de doença com risco de morte em um parente próximo e a perda do emprego.

O fator-chave não é a mudança em si, mas o significado que o evento tem para a pessoa. Outros fatores precipitantes importantes foram dificuldades sérias na vida, como casamento insatisfatório, más condições de moradia, problemas financeiros ou dificuldades com os filhos. Um evento traumático ou uma dificuldade importante foram fatores precipitantes em 83% das depressões. Eventos menores também poderiam precipitar a depressão se tivessem feito a pessoa entender as implicações de uma perda ou decepção de longo prazo.

Os fatores que tornaram as mulheres vulneráveis à depressão foram aqueles que tendiam a isolá-las, reduzir seus apoios sociais e diminuir sua autoestima. A falta de um confidente, especialmente a incapacidade de ter no cônjuge um confidente, foi importante. Ter três filhos ou mais e não estar empregada fora de casa foram fatores que aumentavam o isolamento. Com relação ao passado, a morte da mãe de uma mulher durante sua infância foi o fator mais significativo.

A presença ou não de características graves na depressão, como retardamento do pensamento, foi relacionada a três outros fatores. A depressão grave tinha maiores probabilidades de estar associada a perdas de entes queridos no passado, como a morte de um pai ou irmão durante a infância, ou a morte do cônjuge vários anos antes. A depressão menos grave tinha maior probabilidade de estar associada à perda por separação, e não à perda por morte. As mulheres tinham maiores probabilidades de ter uma depressão grave se fossem mais velhas, tivessem um caso de depressão anterior, e se um evento traumático tivesse acontecido depois do início da depressão.

Embora os fatores sociais sejam importantes na depressão, isso não significa que todas as pessoas com depressão têm "problemas". Se tiverem problemas no momento, estes devem ser identificados, mas é contraproducente mostrar-se incrédulo quando uma pessoa e seu cônjuge insistem que são muito felizes no casamento e não têm maiores estresses em suas vidas. Depois do estímulo inicial de um estressor na vida, as depressões recorrentes podem se tornar autônomas (ver a discussão anterior sobre a teoria *kindling*).

EXPERIÊNCIA COM A DOENÇA

O conceito de que os sistemas neurotransmissores estão alterados torna desnecessário invocar mecanismos como a somatização para explicar os sintomas físicos que muitas pessoas depressivas apresentam. Os neurotransmissores circulam à vontade pelo corpo, e se pode esperar que tal perturbação física tão alastrada seja acompanhada de dor e outros sintomas. Como é muito difícil descrever a angústia da depressão, não é de se surpreender que as pessoas se queixem primeiro de sensações físicas, as quais são mais fáceis de verbalizar. Mesmo uma pessoa tão eloquente quanto William Styron (1990) achou que sua experiência com a depressão era indescritível:

> Eu sentia em minha mente *uma sensação semelhante, mas indescritivelmente diferente de dor verdadeira*. [...] O fato de a palavra "indescritível" se apresentar aqui não é acaso, pois se tem enfatizado que, se a dor fosse prontamente descritível, muitos dos incontáveis sofredores dessa tão antiga aflição teriam sido capazes de descrever para seus amigos e entes queridos (mesmo seus médicos), de forma confiante, algumas das verdadeiras dimensões de seu tormento, e talvez conseguir a compreensão que geralmente não existe; tal incompreensão tem acontecido não em razão de uma falha de simpatia, mas em virtude de uma incapacidade básica de as pessoas saudáveis imaginarem uma forma de tormento tão estranha às experiências de todo dia. *Para mim, a dor é associada mais de perto ao afogamento ou à sufocação*, mas mesmo essas imagens não chegam ao ponto certo. William James, que lutou contra a depressão por muitos anos, desistiu da busca por uma representação adequada, e deu a entender sua quase impossibilidade de expressão quando escreveu, em *The Varieties of Religious Experience*, que a depressão "*é uma angústia positiva e ativa, um tipo de neuralgia psíquica totalmente desconhecida da vida normal*" (Styron, 1990, p. 4-5).

John Bentley Mays (1995), importante crítico de artes visuais, descreveu seus episódios depressivos como um círculo de "cães negros" (uma metáfora literária para a depressão, atribuída a Winston Churchill). Tendo crescido em um "lar de raiva", a morte do pai de Mays quando ele tinha sete anos e de sua mãe quando ele tinha 12 anos o levou a "[...] uma curiosa estratégia que ocasionou um padrão frígido [...] extinguindo qualquer desejo de depender, necessitar, querer" (p. 9). Lutando contra a depressão enquanto estudante de pós-graduação e após uma visita à África na era do Apartheid, ele traçou um paralelo entre regimes políticos totalitários e a mente de alguém acometido por doença depressiva:

> Foi apenas bem mais tarde que me dei conta de que a depressão é a cultura de uma sociedade restrita: o eu como um estado moderno pequeno, imitando a chateação e a distração frenética de um estado totalitário, burocracias opressivas e parasíticas, forças policiais, seu terror que não deixa cicatrizes visíveis. Nossas intimidades são conduzidas como política externa. O depressivo faz demandas contraditórias a si mesmo, pratica a sedução para controlar, degradar e controlar os outros, além de forças incontroláveis dentro de si mesmo. No coração de nossa política, é claro, a prerrogativa maior do estado moderno, seu poder sobre nós: o direito ao uso da pena capital. O suicídio é a pena capital sob outra denominação. (p. 51)

Ambos os indivíduos são notórios autores, capazes de transformar experiências difíceis em palavras. A maioria das pessoas atendidas não será capaz de se expressar dessa forma, mas o valor de se familiarizar com esses relatos em primeira pessoa reside na possibilidade de uma melhor compreensão de sua angústia.

ABORDAGEM CLÍNICA

Diagnóstico

É importante distinguir entre simplesmente tristeza e transtorno depressivo. Períodos de tristeza são uma experiência humana comum e diferem da depressão na intensidade e na duração, além da extensão em que as funções normais são afetadas. Em uma das pontas do espectro, a depressão é uma doença devastadora e potencialmente fatal; na outra ponta, surge com a inevitável tristeza da vida. Os médicos de família e comunidade são testemunhas de muita tristeza: a tristeza da decepção, a tristeza da perda, a tristeza e o desespero de um infortúnio esmagador, bem como a tristeza da velhice e da mortalidade. Isso não é uma "doença" que deve ser curada com medicação ou terapia cognitiva. De certa forma, a tristeza nessas circunstâncias talvez seja uma experiência de crescimento pessoal, porque convida à reflexão e ao autoexame, e, talvez, ao autoperdão e à cura. É possível que algumas das "depressões" não identificadas pelos clínicos gerais sejam sentimentos desse tipo. A necessidade pode não ser de cura, mas de presença, apoio e alguém que os ouça. Kay Toombs, gravemente incapacitada pela esclerose múltipla, comenta sobre uma consulta com seu médico: "Não sei por que vim vê-lo". "Sabe, sim", respondeu o médico, "você veio porque queria saber se alguém se importa com você".

Uma das razões de a depressão, conforme a definição do *DSM-5*, não ser identificada na clínica geral é que as pessoas nem sempre estão aparentemente deprimidas. Geralmente estão sorrindo ao entrar no consultório. Aquelas com formas mais graves de depressão, entretanto, em geral darão ao médico a impressão de estarem infelizes, e a primeira indicação pode ser o sentimento do próprio médico de que "essa pessoa faz eu me sentir deprimido".

Outra razão para não se fazer o diagnóstico é a ocorrência de depressão em um membro da família que não a pessoa sendo tratada no momento: o cônjuge de alguém com uma doença crônica ou em estado terminal, ou a mãe de um filho com distúrbios. Pode ser necessário perguntar "e você, como vai?" para permitir que os familiares expressem sua dor.

O erro diagnóstico mais comum que se observa entre médicos residentes é não fazer a pergunta mais sensível e específica de todas: "Você se sente deprimido, desanimado, para baixo?". Às vezes, é necessário expressar a pergunta de várias formas, pois algumas pessoas não identificam seus sentimentos como depressão. Em vez de fazer essa pergunta, os residentes com frequência fazem perguntas muito menos sensíveis e específicas sobre apetite, constipação e perda de peso, que não lhes dão certeza se a pessoa está ou não deprimida.

Depois de ter feito a pergunta-chave, outros atributos da depressão podem ser investigados. Os itens a seguir estão em ordem aproximada de sensibilidade com base em nossa experiência:

1. Distúrbios do sono. Quase todas as pessoas têm algum tipo de distúrbio do sono, seja dificuldade em adormecer, acordar várias vezes durante a noite ou acordar cedo demais. Uma pessoa que apresenta dificuldade para dormir deve levar o médico a pesquisar depressão.
2. Perda de interesse na vida. Há perda de interesse em tarefas e *hobbies*; a vida perde sua alegria.
3. Perda de concentração. O trabalho demora mais para ser completado; as tarefas são adiadas.
4. Uma tendência a se preocupar com assuntos menores, a ansiedade às vezes revolvendo sem parar na mente, como uma obsessão.
5. Sentimentos de desvalorização e fracasso; autocensura por erros do passado e supostos defeitos de caráter.
6. Ataques de choro ou vontade de chorar. As pessoas frequentemente choram durante a entrevista, o que é uma forte indicação de depressão, em especial naquelas que normalmente não tem propensão a chorar.
7. Irritabilidade. As pessoas frequentemente têm consciência de se irritam facilmente e se sentem culpadas pelo efeito que causam no cônjuge ou nos seus filhos.
8. Perda de apetite, constipação. Esses sintomas têm menor valor diagnóstico, pois também são encontrados em muitas outras condições.

Se a pessoa admite se sentir deprimida e outras evidências confirmam isso, o diagnóstico pode ser feito com base em evidências positivas. O diagnóstico de depressão não deve ser feito por exclusão. Algumas vezes, a pessoa insiste que não está deprimida, apesar de fortes evidências sugerirem que está. Se ela está convencida de que os sintomas indicam alguma doença orgânica, pode rejeitar de forma agressiva a sugestão de que o problema é psicogênico. A compreensão do medo que a pessoa tem de uma doença é um componente importante da medicina centrada na pessoa; dar-se algum tempo para chegar a essa compreensão e reconhecer a sua existência contribui para a confiança na relação pessoa-médico.

Seja qual for a natureza da depressão, os fatores sociais devem ser avaliados em todos os casos. Entre eles, destacam-se os fatores familiares, especialmente a relação conjugal, a qualidade da vida familiar e a presença de quaisquer problemas com filhos, pais, família do cônjuge ou outros parentes. É importante escutar a história de vida da pessoa, tanto suas vivências iniciais e seus relacionamentos com seus pais quanto os eventos de vida mais recentes, sobretudo as perdas de diferentes tipos, como morte de um ente querido, separação, perda de sua casa ou perda de emprego. O propósito do questionamento também é avaliar a força e a qualidade dos apoios sociais, já que esses têm um papel importante na recuperação.

Uma das dificuldades do diagnóstico é a coexistência de depressão com os estágios iniciais de doença orgânica. Nesse aspecto, carcinoma do pâncreas, hipotireoidismo, apneia obstrutiva do sono (AOS) e anemia perniciosa são bastante conhecidos. Para evitar essa dificuldade, aconselha-se investigar a presença de doenças orgânicas, em especial em pessoas mais velhas. O exame físico deve excluir evidências claras de doença física. A velocidade de sedimentação globular (VSG) é um teste valioso para identificar câncer oculto ou infecção crônica, e hemograma completo, dosagem de B_{12} sérica e testes de função tireoidiana podem ser úteis para algumas pessoas (Caso 13.1).

Outro problema entre os idosos é a confusão entre depressão e demência causada por insuficiência cerebral. A depressão nos idosos pode se apresentar com perda de memória e confusão, que são totalmente reversíveis com o tratamento. Uma tentativa de tratamento com antidepressivos é aconselhável antes de se concluir que os sintomas do paciente são causados por demência. É claro que demência e depressão podem coexistir, complicando o diagnóstico e a abordagem terapêutica. A experiência longitudinal de um médico de família e comunidade com uma pessoa pode ajudar a delinear a sequência de início do déficit cognitivo ou dos sintomas depressivos.

Quando a depressão se apresenta com sintomas físicos, como a dor, pode ser necessário fazer avaliações para identificar ou excluir doenças orgânicas. A necessidade de fazê-lo não deve atrasar o início do tratamento da depressão. O suicídio durante a avaliação é um risco nas pessoas deprimidas. Um de meus (Ian Renwick McWhinney) pacientes suicidou-se enquanto aguardava um enema de bário para investigar sua diarreia e perda de peso. Quando outros exames são necessários, é aconselhável realizá-los assim que possível, de forma que a pessoa seja poupada de ansiedade desnecessária.

As pessoas deprimidas com sintomas físicos correm risco, em particular, de receber um diagnóstico errado. Os exames podem mostrar alguma "anormalidade", que se torna a explicação para os sintomas, enquanto a depressão é ignorada; por exemplo, osteoartrite da coluna explica a dor nas costas, a hérnia de hiato explica a dispepsia, um divertículo do cólon explica a dor abdominal.

Os médicos com maiores chances de reconhecer a depressão fazem mais contato visual com seus pacientes, são bons ouvintes e têm menos probabilidade de interromper a pessoa. Também têm maiores probabilidades de avaliar questões psicológicas e sociais (Paykel e Priest, 1992). Todas essas características fazem parte do método clínico centrado na pessoa. O reconhecimento da depressão ocorre com mais frequência nas consultas mais longas, nas quais o médico tolera o silêncio, nota o comportamento não verbal e usa as respostas do paciente para dar continuidade à conversa, e nos casos em

---

CASO 13.1

Uma mulher idosa pediu que o médico a visitasse em casa devido à sua fadiga extrema. Havia evidências claras de depressão, nenhum sintoma localizador, e o exame físico foi negativo. Foi feito um diagnóstico inicial de doença depressiva maior, e sangue foi coletado para teste de VSG. A VSG foi de 80 mm em uma hora, e outros exames revelaram um carcinoma maligno no estômago.

que as pessoas apresentam os sintomas psicológicos já no início (Paykel e Priest, 1992). As deficiências provavelmente refletem a falta de uma conscientização sobre as muitas faces da depressão e o treinamento inadequado para o uso de métodos de entrevista. O reconhecimento da doença depressiva é influenciado por fatores relativos ao médico, como a familiaridade com a pessoa, a disponibilidade de tempo, as crenças pessoais em relação à depressão ou a experiência com ela, além da experiência clínica. Esta última, por sua vez, consiste na familiaridade com padrões clínicos comuns e habilidades clínicas, aprendendo o que "funciona" no mundo clínico real, compreendendo o papel do médico e pensando na pessoa como um todo (Baik et al., 2008).

O diagnóstico de episódio depressivo maior exige a presença de cinco ou mais de um total de nove sintomas, presentes todos os dias por duas semanas. Pelo menos um dos sintomas deve ser humor deprimido ou perda de interesse ou prazer (*DSM-5*).

Questionários validados, como o Patient Health Questionnaire (PHQ-9), a Hamilton Depression Rating Scale (HAM-D) e o Beck Depression Inventory (BDI-II), foram originalmente projetados como ferramentas de rastreamento, mas podem ser úteis no diagnóstico ou no acompanhamento das pessoas tratadas. Eles não substituem a entrevista adequada centrada na pessoa. À medida que o médico ganha mais experiência, essas ferramentas podem ser menos necessárias, permitindo mais tempo para se concentrar na interação com a pessoa (Baik et al., 2008).

O déficit causado pela depressão pode ser desde leve a muito intenso, mas na clínica geral isso costuma tomar a forma de doenças físicas, dor e piora do funcionamento social e pessoal (*DSM-5*, p. 167).

A avaliação de sintomas depressivos pode ser particularmente difícil em situações de comorbidade, como câncer, infarto do miocárdio recente, diabetes ou no período pós-parto, quando os sintomas de perda de peso, fadiga e distúrbio do sono podem ocorrer por outras razões. Nessas circunstâncias, a diferenciação da depressão depende mais de sintomas não vegetativos, como disforia, falta de prazer em coisas ou atividades que costumavam ser prazerosas, sentimento de culpa, dificuldade de concentração e pensamentos suicidas (*DSM-5*, 2013, p. 164). Os sintomas depressivos são mais comuns nas pessoas com distúrbios crônicos, como diabetes, doença cardiovascular e obesidade mórbida, tendo mais chances de serem crônicos. A melhora dos sintomas depressivos no longo prazo pode depender de se ajudar a pessoa a entender todo o espectro de sua doença e o impacto que ela tem em sua vida.

O risco de suicídio deve sempre ser considerado, devendo ser feita uma pesquisa sensível e oportuna de tais pensamentos. Embora a ideação e as tentativas suicidas sejam mais comuns nas mulheres, o suicídio é mais comum em homens. Além do gênero, há maior risco de suicídio em idosos e naqueles que vivem sozinhos e em circunstâncias de profunda desesperança (*DSM-5*, p. 167). O abuso de substâncias aumenta muito o risco de suicídio. É importante que os médicos de família e comunidade avaliem quais são as pessoas com risco de tentativa de suicídio. Essa avaliação deve começar pensando-se nesse risco no caso de pessoas seriamente perturbadas, conforme o relato próprio ou de familiares e amigos, e nas pessoas com prejuízo em testes de realidade, que expressaram desesperança completa, que já tentaram suicídio ou que tenham transtorno psiquiátrico grave (depressão maior, esquizofrenia, transtorno da personalidade *borderline* ou antissocial) ou história familiar de suicídio. A questão deve ser abordada de maneira sutil, após ter havido tempo suficiente para que a pessoa desenvolva confiança no médico, devendo-se avaliar a gravidade da intenção de cometer suicídio. As perguntas podem incluir: "Que tipo de pensamentos você tem tido?" e "Com que frequência eles ocorrem?". Deve-se perguntar se há um plano e acesso aos meios para realizá-lo. Há uma história de comportamento impulsivo? (Craven, Links e Novak, 2011).

Tratamento

Seja qual for o tratamento prescrito, as pessoas deprimidas têm uma necessidade profunda de tranquilização e apoio. Uma pessoa que passa pela depressão pela primeira vez percebe que isso é uma experiência muito perturbadora. De acordo com Watts (1984, p. 70), depois de uma vida toda observando a depressão na clínica geral, "apenas alguém que tenha sofrido essa enfermidade pode apreciar a forma completamente arrasadora dessa aflição [...] Em meu modo de ver, a depressão grave é o mal mais doloroso conhecido pelo homem".

A pessoa pode achar que está ficando louca. Em geral é um grande alívio quando lhe dizem que não está enlouquecendo, que tem um problema bastante comum, e que, para muitas pessoas, as depressões são resolvidas por completo em poucas semanas ou meses. É tranquilizador dizer-lhe que os sentimentos de culpa, as ansiedades e a falta de alegria são sintomas da depressão e que desaparecerão quando ela for embora. É útil saber que não é possível alterar seu humor por simples vontade própria. A pessoa com frequência ouve de um membro da família que não entende seu sofrimento que ela tem de "sair dessa", ou "se alegrar". O médico de família e comunidade também pode explicar aos outros membros da família como podem ajudar a pessoa com o problema.

Além de apoio e psicoterapia individual, deve-se fazer todo o possível para mobilizar apoios sociais para a pessoa. Isso pode incluir o envolvimento do cônjuge e de outros parentes, ajuda com crianças e o desenvolvimento de contatos fora de casa. A terapia cognitiva, que tem o objetivo de alterar os padrões de pensamentos depressivos, mostra-se benéfica para pessoas deprimidas encaminhadas pelo clínico geral (Teasdale et al., 1984). Como isso envolve 12 a 16 sessões realizadas semanalmente com alguém treinado no método, nem todos os clínicos gerais o farão sozinhos. É possível que uma forma modificada possa ser adaptada para a clínica geral. Alguns médicos de família e comunidade com o treinamento extra necessário podem oferecer essa abordagem às pessoas encaminhadas por colegas. Outras abordagens psicoterapêuticas para as quais há evidências de efetividade são a terapia de solução de problemas (TSP), a terapia interpessoal (TIP) e a ativação comportamental (Akers, Richards e McMillan, 2011). Há chances de que o apoio dado à pessoa deprimida pelo médico de família já tenha um elemento cognitivo. Os benefícios dos exercícios na depressão são bem conhecidos, e deve fazer parte do tratamento que se estimule pelo menos uma caminhada diária.

Além do apoio dado a todas as pessoas deprimidas, os clínicos gerais precisam tomar três decisões importantes sobre o manejo: a prescrição de antidepressivos e outros medicamentos, o encaminhamento para um psiquiatra, psicólogo ou serviço social, e a hospitalização. O critério principal usado pelos médicos de família e comunidade para prescrever antidepressivos é a gravidade dos sintomas. Embora a efetividade do uso de antidepressivos nas pessoas com problemas psiquiátricos ambulatoriais esteja bastante avançada, poucos estudos foram realizados na clínica geral. Devido às diferenças entre as duas populações de pessoas, essa é uma falha séria em nosso conhecimento. Como algumas pessoas respondem muito bem às explicações e à tranquilização pelo médico, pode ser recomendável esperar até uma segunda consulta antes de iniciar o uso de antidepressivos, em especial nos casos de depressão leve. Em pessoas com depressão mais grave, a reconsulta deve ser feita em alguns dias ou semanas para garantir que o médico detecte qualquer descompensação rápida.

Para a depressão moderada a grave, os inibidores seletivos da recaptação de serotonina (ISRSs) e os inibidores seletivos da recaptação de norepinefrina (ISRNs) substituíram em grande parte os antidepressivos tricíclicos (ADTs), os inibidores da monoaminoxidase (IMAOs) e os inibidores reversíveis da monoaminoxidase (IRMAOs) na medicina de família e comunidade. A escolha do fármaco depende dos sintomas particulares experimentados pela pessoa, bem como da familiaridade do médico com os efeitos colaterais comuns e a taxa de resposta. Foi demonstrado que, quando a ansiedade é um sintoma proeminente, escitalopram, paroxetina, sertralina e venlafaxina são úteis. Acredita-se que bupropiona, mirtazapina e moclobemida tenham menos efeitos colaterais sexuais. Os fármacos devem ser iniciados de maneira cuidadosa com doses baixas, pois as pessoas com ansiedade proeminente tendem a ser muito sensíveis aos efeitos colaterais como agitação, e um aumento nos sintomas causado pela medicação pode ser erroneamente atribuído ao distúrbio subjacente. Um médico prudente se familiarizará com um ou dois medicamentos de cada categoria.

Após a obtenção de uma resposta terapêutica, o tratamento com antidepressivos deve continuar por 9 a 12 meses. Na presença de outros fatores de risco, como depressão crônica ou recorrente, o medicamento deve ser continuado por pelo menos dois anos, e algumas vezes por mais tempo. Ao suspender os antidepressivos, é necessário reduzir gradualmente a dose, com pelo menos uma semana de intervalo entre cada redução de dose, aconselhando a pessoa sobre os sintomas causados pela suspensão. Isso pode incluir sintomas gripais, insônia, náuseas, desequilíbrio ou tontura, distúrbios sensoriais e hiperexcitação ou agitação.

Quando a pessoa parece não responder ao tratamento, é importante avaliar o nível de adesão ao regime. Pode haver uma baixa taxa de adesão ao uso do medicamento, bem como à psicoterapia. Isso é mais provável quando a depressão é complicada por distúrbios psiquiátricos ou clínicos graves. As pessoas podem relutar quanto ao uso de medicamentos por longo prazo, com medo de dependência, sendo importante chegar a um acordo, fornecer psicoeducação e agendar visitas regulares de acompanhamento. A abordagem de entrevista motivacional pode ajudar (ver Cap. 10, *A melhora da saúde e a prevenção de doenças*). Se for garantida a adesão, as pessoas que não respondem devem ter seu diagnóstico revisado. A mudança para outro medicamento é uma opção razoável, da mesma forma que a combinação com um antidepressivo de outra classe. Os agentes de potencialização, como os agentes antipsicóticos (risperidona, olanzapina ou quetiapina), são outra opção, mas trazem os riscos de aumento de efeitos colaterais (Goldbloom e Davine, 2011) e de efeitos metabólicos potencialmente graves.

Os médicos de família e comunidade devem estar atentos, pois muitas das pessoas que experimentam depressão tentarão alguma forma de medicina alternativa ou complementar (MAC; ver Cap. 23). As formas mais comuns incluem a erva-de-são-joão (*Hypericum perforatum*) e o *ginkgo*. Uma revisão sobre as evidências (Linde, Berner e Kriston, 2008, atualizada em 2009) concluiu que a erva-de-são-joão era melhor do que placebo e igual aos ISRSs no tratamento da depressão maior e apresentava menos efeitos colaterais. Houve diferença significativa entre os estudos, provavelmente refletindo variações nos componentes desse produto à base de plantas, e isso representa o maior desafio para seu uso na medicina de família e comunidade em países onde os fitoterápicos não são bem regulamentados. Pode haver interações potencialmente graves com outros medicamentos e inconsistências na quantidade do conteúdo fitoterápico das cápsulas. Quando usada, a dose diária recomendada é de 900 mg em três doses iguais de um produto com um mínimo de 2 a 5% de hiperforina ou de 0,3% de hipericina. Ela não deve ser usada de forma concomitante com ISRSs ou em gestantes e lactantes, e as doses altas podem predispor à fotodermatite. Os efeitos colaterais incluem desconforto estomacal, reação alérgica, fadiga, boca seca, inquietação e constipação (Rakel, 2007). O *ginkgo biloba* é amplamente usado, sendo recomendado algumas vezes para a depressão resistente em pessoas com mais de 50 anos (Rakel, 2007), mas uma revisão sobre as evidências encontrou pouco suporte para essa indicação (Birks e Grimley Evans, 2009).

O quadro que se delineia para a depressão é de uma enfermidade em que as alterações de curto e longo prazo no sistema nervoso central estão ligadas por uma relação não linear às experiências de vida e aos relacionamentos sociais. A não linearidade é vista na capacidade de qualquer parte da cadeia circular de produzir mudanças. Os eventos de vida podem provocar mudanças na estrutura cerebral, que, consequentemente, altera a resposta a eventos futuros. O isolamento social aumenta a depressão, que, por sua vez, aumenta o isolamento social (ver Caso 9.5). Intervenções em qualquer um dos pontos do círculo podem ser terapêuticas: tratamento medicamentoso, apoio social, terapia cognitiva. O alívio da depressão pode transformar a percepção dos eventos de vida de negativos em positivos.

NOTA

[1] A psiquiatria passou por mudanças significativas na última metade do século XX com o surgimento de um paradigma descrito como tendo quatro pilares: (1) o diagnóstico baseado em critérios (conforme encontrado no *DSM*); (2) a distinção da gravidade da doença (conforme medido por ferramentas como o Hamilton Depression Inventory); (3) um modelo biomédico (a hipótese das catecolaminas); e (4) a epidemiologia da depressão na atenção primária. A aplicabilidade desse modelo na atenção primária tem sido questionada, e é certo que sua transferência se mostra problemática. Callahan e Berrios sugerem cinco razões para a dificuldade em aplicar o modelo psiquiátrico na medicina de família e comunidade: (1) a existência na atenção primária de competição entre prioridades de doença; (2) a incerteza da possibilidade de transferir as lições aprendidas em populações psiquiátricas; (3) a presença de problemas socioeconômicos difíceis; (4) uma discordância no reembolso para cuidados de saúde mental; e (5) o papel da pessoa (Callahan e Berrios, 2005).

REFERÊNCIAS

Afifi TO, MacMillan HL, Boyle M, Taillieu T, Cheung K, Sareen J. 2014. Child abuse and mental disorders in Canada. *Canadian Medical Association Journal* 186(9):675.

Akers D, Richards D, McMillan D, Bland JM, Gilbody S. 2011. Behavioural activation delivered by the non-specialist: Phase II randomised controlled trial. *British Journal of Psychiatry* 198:66–72.

Baik S-Y, Bowers BJ, Oakley LD, Susman JL. 2008. What comprises clnical experience in recogniziing depression? The primary care clinician's perspective. *Journal of the American Board of Family Practice* 21(3):200–210.

Balint M. 1964. *The Doctor, His Patient & the Illness*, 2nd ed. London: Pitman Medical.

Berrios GE. 1994. Historiography of mental symptoms and disease. *History of Psychiatry* 5:175–190.

Birks J, Grimley Evans J. 2009. Ginkgo biloba for cognitive impairment and dementia. *Cochrane Database of Systematic Reviews* 2009, Issue 1. Art. No.: CD003120. doi: 10.1002/14651858.CD003120.pub3.

Brown GW, Harris TO. 1978. *Social Origin of Depression: A Study of Psychiatric Disorder in Women*. New York: Free Press.

Callahan CM, Berrios GE. 2005. *Reinventing Depression: A History of the Treatment of Depression in Primary Care, 1940-2004*. New York: Oxford University Press.

Canadian Task Force on Preventive Health Care, Screening for Depression. 2013. http://canadiantaskforce.ca/ctfphc-guidelines/2013-depression/Cifuentes M, Sembajew G, Tak S, Gore R, Kriegel D, Punnett L. 2008. The association of major depressive episodes with income inequality and the human development index. *Social Science & Medicine* 67(4):520–539.

Dowrick C. 2004. *Beyond Depression: A New Approach to Understanding and Management*. New York: Oxford University Press.

DSM-5: Diagnostic and Statistical Manual of Mental Disorders. 2013. Arlington, VA: American Psychiatric Association.

Craven MA, Links PS, Novak G. 2011. Assessment and management of suicide risk. In: Goldbloom DS, Davine J, eds., *Psychiatry in Primary Care: A Concise Canadian Pocket Guide*. Toronto: Centre for Addiction and Mental Health.

Goldbloom DS, Davine J, eds. 2011. *Psychiatry in Primary Care: A Concise Canadian Pocket Guide*. Toronto: Centre for Addiction and Mental Health.

Kendler K, Neale M, Kessler R, Heath A, Eaves L. 1992. Familial influences on the clinical characteristics of major depression: A twin study. *Acta Psychiatrica Scandinavica* 86:371–378.

Linde K, Berner MM, Kriston L. 2008. St John's wort for major depression. *Cochrane Database of Systematic Reviews* 2008, Issue 4. Art. No.: CD000448. doi: 10.1002/14651858.CD000448.pub3.

Malhi G, Moore J, McGuffin P. 2000. The genetics of depressive disorder. *Current Psychiatric Reports* 2:165–169.

Mays, JB 1995. *In the Jaws of the Black Dogs*. Toronto: Viking, Published by the Penguin Group.

McWhinney IR. 2014. The evolution of clinical method. In: Stewart M, Brown JB, Weston WW, et al., eds., *Patient-Centered Medicine: Transforming the Clinical Method*, 3rd ed. London: Radcliffe Publishing.

Ostbye T, Yarnell KSH, Krause KM, et al. 2005. Is there time for management of patients with chronic diseases in primary care? *Annals of Family Medicine* 3(3):209–214.

Paykel ES, Priest RG. 1992. Recognition and management of depression in general practice: Consensus statement. *British Medical Journal* 305:1198.

Puyat JH, Marhin WW, Etches D, Wilson R, Elwood Martin R, Sajjan KK, Wong S. 2013. Estimating the prevalence of depression from EMRs. *Canadian Family Physician* 59(4):445.

Rakel D. 2007. *Integrative Medicine*, 2nd ed. Philadelphia: Elsevier.

Teasdale JD, Fennell MJV, Hibbert CA, et al. 1984. Cognitive therapy for major depressive disorder in primary care. *British Journal of Psychiatry* 14(4):400.

US Preventive Services Task Force. 2009. *Depression in Adults: Screening*. http://www.uspreventiveservicestaskforce.org/Page/Topic/recommendation-summary/depression=-in-adults-screening?ds1=&s-depression.

Verhaak PFM. 1995. *Mental Disorder in the Community and in General Practice*. Aldershot, UK: Avebury.

CAPÍTULO 14

Diabetes melito

A prevalência de diabetes melito tipo 2 (DM2) continua a crescer globalmente e representa uma carga de doença cada vez maior, tanto como problema de saúde pública como no consultório de clínica geral. As complicações do diabetes mal controlado podem causar diversos desfechos clínicos negativos para os pacientes. Os médicos de família e comunidade devem tratar e monitorar os objetivos clínicos, apoiar o autocuidado e também reconhecer as várias formas como o DM2 afeta a vida das pessoas. Este capítulo oferece aos médicos de família e comunidade um modelo de abordagem para o rastreamento, diagnóstico e cuidado de longo prazo das pessoas com DM2. Não abordaremos aqui o diabetes melito tipo 1 (DM1).

PREVALÊNCIA NA MEDICINA DE FAMÍLIA E COMUNIDADE

No mundo todo, há mais de 347 milhões de pessoas vivendo com diabetes (tipos 1 e 2) (WHO, 2013). Embora os estudos não diferenciem entre DM1 e DM2, conforme a Organização Mundial da Saúde (OMS) mais de 90% dos diabéticos têm DM2. Desde a década de 1980, houve um aumento de duas vezes no número de adultos com diabetes (Danaei et al., 2011). Muitas vezes, as taxas de crescimento mais rápidas são de países com renda baixa ou média onde os sistemas de saúde não têm a mesma força das nações de maior renda. No entanto, as taxas na América do Norte também demonstraram grandes aumentos. No Canadá, a prevalência de diabetes diagnosticado aumentou 70% ao longo da última década (PHAC, 2011a). Na Europa, a prevalência média de diabetes em adultos é de 8,4%, e espera-se que o número aumente de 55 milhões para 64 milhões de adultos em 2030 (IDF, 2012). Nos Estados Unidos, onde o diabetes é a sétima principal causa de morte, a prevalência estimada varia entre 7,6 e 15,9%, dependendo da raça/etnia (CDC, 2014). Com base nos dados da Canadian Primary Care Sentinel Surveillance Network, a prevalência pontual de diabetes entre 2011 e 2012 em uma típica clínica de atenção primária no Canadá era de 7,6%. No mesmo período de dois anos, o número médio de consultas de pessoas diabéticas com clínicos gerais foi de 10, em comparação com cinco consultas para pessoas não diabéticas (Greiver et al., 2014). O estudo DIASCAN concluiu que, entre as consultas de rotina de médicos de família e comunidade, um pouco mais de 16% eram de pessoas diabéticas (Leiter et al., 2001). Ostbye e colaboradores (2005) estimaram que, em uma clínica de medicina de família e comunidade de 2.500 pacientes com uma distribuição média de idade e sexo típica dos Estados Unidos, haveria 145 pessoas com diabetes reconhecido. Com base no estudo de Lipscombe e Hux (2007), um médico de família e comunidade pode esperar ter de 10 a 12 novos casos de diabetes a cada ano em seu serviço médico entre as pessoas com mais de 20 anos.

Diabetes não diagnosticado

É importante observar que há uma proporção significativa de diabetes não diagnosticado em clínicas de atenção primária. Nos Estados Unidos, cerca de 7 milhões de pessoas (ou 2,5% da população) têm diabetes não diagnosticado (CDC, 2011). A taxa canadense de diabetes não diagnosticado é estimada em 2,2% (Leiter et al., 2001). Essas observações enfatizam a importância de programas de rastreamento abrangentes e efetivos.

Populações nativas

As comunidades nativas da América do Norte e da Austrália são populações altamente vulneráveis com taxas drasticamente elevadas de DM1 e DM2 em comparação com as populações não nativas. As taxas de prevalência ajustadas para a idade nessas comunidades são 3 a 5 vezes mais altas que na população geral e, em algumas comunidades, a prevalência é de até 26% (Stewart et al., 2013). Um estudo australiano de 15 comunidades nativas remotas determinou a prevalência ajustada para idade e gênero do diabetes como sendo um pouco menor que15% (Daniel et al., 2002), mas chegando até 33,1% em alguns segmentos da população (Minges et al., 2011).

Disparidades geográficas

Também é relevante observar que em muitas regiões ainda há disparidades geográficas significativas na prevalência e nas complicações agudas do DM2. No Canadá, há um gradiente mensurável entre leste e oeste na prevalência de diabetes. As províncias marítimas do leste costumam ter taxas mais elevadas em comparação com as províncias do oeste e Quebec. Um pouco dessa variação pode estar ligada a outras variáveis significativas, como condição socioeconômica (CSE), educação e localização rural (Ardern e Katzmarzyk, 2007). Na Europa, a prevalência de diabetes varia desde menos de 4% em países como França, Itália e Inglaterra, até mais de 7,5% na Rússia, na Polônia e na Turquia (International Diabetes Federation, 2012).

FATORES FAMILIARES

É fundamental compreender os vários aspectos da influência familiar no risco, no desenvolvimento e na progressão do DM2 para uma abordagem clínica bem-sucedida para o paciente e o médico. Como ocorre com os hábitos de cuidado pessoal, as circunstâncias socioeconômicas e as escolhas de estilo de vida, a influência da família é uma área em que o médico de família e comunidade deve ter um bom conhecimento para criar, junto com o paciente, um plano personalizado de cuidados.

Genética

A genética do DM2 é uma área de estudo científico bastante complexa e, embora as pesquisas continuem revelando novos *loci* e variantes gênicas que contribuem para sua etiologia poligênica, essa pesquisa ainda não levou a uma terapia ou alvo terapêutico clinicamente relevante. No entanto, isso pode ocorrer no futuro, sendo prudente ter algum conhecimento da genética e da epigenética que influenciam o risco, o início e a progressão do DM2. Por exemplo, uma variante particular do gene *TCF7L2* tem efeito verificado e reprodutível no risco de desenvolvimento de DM2. A variação de uma única base nucleotídica de *TCF7L2* diminui a secreção de insulina, e as pessoas com essa variante têm o dobro de risco de desenvolver DM2 em comparação com pessoas sem ela (Zeggini e McCarthy, 2007). A secreção anormal de insulina devido à disfunção de células β é o mecanismo mais comum, mas cada gene candidato identificado até o momento atua de maneira própria sobre as vias do metabolismo da insulina (Lyssenko et al., 2008). Mutações no gene *TCF2* alteram os fatores de transcrição hepáticos; uma variante de *P12A* altera o receptor PPAR-γ (alvo das tiazolidinedionas) (Frayling, 2007). Assim, cada gene identificado, com suas vias metabólicas e produtos proteicos correspondentes, representa um alvo potencial para as terapias farmacológicas (Scott, Mohike e Bonnycastle, 2007). Embora já tenham sido identificados vários genes e os estudos populacionais continuem a revelar mais, o risco relativo para o desenvolvimento de DM2 se um irmão tem a doença é de cerca de 3 a 4 vezes, muito menor do que em outras condições familiares (p. ex., artrite reumatoide ou doença de Crohn) e a estimativa de hereditariedade na população é de menos de 15% (Frayling, 2007; Pinney e Simmons, 2012).

Essa observação reforça a importância da epigenética – as interações entre os genes e o ambiente (Groop e Pociot, 2013). Alterações epigenéticas como a metilação do DNA e a modificação da histona alteram a atividade genética e começam *in utero* e, quando a estrutura do DNA é alterada, essas mudanças podem teoricamente se estender adiante por múltiplas gerações.

Ambiente pré-natal

Estudos observacionais em seres humanos revelam uma forte relação entre o ambiente intrauterino e doenças que ocorrem mais tarde na vida. As concentrações maternas elevadas de glicose estão ligadas à obesidade nos filhos, independentemente do índice de massa corporal (IMC) pré-gestação da mãe (Pinney e Simmons, 2012). Um estudo observacional em Pune, Índia, concluiu que a glicemia e os triglicerídeos em jejum maternos são fortes preditores positivos do peso fetal ao nascer. A comparação dessa população com uma coorte britânica revelou ligações entre nutrição materna, peso ao nascer, resistência à insulina e DM2 de início no adulto na prole (Yajnik, 2002). As relações fundamentais entre essas variáveis foi salientada pela primeira vez no início da década de 1990 como "fenótipo econômico" (atualmente chamado de hipótese de Barker). No caso específico do DM2, foi postulado que uma nutrição ruim materna/fetal, bem como nutrição e crescimento ruins na infância, leva a mudanças irreversíveis nos tecidos pancreáticos. Esse desenvolvimento anormal iniciado no feto predispõe os adultos a anormalidades metabólicas e DM2 (Hales e Barker, 1992). É interessante observar que os estudos mostraram que esse risco é mais elevado naqueles adultos que eram desnutridos, mas que alcançaram um crescimento adequado mais adiante. Por exemplo, com a idade de oito anos, as pessoas do estudo indiano com os piores perfis de risco cardiovascular (incluindo resistência à insulina, colesterol e pressão arterial) foram os bebês que nasceram menores e com subsequente normalização em peso, altura e gordura corporal (Yajnik, 2002). Uma possibilidade é que o ambiente materno hiperglicêmico e pró-inflamatório altere os níveis de fatores de transcrição, levando à disfunção de longo prazo das vias metabólicas, podendo alterar circuitos neurais hipotalâmicos no feto (Pinney e Simmons, 2012).

Amamentação

A interação mãe-bebê continua após o nascimento, influenciando a saúde, o crescimento e o desenvolvimento do bebê. A amamentação tem papel central nessa interação e pode contribuir com até 15% na redução da incidência de DM (Owen et al., 2006). Até mesmo dois meses de amamentação após o nascimento podem reduzir o risco subsequente de DM2 no lactente (Taylor et al., 2014). Além disso, foi postulado que níveis circulantes mais baixos de estrogênio nas mulheres que amamentam podem ter um efeito protetor contra o desenvolvimento posterior de diabetes na mãe. Em geral, as evidências atuais sugerem que a amamentação é benéfica para todas as novas mães, independentemente de seu estado atual em relação ao diabetes (Owen et al., 2006; Taylor et al., 2014).

Há algumas barreiras reconhecidas à amamentação. Vários determinantes sociais e outras variáveis demográficas têm impacto sobre as taxas de amamentação na população, incluindo a CSE materna (CDC, 2013; Petry, 2013), o peso materno e o baixo peso ao nascer do bebê (Owen et al., 2006), a geografia (CDC, 2013) e a raça. Os dados de 2004 da American National Immunization Survey indicam que, embora 71% das mães brancas amamentem, apenas 50% das afrodescendentes o fazem (CDC, 2013).

Ambiente alimentar da família

Muitas vezes atendendo vários familiares em uma única casa, os médicos de família e comunidade podem obter dados únicos em relação aos hábitos familiares (ver Cap. 4, *A família na saúde e na doença*). O ambiente alimentar é apenas um desses hábitos, mas uma quantidade crescente de pesquisas sugere que ele é importante no desenvolvimento precoce de obesidade infantil, resistência à insulina e diabetes. O modelo de comportamento alimentar saudável dos pais (por meio de refeições regulares compartilhadas) correlaciona-se positivamente com a ingesta de vegetais da criança, mas lanches doces e bebidas muito calóricas se correlacionam com um tempo aumentado assistindo televisão (Campbell, Crawford e Ball, 2006). Outra análise transversal concluiu que as crianças que têm mais jantares sentadas com a família têm mais chances de ter uma dieta saudável, incluindo mais frutas e vegetais, menos refrigerantes e menos gorduras saturadas/*trans*. Em geral, mais jantares em família se traduzem em uma carga glicêmica média menor nas refeições. Embora esses estudos sejam todos transversais e, assim, não possam ter seus dados extrapolados para fazer ligações entre hábitos alimentares familiares na infância e risco de anormalidades metabólicas na vida adulta, os alimentos com maior carga glicêmica estão ligados a elevações e quedas mais rápidas nos níveis de glicemia, dessa forma estressando no longo prazo as células β e predispondo a resistência à insulina e DM2 (Ludwig, 2002). Entre as crianças latinas de San Diego, aquelas que faziam pelo menos quatro refeições semanais com a família – seja café da manhã, almoço ou jantar – tinham mais chances de consumir frutas e vegetais (Andaya et al., 2009). No entanto, em uma amostra dos Estados Unidos de 16 mil crianças, apenas metade daquelas com nove anos de idade e menos de um terço daquelas com 14 anos de idade, jantavam com a família todas as noites (Gillman, 2002).

Como no caso da amamentação, o ambiente alimentar da família está relacionado a outros determinantes sociais de saúde: CSE, a qual influencia a capacidade de obter alimentos frescos e saudáveis; pais que trabalham ou crianças que frequentam programas de atividades durante as refeições familiares; ingesta de alimentos em frente à TV/computador; ambiente físico, que tem impacto significativo no acesso a mercados que vendem frutas e vegetais frescos, e redes sociais e educação, o que influencia nosso entendimento de alimentos saudáveis *versus* não saudáveis, como preparar as refeições, e assim por diante. É fundamental que o médico de família e comunidade compreenda essas variáveis de modo a fornecer aconselhamento no contexto da vida diária do paciente.

FATORES SOCIAIS

Foram sugeridos dois mecanismos pelos quais os determinantes sociais influenciam o estado de saúde e os desfechos do diabetes. Primeiro, esses fatores têm impacto na incidência e na prevalência de DM2 e são relevantes para os programas e as políticas de saúde pública. Segundo, os determinantes sociais têm influência fundamental sobre a abordagem médica bem-sucedida ao DM2 (Raphael et al., 2003).

Condição socioeconômica

A condição socioeconômica (CSE) é um fator particularmente complexo que abrange vários determinantes da saúde, incluindo renda, educação, ambiente físico e comportamentos. Um estudo observacional realizado em Manchester, a terceira cidade mais pobre do Reino Unido, encontrou taxas de DM2 variando entre 20 e 30% entre as pessoas que viviam em regiões com alta prevalência de baixa renda na cidade (Riste, Khan e Cruickshank, 2001). O efeito mais imediato da renda sobre a saúde é uma privação de recursos materiais, incluindo uma incapacidade de obter alimentos saudáveis (Reading e Wein, 2009). As barreiras financeiras são compostas por falta de acesso razoável a alimentos nutritivos e integrais. A literatura sobre "desertos alimentares" em centros urbanos e suburbanos é robusta e revela várias tendências globais comuns. Na cidade de Nova Iorque, os bairros de renda mais baixa, compostos predominantemente por afrodescendentes, têm o pior acesso a supermercados e lojas de conveniência com frutas e vegetais frescos. Os bairros mais ricos têm acesso significativamente melhor, geográfica e financeiramente, a supermercados e lojas de conveniência com opções alimentares saudáveis (Gordon et al., 2011). A cidade de London, no Canadá, tem acesso relativamente ruim a supermercados independentemente da CSE, sendo que a acessibilidade geográfica piora no período do estudo de 1961 a 2005 (Larsen e Gilliland, 2008). Uma baixa CSE também torna menos provável que uma pessoa seja identificada como tendo DM2. No estudo de Manchester, mais da metade dos participantes eram diabéticos não identificados previamente (Riste, Khan e Cruickshank, 2001). É importante observar que essa relação é verdadeira apenas para as nações mais ricas. Nos países de renda baixa e média, o DM2 é mais prevalente entre as pessoas mais ricas (Whiting, Unwin e Rogic, 2010).

A educação é uma variável importante em relação à CSE. A análise da mortalidade dentro de coortes da American Cancer Society entre 1959 e 1996 concluiu que há uma forte relação inversa entre nível educacional e mortalidade por diabetes, independentemente dos fatores de risco convencionais (Steenland, Henley e Thun, 2002). Os dados da NHANES I mostraram que as mulheres com mais de 16 anos de educação tinham significativamente menos chances de desenvolver DM2 em relação àquelas com menos de nove anos de educação. No entanto, muito dessa relação se devia a tamanho corporal, dieta, atividade física e uso de álcool/tabaco (Robbins et al., 2004). Outros concluíram que um controle glicêmico ruim estava relacionado com idade (pior entre adultos jovens), condição de minoria e falta de cobertura de saúde, mas não com a educação (Ali et al., 2012). O cuidado na atenção primária deve sempre considerar o contexto demográfico da pessoa, incluindo cultura, geografia, gênero, e assim por diante.

Redes de apoio social

As redes de apoio podem ser extremamente úteis para os pacientes, além de um fator importante a ser considerado pelo médico de família e comunidade. O apoio social pode ser de dois tipos: apoio do cônjuge, da família e dos amigos e apoio de outras pessoas com o problema. Foi demonstrado que as consultas em grupo têm um efeito positivo na redução da HbA1C e dos lipídeos, além do conhecimento do paciente com relação ao diabetes. Os grupos de apoio social eram a melhor terapia para melhorar a saúde psicossocial e a qualidade de vida geral (van Dam et al., 2005). Outros autores encontraram evidências fracas de um efeito positivo sobre a HbA1C; porém, é difícil tirar conclusões dos estudos de apoio social, pois há pouca padronização sobre como ter acesso a determinada terapia (Stopford, Winkley e Ismail, 2013).

Populações em risco: imigrantes

Os centros urbanos no mundo desenvolvido continuam a ver um alto fluxo de entrada de imigrantes de países em desenvolvimento, os quais costumam ter risco aumentado de ter ou de desenvolver DM2. Em Ontário, Canadá, os novos imigrantes têm taxas significativamente aumentadas de DM2 em relação aos residentes locais. Entre os novos imigrantes, aqueles do sul da Ásia têm risco particularmente elevado: os homens do sul da Ásia têm chances quatro vezes maiores de ter DM2 em relação a imigrantes europeus ou americanos (Creatore et al., 2010). Entre os imigrantes árabes nos Estados Unidos, a disglicemia – incluindo glicemia de jejum alterada (GJA), tolerância à glicose diminuída (TGD) e diabetes franco – era mais comum se os participantes fossem mais velhos na época da imigração, estivessem desempregados, consumissem com frequência alimentos árabes e fossem menos ativos nas organizações árabes. Todos esses fatores eram riscos independentes de IMC e idade. Para as mulheres imigrantes, os fatores de risco adicionais incluíam não trabalhar fora de casa, educação menor que ensino médio e analfabetismo. Em geral, as pessoas menos aculturadas tinham maior risco de DM2, mas esses resultados não são consistentes com outros estudos sobre esse assunto (Jaber et al., 2010). Um estudo étnico comparativo na Suécia entre suecos e novos imigrantes turcos identificou as mulheres turcas como um subgrupo de risco particularmente alto, e os pesquisadores atribuíram esse risco à falta de atividade física e às baixas taxas de trabalho fora de casa, impedindo a aculturação (Wändell, Steiner e Johansson, 2003).

Populações em risco: nativos

Ao discutir os determinantes de saúde em populações nativas, é importante ter em mente que as comunidades e as populações nativas dentro e entre os países são heterogêneas, cada uma com suas próprias preocupações em relação à saúde e estruturas de comunidade. Comum a todas as populações é uma história de disputas, desapropriação e revoltas culturais. Em comparação com as populações não nativas, as condições de moradia, a infraestrutura comunitária e os serviços públicos costumam ser subdesenvolvidos e inadequados. Os problemas específicos incluem aglomeração, falta de abrigo, suprimento inadequado de água e, especialmente relevante para o DM2, pouca disponibilidade e falta de acesso a alimentos saudáveis. Esses determinantes intermediários e distais criam ambientes únicos e muitas vezes difíceis para os cuidados de saúde (Reading e Wien, 2009). Como ocorre com os novos imigrantes para centros urbanos, as mulheres nativas têm risco especialmente elevado. Entre as crianças nativas em Saskatchewan, a incidência de DM2 de início na juventude era de 46 por 100.000 em mulheres e de 30 por 100.000 em homens (Dyck et al., 2012).

EXPERIÊNCIA SUBJETIVA

Como os pacientes veem sua doença

Um estudo de 2002 em Guadalajara, México, entrevistou 20 pacientes, com o objetivo de compreender as perspectivas das pessoas leigas em relação à etiologia do DM2. Todos os participantes do estudo tiveram interação prévia com profissionais de saúde, mas todos desconsideravam as explicações biomédicas e fisiológicas para a origem do diabetes. Eles não sabiam do papel de exercícios, dieta ou predisposição genética. Mais comumente, indicavam uma forte reação emocional em resposta a estresse, medo ou eventos adversos em suas vidas como a origem de seu diabetes: "Levei um susto [em minha casa]. Eu me assustei porque alguém me disse que meu irmão estava gravemente doente [...] e eu tive medo, fui para casa e bebi água porque minha boca estava seca, e foi quando isso começou. [...]" (p. 801). As mulheres participantes tinham mais chances de atribuir esses estressores a eventos domésticos, enquanto os homens citaram fatores desencadeadores relacionados ao trabalho (Mercado-Martinez e Ramos-Herrera, 2002).

A cultura e o ambiente social são fundamentais para informar nosso entendimento sobre nossa saúde pessoal e as ciências médicas. As percepções dos adultos em Guadalajara podem ser diferentes daquelas dos diabéticos de meia-idade que vivem em Victoria, Columbia Britânica, ou em San Diego, Califórnia, ou ainda de idosos no Egito. Por exemplo, uma série quantitativa de entrevistas com a primeira geração de imigrantes coreanos-americanos que viviam em Maryland pode ser contrastada com as visões dos sujeitos mexicanos. Em média, os sujeitos coreanos-americanos viam seu diabetes como uma doença hereditária e, assim, compartilhavam muitos medos em relação a passar a doença para seus filhos. Eles também sentiam que as alterações de uma dieta coreana tradicional tinham impacto negativo em sua saúde. Para os imigrantes coreanos, saúde significava ter energia, acuidade mental e controle sobre suas experiências de doença. A aparência pública e sua imagem dentro da comunidade coreana local eram fundamentais, de modo que muitos participantes mantinham em segredo seu diagnóstico de diabetes em relação aos amigos e conhecidos da comunidade (Pistulka et al., 2012). Em um artigo de revisão sobre mulheres com diabetes gestacional incluindo estudos dos Estados Unidos, do Canadá, da Austrália e de Tonga, havia sentimentos e ideias comuns em relação à doença em todas as culturas. Elas eram classificadas como a resposta emocional, a perda de uma gravidez normal, o privilégio para o bebê, informação e apoio de cuidados médicos e controle pessoal. Muitas mulheres sentiam choque e medo. A compreensão do processo de doença variava: algumas mulheres citavam alterações fisiológicas no pâncreas, enquanto outras explicavam seu diabetes como resultado de comportamentos – falta de exercícios ou dieta ruim. Essa revisão também salientou que as pessoas de países ocidentais têm mais chances de alcançar uma explicação fisiológica, enquanto as mulheres que vivem na África ou em partes do Oriente Médio culpam os fatores espirituais (Parsons et al., 2014).

As populações nativas da América do Norte tendem a misturar esses tipos de explicações, com uma perspectiva holística de saúde e doença. O convite aos nativos para participarem de um círculo tradicional de conversas foi usado como um meio de explorar as percepções de uma comunidade nativa em relação ao diabetes e seu impacto dentro da comunidade (Struthers et al., 2003). Os membros da comunidade eram treinados para liderar os círculos, e os participantes revelavam muitas tendências importantes. O diabetes é visto como uma doença para o indivíduo, a família e a comunidade. Ele foi descrito como um "assassino silencioso" e uma doença que afetava não apenas a pessoa, mas toda a comunidade. O diabetes é compreendido como uma doença clínica com base fisiológica, mas há também um desejo expresso de alinhar essa compreensão com a cultura e os métodos de cura tradicionais. Houve um desejo de tratar o diabetes, mas os participantes muitas vezes tinham um sentimento conflitante de desesperança em relação a sua saúde atual e futura. Como resultado disso, embora entendessem a necessidade de mudanças em dieta e exercícios, eles sentiam que essas mudanças seriam fúteis (Struthers et al., 2003). Nesse estudo e em outros, as pessoas queriam receber terapia de grupo local em sua comunidade como meio de apoio social e emocional. Os nativos participantes dos círculos de conversas sentiam que as sessões em grupo ofereciam um senso de comunidade e que eles eram capazes de compreender, geralmente pela primeira vez, a informação médica fornecida (Struthers et al., 2003). Na revisão sobre diabetes gestacional, um tópico comum em todos os estudos incluídos era um desejo de grupos de apoio e "parceiros" de exercícios (Parsons et al., 2014).

Para explorar as perspectivas dos pacientes, os *blogs online* podem ser um recurso valioso. Em todos os aspectos da saúde pessoal, as pessoas costumam buscar na internet informações, apoio de parceiros e avaliação das terapias médicas. Como médicos, é importante lembrar que as pessoas irão acessar esses recursos e que eles podem nem sempre ser acurados ou úteis. No entanto, muitos *blogs* pessoais e de organizações podem ser recursos positivos para aconselhamento e apoio emocional aos portadores de problemas crônicos como o diabetes. Há uma miríade de *blogs* pessoais disponíveis *online*, escritos por pessoas que têm diabetes, pais de crianças com diabetes e médicos que cuidam de pessoas com diabetes. As pessoas compartilham a maneira como foram diagnosticadas, as experiências com alterações na dieta e o uso de medicamentos, com o objetivo de oferecer apoio emocional e aconselhamento sobre o diabetes. Por exemplo, um blogueiro escreve sobre a troca para um novo aparelho de exames de sangue: "Ontem foi o final de uma era. Eu terminei com meu aparelho de exames de sangue. Nenhum de nós queria terminar a relação. Meu aparelho testava meus níveis glicêmicos de maneira rápida e fácil há quase cinco anos" (http://asweetlife.org/author/alex/). Outro escreve sobre sua recente queda da glicemia: "Eu adoro uma boa história de alguém que tenha 'golpeado' o diabetes – qualquer coisa que faça essa doença ridícula parecer um pouco mais fácil para mim. Tive uma queda de glicose na noite de segunda-feira antes de deitar, parado em frente à geladeira aberta, tentado a comer 2 a 3 vezes a quantidade apropriada de chocolate para a minha hipoglicemia e ir direto para a cama" (http://www.irunoninsulin.com/?p=8297).

Expectativas do tratamento

Há pouca pesquisa sobre as expectativas da pessoa em relação aos profissionais de saúde em termos do cuidado com o diabetes. Os poucos estudos sobre o assunto fornecem informações importantes para os profissionais de saúde, e esta pode ser uma área relevante para futuras pesquisas. Um grupo focado em Andaluzia, Espanha, incluindo pacientes com DM1 e DM2, salientou que os desejos das pessoas eram relativamente simples e tendiam para o conjunto de habilidades não médicas do profissional. Por exemplo, os participantes queriam que o médico demonstrasse compreensão e bondade, compartilhando informações de maneira colaborativa em vez de autoritária. Especificamente no DM2, os pacientes expressavam um desejo de evitar os desfechos negativos que tinham observado em outras pessoas com a mesma doença (Escudero-Carretero et al., 2007).

Medos

Um tema comum em estudos qualitativos sobre DM2 é o medo que as pessoas têm. Os medos abrangem preocupações médicas, emocionais e sociais, incluindo modificações no estilo de vida, desfechos de saúde pessoais e o efeito na família. Um tópico bem estudado na literatura é o medo de hipoglicemia (MH). Os episódios hipoglicêmicos são um medo muito comum nas pessoas que usam insulina, as quais se preocupam com acidentes, lesões e muitas vezes ficam ansiosas em relação à possibilidade de novos episódios. Em geral, isso está associado a baixos escores de qualidade de vida, produtividade reduzida no trabalho e maiores custos dos cuidados de saúde (Fidler, Christensen e Gillard, 2011). Uma revisão enfatiza o impacto negativo que o MH e os eventos hipoglicêmicos podem ter sobre todos os aspectos da vida, incluindo relacionamentos, emprego, recreação e direção de veículos (Frier, 2008). Em um estudo que incluiu 2 mil pacientes na China, na Coreia, na Malásia, na Tailândia e em Taiwan, 36% relataram um evento hipoglicêmico nos últimos seis meses, e a avaliação objetiva da qualidade de vida usando várias escalas demonstrou um impacto negativo significativo na vida diária (Sheu et al., 2012).

Um estudo com 300 pacientes na Suécia estimou que os custos diretos e indiretos dos eventos hipoglicêmicos eram de cerca de US$14 por mês por pessoa. Nesse estudo, 37% relataram um evento hipoglicêmico no mês anterior, embora apenas 2% fossem graves (Lundkvist et al., 2005). Como se poderia esperar, o MH é mais comum em pessoas com história de episódios hipoglicêmicos ou perda de consciência, que usam insulina por mais tempo ou que têm um controle ruim de seus níveis glicêmicos (Wild et al., 2007). Os pacientes podem comer em excesso ou deliberadamente usar menos insulina para aliviar seus medos de ter um episódio (Marrero et al., 1997). O treinamento de percepção da glicemia e a terapia cognitivo-comportamental são opções eficazes para aliviar o MH (Wild et al., 2007).

Clinicamente, avaliar o perfil de risco para hipoglicemia em uma pessoa é um aspecto importante no cuidado com o diabetes. Por exemplo, valores glicêmicos mais altos costumam ser aceitáveis em idosos, pois os riscos da glicemia um pouco mais alta são preferíveis em relação ao risco de quedas, arritmias, disfunção cognitiva e outras lesões associadas a episódios hipoglicêmicos. Isso será abordado em mais detalhes na próxima seção.

ABORDAGEM CLÍNICA

O cuidado com o diabetes envolve todos os aspectos da vida de uma pessoa. Para continuar esse cuidado no longo prazo, cada interação com o paciente deve ser feita a partir de uma apreciação da pessoa, em vez de um foco científico e reducionista na fisiopatologia da hiperglicemia e das células β. As diretrizes são essas, e o trabalho do médico de família e comunidade é ajustar essas diretrizes à pessoa que consulta. Devem ser considerados vários fatores ao se aplicarem individualmente os algoritmos de tratamento: os sentimentos da pessoa em relação à doença, como o medo de morrer, a preocupação com os custos dos medicamentos ou o desespero em relação a um futuro incerto; sua compreensão dos aspectos clínicos e fisiológicos do diabetes; o impacto do diagnóstico e do diabetes crônico no funcionamento diário, e as expectativas implícitas e explícitas em relação aos cuidados médicos.

Rastreamento e diagnóstico

Os pontos de corte para pré-diabetes e diabetes variam conforme diretrizes nacionais; amostras de diretrizes do Canadá, dos Estados Unidos, da Europa e da Austrália são apresentadas na Tabela 14.1. É claro que os médicos de família e comunidade também devem compreender os fatores de risco, os sinais e os sintomas do DM2 para identificar de forma adequada as pessoas em risco para o rastreamento direcionado. A apresentação clássica do DM2 – polidipsia, poliúria, visão borrada e infecções urinárias recorrentes – é relativamente rara, mas os efeitos metabólicos deletérios da resistência à insulina e da hiperglicemia podem começar bem antes que os sinais e os sintomas clínicos sejam evidentes para a pessoa ou o profissional de saúde, enfatizando a importância de se ter um programa de rastreamento padronizado (Hu et al., 2002; ADA, 2010). Conforme a recomendação da Canadian Diabetes Association (Harris, 2013), todas as pessoas devem ser avaliadas anualmente quanto a fatores de risco para DM2 (p. ex., parentes com DM2, história de pré-diabetes, presença de fator de risco vascular). O rastreamento usando glicemia de jejum ou HbA1C a cada três anos é adequado para pessoas com mais de 40 anos ou naquelas de alto risco. O rastreamento mais precoce e mais frequente é adequado para as pessoas com fatores de risco adicionais ou com risco muito alto, usando-se uma calculadora de risco (p. ex., Canadian Diabetes Risk Assessment Questionnaire – CANRISK). O rastreamento mais frequente é adequado com base na apresentação clínica individual. Um teste de tolerância à glicose oral

Tabela 14.1 PONTOS DE CORTE PARA O DIAGNÓSTICO DE DIABETES MELITO TIPO 2

	Canadá (CDA Primer, 2013)	Estados Unidos (ADA, 2014)	Austrália (RACGP, 2014)	Europa (ESC, 2013)
Glicemia de jejum*	DM: ≥ 7,0 mmol/L GJA: 6,1-6,9	DM: ≥ 126 mg/dL (7,0 mmol/L)	DM: ≥ 7,0 mmol/L GJA: 6,1-6,9 mmol/L	DM: ≥ 7,0 mmol/L GJA: 6,1-6,9 mmol/L
Glicemia aleatória	DM: ≥ 11,1 mmol/L	DM: ≥ 200 mg/dL (11,1 mmol/L)	-	-
HbA1C	DM: ≥ 6,5% Pré-DM: 6-6,4%	DM: ≥ 6,5% Pré-DM: 5,7-6,4%	DM: ≥ 6,5% Pré-DM: –	DM: ≥ 6,5% Pré-DM: –
Glicemia após 2 h (TTGO 75g)	DM: ≥ 11,1 mmol/L TGD: 7,8-11,0 mmol/L	DM: ≥ 200 mg/dL TGD: 140-199 mg/dL (7,8-11,0 mmol/L)	DM: ≥ 11,0 mmol/L TGD: 7,8-11,0 mmol/L	DM: ≥ 11,1 mmol/L TGD: 7,8-11,0 mmol/L
Comentários	Uma pessoa assintomática com um teste positivo precisa repetir um exame confirmatório (glicemia de jejum, A1C, glicemia de 2 h após TTGO75 g) em outro dia (preferivelmente repetindo o mesmo teste) para confirmar o diagnóstico. Pessoa sintomática com um teste positivo.			

*Jejum = ausência de ingesta calórica por um mínimo de 8 horas antes do exame.

(TTGO) a 75 g deve ser usado para as pessoas com glicemia ou HbA1C limítrofes ou naquelas com risco extremamente alto (CDA Primer, 2013) (Tabela 14.2).

A síndrome metabólica é outra consideração fundamental ao se discutir o cuidado de longo prazo para as pessoas com DM2. Ela é diagnosticada se quaisquer

Tabela 14.2 VISÃO GERAL DOS MEDICAMENTOS DISPONÍVEIS E DOSES INICIAIS

Medicamento	Dose inicial
Insulina	10 unidades, ao deitar*
Metformina (primeira linha)	500 mg, 1 ou 2 x/dia, ou 850 mg, 1 x/dia Liberação prolongada: 1.000 mg, 1 x/dia
Inibidores da α-glicosidase	
Acarbose	25 mg, 1 x/dia
Inibidores de DPP-4	
Linagliptina	5 mg, 1 x/dia
Saxagliptina	5 mg, 1 x/dia**
Sitagliptina	100 mg, 1 x/dia**
Inibidores de GLP-1	
Exenatida	5 µg, 2 x/dia
Liraglutida	0,6 mg, 1 x/dia
Secretagogos 1 (sulfonilureias)	
Gliclazida	Formulação LM: 30-60 mg, 1 x/dia manhã 80 mg, 2 x/dia
Glimepirida	1 mg, 1 x/dia
Gliburida	2,5-5 mg, 1 x/dia
Secretagogos 2 (meglitinidas)	
Repaglinida	0,5 mg antes das refeições
*Tiazolidinedionas***	
Pioglitazona	15-30 mg, 1 x/dia
Rosiglitazona	4 mg, 1 x/dia
Inibidores de SGLTs	Canagliflozina 100 mg, 1 x/dia

*Esta é uma dose de insulina inicial adequada para uma pessoa obesa que só usa agentes orais. A partir disso, o paciente pode aumentar gradualmente a dose em 1 unidade por noite até alcançar o nível desejado de glicemia de jejum (Gerstein et al., 2006).

**Ajustar para pessoas com comprometimento renal.

***Não costumam mais ser prescritas.
Fonte: Adaptada da Canadian Diabetes Association Clinical Primer, 2013.

três dos seguintes cinco critérios forem preenchidos: circunferência da cintura específica para a população; triglicerídeos maiores que 1,7 mmol/L (150 mg/dL) (ou tratamento para triglicerídeos elevados); colesterol HDL menor que 1 mmol/L (40 mg/dL) em homens ou 1,3 mmol/L (50 mg/dL) em mulheres; pressão arterial sistólica maior que 130 e/ou pressão arterial diastólica maior que 85 (ou tratamento para hipertensão arterial); e, por fim, glicemia de jejum maior que 100mg/dL (5,5 mmol/L) (Alberti et al., 2009).

Esses critérios são fundamentais na prática da medicina de família e comunidade, pois os parâmetros são simples e fáceis de rastrear regularmente, e a intervenção precoce pode ter o potencial para evitar o desenvolvimento de diabetes franco em pessoas motivadas. Com base nas definições do NCEP e da OMS para a síndrome metabólica, uma revisão calculou que o risco de síndrome metabólica atribuível à população de diabetes melito é de 30 a 50% (Ford, 2005). Assim, muitas pessoas em determinada clínica de medicina de família e comunidade que preenchem os critérios para a síndrome metabólica têm chance de já serem diabéticas; se não forem, elas certamente estão no centro do grupo de alto risco e devem ser foco das estratégias direcionadas de prevenção primária na clínica. Essas estratégias devem incluir o tratamento farmacológico para anormalidades de lipídeos e glicose, assim como aconselhamento não farmacológico sobre nutrição e modificação do estilo de vida, com encaminhamento para outros profissionais de saúde conforme a indicação.

Terapias não farmacológicas

A educação do paciente e da família é de importância fundamental. O paciente e os membros de referência na família devem ter conhecimentos básicos sobre a fisiopatologia do diabetes, os princípios de controle dietético, os cuidados com os pés, as ações da insulina e dos fármacos orais, o monitoramento glicêmico, os sintomas de hipoglicemia e cetoacidose, o controle de infecções e a manutenção da saúde em geral. Outros membros da equipe de atenção primária, como enfermeiros clínicos, nutricionistas e farmacêuticos, podem ajudar a garantir os cuidados ideais. Em muitas áreas, os centros locais de educação para o diabetes e as associações de diabéticos são de grande ajuda para as pessoas que lidam com a doença, e os médicos devem garantir que os pacientes conheçam esses recursos disponíveis na comunidade e na internet.

Como em outras doenças crônicas, há vários domínios da terapia relevantes aos pacientes com DM2, incluindo as abordagens não farmacológicas. Como médicos de família e comunidade, é importante lembrar que, como em outras doenças crônicas, muitas pessoas farão uso de medicina complementar e alternativa para tratar o diabetes. Uma classificação útil descreve quatro categorias de opções terapêuticas (Rakel, 2007).

1. NUTRIÇÃO. Em geral, há uma boa flexibilidade para se delinear uma dieta adequada a uma pessoa diabética, e o aconselhamento de um nutricionista certamente é recomendado, quando isso for possível. Uma perda ponderal de 5 a 10% é uma

meta realista e efetiva. Várias combinações dietéticas dos três macronutrientes foram estudadas quanto a seu efeito sobre o controle glicêmico no DM2. As recomendações atuais são de uma média de 45 a 65% de carboidrato, 10 a 35% de proteína e 20 a 35% de gordura. As dietas com níveis reduzidos de carboidrato e ricas em proteína estão sendo estudadas, embora a literatura ainda não seja conclusiva (CDA Primer, 2013). A dieta do Mediterrâneo é uma das dietas mais recomendadas para os diabéticos. Ela inclui uma grande proporção de vegetais, grãos integrais, nozes e legumes, assim como peixe, frango e azeite de oliva. As carnes vermelhas e os doces não devem ser consumidos com frequência. Os alimentos com um índice glicêmico baixo devem ser enfatizados para ajudar na perda de peso.

2. EXERCÍCIOS. A atividade física pode aumentar a sensibilidade à insulina, melhorar a tolerância à glicose, reduzir os lipídeos sanguíneos e ajudar na redução do peso. Em um estudo controlado randomizado com duração de três anos, adultos norte-americanos com sobrepeso foram designados para uma intervenção de dieta e exercícios ou para nenhum tratamento. Essa intervenção incluía aconselhamento dietético, consultas regulares com nutricionista, 30 minutos de exercícios diários e a disponibilidade de sessões privadas com um treinador. No final do estudo, a incidência de diabetes no grupo controle foi de 78 por 1.000 pessoas-anos *versus* 32 por 1.000 pessoas-anos no braço da intervenção. Em geral, a incidência de diabetes foi reduzida em 58% (Tumoilehto et al., 2001).

3. TERAPIA MENTE/CORPO. Fisiologicamente, os estresses emocionais e psicológicos aumentam os níveis endógenos do hormônio cortisol, o que por sua vez aumenta a gliconeogênese hepática (Hers, 1985; Agardh et al., 2003; Rosmond, 2003). A terapia mente/corpo inclui autocuidado, técnicas de relaxamento como ioga e grupos de apoio social. Os pacientes costumam expressar o desejo de participar de grupos de apoio social para satisfação emocional e pela sensação de comunidade (Struthers et al., 2003; Parsons et al., 2014). Para as pessoas com depressão ou ansiedade, o aconselhamento psicológico também pode ser útil. Foi demonstrado que a terapia cognitivo-comportamental reduz os níveis de HbA1C e melhora o humor (Snoek e Skinner, 2002). O apoio familiar e social pode ter algum impacto terapêutico sobre o controle glicêmico, mais comumente quantificado pela HbA1C, embora a literatura sobre o assunto não tenha metodologia padronizada e muitas associações não sejam estatisticamente significativas (Stopford, Winkley e Ismail, 2013). Independentemente do grau de impacto nas medidas fisiológicas do DM2, esses aspectos do cuidado do diabetes não devem ser negligenciados no acompanhamento regular.

4. SUPLEMENTOS E FITOTERÁPICOS. Remédios naturais comuns que visam influenciar positivamente a glicemia incluem *ginkgo*, canela, alho e chá verde. Infelizmente, várias ervas comercializadas para perda de peso, incluindo sementes de café, na verdade têm efeitos hiperglicemiantes e irão aumentar os níveis da glicemia de jejum e a HbA1C.

Terapias farmacológicas

Várias classes de fármacos estão disponíveis para o manejo do DM2: biguanidas e tiazolidinedionas são sensibilizadores à insulina; sulfonilureias aumentam a secreção de insulina, da mesma forma que as meglitinidas; inibidores da α-glicosidase inibem a digestão de carboidratos; incretinas estimulam de maneira direta e indireta a liberação de insulina; transportadores de glicose ligada ao sódio (SGLT2, de *sodium glucose-linked transporters 2*) contribuem para a reabsorção renal de glicose; e, por fim, a insulina é usada como reposição. Em uma amostra no Canadá, 85% dos pacientes que recebiam tratamento farmacológico usavam metformina, e um pouco mais da metade usava duas ou mais classes de medicamentos (Greiver et al., 2014).

O algoritmo de tratamento mostrado na Figura 14.1 é uma abordagem típica, tendo sido adaptado daqueles da Canadian Diabetes Association, da American Diabetes Association e da European Association for the Study of Diabetes. Como sempre, o algoritmo deve ser adaptado às necessidades e aos desejos particulares do paciente. Por exemplo, se uma pessoa tem hiperglicemia, está com sobrepeso e já demonstrou não querer ou não conseguir mudar a dieta e as práticas de atividade física, ela e o médico podem escolher iniciar imediatamente um tratamento medicamentoso.

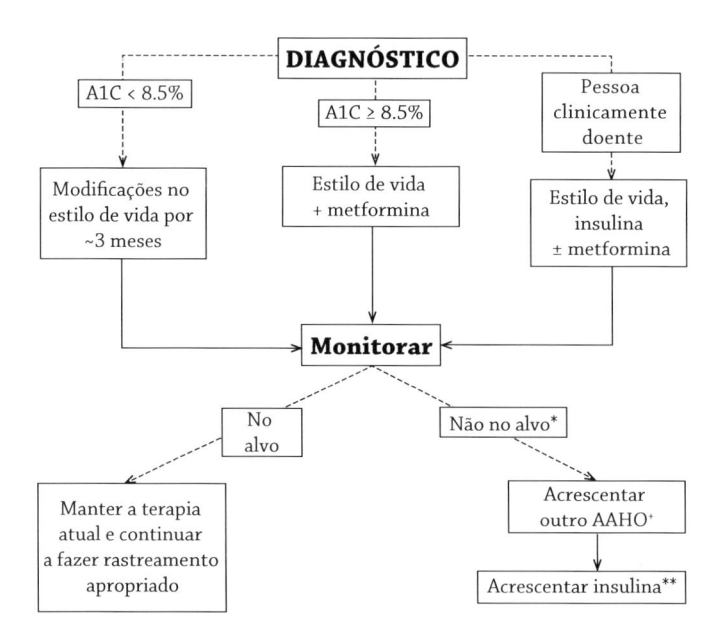

Figura 14.1 Algoritmo de tratamento básico para controle glicêmico no DM2.
*O objetivo é obter um alvo glicêmico dentro de 3 a 6 meses do diagnóstico. O médico deve considerar mudar os agentes se a HbA1C for > 7%. **A insulina pode ser iniciada em qualquer estágio da doença/tratamento ativo. Ela pode ser introduzida como parte do controle de longo prazo da doença ou pode ser usada temporariamente (gestação, cirurgia, enfermidade ou outros estressores). ⁺Antes de acrescentar insulina, deve-se acrescentar, ajustar ou intensificar os agentes orais. Ver Tabela 14.2 para uma breve visão geral da insulina e dos agentes anti-hiperglicêmicos orais (AAHOs).

Uma visão geral das terapias não farmacológicas e farmacológicas não está completa sem uma discussão da adesão dos pacientes ao tratamento. Na literatura, a prevalência da falta de adesão ao tratamento no DM2 varia. Uma revisão cita a adesão dos diabéticos como algo que varia de 36 a 93%, dependendo do estudo e da população (Cramer, 2004). Em média, a adesão aos regimes de insulina eram de cerca de 60%. Em uma coorte escocesa, apenas um em cada três participantes aderiram de forma adequada (definida como o uso do medicamento por mais de 90% do tempo) a seu regime de tratamento oral. Os pacientes em privação social têm adesão ainda pior (Donnan, MacDonald e Morris, 2002). A falta de adesão pode ser classificada em três tipos: (1) falha em comprar e tomar os remédios; (2) interrupção do medicamento logo após seu início; ou (3) falta de comprometimento (Blackburn et al., 2013). A falta de adesão primária e a falta de persistência com a terapia são comuns no diabetes, e há diversas barreiras diferentes. Como em outras condições crônicas, as barreiras para a boa adesão podem ser organizadas em domínios como fatores do paciente, fatores do profissional e fatores do sistema (Blackburn, Swidorvich e Lemstra, 2013). Conforme já discutido, o medo de eventos hipoglicêmicos pode impedir algumas pessoas de usar adequadamente sua insulina. A falta de adesão em uma população urbana de Uganda com uma mistura de diabetes tipo 1 e 2 foi de quase 30% e estava intimamente relacionada ao gênero feminino, ao pouco conhecimento sobre os medicamentos e ao custo (Kalyango, Owino e Nambuya, 2008). A busca de concordância entre o paciente e o médico em relação aos problemas, aos papéis e aos objetivos melhora a adesão (ver Cap. 9, *Método clínico*).

Alvos de tratamento e adesão

Por questões de consistência, os alvos do tratamento clínico também foram fornecidos usando-se exemplos do Canadá, dos Estados Unidos, da Austrália e da Europa (Tabela 14.3). Criticamente, a literatura sobre o diabetes revela de forma consistente que, mesmo se os pacientes recebem a prescrição de um tratamento adequado e o seguem de maneira apropriada, isso não necessariamente de traduz em controle glicêmico que atinge o alvo terapêutico. Um estudo da Lituânia que incluiu 770 diabéticos tipo 2 e 95 diabéticos tipo 1 calculou que a média de HbA1C era de 8,5% naqueles que usavam agentes antidiabéticos orais *versus* 9,2% naqueles que recebiam apenas insulina. Foi postulado que isso refletia uma redução na capacidade de controlar o diabetes com o aumento da duração da doença (Norkus et al., 2013). Uma análise de clínicas de atenção primária nos Estados Unidos também concluiu que a grande maioria das pessoas diabéticas não alcança as diretrizes ajustadas pela American Diabetes Association. A média de HbA1C era de 7,6%, com 40% dos pacientes alcançando uma A1C de menos de 7%. Trinta e cinco por cento dos pacientes eram considerados como tendo um bom controle da pressão arterial (menos de 130/85), e 43% tinham colesterol LDL de menos de 100 mg/dL. Em geral, menos de 7% das pessoas incluídas no estudo alcançaram todos os três alvos terapêuticos (Spann et al., 2006).

Tabela 14.3 ALVOS DA TERAPIA CLÍNICA PARA DIABETES MELITO TIPO 2

	Canadá (CDA Primer, 2013)	Estados Unidos (ADA, 2014)	Austrália (RACGP, 2014)	Europa (ESC, 2013)
Pressão arterial	< 130/80 mmHg	< 140/80 mmHg	< 130/80 mmHg	< 140/85 mmHg
Colesterol	Colesterol LDL < 2,0 mmol/L (77 mg/dL)	DCV conhecida, LDL: < 70 mg/dL (3,9 mmol/L) Ausência de DCV, LDL: < 100 mg/dL (5,5 mmol/L)	Total < 4,0 mmol/L (155 mg/dL) Colesterol LDL < 2,0 (77 mg/dL) HDL ≥ 1,0 (40 mg/dL)	LDL < 1,8 mmol/L (70 mg/dL)
Glicose plasmática	GPJ: 4-7 2hPP: 5-10 Idoso frágil: 5-12	GPJ: 70-130 mg/dL 2hPP: < 180	GPJ: 6-8 2hPP: 8-10	GPJ: < 7,2 2hPP: < 9-10
HbA1C	Maioria: ≤ 7,0% Idosos frágeis; comorbidade avançada: 7,1-8,5%	< 7%	< 7%	< 7%

DCV, doença cardiovascular; 2hPP, glicemia pós-prandial até 2 horas, de *2-hour post-prandial blood sugar*.

Em 479 clínicas de atenção primária no Canadá, 13% dos pacientes alcançaram todos os três alvos. Embora isso seja o dobro do número dos Estados Unidos, ainda reflete um controle ruim da doença, pois a grande maioria das pessoas recebia agentes antidiabéticos, anti-hipertensivos e/ou hipolipemiantes (87, 83 e 81%, respectivamente). A abordagem dos alvos de lipídeos e pressão arterial, além do controle glicêmico, é um componente fundamental de um cuidado de longo prazo bem-sucedido para o diabetes. Em todas as coortes, os pacientes com A1Cs mais altas tinham mais chances de receber tratamento mais intenso, mas isso não se traduzia em melhor controle glicêmico. Na amostra do Canadá, entre as pessoas que alcançaram uma HbA1C de menos de 7%, 37% recebiam agentes anti-hiperglicêmicos não insulina (dos quais a metade usava apenas metformina), 20% usavam apenas insulina, e 20% recebiam insulina e um ou mais agentes orais (Leiter et al., 2013).

Como citado anteriormente, esses dados podem refletir a crescente dificuldade no controle da doença à medida que ela progride. Parte dessa tendência pode refletir um declínio na proporção de células β funcionantes no pâncreas (Figura 14.2). No entanto, colocar toda a culpa na fisiopatologia pode ser uma simplificação excessiva. Os médicos canadenses identificaram a má adesão do paciente (dieta, regime medicamentoso, etc.) como sendo a maior barreira para alcançar esses alvos terapêuticos. A má adesão, por sua vez, pode estar relacionada aos custos dos medicamentos, à falta de comunicação entre o paciente e o médico, aos medos do paciente em relação aos medicamentos, à negação da doença pelo paciente, à depressão ou a preocupações sociais. A comunicação entre o paciente e o médico é um componente fundamental

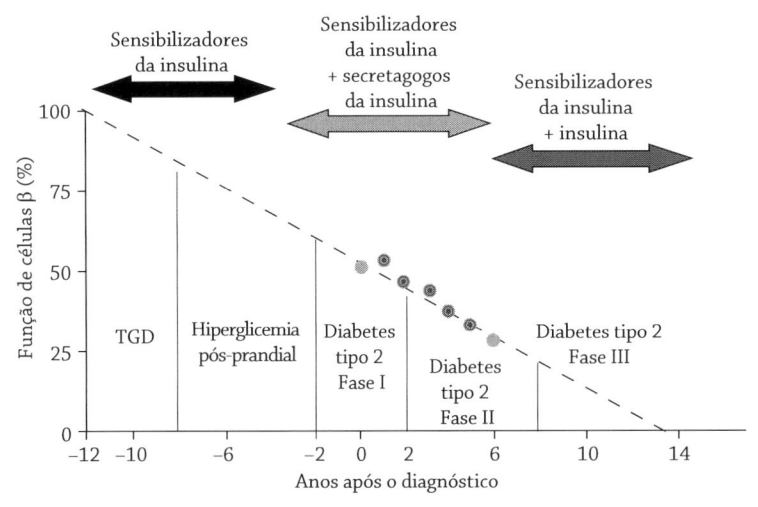

Figura 14.2 Estágios do DM2.
Reimpressa, com permissão, de Lebovitz H. 1999. Insulin secretogogues: Old and new. *Diabetes Review* 7:139-153.

do cuidado continuado que pode salientar esses problemas. As chamadas comorbidades não concordantes podem ter um papel significativo na falha em alcançar os alvos terapêuticos (ver Cap. 16, *Multimorbidade*). As restrições de tempo do médico também foram identificadas como uma barreira significativa para o manejo do diabetes (Leiter et al., 2013). A inclusão de outros profissionais de saúde nos cuidados básicos da atenção primária pode melhorar alguns problemas introduzidos pela falta de tempo do médico. A Iranian Diabetes Society fez um acompanhamento de 12 semanas por telefone de61 pacientes com DM2. Aqueles no grupo da intervenção recebiam telefonemas regulares de um enfermeiro para discutir dieta, exercícios, medicamentos, monitoramento da glicemia e cuidado com os pés. No final do estudo, a HbA1C desses pacientes tinha diminuído em quase 2%,em comparação com uma queda de 0,4% no grupo controle (que recebia apenas uma sessão de educação no início do estudo) (Nesari et al., 2010).

Enfermeiros clínicos também podem ser uma maneira efetiva de melhorar a adesão e os desfechos no cuidado com o diabetes. Entre as clínicas de atenção primária em Nova Jersey e Pensilvânia, aquelas com enfermeiros clínicos tinham mais chances de monitorar HbA1C, lipídeos e microalbuminúria, e as pessoas que consultavam nessas clínicas tinham mais chances de serem tratadas para valores laboratoriais anormais (Ohman-Strickland et al., 2008). O St. Joseph's Primary Care Diabetes Support Program em London, Ontário, utiliza três médicos, dois enfermeiros clínicos com treinamento especial em cuidados com diabetes, dois enfermeiros em horário parcial, dois nutricionistas e um profissional de serviço social, os quais trabalham juntos para oferecer cuidados de saúde abrangentes para sua população atendida de um pouco menos de 4 mil pessoas com diabetes. Cerca de metade dessas pessoas tomam agentes anti-hiperglicêmicos orais e insulina. Após seis meses de acompanhamento, a HbA1C tinha diminuído em 0,87% nos diabéticos tipo 2 a partir de um valor inicial de 8,61% (Reichert,Harris e Harvey, 2014).

Uma relação positiva e respeitosa entre o paciente e o médico, além de outros profissionais de saúde, também é um aspecto importante de um cuidado bem-sucedido do diabetes. Com esses fundamentos é possível envolver o paciente diretamente em seus cuidados (Golin, DiMatteo e Gelberg, 1996).

Mesmo que os médicos ajustem alvos adequados para os marcadores do diabetes (Leiter et al., 2013), o autocuidado da doença envolve mudanças comportamentais significativas e muitas vezes drásticas em aspectos fundamentais da vida diária – dieta, atividade física e a percepção consistente da glicemia podem ser difíceis para os pacientes (Golin, DiMatteo e Gelberg, 1996). Além de monitoramento da glicose, prescrição de medicamentos e exame físico regular, uma relação positiva e de apoio entre o paciente e o médico é um componente fundamental de um cuidado bem-sucedido do diabetes.

Diabetes no idoso

O cuidado de idosos frágeis[1] com diabetes apresenta um cenário clínico único dentro do cuidado do diabetes. Nessa população, a regra é um alvo mais relaxado para a glicemia, pois o objetivo primário do tratamento é a prevenção de eventos hipoglicêmicos (CDA, 2013), já que os sintomas de alerta da hipoglicemia podem passar despercebidos, com graves desfechos negativos na saúde, incluindo acidente vascular cerebral (AVC), quedas ou isquemia cardíaca (Eld2). Conforme as diretrizes do Canadá, o alvo da HbA1C deve ser de 8,5% ou menos, e a glicemia de jejum deve ser de 5,0 a 12,0 (CDA Primer, 2013). Nas pessoas muito enfermas ou naquelas que vivem em clínicas geriátricas, o manejo do diabetes pode não ser adequado. Um estudo comparativo de clínicas geriátricas na região da Grande Toronto *versus* aquelas pessoas de uma comunidade da Colúmbia Britânica, Canadá, concluiu que as clínicas geriátricas com equipes educadas em relação ao diabetes e com protocolos de tratamento para hipoglicemia eram muito mais bem equipadas para a prevenção e o tratamento do diabetes em seus moradores. Nas instituições com treinamento em diabetes, mais de 90% dos moradores tinham sua HbA1C avaliada nos últimos seis meses, em comparação com 68% nas instituições sem protocolos específicos para o diabetes (Clement e Leung, 2009). A educação nutricional e exercícios aeróbicos e/ou de resistência são adjuntos úteis nessa população. A metformina é uma opção de primeira linha razoável como anti-hiperglicêmico oral se a função renal for adequada, embora não tenham sido realizados ensaios clínicos randomizados nessa população (CDA Primer, 2013).

Comorbidades

O cuidado de longo prazo da pessoa na clínica de família e comunidade significa cada vez mais ser o profissional de saúde primário para tratamento e manejo das comorbidades (ver Cap. 16, *Multimorbidade*). Embora as consultas com foco no diabetes sejam cada vez mais comuns, elas ainda devem refletir uma abordagem abrangente para os cuidados. Quando os objetivos intermediários estão ligados à remuneração, o médico corre o risco de ficar focado demais nesses alvos em vez de ver a pessoa como um todo. Por exemplo, a depressão é comum em diabéticos e pode necessitar de abordagem antes que o paciente possa lidar com outras demandas. O cuidado adequado nessas circunstâncias pode envolver o encorajamento da pessoa para agendar consultas distintas na clínica para problemas de saúde não relacionados ao diabetes. Em alguns casos, outros problemas de saúde podem causar distração em relação aos cuidados fundamentais do diabetes em uma consulta de tempo limitado. Tabagismo e consumo de álcool (e a cessação quando adequado) também são aspectos fundamentais para se discutir com o diabético. Devem ser discutidos no contexto da saúde geral, mas também como fatores de risco específicos para a progressão do diabetes. Se o médico de família e comunidade for o único médico no círculo de cuidados que tenha uma compreensão detalhada das circunstâncias sociais do paciente e de outros problemas de saúde, ele é a única pessoa especializada para abordar comportamentos como o tabagismo em seus domínios sociais e de saúde. Uma equipe de saúde interdisciplinar e de alto funcionamento pode oferecer melhores desfechos de saúde.

Em populações da América do Norte, as pessoas com DM2 podem ter 1,3 vez mais chances de comorbidades em comparação com aquelas sem DM2. A diferença na taxa de comorbidades é significativa entre diabéticos e não diabéticos com a exceção das pessoas com mais de 80 anos (Greiver et al., 2014). Em uma clínica média da América do Norte, as comorbidades mais comuns não relacionadas ao diabetes eram hipertensão (57%), osteoartrite (28%) e dor lombar crônica (23%). Embora essas comorbidades não necessariamente compartilhem uma etiologia fisiológica com o DM2, é certo que sua presença tem impacto no tratamento clínico. Se uma pessoa tem osteoartrite grave de quadril e DM2, é difícil a implementação de um programa de atividade física.

As comorbidades mais comuns relacionadas ao DM2 eram doença arterial coronariana (19%), neuropatia (19%) e nefropatia (16%) (Spann et al., 2006). A Tabela 14.4 descreve as diretrizes de rastreamento recomendadas para as complicações comuns do diabetes. O fluxograma do diabetes pode melhorar a capacidade do médico de buscar essas importantes variáveis.

Os médicos de família e comunidade e as equipes de saúde associadas desempenham um papel fundamental em lidar com a carga mundial de doença representada pelo diabetes. A provisão de cuidado abrangente e continuado com base na comunidade, com foco na pessoa e na família, representa a maneira ideal de detectar o diabetes e auxiliar os pacientes a lidar com o problema.

Tabela 14.4 RASTREAMENTO DE COMPLICAÇÕES NO DIABETES MELITO TIPO 2

Doença cardiovascular	• Iniciar o rastreamento para qualquer pessoa com as seguintes características: mais de 40 anos de idade, dano em órgãos-alvo, fatores de risco cardíaco, ou pessoa com menos de 30 anos e com diabetes por mais de 15 anos. • Essas pessoas necessitam de um ECG em repouso. • Todas as pessoas precisam ser examinadas quanto aos pulsos podálicos. • O controle da pressão arterial pode ser mais importante que o controle da glicose na prevenção da angiopatia diabética.
Neuropatia	• Iniciar o rastreamento de pé diabético quando do diagnóstico de neuropatia periférica e repetir anualmente com monofilamento de 10 gm ou diapasão de 128 Hz. • Quando o reflexo do tornozelo estiver ausente, é altamente provável que exista microangiopatia no pé, com o risco consequente de complicações. • Os sintomas de neuropatia autonômica como a gastroparesia devem receber rastreamento regular.
DRC	• Uma relação albumina:creatinina $\geq$ 2 mg/mmol, e TFGe < 60 mL/min. • Iniciar o rastreamento quando do diagnóstico e continuar anualmente se não houver evidência de DRC. • Se for identificada a DRC, monitorar a progressão a cada seis meses.
Cuidados com os pés	• O exame dos pés deve ser realizado pelo menos uma vez ao ano a partir do diagnóstico, com base no perfil de risco da pessoa. • O cuidado adequado dos pés e das unhas e o uso de órteses são considerações importantes.
Retinopatia	• Se não houver retinopatia, fazer rastreamento a cada 1-2 anos. • Se houver retinopatia, o intervalo do rastreamento é estabelecido com base na gravidade da doença.

ECG, eletrocardiograma; DRC, doença renal crônica; TFGe, taxa de filtração glomerular estimada.
Fonte: Adaptada da Canadian Diabetes Association Clinical Primer, 2013.

NOTA

[1] Para uma discussão aprofundada e a classificação de idosos frágeis, ver as Canadian Diabetes Association's Clinical Practice Guidelines on "Diabetes in the elderly", publicadas no *Canadian Journal of Diabetes* 2013. 37:S347-S348.

REFERÊNCIAS

Agardh EE, Ahlbom A, Andersson T, et al. 2003. Work stress and low sense of coherence is associated with Type 2 diabetes in middle-aged Swedish women. *Diabetes Care* 26(3):719.

Alberti KGMM, Eckel RH, Grundy SM et al. 2009. Harmonizing the metabolic syndrome: A joint interim statement of the International Diabetes Federation Task Force on Epidemiology and Prevention; National Heart, Lung, and Blood Institute; American Heart Association; World Health Federation; International Atherosclerosis Society; and International Association for the Study of Obesity. *Circulation* 120:1640–1645.

Ali MK, Bullard KM, Imperatore G, Barker L, Gregg EW. 2012. Characteristics associated with poor glycemic control among adults with self-reported diagnosed diabetes: National Health and Nutrition Examination Survey, United States, 2007–2010. *MMWR* suppl 61:32–37.

American Diabetes Association. 2010. Diagnosis and classification of diabetes mellitus. *Diabetes Care* 33:S62.

American Diabetes Association. 2014. Standards of medical care in diabetes— 2014. *Diabetes Care* 37:S14.

Andaya AA, Arrendondo EM, Alcaraz JE, et al. 2009. The association between family meals, TV viewing during meals, and fruit, vegetables, soda, and chips intake among Latino children. *Journal of Adolescent Health* 44(5):431.

Ardern CI, Katzmarzyk, PT. 2007. Geographic and demographic variation in the prevalence of the metabolic syndrome in Canada. *Canadian Journal of Diabetes* 31(1):34.

Azimi-Nezhad M, Ghayour-Mobarhan M, Parizadeh MR, et al. 2008. Prevalence of type 2 diabetes mellitus in Iran and its relationship with gender, urbanisation, education, marital status and occupation. *Singapore Medical Journal* 49(7):571.

Blackburn DF, Swidorvich J, Lemstra M. 2013. Non-adherence in type 2 diabetes: Practical considerations for interpreting the literature. *Patient Preference and Adherence* 7:183.

Canadian Diabetes Association Clinical Practice Guidelines Expert Committee. 2013. Diabetes in the elderly. *Canadian Journal of Diabetes* 37:S184.

Campbell KJ, Crawford DA, Ball K. 2006. Family food environment and dietary behaviors likely to promote fatness in 5–6 year-old children. *International Journal of Obesity* 30:1272.

Centers for Disease Control and Prevention (CDC). 2006. Racial and socioeconomic disparities in breastfeeding— United States, 2004. *Morbidity and Mortality Weekly Report* 55(12):335.

Centers for Disease Control and Prevention (CDC). 2014. National Diabetes Statistical Report, 2014 http://www.cdc.gov/diabetes/pubs/statsreport14/national-diabetes-report-web.pdf

Clement MC, Leung F. 2009. Diabetes and the frail elderly in long-term care. *Canadian Journal of Diabetes* 33(2):114.

Cramer JA. 2004. A systematic review of adherence with medications for diabetes. *Diabetes Care* 27(5):1218.

Creatore MI, Moineddin R, Booth G, et al. 2010. Age-and sex-related prevalence of diabetes mellitus among immigrants to Ontario, Canada. *Canadian Medical Association Journal* 182(8):781.

Danaei G, Finucane MM, Lu Y, et al. 2011. National, regional, and global trends in fasting plasma glucose and diabetes prevalence since 1980: Systematic analysis of health examination surveys and epidemmiological studies with 370 country-years and 2.7 million participants. *The Lancet* 378:31.

Daniel M, Rowley KG, McDermott R, O'Dea K. 2002. Diabetes and impaired glucose tolerance in Aboriginal Australians: Prevalence and risk. *Diabetes Research and Clinical Practice*. 57(1): 23–33.

Donnan PT, MacDonald TM, Morris AD. 2002. Adherence to prescribed oral hypoglycaemic medication in a population of patients with Type 2 diabetes: A retrospective cohort study. *Diabetic Medicine* 19:279.

Dyck R, Osgood N, Gao A, et al. 2012. The epidemiology of diabetes mellitus among First Nations and non-First Nations children in Saskatchewan. *Canadian Journal of Diabetes* 36:19.

Escudero-Carretero MJ, Prieto-Rodríguez M, Fernández-Fernández I, et al. 2007. Expectations held by Type 1 and 2 diabetes mellitus patients and their relatives: The importance of facilitating the health--care process. *Health Expectations* 10(4):337.

European Commission, Directorate Public Health and Risk Assessment. 2004. *EU Project on Promotion of Breastfeeding in Europe. Protection, Promotion, and Support of Breastfeeding in Europe: A Blueprint for Action*. http://europa.eu.int/comm/health/ph_projects/2002/promotion/promotion_2002_18_en.htm

European Society of Cardiology. 2013. ESC guidelines on diabetes, pre-diabetes, and cardiovascular diseases developed in collaboration with the EASD. *European Heart Journal* 34:3035.

Fidler C, Christensen TE, Gillard S. 2011. Hypoglycemia: An overview of fear of hypoglycemia, quality--of-life, and impact on costs. *Journal of Medical Economics* 14(5):646.

Ford ES. 2005. Risks for all-cause mortality, cardiovascular disease, and diabetes associated with the metabolic syndrome. *Diabetes Care* 28:1769–1778.

Frayling TM. 2007. Genome-wide association studies provide new insights into type 2 diabetes aetiology. *Nature Reviews Genetics* 8:657.

Frier BM. 2008. How hypoglycaemia can affect the life of a person with diabetes. *Diabetes Metabolic Research and Reviews* 24:87.

Gillman MW, Rifas-Shiman SL, Frazier L, et al. 2000. Family dinner and diet quality among older children and adolescents. *Archives of Family Medicine* 9:235.

Golin CE, DiMatteo MR, Gelberg L. 1996. The role of patient participation in the doctor visit. *Diabetes Care* 19(10):1153.

Gordon C, Purciel-Hill M, Ghai NR, et al. 2011. Measuring food deserts in New York City's low-income neighborhoods. *Health & Place* 17:696.

Greiver M, Williamson T, Barber D, et al. 2014. Prevalence and epidemiology of diabetes in Canadian primary care practices: A report from the Canadian Primary Care Sentinel Surveillance Network. *Canadian Journal of Diabetes* 38:179.

Groop L, Pociot F. 2013. Genetics of diabetes: Are we missing the genes or the disease?. *Molecular and Cellular Endocrinology* 382:726.

Hales CN, Barker DJP. 1992. Type 2 (non-insulin-dependent) diabetes mellitus: The thrifty phenotype hypothesis. *Diabetologia* 35:595.

Harris SB (Ed.). 2013. *Prevention and Management of Type 2 Diabetes in Adults: A Clinical Primer*. Toronto: Elsevier.

Harris SB, Bhattacharyya O, Dyck R, Hayward MN, Toth El. 2013. Type 2 diabetes in Aboriginal peoples. *Canandian Journal of Diabetes* 37(suppl.1):s191–s196.

Health Canada. 2014. *Infant Feeding*. http://www.hc-sc.gc.ca/fn-an/nutrition/infant-nourisson/index--eng.php.

Hers HG. 1985. Effects of glucocorticosteroids on carbohydrate metabolism. *Agents and Actions* 17(3):248.

Hu FB, Stampfer MJ, Haffner SM, Solomon CG, Willett WC, Manson JE. 2002. Elevated risk of cardiovascular disease prior to clinical diagnosis of Type 2 diabetes. *Diabetes Care* 25(7):1129.

International Diabetes Federation Europe. 2012. *Diabetes at a Glance, 2012*. https://www.idf.org/sites/default/files/IDF_EUR_5E_Update_FactSheet1_0.pdf

Jaber LA, Brown MB, Hamad A, et al. 2003. Lack of acculturation is a risk factor for diabetes in Arab immigrants in the U.S. *Diabetes Care* 26(7):2010–2014.

Lebovitz H. 1999. Insulin Secretogogues: Old and new. *Diabetes Review* 7:139–153

Kalyango JN, Owino E, Nambuya AP. 2008. Non-adherence to diabetes treatment at Mulago Hospital in Ugana: Prevalence and associated factors. *African Health Sciences* 8(2):67.

Larsen K, Gilliland J. 2008. Mapping the evolution of "food deserts" in a Canadian city: Supermarket accessibility in London, Ontario, 1961–2005. *International Journal of Health Geographics* 7(16).

Leiter LA, Berard L, Bowering CK, et al. 2013. Type 2 diabetes mellitus management in Canada: Is it improving?. *Canadian Journal of Diabetes* 37:82.

Leiter LA, Ross SA, Barr A, et al. 2001. Diabetes screening in Canada (DIASCAN) study. *Diabetes Care* 24(6):1038.

Lipscombe LL, Hux JE. 2007. Trends in diabetes prevalence, incidence and mortality in Ontario, Canada, 1995–2005: A population based study. *Lancet* 369(9563):750.

Ludwig DS. 2002. The glycemic index: Physiological mechanisms relating to obesity, diabetes, and cardiovascular disease. *Journal of the American Medical Association* 287(18):2414.

Lundkvist J, Berne C, Bolinder B, et al. 2005. The economic and quality of life impact of hypoglycemia. *European Journal of Health Economics* 6:197.

Lyssenko V, Jonsson A, Almgren P, et al. 2008. Clinical risk factors, DNA variants, and the development of Type 2 diabetes. *New England Journal of Medicine* 359(21):2220.

Marrero DG, Guare JC, Vandagriff JL, Fineberg NS. 1997. Fear of hypoglycemia in the parents of children and adolescents with diabetes: Maladaptive or healthy response? *The Diabetes Educator* 23(3):281.

Mercado-Martinez FJ, Ramos-Herrera IM. 2002. Diabetes: The layperson's theories of causality. *Qualitative Health Research* 12:792.

Minges KE, Zimmet P, Magliano DJ, Dunstan DW, Brown A, Shaw JE. 2011. Diabetes prevalence and determinants in Indigenous Australian populations: A systematic review. *Diabetes Research and Clinical Practice* 93(2):139–149.

Nesari M, Zakerimoghadam M, Rajab A, et al. 2010. Effect of telephone follow-up on adherence to a diabetes therapeutic regimen. *Japan Journal of Nursing Science* 7:121.

Norkus A, Ostrauskas R, Zalinkevicius R, et al. 2013. Adequate prescribing of medication does not necessarily translate into good control of diabetes mellitus. *Patient Preference and Adherence* 7:643.

OECD. 2014. *OECD Family Database.* www.oecd.org/social/family/database; http://www.oecd.org/els/family/43136964.pdf.

Ohman-Strickland PA, Orzano AJ, Hudson SV, et al. 2008. Quality of diabetes care in family medicine practices: Influences of nurse-practitioners and physician's assistants. *Annals of Family Medicine* 6(1):14.

Ostbye T, Yarnell KSH, Krause KM, Pollak KI, Gradison M, Michener JL. 2005. Is there time for management of patients with chronic diseases in primary care? *Annals of Family Medicine* 3(3):209–214.

Owen CG, Martin RM, Whincup PH, et al. 2006. Does breastfeeding influence risk of type 2 diabetes in later life? A quantitative analysis of published evidence. *American Journal of Clinical Nutrition* 84:1043.

Parsons J, Ismail K, Amiel S, Forbes A. 2014. Perceptions among women with gestational diabetes. *Qualitative Health Research* 24(4):575.

Petry R. 2013. Breastfeeding and socioeconomic status: An analysis of breastfeeding rates among low--SES mothers. *Poverty and Human Capability Studies Capstone.* http://shepherdconsortium.org/wp--content/uploads/2013/04/Petry.2013. POV-423-Capstone.pdf.

Pinney SE, Simmons RA. 2012. Metabolic programming, epigenetics, and gestational diabetes mellitus. *Current Diabetes Reports* 12:67.

Pistulka GM, Winch PJ, Park H, et al. 2012. Maintaining an outward image: A Korean immigrant's life with Type 2 diabetes mellitus and hypertension. *Qualitative Health Research* 22(6):825.

Public Health Agency of Canada. 2011. *Diabetes in Canada: Facts and Figures from a Public Health Perspective.* http://www.phac-aspc.gc.ca/cd-mc/publications/diabetes-diabete/facts-figures-faits-chiffres-2011/index-eng.php

Rakel D. 2007. *Integrative Medicine*, 2nd ed. Philadelphia: Saunders.

Raphael D, Anstice S, Raine K, et al. 2003. The social determinants of the incidence and management of type 2 diabetes mellitus: Are we prepared to rethink our questions and redirect our research activities? *International Journal of Health Care Quality Assurance Incorporating Leadership in Health Services* 16(3):10–20.

Reading C, Wein F. 2009. *Health inequalities and social determinants of Aboriginal peoples' health.* Prince George: National Collaborating Centre for Aboriginal Health.

Reichert SM, Harris S, Harvey B. 2014. An innovative model of diabetes care and delivery: The St. Joseph's primary care diabetes support program (SJHC PCDSP). *Canadian Journal of Diabetes* 38:212.

Riste L, Khan F, Cruickshank K. 2001. High prevalence of type 2 diabetes in all ethnic groups, including Europeans in a British inner city: Relative poverty, history, inactivity or 21st century Europe? *Diabetes Care* 24(8): 1377–1383.

Robbins JM, Vaccarino V, Zhang H, Kasl SV. 2004. Socioeconomic status and diagnosed diabetes incidence. *Diabetes Research and Clinical Practice* 68(3):230.

Rosmond R. 2003. Stress induced disturbances of the HPA axis: A pathway to Type 2 diabetes?. *Medical Science Monitor* 9(2):RA35.

Royal Australian College of General Practitioners. 2014. *General Practice Management of Type 2 Diabetes— 2014–15*. Royal Australian College of General Practitioners, Melbourne, Australia.

Scott LJ, Mohlke KL, Bonnycastle LL. 2007. A genome-wide association study of Type 2 diabetes in Finns detects multiple susceptibility variants. *Science* 316(5829):1341.

Sheu WH, Li-Nong J, Nitiyanant W, et al. 2012. Hypoglycemia is associated with increased worry and lower quality of life among patients with Type 2 diabetes treated with oral antihyperglycemic agents in the Asia-Pacific region. *Diabetes Research and Clinical Practice* 96:141.

Snoek FJ, Skinner TC. 2002. Psychological counseling in problematic diabetes: Does it help? *Diabetic Medicine* 19:265.

Spann SJ, Nutting PA, Galliher JM, et al. 2006. Management of Type 2 diabetes in the primary care setting: A pratice-based research network study. *Annals of Family Medicine* 4(1):23.

Steenland K, Henley J, Thun, M. 2002. All-cause and cause-specific death rates by educational status for two million people in two American cancer society cohorts, 1959–1996. *American Journal of Epidemiology* 156(1):11.

Stopford R, Winkley K, Ismail K. 2013. Social support and glycemic control in type 2 diabetes: A systematic review of observational studies. *Patient Education and Counselling* 93:549.

Struthers R, Hodge FS, Geishirt-Cantrell B, De Cora L. 2003. Participant experience of talking circles on Type 2 diabetes in two northern plains American Indian tribes. *Qualitative Health Research* 13:1094.

Taylor JS, Kacmar JE, Mothnagle M, Lawrence RA. 2014. A systematic review of the literature associating breastfeeding with Type 2 diabetes and gestational diabetes. *Journal of Americal College of Nutrition* 24(5):320.

van Dam HA, van der Horst FG, Knoops L, et al. 2005. Social support in diabetes: A systematic review of controlled intervention studies. *Patient Education and Counseling* 59:1.

Wändell PE, Steiner KH, Johansson SE. 2003. Diabetes mellitus in Turkish immigrants in Sweden. *Diabetes & Metabolism* 29:435.

Whiting D, Unwin N, Roglic G. 2010. Diabetes: equity and social determinants. In: *Equity, Social Determinants and Public Health Programmes*. Eds. Blas E, Kurup AS. World Health Organization, Geneva.

Wild D, von Maltzahn R, Brohan E, et al. 2007. A critical review of the literature on fear of hypoglycemia in diabetes: Implications for diabetes management and patient education. *Patient Education and Counseling* 68:10.

World Health Organization. 2015. *Diabetes Fact Sheet.* http://www.who.int/mediacentre/factsheets/fs312/en/

Yajnik CS. 2002. The lifecycle effects of nutrition and body size on adult adiposity, diabetes and cardiovascular disease. *Obesity Reviews* 3:217.

Zeggini E, McCarthy MI. 2007. TCF7L2: The biggest story in diabetes genetics since HLA? *Diabetologia* 50:1.

CAPÍTULO 15

⊱⊰

Obesidade

A obesidade é descrita de maneira variável como um problema de saúde, um fator de risco ou uma doença. Parece haver pouca dúvida de que o aumento progressivo do peso é uma característica de muitos países, independentemente de terem renda baixa, média ou alta. Alguns autores descrevem o aumento no número de pessoas com obesidade e sobrepeso como uma *epidemia*. Esse termo leva a uma percepção infeliz de que isso resulte de algum agente externo disseminado pela população, enquanto poderia ser mais útil pensar nesse aumento como resultado da interação entre biologia, família, cultura, economia e ambiente. O uso do termo *epidemia de obesidade* foi criticado como tendo suas raízes em ideologia e política em vez de ciência (Gard e Wright, 2005).

A obesidade é um fator de risco reconhecido para outros fatores de risco que têm impacto na saúde, como hipertensão, dislipidemia, diabetes melito tipo 2, síndrome metabólica, cardiopatia isquêmica, câncer, apneia obstrutiva do sono, doença pulmonar e esteatose hepática. Além desses fatores de risco, ela também tem sido associada a um risco aumentado de baixa autoestima e depressão.

Para propósitos de classificação, uma pessoa é definida como obesa se o índice de massa corporal (IMC) for maior ou igual a 30 kg/m². Aquelas pessoas com IMC maior ou igual a 25 kg/m² são consideradas como da categoria de sobrepeso ou pré-obesidade. A circunferência da cintura ajustada para etnia e gênero algumas vezes é acrescentada, pois a gordura abdominal central tem valor prognóstico. Essa classificação é mais útil para estudos populacionais, mas tem aplicabilidade limitada no trabalho clínico. O Sistema de Estadiamento da Obesidade de Edmonton (Sharma, 2009) considera outros problemas de saúde e é um guia mais útil no consultório de clínica geral (ver Tabela 15.1).

PREVALÊNCIA

Nos Estados Unidos, em 2011 a 2012, 39,4% dos norte-americanos preenchiam os critérios para obesidade usando a definição anteriormente descrita, com os afro-americanos tendo a maior taxa ajustada pela idade de 47,8% (Ogden, Carroll e Kit,

Tabela 15.1 SISTEMA DE ESTADIAMENTO DA OBESIDADE DE EDMONTON

Estágio	Descrição	Tratamento
0	Sem fatores relacionados à obesidade aparentes (p. ex., pressão arterial, lipídeos séricos, glicemia de jejum, etc., dentro da faixa normal), ausência de sintomas físicos, ausência de psicopatologia, ausência de limitações funcionais e/ou prejuízo do bem-estar	Identificação de fatores de risco que contribuem para o aumento do peso corporal. Aconselhamento para prevenção de mais ganho ponderal por meio de medidas no estilo de vida, incluindo alimentação saudável e aumento da atividade física.
1	Presença de fatores de risco subclínicos relacionados à obesidade (p. ex., hipertensão limítrofe, glicemia de jejum alterada, elevação de enzimas hepáticas, etc.), sintomas físicos leves (p. ex., dispneia a esforços moderados, dores ocasionais, fadiga, etc.), psicopatologia leve, limitações funcionais leves e/ou leve prejuízo do bem-estar	Investigação para outros contribuidores (não relacionados ao peso) para os fatores de risco. Intervenções mais intensas no estilo de vida, incluindo dieta e exercícios para evitar mais ganho de peso. Monitoramento de fatores de risco e condições de saúde.
2	Presença de doença crônica estabelecida relacionada à obesidade (p. ex., hipertensão, diabetes tipo 2, apneia do sono, osteoartrite), limitações nas atividades da vida diária e/ou bem-estar	Início de tratamentos para a obesidade, incluindo a consideração de todas as opções terapêuticas comportamentais, farmacológicas e cirúrgicas. Monitoramento cuidadoso e tratamento de comorbidades, conforme a indicação.
3	Dano estabelecido em órgão-alvo, como infarto do miocárdio, insuficiência cardíaca, complicações do diabetes, osteoartrite incapacitante, psicopatologia significativa, limitações funcionais significativas em atividades da vida diária e/ou bem-estar	Tratamento mais intenso da obesidade, incluindo a consideração de todas as opções de tratamento comportamentais, farmacológicas e cirúrgicas. Tratamento intensivo de comorbidades, conforme a indicação.
4	Incapacidade grave (potencialmente de estágio final) por doenças crônicas relacionadas à obesidade, psicopatologia incapacitante grave, limitações funcionais graves e/ou prejuízo severo do bem-estar	Tratamento intensivo da obesidade conforme as possibilidades. Medidas paliativas, incluindo manejo da dor, terapia ocupacional e apoio psicossocial.

Reimpressa, com permissão, de Sharma AM, Kushner RF. 2009. A proposed clinical staging system for obesity. *International Journal of Obesity* 33(3):289.

2014). Entre as crianças e os adolescentes, a prevalência estimada é de 17%. Desde a década de 1970, a proporção de norte-americanos na categoria de sobrepeso aumentou de 46 para 64,5%.

A prevalência de obesidade no Canadá é significativamente menor, com 24,1% para adultos, embora a diferença seja um pouco menor se apenas adultos brancos não hispânicos forem comparados em ambos os países (Statistics Canada, Health FactSheets). Usando-se o critério de corte da Organização Mundial da Saúde para crianças e adolescentes de 5 a 17 anos de idade, 19,8% estavam na categoria de sobrepeso e 11,7% eram obesos (Roberts et al., 2012).

Os números da Europa costumam ser mais baixos do que os da América do Norte. A International Obesity Task Force (IOBTF) tem os dados atuais sobre a prevalência de obesidade ao redor do mundo (http://www.worldobesity.org/iotf/obesity/). Uma observação consistente tem sido a prevalência do aumento tanto em adultos como em crianças e adolescentes.

FATORES FAMILIARES

Acredita-se que a obesidade tenha um padrão de herança poligênica e que isso possa ser responsável por até 30 a 40% da variabilidade do peso em adultos.

Nossa relação com os alimentos é aprendida no ventre materno (Adams, Ferraro e Brett, 2012) e continua a ser desenvolvida em nossa família de origem. As preferências alimentares são estabelecidas no primeiro ano de vida e têm um efeito mais tarde na infância (Grimm et al., 2014). É uma relação complexa que envolve emoções de amor e conforto, e algumas vezes força e tensão. Muito dessa interação duradoura tem suas raízes no período pré-verbal da vida de uma pessoa. Isso tem implicações significativas para qualquer abordagem clínica. As famílias que jantam juntas sem a distração da televisão tendem a ter taxas menores de obesidade (Wansin e Van Kleef, 2014). Essas refeições familiares podem representar o nível de organização e estabilidade da família; quando há disfunção na família, também há estresse. O estresse crônico em crianças pode contribuir para problemas de peso de várias maneiras, incluindo o aumento nos níveis de cortisol, o acesso irregular a alimentos nutritivos, o aprendizado de hábitos alimentares ruins e o ato de comer como forma de lidar com os problemas.

Ser um adulto magro está ligado a experiências da infância (Bevelander et al., 2014). Os adultos com IMCs menores têm certas experiências comuns na infância, incluindo refeições familiares preparadas com ingredientes frescos; pais que falam com os filhos sobre nutrição; participação em atividades ao ar livre com a família; dormir um número saudável de horas durante a semana; e ter muitos amigos. Os adultos com IMCs maiores, por outro lado, têm em comum as seguintes experiências na infância: o alimento sendo usado como recompensa ou punição; ter pais ou avós obesos; tomar mais sucos e refrigerantes que água; e pais que restringem sua ingesta alimentar.

O tabagismo materno durante a gestação aumenta o risco de obesidade nas crianças. Outros fatores de confusão incluem obesidade materna, ganho ponderal excessivo na gestação, baixo peso ao nascer e não ser amamentado (Ino, 2010). A eficácia da amamentação como medida preventiva contra a obesidade infantil foi questionada recentemente, mas ainda há muitas razões para encorajá-la (Harder, Bergmann e Kallishnigg, 2005; Casazza et al., 2013).

Os valores culturais são transmitidos na família, e isso inclui as atitudes em relação a uma imagem corporal "ideal" e a abordagem aos alimentos que são desejáveis e adequados. Muitas culturas não compartilham a visão ocidental predominante de peso "normal" e mesmo de que a magreza esteja associada à saúde. Em algumas regiões do mundo, ser magro é um sinal de má nutrição ou de saúde ruim, sendo altamente indesejável. Entre os afro-americanos que vivem nos Estados Unidos, um tamanho corporal grande é mais aceitável do que entre os brancos (Kittler, Sucher e Nelms, 2012).

FATORES SOCIAIS

Embora os homens tenham mais chances de ter sobrepeso ou obesidade que as mulheres, elas tendem a estar mais preocupadas em relação ao peso. Essa ênfase no peso da mulher se desenvolveu como uma questão feminista e levou ao surgimento de "ativistas do peso" e "ativistas da gordura" (Rothblum e Soloway, 2009).

A condição socioeconômica tem sido negativamente correlacionada com a obesidade em vários estudos (Jeffery, Forster e Folsom, 1989; Martikainen e Marmot, 1999). As pessoas nas categorias de menor renda podem ter uma prevalência maior de obesidade por várias razões, incluindo acesso mais fácil a refeições rápidas não saudáveis e menos acesso a parques e instalações recreativas (Reidpath et al., 2002). O estresse crônico de viver na pobreza também pode contribuir para o ganho ponderal não saudável pela influência de glicocorticoides cronicamente elevados, os quais podem predispor a um aumento na ingesta de "alimentos reconfortantes" (ricos em açúcar e gordura) e a uma maior obesidade abdominal ou central (Dallman, Pecoraro e Akana, 2003).

A educação, como a condição socioeconômica (à qual está intimamente ligada), está negativamente associada com a obesidade, pelo menos em mulheres. Para os homens, a associação com a educação não é evidente (CDC).

A idade algumas vezes é citada como estando relacionada à obesidade, pois o peso tende a aumentar gradualmente durante a vida da pessoa até por volta da sétima década.

É comum que se considere que todas as pessoas obesas queiram mudar sua condição e, na maior parte das vezes, isso é correto. No entanto, é importante que os clínicos gerais reconheçam que muitas pessoas aceitam seu peso, e há apoio social para elas, conforme demonstrado pelos chamados "*blogs* e *sites* de aceitação da gordura"[1] e mesmo o que tem sido chamado de uma "subcultura da gordura", o que pode ajudar a reduzir a discriminação sentida por muitas pessoas (Rothblum e Soloway, 2009).

Alguns grupos étnicos, como os nativos da América do Norte, os afro-americanos e as pessoas de origem hispânica, têm maior risco de obesidade. Os novos imigrantes também têm maior risco, começando cerca de 10 anos após a chegada.

EXPERIÊNCIA SUBJETIVA

Todos nós construímos narrativas de vida que ajudam a dar sentido a nossa situação e às decisões que já fizemos ou que fazemos. É importante que o médico que tenta compreender seu paciente esteja familiarizado com a narrativa predominante dele. Em um estudo que examinou o discurso de pessoas envolvidas na cirurgia para a perda de peso (Throsby, 2007) que começou com a simples questão "Conte-me a história do seu peso", vários temas surgiram. Muitas expressaram a noção de que tinham herdado um "gene da gordura" ou que tinham uma diferença inata no metabolismo em comparação com outras pessoas mais magras. Fundamentalmente, seu corpo não responde aos alimentos da mesma maneira que o de outras pessoas. Também proeminente foi que elas eram "pesadas" ou "gordas" quando crianças e, assim, serem obesas quando adultas era algo inevitável. É interessante observar que essa ideia também é central para a noção de que uma das respostas apropriadas para a epidemia de obesidade é lutar contra a obesidade infantil. Uma terceira narrativa importante é a imposição de determinados eventos vitais, dificultando que se siga uma "dieta normal". Esses eventos podem consistir em doenças, lesões ou mudanças importantes como divórcio, luto, nova paternidade, novos relacionamentos, mudança para uma casa nova ou deixar a escola. Entre os homens, as mudanças de emprego levando a um estilo de vida mais sedentário ou o aumento da mobilidade levando a mais refeições em "*fast food*" era comum. Também as pressões para adotar uma "dieta masculina" rica em carboidratos e álcool em grandes quantidades foram algumas vezes relatadas. As narrativas das mulheres tendiam a enfatizar o uso dos alimentos como medida de conforto para eventos positivos ou negativos.

As pessoas que lidam com problemas de peso podem não sentir um apoio adequado de seus médicos ou do sistema de saúde mais geral, e os médicos raramente levantam essa questão (Wadden et al., 2000).

Em um estudo qualitativo (Kirk et al., 2014) que envolveu 22 pessoas com obesidade em uma província no leste do Canadá, surgiram vários temas. Sentimentos de vergonha e culpa eram comuns e, de maneira sutil, sua experiência com os profissionais de saúde algumas vezes reforçava esses sentimentos. Elas expressavam sentimentos de frustração e desmoralização pelas tentativas repetidas de perda de peso. Com frequência expressavam o fato de que sabiam o que tinham de fazer, mas não conseguiam tomar essas medidas. Conforme citado por uma pessoa obesa, "Não é na dieta; é na parte mental disso que precisamos de ajuda, e não há suporte para isso em lugar algum" (Kirk et al., 2014, p. 793).

As pessoas analisadas sentiam que não havia o suporte necessário para elas ou ele não era facilmente acessível. Os profissionais de saúde entrevistados no mesmo estudo expressaram frustração e dificuldade para compreender as complexidades da questão da obesidade nessas pessoas.

Um segundo tema importante foi o sentimento de falta de apoio social no sistema de saúde como um todo, e isso foi expresso pelas pessoas obesas e pelos profissionais de saúde. Para os profissionais, havia a frustração de que, embora esperassem desempenhar o papel de especialista, eles não se sentiam preparados.

O terceiro tema era a dificuldade com o discurso prevalente no tratamento clínico, o que algumas vezes levava a mensagens conflitantes. Muitos profissionais expressavam que a obesidade em si não era uma doença. Eles achavam mais fácil lidar com as pessoas obesas se houvesse alguma comorbidade. Parece ser mais fácil abordar a perda de peso se o foco estiver na hipertensão ou no diabetes.

As expectativas das pessoas em relação aos médicos são de que eles irão apoiá-las com aconselhamentos dietéticos, ajudando ao ajustar objetivos realistaspara a perda ponderal e um programa de exercícios (Potter, Vue e Croughan-Minihane, 2001).

ABORDAGEM CLÍNICA

É comum conceber os problemas de obesidade e sobrepeso como estando simplesmente relacionados com as calorias que entram e saem, sendo essa abordagem de "física simples" característica da maioria dos programas de perda de peso e da abordagem biomédica. Os resultados ruins dessa abordagem no longo prazo ocorrem por não reconhecer que nossa relação com o alimento é muito mais complexa. O médico e a relação paciente-médico estão no centro de um jogo complexo de hábitos em grande parte não declarados, relacionamentos passados e atuais com a família, autoidentidade e estresse. A continuidade e a abrangência dos cuidados que são possíveis na medicina de família e comunidade levam a circunstâncias em que é possível efetivamente iniciar a apoiar as mudanças necessárias para obter a perda de peso. Infelizmente, os médicos tendem a falhar na abordagem dos problemas de peso, embora as pessoas agradecessem sua abertura para a discussão (Wadden, 2000; Heintze et al., 2012).

A tendência dos médicos a ignorar o problema pode se dever a experiências pessoais com seus próprios problemas na tentativa de perder peso; a falta de sucesso prévio com outros casos e, assim, o medo de falhar; ou uma crença de que a obesidade não é por si só um problema médico, mas uma opção de estilo de vida ou se deve a uma falta de disciplina, o que leva a uma tendência a culpar/envergonhar as pessoas. Os médicos podem se sentir muito frustrados, tendo aprendido uma abordagem baseada em um modelo médico que muitas vezes não funciona e, assim, sentem-se impotentes para ajudar as pessoas com esse problema (Kirk et al., 2014). Eles podem achar que não têm o tempo e os recursos para aconselhar de forma adequada e que falar sobre o problema pode ameaçar a relação paciente-médico.

Se os médicos se perceberem como obesos, isso irá influenciar sua abordagem aos problemas de peso das pessoas. Considerando os problemas dos autorrelatos, a prevalência de obesidade entre médicos é menor que na população em geral, com uma média na faixa de 7 a 8% (Brotons et al., 2005; Frank e Segura, 2009). Foi concluído que os médicos de família e comunidade cujo próprio IMC está na faixa normal tinham mais chances de participar de uma discussão com as pessoas obesas sobre a perda de peso, sentindo-se mais confiantes para oferecer aconselhamento sobre perda de peso e exercícios em relação aos médicos obesos. Além disso, as pessoas tinham mais confiança nesses conselhos se eles viessem de médicos com IMC normal (Bleich, Bennett e Gudzune, 2012).

Em um estudo sobre o discurso sobre peso entre médicos e pessoas com sobrepeso, descobriu-se que, quando os médicos usavam técnicas de entrevista motivacional (elogios, colaboração e evocação de afirmações sobre mudança), as pessoas perdiam mais peso em três meses do que após conversas caracterizadas por técnicas de entrevista inconsistentes com a entrevista motivacional (julgamento, confrontação, fornecimento de conselhos sem primeiro ter permissão). A diferença no peso após três meses, embora não fosse grande (1,6 kg), enfatiza a importância da comunicação entre médico e paciente nos resultados (Pollak, Alexander e Coffman, 2010).

A abordagem dos cinco As (Tabela 15.2), originalmente desenvolvida para a cessação do tabagismo, foi adaptada para ser usada no aconselhamento da perda de peso (Vallis et al., 2013). Ela começa pedindo a permissão da pessoa para discutir o peso (**a**bordar). É importante que isso seja feito sem julgamentos. Depois vem **a**valiar, usando o IMC e a circunferência da cintura, além de uma discussão sobre como o peso da pessoa afeta suas funções psicológicas, sociais e físicas. Aqui o Sistema de Estadiamento da Obesidade de Edmonton considera as comorbidades como um auxílio no planejamento (Sharma e Kushner, 2009). Diários alimentares cuidadosamente revisados com o paciente oferecerão pistas sobre seu padrão de alimentação. A menos que um médico de família e comunidade tenha recebido treinamento extra na avaliação da ingesta dietética, ele pode escolher que essa revisão seja feita por um nutricionista ou enfermeiro com treinamento extra. Existem aplicativos de telefones móveis que algumas pessoas podem achar úteis. O médico também deve questionar sobre a ingesta de álcool, pois isso costuma ser uma fonte oculta de calorias. O modelo quatro Ms é um mnemônico que ajuda a avaliar fatores psicossociais e de causa-raiz para auxiliar o médico a obter uma compreensão mais holística. Ele cobre possíveis barreiras mentais, mecânicas, metabólicas e monetárias com as quais opaciente deve lidar. O próximo passo é **a**conselhar outra vez, primeiro buscando a permissão da pessoa para oferecer o aconselhamento. É útil nesse ponto enfatizar que mesmo uma perda de peso modesta de 5 a 10% tem benefícios, tornando mais fácil para o paciente visualizar o sucesso do que almejar um objetivo de peso na faixa "ideal" do IMC. As opções terapêuticas a serem discutidas incluem mudanças no estilo de vida, aconselhamento comportamental e psicológico, medicamentos e cirurgia bariátrica. Após cobrir essas opções, é importante chegar a um acordo (**a**cordar) sobre o plano de tratamento. No método clínico centrado na pessoa (ver Cap. 9), essa etapa é chamada de *chegar a um acordo*, sendo importante para determinar a adesão ao plano e, por fim, os resultados (Stewart et al., 2000; Stewart et al., 2014). É mais útil o foco nos objetivos do manejo do plano do que no próprio peso. Após se chegar a um acordo, o médico deve estar preparado para **a**judar a pessoa a alcançar seu objetivo. Isso significa ajudá-la a identificar aqueles fatores em sua vida que podem facilitar a obtenção dos resultados, assim como as barreiras. Na medicina de família e comunidade é importante considerar quem faz as compras e prepara os alimentos na casa. É pouco útil discutir essas questões com uma pessoa se é outra pessoa da família que é responsável por esses aspectos da vida domiciliar. O aconselhamento pode ser muito mais útil se ambas estiverem envolvidas e apoiando o plano. O médico deve estar fa-

Tabela 15.2 OS CINCO As DO TRATAMENTO DA OBESIDADE

A	Definição	Fundamento
Abordar	Pedir permissão para discutir o peso; não fazer julgamentos; explorar se o momento é adequado para a mudança	O peso é uma questão delicada; evitar pistas verbais que implicam julgamento; a indicação de momento adequado pode prever os resultados.
Avaliar	Avaliar IMC, CC, estágio da obesidade; explorar desencadeantes e complicações do excesso de peso	O IMC isoladamente nunca deve servir como indicador para intervenções em obesidade; a obesidade é um distúrbio complexo e heterogêneo com múltiplas causas; os desencadeantes e as complicações da obesidade irão variar entre as pessoas.
Aconselhar	Aconselhar sobre os riscos da obesidade para a saúde, os benefícios de uma perda de peso modesta, a necessidade de uma estratégia de longo prazo e as opções de tratamento	Os riscos do excesso de peso para a saúde podem variar; a evitação do ganho de peso ou a perda de peso modesta podem trazer benefícios à saúde; as considerações das opções terapêuticas devem levar em conta esses riscos.
Acordar	Acordar em relação a expectativas e objetivos realistas para a perda de peso, mudanças comportamentais usando o modelo SMART e detalhes específicos das opções terapêuticas	A maioria das pessoas e muitos médicos têm expectativas não realistas; as intervenções devem focar na mudança de comportamento; os profissionais devem buscar a aprovação do tratamento pela pessoa.
Ajudar	Ajudar na identificação e na abordagem de barreiras; oferecer recursos e auxiliar na identificação e na consulta com profissionais apropriados; programar acompanhamento regular	A maioria das pessoas tem barreiras substanciais para o manejo do peso; as pessoas ficam confusas e não conseguem diferenciar entre as fontes de informação confiáveis e não confiáveis; o acompanhamento é um princípio fundamental no tratamento de doenças crônicas.

IMC, índice de massa corporal; CC, circunferência da cintura; SMART, específico (*specific*), mensurável, possível (*achievable*), recompensador, oportuno (*timely*).

De Vallis M, Piccinini-Vallis H, Sharma AM, Freedhoff Y. 2013. Modified 5 As: Minimal intervention for obesity counseling in primary care. *Canadian Family Physician* 59:27-31.

miliarizado com os recursos confiáveis e acreditáveis, na comunidade local da pessoa ou na equipe de atenção primária, disponibilizando essa informação para o paciente.

Os cinco pontos fundamentais para o médico ter em mente e transmitir ao paciente são os seguintes:

1. A obesidade é uma condição crônica. Ela não é acumulada do dia para a noite, nem irá desaparecer de um dia para o outro. Assim, há necessidade de um plano de longo prazo.

2. O tratamento da obesidade tem a ver com saúde e bem-estar, e não com números em uma balança. Os médicos devem ajudar as pessoas a evitar esse tipo de armadilha.
3. Há necessidade de intervenção precoce na abordagem das causas primárias e na remoção de barreiras.
4. O significado de sucesso será diferente para cada pessoa.
5. O "melhor" peso para uma pessoa pode não ser o peso "ideal".

As intervenções na infância podem ser efetivas e trazem grandes benefícios no longo prazo. Isso deve envolver toda a família. É frequente que os pais não reconheçam por completo a obesidade em seus filhos, e isso pode ser particularmente verdadeiro para os filhos homens; eles também não reconhecem seus próprios problemas de peso.

A abordagem do médico às comorbidades também influencia o peso. A cessação do tabagismo, uma das mudanças comportamentais mais importantes que uma pessoa pode fazer, costuma levar a um ganho ponderal de 4 a 5 kg em alguns meses. Medicamentos que foram relacionados ao ganho de peso incluem antidepressivos (inibidores seletivos da recaptação de serotonina, tricíclicos, lítio), antipsicóticos (olanzapina, clozapina, risperidona), antiepilépticos (valproato, gabapentina, carbamazepina), esteroides (contraceptivos hormonais, corticosteroides, esteroides progestogênios), antagonistas adrenérgicos, antagonistas da serotonina e medicamentos para o diabetes (sulfonilureias, tiazolidinedionas, insulina). Quando esses medicamentos são usados e a obesidade é identificada como um problema, pode ser desejável encontrar alternativas. Muitas vezes pode não haver alternativas práticas disponíveis. Por exemplo, a insulina pode ser necessária para o controle do diabetes, sendo que, nesse caso, o objetivo não é a obtenção de um IMC ideal, mas, em vez disso, aumentar a atividade física, a sensação de bem-estar e a autoestima. É maior a chance de surgirem objetivos significativos em uma relação paciente-médico que seja de confiança e que não se baseie em julgamentos.

Prescrição de exercícios

A atenção à dieta deve ser acompanhada por exercícios adequados. Não é suficiente apenas estimular uma pessoa a "se exercitar mais". É importante ser específico em relação à intensidade e à duração dos exercícios. As melhoras na saúde e no condicionamento físico exigem pelo menos 150 minutos de exercícios vigorosos por semana, mas para a perda de peso são necessários pelo menos 60 a 90 minutos por dia. Petrella e colaboradores (2003), em um estudo controlado e randomizado envolvendo idosos da comunidade em clínicas urbanas e rurais, demonstraram a efetividade de uma prescrição de exercícios na medicina de família e comunidade. O condicionamento, determinado pela VO2 máxima, melhorou 11% após seis meses, sendo mantido em 12 meses no grupo da intervenção. Além disso, houve melhoras estatisticamente significativas na pressão arterial, no IMC e na confiança nos exercícios no grupo da intervenção. Qualquer programa de exercícios deve ser pragmático e levar em conta outras comorbidades para que seja útil. Algumas pessoas preferem se exercitar sozinhas e outras em grupos e essas preferências devem ser consideradas. Guias de atividades, como aqueles disponíveis no National Heart, Lung and Blood Institute (Tabela 15.3), podem ser úteis para ilustrar o que se entende por atividade física moderada.

Tabela 15.3 EXEMPLOS DE QUANTIDADE MODERADA DE ATIVIDADE FÍSICA*

Tarefas comuns	Atividades esportivas	
Lavar e encerar um carro por 45-60 minutos	Jogar vôlei por 45-60 minutos	Menos vigoroso, mais tempo**
Lavar janelas ou pisos por 45-60 minutos	Jogar futebol americano por 45 minutos	
Jardinar por 30-45 minutos	Caminhar 2,8 quilômetros em 35 minutos	
Andar sozinho de cadeira de rodas por 30-40 minutos	Jogar basquete (fazer lançamentos) por 30 minutos	
Empurrar um carrinho 2,4 quilômetros em 30 minutos	Andar de bicicleta por 8 quilômetros em 30 minutos	
Juntar folhas no jardim por 30 minutos	Dançar rapidamente (social) por 30 minutos	
Caminhar 3,2 quilômetros em 30 minutos	Realizar atividade aeróbica na água por 30 minutos	
Remover a neve por 15 minutos	Nadar por 20 minutos	
Subir escadas por 15 minutos	Jogar basquete (disputar uma partida) por 15-20 minutos	
	Pular corda por 15 minutos	
	Correr 2,4 quilômetros em 15 minutos	Mais vigoroso, Menos tempo

*Uma quantidade moderada de atividade física é grosseiramente equivalente à atividade física que utiliza 3 a 6 METs (equivalentes metabólicos, de *metabolic equivalents*), onde 1 MET é a energia envolvida em ficar calmamente sentado (1 caloria/kg de peso corporal).

**Algumas atividades podem ser realizadas com intensidade variada; as durações sugeridas correspondem à intensidade esperada de esforço

Adaptada de National Heart, Lung and Blood Institute. *Practical Guide to the Identification, Evaluation and Treatment of Overweight and Obesity in Adults.*

Medicamentos

O único medicamento disponível com evidências de eficácia no tratamento da obesidade é o orlistate, o qual funciona reduzindo a absorção e a digestão de gorduras inibindo a lipase gástrica e pancreática. Deve ser combinado com a adesão da pessoa a uma dieta pobre em gorduras para reduzir o efeito colateral comum de diarreia oleosa. Houve uma perda ponderal de 2,9 kg ao longo de 1 ano nas pessoas que conseguiram usar o medicamento em comparação com o grupo placebo (Rucker et al., 2007). Continua havendo pesquisa nessa área, e sem dúvida outros fármacos entrarão no mercado para a redução do peso, mas os médicos de família e comunidade precisarão continuar sendo céticos em relação a haver uma "solução" farmacêutica para o que é um complexo problema biológico, familiar, cultural e ambiental.

Cirurgia

A cirurgia bariátrica é efetiva para ajudar a alcançar a perda de peso em uma população selecionada. As pessoas com um IMC maior que 35 kg/m^2 e com comorbidades graves ou com um IMC maior ou igual a 40 e que tenham feito fortes tentativas de perder peso com dieta, exercícios e mudanças comportamentais podem ser consideradas candidatas para uma abordagem cirúrgica. Há necessidade de uma avaliação psicológica para determinar a capacidade da pessoa de lidar com as mudanças e as consequências dessa cirurgia. A menos que ela esteja preparada para mudar sua relação fundamental com o alimento, há um alto risco de falha do procedimento ao longo do tempo. Uma revisão de três estudos controlados e randomizados e de três estudos de coorte prospectivos comparando a cirurgia com o tratamento não cirúrgico concluiu que havia maior perda de peso e redução de comorbidades (diabetes e hipertensão), além de melhor qualidade de vida relacionada à saúde, após dois anos da cirurgia. Os efeitos após 10 anos eram menos claros (Colquitt et al., 2009). Os cirurgiões e suas equipes atendem às complicações e aos efeitos colaterais no curto prazo, mas os médicos de família e comunidade devem estar preparados para os efeitos no longo prazo. Isso varia dependendo do procedimento realizado. A derivação gástrica com Y-de-Roux pode resultar na síndrome de *dumping*, a qual consiste em cólicas, diarreia, mal-estar e sudorese se a pessoa consumir alimentos como sorvete ou refrigerantes com alta osmolalidade. No longo prazo, as pessoas submetidas à cirurgia devem usar suplementos, incluindo vitamina B_{12}, cálcio, vitamina D e, algumas vezes, ferro. Os níveis de ferritina devem ser monitorados. Os medicamentos usados para outros problemas clínicos podem ter suas concentrações alteradas devido à redução da absorção. Assim, pode ser necessário o monitoramento frequente dos níveis sanguíneos.

Medicina alternativa e complementar

Muitas pessoas procuram suplementos dietéticos vendidos sem receita para a perda de peso. A maioria deles não tem evidência de eficácia, e alguns, como os compostos contendo efedra, devem ser usados com cuidado devido aos possíveis efeitos colaterais.

Questões políticas

Os médicos de família e comunidade podem se encontrar pessoalmente, ou por meio de suas faculdades, motivados a participar de atividades direcionadas ao sobrepeso e à obesidade em nível de comunidade ou nacional, defendendo ou apoiando medidas políticas visando abordar os problemas relacionados com o suprimento de alimentos e os exercícios. Nessa visão, a obesidade em uma população é mais uma falha política do que da vontade pessoal. Isso levou ao desenvolvimento de diretrizes da Organização Mundial da Saúde que estabelecem que o consumo diário de açúcar seja de não mais do que 10% da ingesta calórica total diária, mas que uma redução para 5% seria ainda mais benéfica. Cinco por cento da ingesta recomendada total equivale a 25 gramas (5-6 colheres de chá) para mulheres e 35 gramas (7-8 colheres de chá) para homens. Como grande parte da ingesta diária de açúcar está escondida nos alimentos, outra alternativa política sendo explorada são os esforços para melhorar a rotulagem dos alimentos para tornar mais evidente seu conteúdo nutricional.

NOTA

[1] Ver, por exemplo, Fierce, Freethinking Fatties em https://fiercefatties.wordpress.com/philosophy/.

REFERÊNCIAS

Adams KB, Ferraro ZM, Brett KE. 2012. Can we modify the intrauterine environment to halt the intergenerational cycle of obesity? *International Journal of Environmental Research and Public Health* 9:1263–1307.

Bevelander KE, Kaipainen K, Swain R, Dohle S, Bongard JC, Hines PDH, Wansink B. 2014. Crowd sourcing Novel Childhood Predictors of Adult Obesity. *PLOS one* 9(2):e87756.

Bleich SN, Bennett WL, Gudzune KA, Cooper LA. 2012. Impact of physician BMI on obesity care and beliefs. *Obesity* 20(5):999–1005.

Brotons C, Bjfrkelund C, Bulc M, et al. on behalf of the EUROPREV network. 2005. Prevention and health promotion in clinical practice: The views of general practitioners in Europe. *Preventive Medicine* 40:595–560

Casazza K, Fontaine KR, Astrup A, et al. 2013. Myths, presumptions and facts about obesity. *New England Journal of Medicine* 368:446–454.

Centers for Disease Control and Prevention. 2014. *Fact Sheet Adult Overweight and Obesity*. http://www.cdc.gov/obesity/adult/index.html.

Colquitt JL, Picot J, Loveman E, Clegg AJ. 2009. Surgery for obesity. *The Cochrane Library*. http://onlinelibrary.wiley.com/doi/10.1002/14651858.CD003641.pub3/full.

Dallman MF, Pecoraro N, Akana SF, et al. 2003. Chronic stress and obesity: A new view of "comfortfood." *ProceedingsoftheNationalAcademyofSciences*100(20):11696–11701.

Frank E, Segura C. 2009. Health practices of Canadian family physicians. *Canadian Family Physician*55:810–811.

Gard, M, Wright J. 2005. *The Obesity Epidemic: Science, Morality and Ideology*. London: Routledge.

Grimm KA, Kim SA, Yoroch AL, Scanlon KS. 2014. Fruit and vegetable intake during infancy and early childhood. *Pediatrics*134(Suppl 1): 563–569.

Harder T, Bergmann R, Kallischnigg G, Plagemann A. 2005. Duration of breastfeeding and risk of overweight: A meta-analysis. *American Journal of Epidemiology*163:397–403.

Heintze C, Sonntag U, Brinck A, et al. 2012. A qualitative study on patients' and physicians' visions for the future management of overweight or obesity. *Family Practice*29:103–109.

Ino T. 2010. Maternal smoking during pregnancy and offspring obesity: Meta-analysis. *Pediatrics International*52(1):94–99.

Jeffery RW, Forster JL, Folsom AR, et al. 1989. The relationship between social status and body mass index in the Minnesota Heart Health Program. *International Journal of Obesity*13(1):59–67.

Kirk SFL, Price SL, Penney TL, et al. 2014. Blame, shame, and lack of support: A multilevel study on obesity management. *Qualitative Health Research* 24(6):790–800.

Kittler PG, Sucher KP, Nahikian-Nelms M. 2012. *Food and Culture*. Belmont, CA: Wadsworth, Cengage Learning.

Martikainen PT, Marmot MG. 1999. Socioeconomic differences in weight gain and determinants and consequences of coronary risk factors. *American Journal of ClinicalNutrition*69:719–726.

National Heart, Lung and Blood Institute. 2000. *The Practical Guide: Identification, Evaluation and Treatment of Overweight and Obesity in Adults*. NIH Publication Number 00–4084.

Ogden CL, Carroll MD, Kit BK, Flegal KM. 2014. Prevalence of childhood and adult obesity in the United States, 2011–2012. *JAMA* 311(8):806–814.

Petrella RJ, Koval, JJ, Cunningham DA, Paterson DH. 2003. Can primary care doctors prescribe exercise to improve fitness? The step test exercise prescription (STEP) project. *American Journal of Preventive Medicine* 24(4):316–322.

Pollak, KI, Alexander SC, Coffman CJ, Tulsky JA, Lyna P, Dolor RJ, Ostbye T. 2010. Physician communication techniques and weight loss in adults: Project CHAT. *American Journal of Preventive Medicine* 39(4):321–328.

Potter MB, Vu JD, Croughan-Minihane M. 2001. Weight management: What patients want from their primary care physician. *J. Fam Pract*. 59(6):513–518.

Reidpath DD, Burns C, Garrard J, Mahoney M, Townsend M. 2002. An ecological study of the relationship between social and environmental determinants of obesity. *Health &Place*8(2):141–145.

Throsby K. 2007. "How could you let yourself get like that?": Stories of the origins of obesity in accounts of weight loss surgery. *Social Science & Medicine* 65(8):1561–1571.

Roberts KC, Shields M, de Groh M, Aziz A, Gilbert J. 2012. Overweight and obesity in children and adolescents: Results from the 2009 to 2011 Canadian Health Measures Survey. *Statistics Canada Health Reports*23(3): 37–41.

Rothblum E, Soloway S. 2009. *The Fat Studies Reader*. New York; London: New York University Press.

Rucker D, Padwal R, Li SK, et al. 2007. Long term pharmacotherapy for obesity and overweight: Updated meta-analysis. *BMJ* 335:1194–1199.

Sharma AM, Kushner RF. 2009. A proposed clinical staging system for obesity. *International Journal of Obesity*33(3):289.

Statistics Canada Health Fact Sheets. 2014. *Adult Obesity Prevalence in Canada and the United States*. http://www.statcan.gc.ca/pub/82-625-x/2011001/article/11411-eng.htm.

Stewart MA, Brown JB, Donner A. 2000. The impact of patient-centered care on patient outcomes. *Journal of Family Practice*49(9):796–804.

Stewart MA, Brown JB, Weston WW, McWhinney IR, McWilliam CL, Freeman TR. 2014. *Patient-Centered Medicine: Transforming the Clinical Method*, 3rd ed. London; New York: Radcliffe Publishing.

Vallis M, Piccinini-Vallis H, Sharma AM, Freedhoff Y. 2013. Modified 5 As: Minimal intervention for obesity counseling in primary care. *Canadian Family Physician*59:27–31.

Wadden TA, Anderson DA, Foster GD, Bennett A, Steinberg C, Sarwer DB. 2000. Obese women's perceptions of their physicians' weight management attitudes and practices. *Archives of Family Medicine* (9):854–860.

Wansink B, Van Kleef E. 2014. Dinner rituals that correlate with child and adult BMI. *Obesity* 22(5):e91–e95.

CAPÍTULO 16

Multimorbidade

Houve um aumento mundial na expectativa de vida durante o século XX (Gaydos, 2012), o qual em parte pode ser atribuído a melhorias na saúde pública e nos determinantes de saúde mais amplos, bem como a melhorias no tratamento de doenças. Concomitantemente, houve um aumento no número de pessoas que convive com mais de uma doença: multimorbidade (MM). Os médicos de família e comunidade, com seu foco na pessoa em vez de em doenças específicas ou em sistemas orgânicos, são os principais profissionais médicos para tratar as pessoas com MM.

O primeiro desafio para abordar a MM é sua definição. Há grandes diferenças nas definições de MM usadas em vários estudos. Os estudos iniciais focavam apenas em doenças crônicas, o que tinha algumas desvantagens. Por exemplo, infarto do miocárdio e cardiopatia isquêmica poderiam ser contados duas vezes na mesma pessoa. Além disso, o foco nas doenças dificultou a abordagem de fatores de risco, como a dislipidemia. O foco nas condições de saúde em vez das doenças pode ser mais útil. A definição habitual de duas ou mais condições crônicas ocorrendo ao mesmo tempo leva a várias interpretações potenciais. Por exemplo, a Organização Mundial da Saúde define uma condição crônica como "problema de saúde que exige tratamento continuado ao longo de anos ou décadas". Isso deixa um pouco vago o intervalo de tempo. A European General Practice Research Network recentemente ofereceu a seguinte definição: "Qualquer combinação de uma doença crônica com pelo menos outra doença aguda ou crônica, fator biopsicossocial (associado ou não) ou fator de risco somático" (LaReste et al., 2013, p. 321). Claramente, essa definição muito ampla é tão inclusiva que pode limitar sua utilidade.

Foi oferecida uma definição clínica que define a MM como "um estado no qual o médico, junto com a pessoa e/ou familiares, enfrenta uma multiplicidade de problemas experimentados em longo prazo pela pessoa". Os mesmos autores salientam que qualquer definição operacional com propósitos de pesquisa deve especificar (a) o número de condições clínicas consideradas e (b) quais condições são contadas (Mercer, Salisbury e Fortin, 2014, p. 2). No entanto, na prática é preferível não definir um limite para o número ou para o tipo de condições consideradas, por razões que ficarão evidentes.

É importante lembrar que as categorias diagnósticas são construtos profissionais. Nenhuma doença ocorre separadamente de outras doenças ou da pessoa que a experimenta. A MM, como qualquer outra categoria de doença individual, é apenas uma maneira de representar a saúde precária (ver Cap. 6, *Fundamentos filosóficos e científicos da medicina de família e comunidade*). Por sua própria definição, ela tende a ser centrada na doença. A lista de doenças e condições comumente consideradas pode ser vista como a perspectiva biomédica do envelhecimento humano. A utilidade do conceito de MM reside no fato de que ele pode melhorar o cuidado, incluindo a experiência positiva das pessoas em relação aos cuidados, melhorar a qualidade de vida e o funcionamento, reduzir as hospitalizações e diminuir a mortalidade. Esse conceito e a consequente polifarmácia ajudam a compreender a crescente complexidade dos cuidados de saúde e são especialmente relevantes para o clínico geral, pois o comprometimento com a pessoa não se restringe a determinada doença ou modalidade de tratamento.

Apesar dessas dificuldades de definição, tem aumentado o interesse na MM, pois ela tem sido associada a um maior número de consultas médicas, polifarmácia, utilização de serviços de emergência, duração da hospitalização e mortalidade (Librero, Peiro e Ordinana, 1999; Fortin et al., 2006; Broemeling, Watson e Prebtani, 2008; Diederichs et al., 2012).

PREVALÊNCIA

Os números de prevalência variam muito (3,5-98,5%) dependendo de vários fatores: a definição usada, se o foco está apenas em idosos ou inclui todas as faixas etárias e o método de coleta dos dados (Fortin et al., 2005; Fortin et al., 2012). O número de doenças ou problemas de saúde considerados, de maneira não surpreendente, tem efeito nas estimativas de prevalência. Quanto mais doenças são consideradas, maior é a prevalência. Como os médicos de família e comunidade tendem a lidar com um grande número de doenças em baixa frequência, os estudos mais abrangentes abordam todas as doenças crônicas em vez de uma lista menor. As abordagens para estimar a prevalência incluem pesquisas, conjuntos de dados administrativos, consultas consecutivas com clínicos gerais ou revisão de prontuários. Isso pode ter como base a população ou a prática e, no nível da prática, pode se basear nas consultas ou na revisão dos registros. Os conjuntos de dados administrativos podem gerar números menores que nas pesquisas e revisões de registros. Foi sugerido que a revisão de prontuários pode ser o método mais acurado (Fortin et al., 2005).

As pesquisas na população geral encontram estimativas de prevalência menores do que aquelas de amostras em clínicas de família e comunidade (Fortin et al., 2005; Fortin et al., 2010) (Figura 16.1), mas podem encontrar estimativas maiores em pessoas mais jovens e para diagnósticos com base em sintomas (Violan et al., 2013), sugerindo que se inclua a perspectiva da pessoa em qualquer abordagem para a MM.

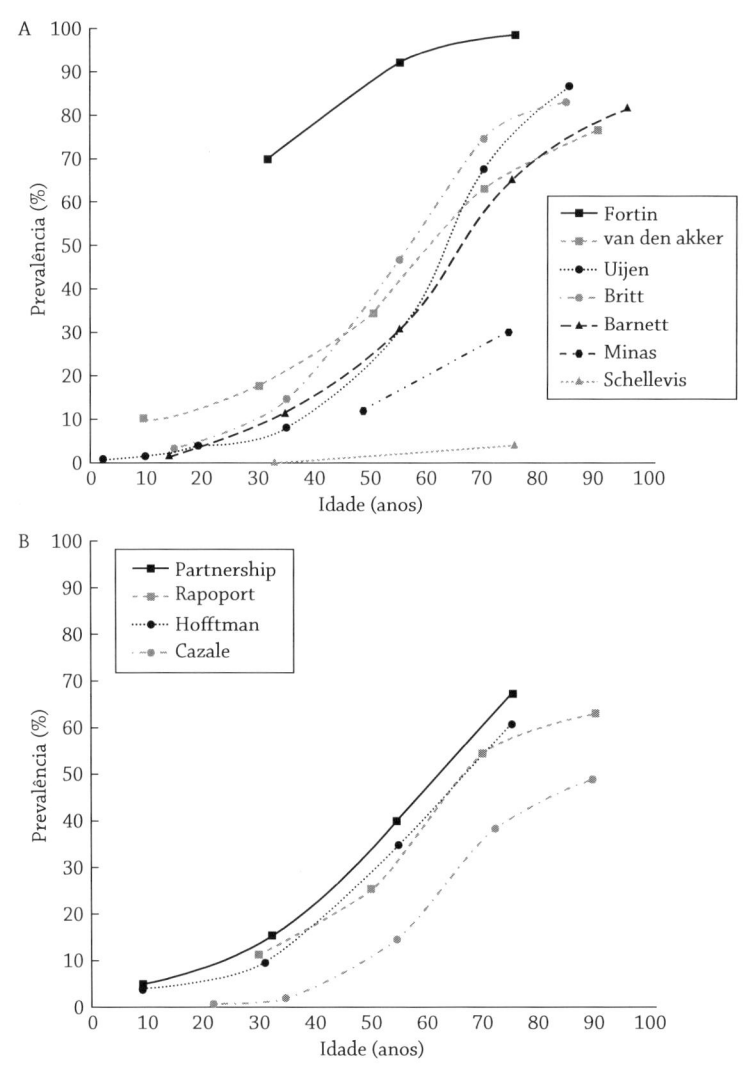

Figura 16.1 (A) Multimorbidade relatada na atenção primária. (B) Multimorbidade relatada na população geral.
Reimpressa, com permissão, de Mercer SW, Salisbury C, Fortin M. 2014. *ABC of Multimorbidity*. Oxford: John Wiley and Sons.

Os autorrelatos das pessoas sobre a carga de doença tendem a incorporar mais construtos biopsicossociais em idosos, sugerindo que as contagens de condições de saúde devem ser suplementadas pela avaliação das limitações que as acompanham (Bayliss, Ellis e Steiner, 2009).

Todas as estimativas de prevalência da MM devem incluir os transtornos mentais, pois eles estão presentes em 29% das pessoas com múltiplas condições crônicas.

Em um estudo australiano envolvendo 375 clínicos gerais que registraram o número de doenças crônicas em 8.707 pacientes atendidos em suas clínicas, descobriu-se que 66,5% tinham pelo menos uma condição crônica e 44,5% tinham duas ou mais. À medida que aumentava o número de doenças necessárias para preencher a definição, a prevalência diminuía para 3% se seis ou mais condições fossem consideradas. Houve alta concordância entre as pessoas conforme fossem utilizados domínios da Chronic Illness Rating Scale (CIRS), CIAP-2 ou CID-10 para classificar as doenças. As taxas de prevalência aumentavam se a lista de condições crônicas aumentasse. Com a MM sendo definida como duas ou mais de uma lista de 12 condições, a estimativa de prevalência significava que, a cada duas pessoas que consultavam com um médico de família e comunidade, uma preenchia os critérios de definição para a MM. Usando-se três ou mais condições para a definição, uma em cada quatro pessoas que consultavam preenchia os critérios. Os autores recomendam que o rótulo complexo de MM seja usado quando houver "[...] a ocorrência concomitante de três ou mais condições crônicas afetando três ou mais sistemas orgânicos diferentes em uma pessoa sem definir uma condição crônica índice". Essa definição resulta em menores estimativas de prevalência e em maior diferenciação entre pessoas mais velhas (Harrison et al., 2014, p. e004694).

Uma revisão sistemática de 39 estudos de MM envolvendo mais de 70 milhões de pessoas em 12 países encontrou estimativas de prevalência variando entre 12,9 e 95,1%. De maneira consistente, a prevalência era maior em mulheres e aumentava com a idade e com uma condição socioeconômica mais baixa (Violan, Foguet-Boreu e Flores-Mateo, 2014). Em regiões de privação econômica, a MM tende a ocorrer em idade menor e a ter mais chances de envolver problemas de saúde mental (Barnett et al., 2012). Um resumo dos estudos de prevalência australianos relatou que, quando são consideradas oito ou mais condições crônicas, cerca de 50% dos adultos com idade entre 45 e 65 anos tinham mais de uma doença crônica, e isso aumentou para 80% nas pessoas com mais de 75 anos (Erny-Albrecht e McIntyre, 2013). Em 2010, 15,5% das consultas nos Estados Unidos lidavam com três ou mais condições clínicas (National Ambulatory Care Medical Survey, 2010).

Gravidade

O impacto da MM no trabalho dos médicos de família e comunidade e na qualidade de vida e na capacidade das pessoas depende não apenas da prevalência, mas também dos tipos de diagnóstico. Algumas condições reconhecidas têm mais impacto que outras. Outros fatores de risco, como hipertensão e hiperlipidemia, são listados como doenças, embora tenham pouco efeito direto na qualidade de vida das pessoas além das consultas com os profissionais de saúde, do custo dos medicamentos prescritos e das mudanças no estilo de vida. Isso é muito diferente de lidar com casos avançados de enfisema ou osteoartrite. A Cumulative Illness Rating Scale (CIRS) é usada para capturar o elemento da gravidade. Uma versão eletrônica da CIRS, adaptável a registros eletrônicos de saúde, foi desenvolvida e se mostrou confiável e válida (Fortin et al., 2011). O Charlson Index, por outro lado, aborda a mortalidade nas pessoas com MM. A carga de doença também pode ser mensurada como o impacto na utilização de serviços de saúde, incluindo consultas médicas na atenção primária, uso de serviços secundários como hospitalizações e o custo de tudo isso.

Aglomerados

Para ajudar esses desafios clínicos complexos a fazerem sentido e, talvez, preparar o terreno para diretrizes clínicas úteis, pode ser válida a identificação de aglomerados comuns de condições de saúde que costumam ocorrer em conjunto. Esses aglomerados podem ser considerados como entidades específicas (p. ex., diabetes, hipertensão, hiperlipidemia) ou categorias mais amplas (p. ex., condições cardiovasculares/metabólicas ou ansiedade/depressão/problemas psicológicos). Esse tipo de aglomerado faz sentido, pois os tratamentos muitas vezes podem ser complementares dentro de um mesmo aglomerado. Quando uma pessoa tem diagnósticos em diferentes aglomerados, ela pode ser considerada como tendo MM complexa, pois os tratamentos entre aglomerados podem competir por tempo e atenção. Como muitas vezes é o caso, esses aglomerados estão nos olhos do espectador e podem representar o "olhar clínico" mais do que a visão da pessoa individualmente. Por exemplo, as doenças que costumavam ser progressivamente fatais, como alguns tipos de câncer de mama ou HIV-Aids, tornaram-se doenças crônicas com o tratamento atual, mas para as pessoas ainda são mais significativas que outros problemas crônicos.

Alguns aglomerados, como aqueles com dor musculoesquelética, diminuição da audição ou visão, diabetes ou depressão, podem estar associados a dificuldades no trabalho, afetando dessa forma a renda e a qualidade de vida física (Bayliss, 2014).

Uma tipologia (Piette e Kerr, 2006) útil ao se pensar sobre os aglomerados na MM é a de *condições clinicamente dominantes*: aquelas que são tão complexas ou graves que obscureçam outros problemas de saúde. Isso pode ser subdividido em doença em estágio terminal (p. ex., insuficiência renal em fase final, demência avançada ou câncer de pulmão metastático); doenças intensamente sintomáticas (p. ex., insuficiência cardíaca classe IV, depressão grave); e doenças graves recentemente diagnosticadas (p. ex., artrite reumatoide, câncer de mama). Essa tipologia diferencia entre condições crônicas que são *concordantes* (aquelas que representam partes do mesmo perfil de risco fisiopatológico global, como hipertensão, doença arterial coronariana, doença vascular periférica e diabetes) e *discordantes* (aquelas cujos tratamentos não estão diretamente relacionados a sua patogênese ou manejo), como uma combinação de asma, câncer de próstata, dor lombar crônica e diabetes. Também é útil pensar em termos daqueles agregados diagnósticos que são *sintomáticos* (como depressão, artrite, angina e doença do refluxo gastresofágico) e aqueles que são *assintomáticos* (como hipertensão, hiperlipidemia e controle glicêmico ruim). Tal tipologia pode ser útil para a organização dos cuidados de saúde e para a pesquisa, mas não considera a perspectiva da pessoa.

FATORES FAMILIARES

As famílias daquelas pessoas com MM complexa costumam assumir um grande fardo, pois se tornam os cuidadores primários e, com frequência, defensores de seus entes queridos. Os familiares algumas vezes encontram grandes dificuldades ao tentar fornecer os cuidados e ao mesmo tempo continuar trabalhando, relatando grandes frustrações com os longos tempos de espera para os exames e consultas recomendados (Gill et al., 2014). Eles relatam a necessidade de servir como "ponto de apoio" para ajudar seu familiar a navegar por um sistema fragmentado e confuso, experimentando sofrimento ao ver o efeito dessas dificuldades sobre a pessoa doente. Também expressam frustração e sentimento de desesperança em relação a coisas que estão fora de seu controle (Gill et al., 2014).

FATORES SOCIAIS

Conforme citado nos capítulos clínicos anteriores, a doença crônica tende a estar negativamente associada à condição socioeconômica (CSE), de modo que não surpreende que a MM também mostre uma associação semelhante. O início de doenças crônicas nas pessoas em categorias mais altas de CSE tende a ser retardado em comparação com as pessoas de categorias mais baixas de CSE (House et al., 1994; Barnett, Mercer, Norbury, et al., 2012). Idade avançada, gênero feminino e menor nível educacional foram independentemente associados à MM em um estudo sueco no qual a maioria dos distúrbios crônicos comuns era de doenças cardiovasculares e mentais (Marengoni et al., 2008).

Idade, sexo, renda e estrutura familiar estão independentemente associados à MM (Agborsangaya et al., 2012), e a privação econômica na infância está associada à MM na vida adulta, mesmo após o controle para características socioeconômicas e demográficas (Tucker-Seeley et al., 2011). Além disso, em regiões geográficas de CSE baixa, a MM ocorre em idade mais precoce e exibe uma maior prevalência de depressão, abuso de drogas, ansiedade, dispepsia, dor, doença arterial coronariana e diabetes em comparação com regiões de maior CSE (McLean, Gunn e Guthrie, 2014).

EXPERIÊNCIA SUBJETIVA

O que é listado como condições e doenças crônicas na terminologia médica familiar pode ter um significado muito diferente para os pacientes. Por exemplo, alguns tipos de câncer de mama e HIV-Aids estão atualmente no domínio das doenças crônicas, mas a pessoa doente fica assustada com o significado não típico da maior parte de outras condições crônicas.

> Apresentar condições concomitantes clinicamente definidas (MM) não significa que elas são experimentadas dessa forma [...] os participantes [no estudo] não necessariamente se veem como tendo doenças distintas e nem ressaltam a diferença entre declínio [envelhecimento] e doença. (Ong et al., 2014, p. 314)

Viver com doenças crônicas exige que as pessoas lidem com funções práticas da vida diária em razão de barreiras significativas. Elas alteram narrativas biográficas e, assim, desafiam a autoidentidade. O desafio da autoidentidade da pessoa representa uma batalha existencial contínua. Há também questões morais em que as pessoas se esforçam para serem percebidas como usuárias "legítimas" e responsáveis do sistema de saúde e de seus medicamentos como forma de tentarem ser "normais" (Townsend et al., 2006; Townsend, 2012).

Os registros médicos em geral listam as doenças de uma pessoa e os medicamentos prescritos. Se o médico estiver usando apenas o "olho clínico", essa percepção pode invocar uma série de impressões e tarefas clínicas que não consideram a individualidade da pessoa, a qual tem mais chance de perceber seus problemas como sintomas que afetam a função em vez de usar rótulos de doenças (Bayliss, 2014).

As pessoas que lidam com múltiplas condições crônicas experimentam frustração com as longas esperas para exames e consultas, algumas vezes com múltiplos especialistas. Pode haver problemas de comunicação entre os vários profissionais de saúde, o que dificulta a realização dos autocuidados necessários. Nas palavras de uma pessoa doente,

> E eu sempre pensei em um cardiologista como uma pessoa que não se preocupa apenas com a pressão no coração, mas também com o inchaço de meus pés. Descobri no último outono que ele acha que esse é um problema do meu médico de família e comunidade [...] de qualquer forma, é quase como se as pessoas fossem programadas dessa forma. (Gill et al., 2014, p. 79)

As experiências das pessoas ao lidar com a MM incluem as dificuldades impostas pelos sintomas como redução da mobilidade, limitações físicas, dor, fadiga, tontura, falta de ar, insônia, disfunção sexual, depressão, ansiedade, raiva, irritabilidade, ressentimento, solidão, sensação de humilhação e desajuste. Isso pode levar a disputas familiares, incluindo separações conjugais e menor capacidade de participar de atividades em família (Noel et al., 2005; Bayliss et al., 2008).

As expectativas das pessoas com MM são

1. Acesso conveniente aos profissionais de saúde, preferivelmente a alguém que os conheça bem;
2. Continuidade de cuidados, o que significa alguém que os conheça e a quem conheçam bem (isso pode até ser mais importante que a conveniência);
3. Comunicação clara dos planos de cuidados, incluindo material suplementar por escrito;

4. Cuidado individualizado e coordenado fornecido por alguém que os conheça bem; e
5. Ser ouvido e compreendido. Isso exige um médico que possa escutar ativamente e que tenha uma atitude atenciosa (Bayliss, Edwards e Steiner, 2008).

Polifarmácia

Não é surpreendente que os fármacos ocupem um papel central nas vidas das pessoas com doenças crônicas, sendo uma das maneiras mais comuns pelas quais elas interagem com seu médico de família e comunidade. Em muitos casos, o uso de fármacos encontra considerável ambivalência. Por um lado, eles são vistos como necessários para manter uma "vida normal", mas também são uma lembrança constante de que a pessoa não é "normal" (Townsend et al., 2003). A adesão aos regimes medicamentosos interfere no estilo de vida das pessoas e causa efeitos colaterais, bem como problemas para coordenar o uso dos medicamentos. As renovações de prescrições são uma parte frequente das consultas com médicos de família e comunidade, e as pessoas percebem que isso pode ser uma fonte de conflito com o médico (Dowell, Williams e Snadden, 2007; Noel et al., 2005).

Como a MM aumenta com a idade, os efeitos dos fármacos nos idosos são particularmente relevantes. Esses efeitos podem ser divididos em farmacocinéticos (absorção, distribuição, metabolismo e eliminação) e farmacodinâmicos (o efeito do fármaco no corpo). À medida que as pessoas envelhecem, há um aumento na proporção de gordura corporal e uma redução na proporção de água, o que leva a uma maior meia-vida para fármacos lipossolúveis e a uma maior concentração para aqueles hidrossolúveis. O volume hepático diminui com a idade, reduzindo o metabolismo de muitos fármacos (p. ex., benzodiazepínicos, morfina, β-bloqueadores lipossolúveis), novamente prolongando sua meia-vida. A eliminação renal dos fármacos também diminui com a idade, e isso resulta em cerca de 10% de redução para cada década de vida na taxa de filtração glomerular (TFG). A maioria das medidas da TFG não considera a massa muscular e irá superestimar a função renal no idoso frágil. Do ponto de vista farmacodinâmico, além das alterações na farmacocinética, o envelhecimento resulta em alterações na sensibilidade individual a muitos fármacos. Proeminentes nessa categoria são os benzodiazepínicos, cujos efeitos podem causar confusão e quedas (Riley, Avery e Jackson, 2009).

ABORDAGEM CLÍNICA

Desafios

À medida que aumenta o número de doenças crônicas e de medicamentos administrados, os médicos de família e comunidade são frequentemente desafiados com diversos sintomas. O início de novos sintomas ou a piora daqueles existentes representam a progressão de uma ou mais doenças, uma doença nova, o efeito colateral de fármaco(s), o declínio de funções orgânicas com o envelhecimento ou todas essas alternativas? Um termo útil para nomear esse desafio é *morbidade confluente* (Upshur e Tracy, 2008). Para o médico, o início de uma nova condição aguda em uma pessoa idosa com várias condições crônicas e que usa diversos medicamentos representa um dos desafios diagnósticos mais difíceis na medicina.

Em um estudo metaetnográfico de pesquisa qualitativa sobre a percepção dos clínicos gerais em relação à MM, quatro áreas de dificuldade foram salientadas: a desorganização e a fragmentação do sistema de saúde; a inadequação das diretrizes e da medicina baseada em evidências; as dificuldades ao tentar oferecer cuidado centrado na pessoa; e as barreiras para a tomada de decisão compartilhada (Sinnott et al., 2013).

As diretrizes geralmente são específicas para uma determinada doença e não abordam a MM nem consideram a qualidade de vida e as preferências da pessoa (Boyd et al., 2005; Fortin et al., 2011; Hughes, McMurdo e Guthrie, 2013). Há recomendações para tentar superar esse problema (Guthrie et al., 2012), mas conseguir isso demorará algum tempo. De qualquer forma, a aplicação de diretrizes terá valor limitado em muitas situações. Em qualquer doença crônica, o contexto, as particularidades da pessoa e as preferências dela são mais importantes e se tornam fundamentais quando há múltiplas doenças crônicas.

Soluções

Várias abordagens a esses desafios já foram recomendadas. A American Geriatrics Society definiu cinco domínios para orientar a abordagem clínica a dificuldades encontradas pelas pessoas com múltiplos problemas clínicos. Eles são as preferências da pessoa, a interpretação das evidências, o prognóstico, a possibilidade de realização clínica e a otimização das terapias e dos planos de cuidado (American Geriatrics Society, 2012). Para cada domínio são sugeridas maneiras de informar a prática clínica. A sequência irá variar dependendo da situação da pessoa.

Uma abordagem delineada especificamente para a atenção primária reconhece três princípios centrais para orientar objetivos realistas de tratamento compartilhados pela pessoa e pelo médico. Uma consulta com o médico de família e comunidade pode ser desencadeada por um sintoma novo ou uma mudança na doença ou no contexto. O primeiro princípio é uma avaliação abrangente das interações, considerando a possibilidade de interações entre fármacos, entre doenças ou entre fármacos e doenças. É importante manter uma lista atualizada de todas as doenças identificadas, assim como de todos os médicos e terapeutas envolvidos nos cuidados da pessoa. A avaliação de interações envolve o monitoramento continuado da saúde mental, do estado psicológico e cognitivo, assim como de quaisquer mudanças na condição social e alterações contextuais que possam ter impacto na necessidade de assistência para as atividades da vida diária. O segundo princípio é a definição de prioridades entre os tratamentos planejados. Isso deve começar com a discussão das preferências da pessoa. No contexto da relação de longo prazo dos médicos de família e comunidade com as pessoas atendidas, deve-se reconhecer que as preferências da pessoa podem mudar ao longo do tempo conforme as alterações nas circunstâncias e o surgimento de novas doenças ou condições. Essas preferências devem ser revisitadas a intervalos regulares. O terceiro princípio é o estabelecimento de um plano de cuidados com objetivos realistas e compartilhados e que considere o tratamento, o monitoramento, a prevenção e o automanejo (Muth et al., 2014).

O manejo da polifarmácia na medicina de família e comunidade merece muito mais atenção do que geralmente recebe. A compreensão das prioridades da pessoa é fundamental para se chegar a um objetivo comum em relação ao uso do medicamento. Os médicos de família e comunidade que conhecem o contexto familiar e social da vida das pessoas atendidas estão em uma boa posição para ajudá-las a obter o suporte farmacêutico e não farmacêutico que pode permitir seu funcionamento.

É comum que as pessoas que usam múltiplos fármacos perguntem a seu médico se realmente necessitam de todos eles. Isso representa uma oportunidade para revisar a experiência individual com eles e ajudar na compreensão do propósito de cada medicamento. No entanto, é fundamental que o médico abandone a abordagem centrada na doença e considere "Como este fármaco contribui para o automanejo dessa pessoa e para que alcance seus objetivos?" (Britten, 2003). As ferramentas como os critérios START/STOPP podem ser muito úteis para a realização de uma revisão dos medicamentos, em especial nos idosos (Pharmacist's Letter/Prescriber's Letter, 2011).

O desenvolvimento de equipes interdisciplinares na medicina de família e comunidade é promissor em oferecer cuidado a pessoas com morbidades múltiplas e complexas. Modelos inovadores como o IMPACT (Tracy et al., 2013), equipes integradas para cuidados domiciliares geriátricos (Counsell et al., 2007) e o manejo de casos por enfermeiros integrados à atenção primária (Boult, Karm e Groves, 2008; Chouinard et al., 2013) estão sendo desenvolvidos para melhorar o cuidado com base em equipes nessas situações.

Ao se desenvolver uma abordagem clínica para a MM, um conceito útil é aquele da *salutogênese* (ver Cap. 10). A ciência médica pode oferecer abordagens que visam mitigar a fisiopatologia de várias doenças crônicas, mas é incapaz de curá-las. A consideração de maneiras de aumentar a sensação de coerência e controle da pessoa e o apoio significativo no caso dos múltiplos desafios impostos pela MM podem aumentar sua resiliência e possibilitar uma sensação de bem-estar e propósito. Essa abordagem está intimamente ligada ao conceito de um processo de cura distinto da cura em si.

Às vezes, o número de condições crônicas e seu impacto em uma pessoa podem invocar uma sensação de sobrecarga no médico e na pessoa atendida. Ao enfrentar os múltiplos desafios dessa situação, o médico deve começar com a pessoa. A ênfase muda da abordagem de doenças para o nível de função e as aspirações da pessoa, reconhecendo que, mesmo no caso de múltiplos problemas de saúde, é possível, com o suporte adequado, estar em equilíbrio com seu ambiente físico, psicológico e social – em resumo, estar saudável.

A abordagem clínica ideal para a MM é o método clínico centrado na pessoa (ver Cap. 9). É imperativo que o médico de família e comunidade chegue a um entendimento dos efeitos da doença no funcionamento diário da pessoa, seus medos e sentimentos, suas ideias sobre o que está causando seus problemas e suas expectativas em relação ao médico e ao sistema de saúde. Os problemas e as prioridades de uma pessoa irão variar ao longo do tempo, da mesma forma que sua experiência de doença, e isso exige uma abordagem flexível por parte do médico. Chegar a um entendimento entre a pessoa e o médico é algo que está associado com melhora nos resultados (Stewart et al., 2014) e pode ser difícil para o médico, que necessita reconhecer que muitas das medidas recomendadas nas diretrizes para entidades nosológicas só podem ser abordadas em uma relação de confiança de longo prazo ou, algumas vezes, não há como serem abordadas. "Os compromissos podem ter que considerar o contexto da pessoa, e algumas vezes a implementação progressiva de recomendações pode representar uma boa alternativa [...]" (Stewart e Fortin, 2014, p. 24). Isso exige o exercício judicioso do que é conhecido hoje como sabedoria prática. Aristóteles chamou isso de *frônese* e a descreveu como a virtude primária. Talvez o escritor canadense Robertson Davies coloque isso de forma mais sucinta chamando de "[...] a grandeza do espírito que faz a diferença entre o melhor curandeiro e o técnico capaz" (Davies, 1996, p. 100).

REFERÊNCIAS

Agborsangaya CM, Lau D, Lahtinen M. 2012. Multimorbidity prevalence and patterns across socioeconomic determinants: A cross-sectional survey *BMC Public Health* 12:201.

American Geriatrics Society Expert Panel on the Care of Older Adults with Multimorbidity. 2012. Patient-centered care for older adults with multiple chronic conditions: a stepwise approach from the American Geriatrics Society *Journal of the American Geriatric Society* 60(10):1957–1968.

Barnett K, Mercer SW, Norbury M, Watt G, Wyke S, Guthrie B. 2012. Epidemiology of multimorbidity and implications for health care, research and medical education: A cross-sectional study. *Lancet* 380(9836):37–43.

Bayliss EA, Ellis JL, Steiner JF. 2009. Senior's self-reported multimorbidity captured biopsychosocial factors not incorporated into two other data-based morbidity measures. *Journal of Clinical Epidemiology* 62(5):550–557.

Bayliss EA. 2014. How does multimorbidity affect patients? In: Mercer SW, Salisbury C, Fortin C, eds., *ABC of Multimorbidity*, 1st ed. Chichester, West Sussex, UK: John Wiley and Sons.

Bayliss EA, Edwards AE, Steiner JF, Main DS. 2008. Processes of care desired by elderly patients with multimorbidities. *Family Practice* 25:287–293.

Boult C, Karm L, Groves C. 2008. Improving chronic care: The "Guided Care" model. *The Permanente Journal* 12(1):50–54.

Boyd CM, Darer J, Boult J, Fried LP, Boult L, Wu AW. 2005. Quality of care for older patients with multiple comorbid diseases: Implications for pay for performance. *Journal of the American Medical Association* 294(6):716–724.

Britten N. 2003. Commentary: Does a prescribed treatment match a patient's priorities? *BMJ* 327:841–842.

Broemeling AM, Watson DE, Prebtani F. 2008. Population patterns of chronic health conditions, co-morbidity and healthcare use in Canada: Implications for policy and practice. *Healthcare Quarterly* 11:70–76.

Chouinard M-C, Hudon C, Dubois M-F, Roberge P, Loignon C, Tchouaket E, Fortin M, Couture E-M, Sasseville M. 2013. Case management and self-mangement support for frequent users with chronic disease in primary care: Pragmatic randomized controlled trial. *BMC Health Services Research* 13:49.

Counsell SR, Callahan CM, Clark DO, Tu W, Buttar AB, Stump TE, Ricketts GD. 2007. Geriatric care management for low-income seniors: A randomized controlled trial. *Journal of the American Medical Association* 298(22):2623–2633.

Davies, R. 1996. Can a doctor be a humanist? In: Davies R, *The Merry Heart: Selections 1980–1995*. Toronto, ON: McClelland and Stewart.

Diedrichs CP, Wellmann J, Bartels DB, Ellert U, Hoffmann W, et al. 2012. How to weight chronic diseases in multimorbidity indices? Development of a new method on the basis of individual data from five population-based studies *Journal of Clinical Epidemiology* 65:679–685.

Dowell J, Williams B, Snadden D. 2007. *Patient-centred prescribing: Seeking concordance in practice*. Oxford, New York: Radcliffe Publishing.

Erny-Albrecht K, McIntyre E. 2013. The growing burden of multimorbidity. *PHCRIS RESEARCH ROUNDup* Issue 31, August.

Fortin M, Bravo G, Hudon C, Lapointe L, Dubois MF, Almirall J. 2006. Psychological distress and multimorbidity in primary care. *Annals of Family Medicine* 4(5):417–422.

Fortin M, Bravo G, Hudon C, Vanasse A, Lapointe L. 2005. Prevalence of multimorbidity among adults seen in family practice. *Annals of Family Medicine* 3(3):223–228.

Fortin M, Contant E, Savard C, Hudon C, Poitras M-E, Almirall J. 2011. Canadian guidelines for clinical practice: An analysis of their quality and relevance to the care of adults with comorbidity. *BMC Family Practice* 12:74.

Fortin M, Hudon C, Haggerty J, Akker MV, Almirall J. 2010. Prevalence estimates of multimorbidity: A comparative study of two sources. *BMC Health Services Research* 10:111.

Fortin M, Steenbakkers K, Hudon C, Poitras ME, Almirall J, van den Akker M. 2011. The electronic Cumulative Illness Rating Scale: A reliable and valid tool to assess multi-morbidity in primary care. *Journal of Evaluation in Clinical Practice* 17(6):1089–1093.

Fortin M, Stewart M, Poitras ME, Almirall J, Maddocks H. 2012. A systematic review of prevalence studies on multimorbidity: Toward a more uniform methodology *Annals of Family Medicine* 10(2):142–151.

Gaydos LM. 2012. The nature and etiology of disease. In: Fried BJ, Gaydos, LM, eds., *World Health Systems: Challenges and Perspectives*, 2nd ed. Chicago: Association of University Programs in Health Administration; Health Administration Press.

Gill A, Kuluski K, Jaakimainen L, Naganathan G, Upshur R. 2014. "Where do we go from here?" Health system frustrations expressed by patients with multimorbidity, their caregivers and family physicians. *Healthcare Policy* 9(4):73–89.

Guthrie B, Payne K, Alderson P, McMurdo ME, Mercer SW. 2012. Adapting clinical guidelines to take account of multimorbidity. *BMJ* 345:e6341.

Harrison C, Britt H, Miller G, Henderson J. 2014. Examining different measures of multimorbidity using a large prospective cross-sectional study in Australian general practice. *BMJ Open* 4(7):e004694. doi: 10.1136/bmjopen-2013-004694.

House JS, Lepkowski JM, Kinney AM, Mero RP Kessler RC, Herzog AR. 1994. The social stratification of aging and health. *Journal of Health and Social Behavior* 35(3):213–234.

Hughes LD, McMurdo MET, Guthrie B. 2013. Guidelines for people not for diseases: The challenges of applying UK clinical guidelines to people with multimorbidity. *Age and Ageing* 42(1):62–69.

LaReste JY, Nabbe P, Manceau B, Lygidakis C, Doerr C, Lingner H, Czachowski S, Munoz M, Argyriadou S, Claveria A, Le Floch B, Barais M, Bower P, Van Marwijk H, Van Royen P, Lietard C. 2013. The European General Practice Research Network presents a comprehensive definition of multimorbidity in family medicine and long term care, following a systematic review of relevant literature. *Journal of the American Medical Directors Association* 14(5):319–325.

Librero J, Peiro S, Ordinana R. 1999. Chronic comorbidity and outcomes of hospital care: Length of stay, mortality, and readmission at 30 and 365 days. *Journal of Clinical Epidemiology* 52:171–179.

Marengoni A, Winblad B, Karp A, Fratiglioni L. 2008. Prevalence of chronic diseases and multimorbidity among the elderly population in Sweden. *American Journal of Public Health* 98(7):1198–1200.

McLean G, Gunn J, Wyke S, Guthrie B, Watt GC, Blane DN, Mercer SW. 2014. The influence of socioeconomic deprivation and multimorbidity at different ages: A cross sectional study. *British Journal of General Practice* 64(624):e440–e447.

Mercer SW, Salisbury C, Fortin M. 2014. *ABC of Multimorbidity*. Oxford: John Wiley and Sons.

Muth C, van den Akker M, Blom JW, Mallen CD, Rochon J, Schellevis FG, Becker A, Beyer M, Gensichen J, Kirchner H, Perera R, Prados-Torres A, Scherer M, Thiem U, van den Bussche H, Glasziou PP. 2014. The Ariadne principles: How to handle multimorbidity in primary care consultations. *BMC Medicine* 12:223. doi: 10.1186/s12916-014-0223-1.

National Ambulatory Care Medical Survey. 2010. Table 16. http://www.cdc.gov/nchs/data/ahcd/namcs_summary/2010_namcs_web_tables.pdf

Noel PH, Frueh C, Larme AC, Pugh JA. 2005. Collaborative care needs and preferences of primary care patients with multimorbidity. *Health Expectations* 8(1):54–63.

Pharmacist's Letter/Prescriber's Letter. September 2011. http://www.ngna.org/resources/documentation/chapter/carolina_mountain/STARTandSTOPP.pdf

Piette JD, Kerr EA. 2006. The impact of comorbid chronic conditions on diabetes care. *Diabetes Care* 29(3):725–731.

Ong BN, Richardson JC, Porter T, Grime J. 2014. Exploring the relationship between multi-morbidity, resilience and social connectedness across the lifecourse. *Health (London)* 18(3):302–318.

Riley V, Avery T, Jackson S. 2009. Pharmacokinetics and pharmacodynamics. In: Gosney M, Harris T, eds., *Managing Older People in Primary Care: A Practical Guide*. Oxford: Oxford University Press.

Sinnott C, McHugh S, Browne J, Bradley C. 2013. GPs' perspectives on the management of patients with multimorbidity: Systematic review and synthesis of qualitative research. *BMJ Open* 3:e003610.

Stewart MA, Brown JB, Weston WW, McWhinney IR, McWilliam CL, Freeman TR. 2014. *Patient-Centered Medicine: Transforming the Clinical Method*, 3rd ed. London; New York: Radcliffe Publishing.

Stewart MA, Fortin M. 2014. Multimorbidity and patient-centred care. In: Mercer SW, Salisbury C, Fortin M, eds., *ABC of Multimorbidity*.Chichester, West Sussex, UK: Wiley Blackwell, BMJ Books.

Townsend A. 2012. Applying Bourdieu's theory to accounts of living with multimorbidity. *Chronic Illness* 8(2):89–101.

Townsend A, Hunt K, Wyke S. 2003. Managing multiple morbidity in mid-life: A qualitative study of attitudes to drug use. *BMJ* 327:837.

Townsend A, Wyke S, Hunt K. 2006. Self-managing and managing self: Practical and moral dilemmas in accounts of living with chronic illness. *Chronic Illness* 2:185–194.

Tracy CS, Bell SH, Nickell LA, Charles J, Upshur REG. 2013. The IMPACT clinic: Innovative model of interprofessional primary care for elderly patients with complex health care needs. *Canadian Family Physician* 59(3):e148–e155.

Tucker-Seeley RD, Li Y, Sorensen G, Subramanian SV. 2011. Lifecourse socioeconomic circumstances and multimorbidity among older adults. *BMC Public Health* 11:313.

Upshur REG, Tracy S. 2008. Chronicity and complexity: Is what's good for the diseases always good for the patients? *Canadian Family Physician* 54(12):e1655–e1658.

Violan C, Foguet-Boreu Q, Flores-Mateo G, Salisbury C, Blom J, Freitag M, Glynn L, Muth C, Vladeras JM. 2014. Prevalence, determinants and patterns of multimorbidity in primary care: a systematic review of observational studies. *PLoS One* 9(7):e102149.

Violan C, Foguet-Boreu Q, Hermosilla-Perez E, Valderas JM, Bolibar B, Fabregas-Escurriola M, Brugutat-Guiteras P, Munoz-Perez MA. 2013. Comparison of information provided by electronic health records data and population health survey to estimate prevalence of selected health conditions and multimorbidity. *BMC Public Health* 13:251. doi: 10.1186/1471-2458-13-251.

PARTE III

A prática da medicina de família e comunidade

CAPÍTULO 17

⚜

Visitas domiciliares

Se eu quisesse descobrir se um médico tem vocação para cuidados pessoais, começaria perguntando o que ele acha de ser chamado para a casa das pessoas.

Fox (1960, p. 751)

Os chamados para atendimento domiciliar são parte da imagem dos clínicos gerais, desde os tempos do "médico a cavalo e carruagem". No entanto, entre a declaração de Fox e os tempos atuais, as muitas mudanças em doenças, demografia, transportes e tecnologia fundamentalmente alteraram a relevância dos chamados domiciliares na medicina de família e comunidade. Apesar de tudo isso, uma verdade simples ainda está contida na observação de Fox. O desejo do médico de família e comunidade de se envolver com as pessoas em seu ambiente (em vez de apenas na clínica ou no hospital) transmite, de maneira única, sua lealdade à relação entre pessoa-médico.

Nos anos posteriores à Segunda Guerra Mundial, os chamados domiciliares continuaram sendo uma parte importante do trabalho do médico de família e comunidade. As epidemias de *influenza* foram tratadas dessa forma. No primeiro serviço em que eu, Ian Renwick McWhinney (IRMcW), trabalhei, nas décadas de 1950 e 1960, as epidemias causavam uma mudança em nossa rotina no consultório. Os doentes sabiam que não deviam deixar suas casas. Os telefonemas inundavam o serviço de saúde. O atendimento nos consultórios era controlado na medida do possível, e todos os colegas dividiam-se em visitas domiciliares. As pessoas com complicações como pneumonia eram transferidas para o hospital ou, se seu estado não fosse grave, visitadas diariamente. Com frequência, os médicos do serviço faziam, juntos, um total de 100 visitas domiciliares em um dia.

Houve uma marcada redução nas visitas domiciliares desde aquele tempo, mais na América do Norte do que na Europa, embora também evidente nessa última. Nos Estados Unidos, na década de 1950, cerca de 10% das consultas com médicos de família e comunidade ocorriam em casa, sendo que isso caiu para 1% em 1980 (Kao, Conant e Soriano, 2009). Em 2008, foi relatado que os médicos de família e comunidade faziam, em média, uma visita domiciliar por semana (American Academy of Family Physicians, 2013). No Canadá, 42,4% dos médicos de família e comunidade que responderam à

National Physician Survey em 2010 afirmaram realizar visitas domiciliares. Isso é menos do que os 48,3% da avaliação de 2007, e esses números não dizem quantos chamados realmente foram feitos. Uma pesquisa feita na província de Quebec concluiu que 58,1% dos médicos de família e comunidade atendiam a chamados domiciliares, principalmente de pessoas idosas, com 42% atendendo menos de 5 pessoas por semana e gastando não mais do que 2 horas por semana nessa atividade (Laberge et al., 2000). Analisando dados de cobrança na província de Ontário, Chan (2002) percebeu que a realização de visitas domiciliares pelos médicos de família e comunidade variava de acordo com a idade do médico. Entre os médicos mais velhos e bem-estabelecidos, 50% ofereciam esse serviço, mas apenas 37% dos mais jovens o faziam. Em 1995, na Grã-Bretanha, 10% de todos os contatos entre os clínicos gerais e os doentes aconteciam em casa (McCormick, Fleming e Charlton, 1995). Nos Países Baixos, a proporção dos contatos com doentes em visitas domiciliares caiu de 17% em 1985 para 8,5% em 2001 (Jones, Schellevis e Westert, 2004). Na Europa, a média semanal de visitas domiciliares variava entre 44 na Bélgica e 2 em Portugal (Boerma, 2003). Também há diferenças nas formas como os serviços organizam as visitas domiciliares. Na Europa, ainda é bastante comum que, nos serviços de saúde, parte do dia seja reservada para as visitas domiciliares. Na América do Norte, alguns médicos reservam meio dia por semana para visitar as pessoas com doenças crônicas. As visitas a pessoas com problemas agudos, entretanto, seguidamente precisam ser encaixadas no horário carregado do consultório.

Tem havido muita preocupação em relação ao "encolhimento do escopo da prática" e ao declínio na abrangência de cuidados oferecidos pela medicina de família e comunidade. Em muitos estudos (Chan, 2002; Wong e Stewart, 2010), é fundamental para um cuidado abrangente que se ofereça o atendimento em vários cenários, e não apenas no consultório. Foram oferecidas muitas razões para essa redução nas visitas domiciliares. O movimento geral de pessoas das áreas rurais para as cidades, levando a populações com maior densidade e com transporte mais confiável, significa maior facilidade de chegar até o médico em relação ao passado. A tecnologia, em especial no diagnóstico, aumentou muito, e costuma estar disponível apenas em hospitais e departamentos ambulatoriais. Isso teve uma influência centralizadora sobre a prática da medicina, mas os avanços em exames no ponto de atendimento podem ajudar a reduzir isso no futuro. A relutância em fazer chamados domiciliares também está relacionada com o aumento da demanda por cuidados em consultório. Conforme descrito por Ostbye e colaboradores (2005), a simples implementação de diretrizes para as condições crônicas mais comuns em uma clínica de comunidade de tamanho médio excede o tempo livre disponível, deixando menos tempo para as visitas domiciliares. O medo de litígio em caso de erro em diagnóstico ou tratamento, assim como a remuneração relativamente ruim, também é importante no declínio do número de visitas domiciliares realizadas por médicos de família e comunidade. Se essas tendências não mudarem, deverá haver uma redução no tamanho médio das clínicas, com aumento da remuneração e do suporte.

PRESSÃO PARA MAIS VISITAS DOMICILIARES

As mudanças nos sistemas de saúde estão aumentando a demanda por cuidados domiciliares. As pessoas idosas, o maior grupo dos que recebem cuidado domiciliar, representam uma parcela crescente da população. A hospitalização pode ser desestabilizadora para os idosos e pode expô-los ao risco de infecção cruzada. O custo do tratamento do doente hospitalizado subiu, os doentes têm alta mais cedo, e novas técnicas cirúrgicas reduzem a duração da permanência no pós-operatório. As pressões econômicas forçaram reduções no número de leitos para atendimento de condições agudas, tanto que os médicos agora se confrontam com a necessidade de tratar em casa as pessoas com problemas de saúde complexos, que no passado teriam sido hospitalizadas.

As tecnologias médicas desde a década de 1950 tiveram, principalmente, uma influência centralizadora, o que exige a concentração dos doentes em unidades de terapia intensiva. Muitas das novas tecnologias agora favorecem a descentralização dos cuidados. O automonitoramento da glicemia e da pressão arterial pode ser feito em casa, os resultados de eletrocardiograma e as radiografias podem ser transmitidos a distância, equipamentos para tratamento intravenoso e subcutâneo em casa foram muitíssimo simplificados, e dados podem ser transmitidos eletronicamente entre a casa da pessoa, o hospital, o laboratório e o consultório. Por fim, muitas pessoas preferem o atendimento em casa do que a hospitalização. Há uma tendência crescente de doentes terminais escolherem passar seus últimos dias em casa. As melhorias no manejo médico de deficiências e lesões graves levaram a um aumento no número de pessoas com deficiências, de todas as idades, que vivem em suas casas.

TIPOS DE CONSULTAS DOMICILIARES

Há cinco tipos de visitas domiciliares, definidas pelos problemas subjacentes:

1. *Um problema agudo.* Por exemplo, um idoso fragilizado que sofreu um acidente vascular cerebral (AVC). O papel do médico é fazer o diagnóstico e coordenar o próximo nível de cuidados. Esse tipo de visita domiciliar é menos provável em áreas urbanas onde, em geral, o transporte até o hospital é facilmente obtido e costuma ocorrer antes que um médico tenha avaliado a pessoa. Em áreas rurais e remotas, o médico de família e comunidade continua sendo importante ao fazer uma visita domiciliar e um diagnóstico provisório, determinando com a pessoa e a família os próximos passos.
2. *Pessoa cronicamente enferma e fragilizada.* As pessoas com deficiências e que encontram dificuldades no transporte são visitadas regularmente por médicos de família e comunidade para o monitoramento de sua saúde e capacidade de lidar com os problemas. Elas podem necessitar de visitas adicionais ocasionais se surgirem novos sintomas que necessitem de avaliação. O papel do médico de família e comunidade nessa situação é fundamental para garantir que o suporte necessário esteja

disponível para manter a pessoa em seu ambiente domiciliar. É aqui que ocorre a intersecção entre a medicina de família e comunidade e outros membros da rede de serviços da comunidade. O desenvolvimento da atenção primária baseada em equipes também tem o potencial para expandir esse aspecto da medicina de família e comunidade. Alguns desses modelos integram o cuidado compartilhado com serviços geriátricos, médicos de família e comunidade e uma equipe de saúde interprofissional (Counsell et al., 2007; Moore et al., 2012).

3. *Semelhantes ao segundo tipo de pessoa são aquelas que estão ativamente morrendo e necessitam de cuidados paliativos.* Elas são consideradas uma categoria distinta apenas porque há muitos programas especificamente devotados a esses cuidados. Os objetivos da terapia não são fundamentalmente diferentes daqueles das pessoas cronicamente enfermas ou fragilizadas as quais, em muitos casos, transformam-se em pessoas sob cuidados paliativos. Foi concluído que as equipes de cuidados paliativos baseadas na comunidade e consistindo em médicos de cuidados paliativos, médicos de família e comunidade e enfermeiros reduzem as consultas em emergência e as hospitalizações nas últimas duas semanas de vida, sendo que as pessoas que recebem esse serviço têm mais chances de morrer em casa em relação às pessoas que recebem os cuidados habituais. O cuidado habitual nesse caso tendia a ser fragmentado e altamente variável (Seow et al., 2014).

4. *Doenças agudas e subagudas, como pneumonia adquirida na comunidade, em pessoas com outros problemas crônicos que podem de outro modo necessitar de hospitalização.* Foram desenvolvidos programas para evitar hospitalizações que, de certa forma, são avaliados com resultados mistos. Em geral, nesses programas, o médico de família e comunidade trabalha com uma equipe de profissionais como enfermeiros clínicos, terapeutas respiratórios, fisioterapeutas, e assim por diante. Conforme descrito no nome, a motivação para esses programas tem sido evitar as dispendiosas hospitalizações. O projeto Integrating Physician's Services in the Home (IPSITH) avaliou essa abordagem em um cenário canadense (Stewart et al., 2010). Seu propósito era comparar com o atendimento habitual os desfechos de um novo programa de cuidado domiciliar que integra os clínicos gerais e os enfermeiros. Todas as pessoas incluídas tinham doenças agudas.

A infraestrutura era composta por médicos de família e comunidade e seus próprios pacientes trabalhando com um experiente enfermeiro clínico, bem como uma rede de laboratórios, clínicas de diagnóstico, farmácias e fornecedores de oxigênio. As metas do IPSITH eram a avaliação médica imediata, a comunicação efetiva, o monitoramento cuidadoso e as respostas imediatas às crises.

O programa foi avaliado em uma comparação de casos não randomizados com 82 pessoas do IPSITH e 82 pessoas do atendimento habitual de saúde. Ele incluía os fornecedores usuais de atendimento de saúde, os médicos de família e comunidade dos doentes e o gerente de casos do CCAC, responsável pela supervisão de todos os doentes. Foram inseridos no programa 44 médicos de família e comunidade, e 29 deles inseriram pacientes. Então, 39 especialistas concordaram em fornecer consultoria urgente com solicitação, e 18 concordaram em atender as pessoas em casa com solicitação.

As doenças incluídas pelos médicos foram infecções dermatológicas (25), doenças respiratórias (14), desidratação (12), insuficiência cardíaca congestiva (10), declínio funcional, demência (3), infecção do trato urinário (4), distúrbio gastrintestinal (6) e outras doenças (8).

Os achados mais importantes foram de que o IPSITH foi bem-sucedido, e que o papel do enfermeiro clínico foi crucial como elo entre o médico e o paciente. Todos os objetivos do processo foram atingidos. As pessoas preferiram o atendimento em casa em vez de no hospital, da mesma forma que os provedores de atendimento, cuja preferência apenas não foi tão forte quanto a dos pacientes. Os médicos foram moderadamente a favor do cuidado domiciliar. O tempo consumido e a remuneração foram as principais barreiras. Entretanto, a maioria dos casos precisou de menos de três visitas domiciliares, e alguns não precisaram de visita alguma. Os enfermeiros clínicos minimizaram a necessidade de visitas do médico e foram a chave para o sucesso do programa. A equipe teve melhores resultados (menos buscas pelo atendimento de emergência e maior satisfação dos doentes) do que o grupo de comparação.

O New Brunswick Extramural Hospital tem o estatuto legal de um hospital e opera de acordo com o Public Hospitals Act, mas não é um serviço de atendimento estendido de um hospital para tratamento de casos agudos (Ferguson, 1994). As pessoas podem ser admitidas diretamente ou a partir de uma alta hospitalar. Quando aplicado em manejo de doenças crônicas, foi relatado que esse sistema resulta em 85% de redução nas hospitalizações e em 55% de redução nas consultas em setor de emergência (New Brunswick Extra-Mural Program: "Hospital Without Walls").

5. *Pessoas que se recuperam de uma doença que necessitou de hospitalização.* Os programas de alta hospitalar precoce visam dar alta de maneira segura e precoce em relação à prática habitual. Da mesma maneira que o quarto tipo, a motivação é reduzir os dias de hospitalização e as reinternações e custos desnecessários. Das quase 40 mil pessoas atendidas pelo New Brunswick Extra-Mural Hospital em 2011 e 2012, 37,1% foram para serviços de reabilitação (The New Brunswick Extra-Mural Program Strategic Plan, 2013-2016). De modo ideal, o médico de família e comunidade, junto com a rede de apoio da comunidade, está envolvido em tais programas. Tanto o tipo 4 quanto o tipo 5 ultrapassam as fronteiras das ideias convencionais de níveis de cuidados primários e secundários.

Alguns programas são projetados para todos os casos apresentados anteriormente: evitação de internações hospitalares, alta (e recuperação) precoce, manejo domiciliar de doenças crônicas e cuidados paliativos (dados: ageUK, 2014). No Reino Unido, isso é chamado de Atendimento Intermediário. Em seu início, o plano propunha que houvesse 5 mil leitos extras para o atendimento intermediário, bem como hospitais comunitários, casas de repouso e de cuidados para idosos, além de instalações construídas especialmente para esse fim. Um editorial (Wilson e Parker, 2003) discutiu as atitudes dos clínicos gerais em relação ao atendimento intermediário, sua participação nesses esquemas e questões de carga de trabalho. Considera-se o apoio de clínicos gerais (membros dos *primary care trusts*, PCTs) crucial no desenvolvimento do atendimento intermediário. O National Service Framework (NSF) para atendimento de idosos entende que os serviços intermediários precisam integrar todos os serviços, inclusive a atenção primária.

Uma auditoria do Atendimento Intermediário (National Audit of Intermediate Care Report, 2014) encontrou ampla variação e escala de serviços oferecidos. Foi observado que a capacidade para esse cuidado era insuficiente para suprir a demanda pelos serviços. Além disso, "a proporção de serviços domiciliares prestados pelos próprios clínicos gerais dos usuários parece ser alta (72%) quando revisada em relação aos níveis de cuidados oferecidos por esses serviços" (p. 7).

O Royal College of General Practitioners (RCGP) e o General Practitioner Committee of the British Medical Association (BMA), em uma declaração conjunta, perceberam oportunidades na integração das fronteiras da atenção primária e secundária e da assistência social. As possíveis ameaças incluem a incapacidade dos clínicos gerais de cumprir o prometido e o desvio de suas funções básicas de generalista. Um aumento significativo no número de clínicos gerais seria necessário.

O editorial continua e observa que pouco se sabe a respeito do apoio ao atendimento intermediário por parte dos clínicos gerais em suas bases. Uma pesquisa mostrou que o apoio varia de acordo com a condição médica. Casos de atendimento terminal, infecções respiratórias e AVCs tiveram o apoio de 50 a 60%.

Nos níveis de base, a integração pode ser melhorada se for feita a união de enfermeiros para cuidado domiciliar com os serviços de atendimento de grupos. Isso melhorará a relação entre enfermeiros e médicos, um fator frequentemente em falta nas grandes organizações de cuidado domiciliar.

No cuidado domiciliar, o médico é o membro-chave da equipe. Se ele estiver preparado para se envolver ativamente e visitar os pacientes com frequência, um bom relacionamento poderá se desenvolver com outros membros da equipe, bem como com a pessoa e sua família. Se, no entanto, o médico permanece de fora, comparecendo apenas quando chamado, pode facilmente se tornar um membro marginal da equipe. Já vimos isso acontecer frequentemente com acometidos de câncer em estado terminal. Na falta de visitas regulares pelo médico, a responsabilidade principal pelo atendimento acaba ficando com o enfermeiro. O enfermeiro, os pacientes e as famílias perdem a confiança no médico; dessa forma, quando há uma crise, não é surpreendente que eles busquem ajuda de outras fontes.

O cuidado domiciliar é mais do que fazer visitas domiciliares. Significa estar preparado para ser membro de uma equipe que atende alguém gravemente doente em casa. Pode, em alguns casos, significar que o médico visitará essa pessoa todos os dias, da mesma forma que faria se ela estivesse hospitalizada. Significa visitá-la mesmo quando "não há nada para fazer". Nossa experiência mostra que, quando uma pessoa está gravemente doente, sempre há algo para se fazer. O resultado mais importante da visita pode ser o apoio dado ao doente, à família e aos outros membros da equipe.

Quando os médicos de família e comunidade deixam de fazer visitas domiciliares como extensão de sua prática de consultório, outros profissionais preenchem esse espaço. A atenção primária domiciliar é uma dessas respostas e visa atender às pessoas apenas em casa (Stall, Nowaczynski e Sinha, 2013a, 2013b). Nesse estágio do desenvolvimento, ela não aborda a forma de integração com outros setores do sistema de saúde, incluindo o médico de família e comunidade. Isso tem o potencial de romper uma relação de longo prazo entre a pessoa e o médico em um momento em que a pessoa mais necessita disso.

Tendo em vista que o cuidado de pessoas com doenças graves é cada vez mais transferido para casa, é difícil ver como os médicos sem comprometimento com o cuidado domiciliar serão capazes de responder aos compromissos com seus doentes ou manter suas habilidades clínicas. Com frequência, é dito que a maioria das visitas domiciliares pode ser delegada aos enfermeiros. Apesar de tecnicamente correto, os médicos de família e comunidade devem considerar as consequências de agir assim. Visitar alguém em casa é uma das maneiras pelas quais os laços entre o médico e a família se formam e se fortalecem. Um conhecimento de primeira mão da casa da família dá aos médicos um entendimento da pessoa e da família que não se consegue obter de outra forma. Além disso, o grande enriquecimento da vida de trabalho do próprio médico por meio do atendimento em casa não pode ser menosprezado. Os médicos que se afastam do cuidado domiciliar correm o risco de perder sua habilidade de manejo de problemas clínicos como a insuficiência cardíaca congestiva e o câncer em estágio avançado. Do ponto de vista do paciente, o cuidado domiciliar pode ser crucial. Norman Cousins, em seu livro *Anatomy of an Illness* (1979), descreveu de forma tocante a paz de espírito que advém do fato de ser tratado em casa, mesmo em casos de doença grave.

RAZÕES PARA VISITAS DOMICILIARES

A maioria dos doentes tratados em casa exige atendimento médico e de enfermagem convencional, e não alta tecnologia. Os quatro diagnósticos com maior volume de beneficiários do cuidado domiciliar na comunidade nos Estados Unidos em 2000 foram: diabetes, hipertensão, insuficiência cardíaca e ulcerações crônicas da pele. Em 2004, cinco grupos de diagnósticos relacionados foram responsáveis pela maioria das altas hospitalares de pacientes do Medicare (sistema de atendimento de saúde nos Estados Unidos) encaminhados para o atendimento de saúde domiciliar: reabilitação, procedimentos nas articulações, insuficiência cardíaca e choque, pneumonia e doença pulmonar obstrutiva crônica (DPOC) (National Association for Home Care and Hospice, 2010). Os doentes com câncer, outro grande grupo, tinham alta e eram presumivelmente encaminhados para o cuidado domiciliar paliativo, e não médico.

AVALIAÇÃO DAS PESSOAS EM CASA

Muitos aspectos da avaliação clínica são os mesmos, não importa se feitos na casa do doente, no consultório ou no hospital. De certa forma, porém, podem-se obter mais informações quando a avaliação é feita na casa da pessoa:

1. A casa expressa os valores e a história da família.
2. As avaliações funcionais (atividades da vida diária) podem ser feitas no ambiente real do doente: sua própria escada, banheiro e cozinha.
3. Os perigos da casa podem ser identificados e corrigidos; por exemplo, colocando alças e corrimões em locais onde a pessoa idosa tem chances de cair.
4. A revisão das medicações pode incluir aquelas que se encontram no armário dos remédios e em outros locais, por vezes revelando prescrições em duplicata ou medicamentos incompatíveis.
5. O impacto na família pode ser sentido diretamente. A exaustão física e emocional pode ser identificada nos cuidadores antes que tenham um colapso.
6. A organização do ambiente doméstico e sua adequação como lugar para uma pessoa com uma doença complexa podem ser avaliadas diretamente.

As visitas domiciliares podem aprofundar o entendimento que o médico tem de uma família. Esse enriquecimento é difícil de ocorrer por meio de métodos de pesquisa convencionais, pois é essencialmente subjetivo. Gray (1978) contou, por exemplo, a história de uma mulher jovem que lhe mostrou uma gaveta cheia de roupinhas feitas para o bebê que ela havia perdido. Algumas vezes, ficamos sabendo sobre perdas importantes que aconteceram há muitos anos ao perguntar a respeito de fotografias da família na casa do doente. É claro que esse tipo de informação pode ser obtido por uma boa avaliação da história familiar, mas sua qualidade é diferente. O conhecimento é visceral. Em uma palestra sobre a importância da visita domiciliar na saúde da criança, Cicely Williams (1973) comentou que "a experiência prática de visitar os domicílios e as vizinhanças nos trará mais entendimento em um único breve olhar e cinco minutos escutando do que pilhas de questionários escritos" (p. 778).

Os pesquisadores de cuidados domiciliares observam que algumas pessoas preferem profissionais que se comportem como convidados e desejam se preservar nas interações com os profissionais. Muitas vezes, a consulta com o médico de família e comunidade é precedida por preparações que transmitem mais ordem e aparência de bem-estar do que seria o caso geralmente. Descobrimos que os cuidadores e empregados domésticos podem oferecer uma melhor avaliação de como a pessoa está lidando com a situação. É importante se comunicar com todos os membros da equipe de cuidados, em vez de confiar somente na própria avaliação.

A aparência, a vestimenta, a postura, a voz e os hábitos (chamados coletivamente de *hábito*) todos dependem do contexto. A doença e a incapacidade alteram a interface entre o hábito de uma pessoa e sua interação com o mundo. No caso de cuidados domiciliares de longo prazo, a lógica dos cuidados de saúde que enfatizam rapidez, limpeza, padronização e restrições financeiras altera drasticamente o local mais privado de uma pessoa no mundo. À medida que a casa se enche com a parafernália dos cuidados de saúde, como cadeiras especiais, andadores, tanques de oxigênio, e assim por diante, o aspecto da casa muda de uma estética prazerosa para uma muito funcional (Angus et al., 2005). Para a pessoa, esses dispositivos necessários se tornam uma lembrança permanente de sua deterioração (Caso 17.1).

CASO 17.1

Em uma visita domiciliar a uma mulher de 75 anos muito incapacitada por artrite reumatoide, osteoartrite, estenose espinal e transtorno de ansiedade crônica, eu, Thomas R. Freeman (TRF), descobri que uma de suas maiores fontes de sofrimento era a aglomeração de coisas em seu pequeno apartamento. Ela queria que alguém levasse embora e queimasse tudo. Os dispositivos de assistência consistiam em um andador com rodinha e uma cadeira de banheiro. Todo o resto, como medicamentos e controles de TV, era mantido próximo de onde ela sentava em uma cadeira e raramente saía. Mesmo quando tinha assistência disponível para eliminar a bagunça, ela não tinha energia mental para tomar as decisões necessárias.

TECNOLOGIA DE CUIDADOS DOMICILIARES

Os avanços na tecnologia tornaram possível transferir muitos procedimentos terapêuticos para o ambiente domiciliar:

- Nutrição parenteral domiciliar (NPD)
- Nutrição enteral domiciliar (NED) por meio de sonda nasogástrica
- Sistemas de administração de medicamentos: bombas para administrar medicamentos para diabetes ou contra dor no câncer
- Antibióticos intravenosos (IV)
- Transfusões de sangue
- Terapia respiratória: concentradores e cilindros de oxigênio, ventilação mecânica, manejo de traqueostomia
- Diálise renal e peritoneal

Nos Estados Unidos, a terapia por infusão é o setor de crescimento mais rápido no cuidado domiciliar, com custos que passaram de 1,5 bilhão de dólares em 1988 para 2,6 bilhões em 1990. Esses programas em geral envolvem uma equipe com um enfermeiro especializado em terapia IV, farmacêuticos clínicos, especialistas em doenças infecciosas e assistentes sociais. Os doentes são treinados sobre técnicas de assepsia e reconhecimento de reações a medicamentos. Um atendimento de emergência 24 horas é uma exigência desse tipo de serviço. O cuidado domiciliar nem sempre é prestado por esses programas, caso em que as pessoas têm de frequentá-los como doentes ambulatoriais.

A NPD tornou-se possível devido ao desenvolvimento, por exemplo, do cateter de longa permanência Silastic e tem se mostrado eficiente em termos de custo. Os doentes em geral fazem a infusão de soluções por 10 a 12 horas durante a noite. A NPD é organizada em hospitais, e uma avaliação domiciliar é feita para garantir que uma higiene rígida seja seguida. O treinamento dos doentes para essas técnicas acontece no hospital. As principais condições em que a NPD é recomendada são:

- Síndrome do intestino curto
- Nutrição combinada com quimioterapia para câncer
- Enteropatias inflamatórias
- Fístula crônica do trato digestivo
- Esclerodermia do trato digestivo

A NPD pode ser um tratamento de longa ou curta duração. Seu uso tem aumentado rapidamente nos Estados Unidos, onde as empresas que comercializam produtos para o apoio nutricional se envolvem na avaliação, no treinamento e no tratamento de doentes e no monitoramento da qualidade do atendimento. As equipes para o suporte nutricional estão bem definidas, em geral sendo compostas por enfermeiros, médicos, nutricionistas e farmacêuticos. Nos Estados Unidos, em 2002, foi estimado que 39 mil pessoas recebiam NPD por meio do Medicare (ASPEN, 2014). O uso varia entre as nações. Em geral, o uso de NPD se dá por curto prazo, mas há um número significativo de pacientes usando-a também por longo prazo. As complicações podem incluir sepse, oclusões, doença hepática e doença óssea metabólica.

A NED, a qual algumas vezes é chamada de alimentação por sonda, também é comum. Na França, que tem um registro nacional desse serviço, a prevalência de NED era de 57,3 a cada 100 mil habitantes (Lescot et al., 2013).

A oxigenoterapia é amplamente disponível para uso domiciliar, seja por cilindros ou concentradores de oxigênio; em geral é prescrita em casos de DPOC. A ventilação mecânica domiciliar é usada em casos de insuficiência respiratória causada por lesão na coluna vertebral ou doença neuromuscular. Pode ser aplicada por meio de uma traqueostomia, por pressão externa na parede do tórax ou por pressão positiva intermitente por máscara nasal. A França tem um programa nacional de cuidados respiratórios domiciliares. Vinte e oito organizações regionais atendem mais de 50 mil pessoas com problemas respiratórios, das quais 1.200, em 1986, exigiram assistência ventilatória prolongada, e 12 mil receberam suporte respiratório por 12 a 24 horas por dia. Os doentes dependentes da ventilação mecânica e suas famílias são pessoas vulneráveis e precisam de apoio bem organizado, com a garantia de uma rápida resposta às crises. Não há margem para erro no equipamento nem no sistema de apoio (Goldberg e Faure, 1986; Goldberg, 1989, 1990).

A diálise renal ou peritoneal para pessoas com doença renal em estágio terminal (DRET) pode ser feita em casa. No entanto, a diálise renal no domicílio só é possível para um número limitado de pessoas que tenham o ambiente domiciliar necessário e o apoio da família. No momento, a diálise domiciliar parece ser subutilizada no Canadá, com uma taxa de prevalência de 4% em comparação com a taxa de 30% na Austrália (Osterlund et al., 2014).

A QUALIDADE DO CUIDADO DOMICILIAR

A qualidade do atendimento médico domiciliar deve ser tão boa quanto no hospital. Para pessoas com doenças graves e complexas, isso traz responsabilidades especiais para o médico, inclusive:

1. Prontidão para responder com rapidez às crises.
2. Um esquema de substituição por outro médico que possa proporcionar o mesmo nível de serviço que o médico assistente.
3. Manutenção dos registros clínicos disponíveis para o enfermeiro do cuidado domiciliar e os médicos substitutos.
4. Comunicação com os enfermeiros do cuidado domiciliar e outros membros da equipe e com o hospital e serviços comunitários.
5. Manutenção das habilidades de manejo clínico, inclusive a familiaridade com novas tecnologias – por exemplo, o controle da dor no câncer avançado.

Em uma metanálise e revisão sistemática de cinco ensaios clínicos controlados randomizados comparando a evitação da hospitalização em um sistema de cuidados hospitalares em domicílio (CHD) com o cuidado em internação hospitalar, concluiu-se que há uma redução não significativa na mortalidade para as pessoas que recebem CHD, o que alcançou nível de significância em seis meses. As pessoas que recebiam CHD também tinham maior satisfação com os cuidados e tinham aumento não significativo nas internações (Shepperd et al., 2008).

Em relação aos programas que visam à alta precoce, uma metanálise e revisão sistemática de 13 ensaios clínicos controlados randomizados relatou evidências insuficientes de uma diferença na mortalidade entre as pessoas com alta precoce para um programa de CHD, mas observou um aumento significativo nas reinternações para idosos com múltiplas condições complexas (Shepperd et al., 2009).

Ao avaliar os cuidados paliativos domiciliares, uma revisão de ensaios clínicos controlados randomizados, ensaios clínicos controlados, estudos controlados de antes e depois e séries de tempo interrompidas concluiu que as pessoas admitidas nesses programas tinham mais chances de morrer em casa e experimentavam redução na carga de sintomas em comparação com o cuidado habitual (Gomes et al., 2013).

CUSTO DO HOSPITAL NO DOMICÍLIO

A evitação da internação no sistema de CHD mostrou-se menos dispendiosa do que a internação hospitalar para cuidados agudos (Shepperd et al., 2008) em dois estudos, mas as análises de custos de programas de alta precoce para CHD foram mistas (Shepperd et al., 2009). As análises de custo-efetividade de cuidados paliativos no domicílio também tiveram resultados mistos (Gomes et al., 2013).

Parece que as iniciativas do tipo CHD estão crescendo, e muitos clínicos gerais estão dispostos a atender as pessoas em casa desde que sejam auxiliados por enfermeiros clínicos e remunerados de forma adequada. A ideia do hospital em casa adapta-se bem aos grupos de atenção primária que estão em crescimento em várias partes do mundo. O hospital em casa pode fornecer inúmeras formas de atendimento, tanto para doenças de curta duração quanto para deficiências prolongadas, e para idosos que saem do hospital e doentes terminais. As questões para os clínicos gerais nesses modelos são a necessidade de manter sua competência no campo de trabalho e as combinações com seus substitutos ou para estar de sobreaviso para chamados.

E A POPULAÇÃO DE RUA?

A atenção à parte marginalizada da sociedade sempre foi uma atividade central da medicina de família e comunidade. A população de rua ainda é um problema significativo em nossas cidades, e atender suas dificuldades representa um grande desafio. Estima-se que no Canadá, em qualquer ano, existam entre 150 mil e 300 mil moradores de rua (The Homeless Hub). Nos Estados Unidos, em 2013, a prevalência pontual de população de rua foi estimada em 610.042. Dois terços dela viviam em abrigos, e o terço restante estava em localizações desabrigadas como debaixo de pontes, em carros ou em construções abandonadas (Henry, Cortes e Morris, 2013). A maioria não tem um médico de família e comunidade e encontra dificuldade de acesso aos cuidados básicos de saúde (Khandor et al., 2011). Os programas como o Palliative Education and Care for the Homeless (PEACH) na cidade de Toronto buscam estender os cuidados paliativos para as pessoas nessa situação (The Homeless Hub). A medicina de rua está se tornando uma área de prática focada, e há *sites* na internet que compartilham lições ao redor do mundo (Doctors for Homeless).

Durante os 14 anos em meu primeiro serviço médico, realizei (IRMcW) milhares de visitas domiciliares. Poucos foram os doentes cujas casas não visitei. Enquanto dirigia ou caminhava pela cidade ou pelo campo, gostava de relembrar as histórias que tinha ouvido ou as cenas que havia testemunhado nas casas pelas quais havia passado. Às vezes, havia tristeza; outras vezes, culpa por algum de meus fracassos. Tínhamos condições de ver nossos pacientes em casa, pois nosso serviço só atendia uma região no raio de 10 km. No tempo em que as visitas domiciliares eram a norma, era natural que os serviços de atendimento tivessem limites geográficos. Na

América do Norte há, hoje, muitos serviços de atendimento espalhados em todas as direções. Se nosso objetivo é reconstruir as visitas domiciliares como parte integral de nossos serviços para a pessoa que vai para casa, precisaremos determinar limites geográficos novamente. Em algum momento, essas unidades geográficas poderiam formar redes que permitissem que os serviços de saúde lidassem de forma efetiva com pandemias.

REFERÊNCIAS

American Academy of Family Physicians. 2013. *Table 6: Average Number of Family Physician Patient Encounters per Week by Setting (as of December 2013)*. http://www.aafp.org/about/the-aafp/family-medicine-facts/table-6.html. A.S.P.E.N. 2014. *Sustain Home Parenteral Nutrition*. American Society for Parenteral and Enteral Nutrition. http://www.nutritioncare.org/aspen_sustain/about_sustain.

Angus J, Kontos P, Dyck I, McKeever P, and Poland B. 2005. The personal significance of home: Habitus and the experience of receiving long-term home care. *Sociology of Health & Illness* 27(2):161–187.

Boerma WGW. 2003. *Profiles of General Practice in Europe: An International Study of Variation in the Tasks of General Practitioners*. Utrecht, The Netherlands: Nivel.

Chan BTB. 2002. The decline of comprehensiveness of primary care. *Canadian Medical Association Journal* 166(4):429–434.

Counsell SR, Callahan CM, Clark DO, et al. 2007. Geriatric care management for low-income seniors: A randomized controlled trial. *Journal of the American Medical Association* 298(22):2623–2633.

Cousins N. 1979. *Anatomy of an Illness as Perceived by the Patient*. New York: W. W. Norton.

Doctors for Homeless. Sharing street medicine lessons at http://www.doctorsforhomeless.org/.

Factsheet: ageUK. 2014. Factsheet 76. September 2014. http://www.ageuk.org.uk/Documents/EN-GB/Factsheets/FS76_Intermediate_care_and_re-ablement_fcs.pdf?dtrk=true.

Ferguson G. 1994. *The New Brunswick Extra Mural Hospital (EMH), From Dream to Reality*. Fredericton: New Brunswick Department of Health and Wellness.

Fox TF. 1960. The personal doctor and his relation to the hospital: Observations and reflections on some American experiments in general practice by groups. *The Lancet* (April 2) 277(7180):743–760.

Goldberg AI. 1989. Home care for life-supported persons: The French system of quality control, technology assessment and cost containment. *Public Health Reports* 104(4): 329.

Goldberg AI. 1990. Mechanical ventilation and respiratory care in the home in the 1990's: Some personal observations. *Respiratory Care* 35(3):247.

Goldberg AI, Faure EAM. 1986. Home care for life-supported persons in France: The regional association. *Rehabilitation Literature* 47: 3–4, 60–64.

Gomes B, Calanzani N, Curiale V, McCrone P, Higginson IJ. 2013. Effectiveness and cost-effectiveness of home palliative care services for adults with advanced illness and their caregivers. *Cochrane Database of Systematic Reviews* 2013, Issue 6. Art. No.: CD007760. doi: 10.1002/14651858.CD007760.pub2.

Gray DJ. 1978. Feeling at home. *Journal of the Royal College of General Practitioners* 28:6.

Henry M, Cortes A, Morris S. *The 2013 Annual Homeless Assessment Report (AHAR) to Congress*. US Department of Housing and Urban Development. https://www.hudexchange.info/resources/documents/ahar-2013-part1.pdf.

The Homeless Hub. www.homelesshub.ca.

Jones R, Schellevis F, Westert G. 2004. The changing face of primary care: The second Dutch national survey. *Family Practice* 21(6):597–598.

Kao H, Conant R, Soriano T, McCormick W. 2009. The past, present, and future of house calls. *Clinics in Geriatric Medicine* 25(1):19–34.

Khandor E, Mason K, Chambers, C, Rossiter K, Cowan L, Hwang S. 2011. Access to primary health care among homeless adults in Toronto, Canada: Results from the Street Health survey. *Open Medicine* 5(2):94–103.

Laberge A, Aubin M, Vezina L, Bergeron R. 2000. Delivery of home health care: Survey of the Quebec region. *Canadian Family Physician* 46:2022–2029.

Lescot P, Daudet L, Leroy M, Daniel N, Alix E, Bertin E, et al. 2013. Incidence and prevalence of home enteral nutrition in France. *Nutrition Clinique et Metabolisme* 27(4):171–177.

McCormick A, Fleming D, Charlton J. 1995. *Morbidity Statistics from General Practice: Fourth National Study 1991–1992*. London: Her Majesty's Stationery Office.

Moore A, Patterson C, White J, et al. 2012. Interprofessional and integrated care of the elderly in a family health team. *Canadian Family Physician* 58(8): 436–441.

National Association for Home Care and Hospice. 2010. *Basic Statistics about Home Care*. http://www.nahc.org/assets/1/7/10HC_Stats.pdf.

National Audit of Intermediate Care Report. 2014. http://www.nhsbenchmarking.nhs. uk/CubeCore/. uploads/icsurvey/NAIC%202013/NAICNationalReport2013.pdf.

New Brunswick Extra-Mural Program. *Hospital Without Walls*. http://files.canadianhealthcarenetwork. ca/pdf/CHM/ehealthsummit/2012/eHS%202012_09_Bustard.pdf.

New Brunswick Extra-Mural Program Strategic Plan. 2013–2016. https://www.gnb. ca/0051/0384/pdf/strategic_plan-e.pdf.

Ostbye T, Yarnall KS, Krause KM, Pollak KI, Gradison M, Michener JL. 2005. Is there time for management of patients with chronic diseases in primary care? *Annals of Family Medicine* 3(3): 209–214.

Seow H, Brazil K, Sussman J, Pereira J, Marshall D, Austin PC, Husain A, Rangrej J, Barbera L. 2014. Impact of community based, specialist palliative care teams on hospitalisations and emergency department visits late in life and hospital deaths: a pooled analysis. *BMJ* 348:g3496.

Shepperd S, Doll H, Angus RM, Clarke MJ, Iliffe S, Kalra L, Ricauda NA, Wilson AD. 2008. Hospital at home admission avoidance. *Cochrane Database of Systematic Reviews* 2008, Issue 4. Art. No.: CD007491. doi: 10.1002/14651858.CD007491.

Shepperd S, Doll H, Broad J, Gladman J, Iliffe S, Langhorne P, Richards S, Martin F, Harris R. 2009. Hospital at home early discharge. *Cochrane Database of Systematic Reviews* 2009, Issue 1. Art. No.: CD000356. doi: 10.1002/14651858.CD000356. pub3.

Stall N, Nowaczynski, Sinha SK. 2013a. Back to the future: Home-based primary care for the older homebound Canadians. Part 1: Where we are now. *Canadian Family Physician* 59(3):237–240.

Stall N, Nowaczynski, Sinha SK. 2013b. Back to the future: Home-based primary care for older homebound Canadians. Part 2: Where we are going. *Canadian Family Physician* 59(3):243–245.

Stewart M, Sangster JF, Ryan BL, et al. 2010. Integrating physician services in the home: Evaluation of an innovative program. *Canadian Family Physician* 56(11): 1166–1174.

Williams CD. 1973. Health services in the home. *Pediatrics* 52(6): 773–781.

Wilson A, Parker H. 2003. Guest editorial: Intermediate care and general practitioners, an uncertain relationship. *Health and Social Care in the Community* 11(2):81–84.

Wong E, Stewart M. 2010. Predicting the scope of practice of family physicians. *Canadian Family Physician* 56(6):e219–e225.

CAPÍTULO 18

Administração de recursos, informações de pacientes e dados

RECURSOS EM CUIDADOS DE SAÚDE

Praticamente todas as nações lutam com os crescentes gastos nos cuidados de saúde. Nas nações desenvolvidas, tem havido uma constante elevação nesses gastos, levando a esforços consideráveis para "dobrar a curva de custos". Os países de renda média ou baixa lutam para fornecer serviços básicos de saúde pública a suas populações e frequentemente não têm a infraestrutura mínima para isso. O Commonwealth Fund registra os gastos com saúde e o desempenho de 11 nações. Usando uma avaliação padronizada que compara qualidade da saúde, acesso, eficiência e equidade, bem como indicadores de vidas saudáveis como mortalidade infantil, os Estados Unidos e o Canadá aparecem na 10ª e 11ª posições entre as 11 nações estudadas. No topo da lista de 2014 estava o Reino Unido, seguido pela Suíça. Em 2011, os Estados Unidos gastaram $8.508 per capita em cuidados de saúde, enquanto o Reino Unido gastou $4.405 per capita (Mossialos, Wenzl e Osborn, 2014). Claramente, o Reino Unido obteve resultados melhores com um custo consideravelmente menor. Esse tipo de comparação internacional levou a iniciativas projetadas para melhorar a eficiência da oferta de serviços de saúde. Mesmo dentro de uma única nação, há considerável variação nos custos dos cuidados médicos (Fisher, Bynum e Skinner, 2009).

As razões para a elevação dos custos dos cuidados de saúde são muitas e complexas. Mudanças demográficas, a maior disponibilidade de tecnologias e tratamentos novos e caros, as expectativas dos médicos e das pessoas e a medicina defensiva são todos importantes para esses custos. Os médicos algumas vezes são vistos como "centros de custo" nas discussões sobre economia dos cuidados de saúde, pois sua atividade clínica gera gastos com investigações, medicamentos, hospitalizações e consultas de acompanhamento.

Os médicos são responsáveis não apenas pelas pessoas atendidas, mas também pela sociedade como um todo, tendo a obrigação de participar da abordagem dos custos da saúde. É típico que essas discussões, em especial em um nível político, evitem o termo *racionamento*, preferindo usar *manejo de custos* ou *priorização*. No entanto, a realidade é que o racionamento não pode ser evitável. Não considerar esse fato resulta na alocação desigual de recursos, o que por si só tem uma carga ética e inclusive financeira pesada. A adequação aos custos crescentes pode ser feita aumentando-se a quantidade de gastos com saúde de uma nação, seja de forma privada ou por meio de seguro financiado pelo governo (e, por fim, por impostos mais altos), ou pelo estreitamento dos limites dos cuidados de saúde (Randall, 2000), reduzindo a gama de cobertura. Uma maneira que costuma ser preferida pelos formuladores de políticas é a busca de maior eficiência no sistema. Isso evita que se tomem decisões difíceis e controversas, ao mesmo tempo em que se aparenta estar fazendo algo (Neumann, 2012).

O trabalho de Starfield e outros (Starfield, Shi e Macinko, 2005; Macinko, Starfield e Erinosho, 2009) demonstrou que os países cujos sistemas de saúde têm um setor de cuidados primários forte oferecem cuidados menos caros e produzem melhores resultados. Os médicos de família e comunidade são colaboradores importantes para a eficiência da oferta de cuidados. Eles oferecem cuidados abrangentes e continuados próximos ao domicílio da pessoa, instituem a medicina preventiva e garantem que o encaminhamento das pessoas para os níveis mais caros de cuidados secundários e terciários seja adequado. Ao fazerem isso, eles mantêm as coisas em proporção e protegem as pessoas do "especialista zeloso" (Fox, 1960).

Contudo, uma melhor qualidade e eficiência dos cuidados em todos os níveis do sistema de saúde, incluindo a atenção primária, permanecem sendo uma necessidade. Para o sistema de saúde dos Estados Unidos, tem sido sugerido um "Objetivo Triplo" (Berwick, Nolan e Whittington, 2008), que consiste na melhora da experiência dos cuidados, melhora da saúde da população e redução dos custos per capita dos cuidados de saúde. Ao observar a ampla variação geográfica dos custos dos cuidados de saúde nos Estados Unidos, Brody (2010) estimou que, se um médico em áreas de alto custo solicitasse exames semelhantes aos dos médicos de áreas de baixo custo, isso resultaria na economia de um terço dos custos de cuidados de saúde naquele país sem perda de benefício para qualquer pessoa atendida. Ele recomendou o desenvolvimento de uma lista dos cinco principais exames diagnósticos ou tratamentos comumente solicitados, mas para os quais não há evidência de benefício ou há evidência fraca para pelo menos algumas categorias principais de pacientes, além de sugerir que os médicos parem de solicitá-los. Essa noção foi ampliada e foram desenvolvidas listas para muitas especialidades médicas, incluindo medicina de família e comunidade, pediatria e medicina interna (Smith, 2011; Kuehn, 2012). No entanto, sabe-se que não basta ensinar os médicos a evitar esses exames e tratamentos. As pessoas também precisam saber que aquilo que costumava ser feito não é eficaz. A National Physician Alliance (NPA) oferece materiais educativos gratuitos online para ajudar as pessoas e os médicos nesse processo. Contudo, ela reconhece que alterar o comportamento do médico e da pessoa atendida é algo muito mais complexo. Isso envolve fatores do sistema, como o método de remuneração do médico e o favorecimento do volume em detrimento do valor.

A campanha do Choosing Wisely (www.choosingwisely.org/doctor-patient-lists) foi lançada em 2012 e se transformou em um movimento mundial que visa reduzir os exames e os procedimentos desnecessários nos cuidados de saúde (Hudzik, Hudzik e Polonski, 2014). Vários parceiros comerciais, incluindo o Consumer Reports, estão ajudando nos esforços para manter o público informado em relação a esse movimento.

Ao buscar cuidados de saúde de alto valor e que ainda considerem os custos, é importante reconhecer que apenas a medição dos custos não é suficiente. Medidas de alto custo podem ter alto valor e devem ser mantidas. De modo alternativo, as medidas de baixo custo podem ter baixo valor, devendo ser suspensas. Esse cálculo deve considerar os "custos derivados", aqueles que ficam evidentes mais tarde. Pode acontecer que custos mais altos no início para uma intervenção sejam mais do que compensados por uma economia mais adiante no processo (Owens et al., 2011; Qaseem et al., 2012). Um exemplo simples disso na medicina de família e comunidade é o programa de vacinação, cujos custos, incluindo a fabricação das vacinas, sua distribuição, armazenamento e administração, são mais do que compensados pela redução de doenças, hospitalizações e mortes mais adiante no processo.

A realização de análises de custo-benefício e de cálculos de valor exige muita experiência e tempo. Não é incomum a descrição de um limiar de custo-efetividade ao se avaliar duas intervenções benéficas com custos diferentes. O limiar de custo-efetividade descreve o quanto um tomador de decisão está disposto a pagar por uma unidade adicional de anos de vida ajustados para a qualidade (QALY, de *quality adjusted life years*). É claro que tais decisões são julgamentos de valor e dependerão de quem toma essas decisões. Esses cálculos são mais relevantes para os formuladores de políticas e os planejadores dos cuidados de saúde. A informação necessária para esse tipo de cálculo na medicina de família e comunidade não costuma estar disponível. Os cálculos baseados na experiência do cenário hospitalar não podem ser transferidos para a medicina de família e comunidade por várias razões, incluindo diferenças na prevalência de doenças, disponibilidade de recursos e necessidade de respeitar os valores das pessoas (em relação a valores institucionais ou do sistema). As decisões não costumam ser feitas com base em computação matemática precisa, mas envolvem atitudes perante riscos e o valor e significado pessoal da saúde. Os limiares para o tratamento podem ser muito diferentes para os médicos e as pessoas atendidas. Por exemplo, foi descoberto que, ao avaliar o uso de varfarina ou ácido acetilsalicílico para a prevenção de acidentes vasculares cerebrais (AVCs) nas pessoas com fibrilação atrial, as pessoas necessitavam de menor redução de AVCs e eram mais tolerantes a um aumento de sangramentos do que os médicos (Devereux et al., 2001). Esse estudo foi feito em um local de atenção terciária e precisa ser replicado na medicina de comunidade. As tarefas dos médicos de família e comunidade são apresentar às pessoas as opções disponíveis de maneira que elas possam compreender, ajudá-las a esclarecer seus próprios valores, e reconhecer e respeitar que seus limiares podem variar conforme o momento e o contexto.

O foco no comportamento do médico é fundamental para a ideia da prevenção quaternária (ver Cap. 10, *A melhora da saúde e a prevenção de doenças*). Adotada pela WONCA (Organização Mundial de Médicos de Família), visa evitar a medicalização excessiva das pessoas atendidas (Jamoulle, 2015) e também irá ajudar a reduzir custos desnecessários nos cuidados de saúde.

A realização das mudanças recomendadas pelas diretrizes ou pela campanha do Choosing Wisely exige que o médico mude seu comportamento com a pessoa na sala de exame. Isso deve ser feito por um método clínico centrado na pessoa (ver Cap. 9, *Método clínico*). Epstein e colaboradores (2005) concluíram que os médicos menos centrados nas pessoas pediam mais exames diagnósticos em relação àqueles mais centrados nas pessoas, e esse efeito permaneceu mesmo após o ter sido controlado o número de consultas curtas, que é característica dos médicos menos centrados nas pessoas. Stewart, Ryan e Bodea (2011) descobriram que a média de exames nos dois meses após uma consulta índice era substancialmente menor nos casos com escore no quartil mais alto ($11,46) de uma medida da centralização na pessoa em comparação com os médicos no quartil mais baixo ($29,48). Claramente, o estímulo a uma abordagem centrada na pessoa, além de produzir melhores desfechos clínicos, deve ser parte de qualquer iniciativa para a redução dos custos. Parece provável que os menores custos gerais com cuidados de saúde, evidenciados por Starfield nos países com atenção primária forte, são pelo menos em parte mediados pela prática da medicina centrada na pessoa.

INFORMAÇÕES E DADOS SOBRE PACIENTES

Ele é a testemunha objetiva de suas vidas [...] o que cuida de seus registros. [...] É uma posição honorária. Berger (1967, p. 109)
[...] o registro é a principal maneira de compreender e monitorar o funcionamento de toda a medicina. Reiser (2009, p. 103)

Essas duas afirmações representam a evolução do registro médico na última metade do século XX. A primeira relaciona-se ao papel central de um clínico geral na Grã Bretanha da década de 1950. A última afirmação engloba a importância central ocupada pelo prontuário de saúde eletrônico (PSE)[1] no século XXI.

Conforme foi minuciosamente detalhado por Reiser (2009), o conceito de prontuário médico de qualquer tipo foi um projeto do século XX e foi iniciado pelos hospitais para se reportarem aos financiadores. Esse projeto recebeu apoio por razões educacionais e de pesquisa, mas refletia principalmente a experiência do médico. À medida que mais profissionais começaram a participar dos cuidados clínicos (como enfermeiros e serviço social) e que as investigações laboratoriais e clínicas ficaram mais numerosas, houve uma necessidade de expandir o registro para além das observações do médico apenas. A organização de toda essa informação se tornou um desafio, e na década de 1970 foi projetado o Problem-Oriented Medical Information System (PROMIS) para facilitar a comunicação entre os provedores de cuidados e para apoiar os padrões clínicos (Weed, 1971). Embora tenha sido desenvolvido no sistema hospitalar, o PROMIS foi amplamente adaptado também na medicina de família e comunidade. À medida que mais pessoas começaram a se envolver no cuidado das pessoas atendidas, o prontuário deixou de ser um prontuário médico e passou a ser um prontuário de saúde, assumindo um papel integrador. Os administradores de saúde e as seguradoras, sejam privados ou governamentais, estão interessados nos custos, na observância dos regulamentos e na qualidade e, dessa forma, têm interesse nas práticas e nos resultados do mundo clínico. As próprias pessoas atendidas estão se engajando mais em seus cuidados de saúde e no conteúdo de seus prontuários. Todas essas mudanças aumentaram as expectativas e as orientações no desenvolvimento e na evolução do PSE.

O compromisso da tecnologia da informação (TI) nos cuidados de saúde vai além do prontuário de saúde e engloba a telemedicina, os dispositivos móveis, as consultas eletrônicas, as mídias sociais e assim por diante. A incorporação de dispositivos móveis a *smartphones* (p. ex., aparelhos de pressão arterial, medidores de glicemia, equipamentos de ECG, aparelhos de ecocardiografia e, é claro, câmeras) expande as possibilidades para exames no ponto de atendimento e para o automonitoramento da pessoa (Cohn, 2013). Os entusiastas dessa "ruptura tecnológica" a veem como importante para a redução dos custos de saúde e para a melhora da qualidade dos cuidados de saúde. A aceitação e a gama de usos dos prontuários eletrônicos na atenção primária têm recebido tanta atenção que isso algumas vezes é usado como exemplo de um investimento significativo nesse setor de cuidados de saúde.

Os potenciais usos da TI em saúde incluem prontuários médicos pessoais; lembretes e acompanhamentos de saúde personalizados; motivação e monitoramento pessoal de saúde, dieta e atividades; educação médica durante a graduação e também continuada; suporte a decisões clínicas em tempo real; cuidados e consulta profissional remotos; monitoramento e aconselhamento de pessoas com doenças crônicas; garantia de qualidade; avaliação do desempenho de profissionais e instituições; pesquisa de desfechos comparativos; pareamento de potenciais participantes de ensaios clínicos; monitoramento da segurança (ou de benefícios imprevistos) de fármacos, dispositivos, exames diagnósticos, cirurgias e outros tratamentos; melhora do suporte entre colegas e entre profissional-pessoa; avaliações comparativas de saúde entre populações, comunidades, cidades e estados; e vigilância em saúde pública para surtos de doenças, riscos ambientais e potencial de bioterrorismo (Fineberg, 2012). Outros veem o potencial para a substituição total ou parcial do trabalho médico, seja por integração de sistemas de TI ou pelo uso de trabalhadores de menor custo para os cuidados de saúde com apoio de tais sistemas (Khosla, 2012). Obviamente, esses são objetivos ambiciosos e não facilmente alcançáveis.

Análises de 10 países em 2009 e, novamente, em 2012 concluíram que a aceitação dos prontuários eletrônicos na medicina de família e comunidade e na clínica geral aumentou, mas variou entre 41 e 98% daqueles analisados. A capacidade desses registros para outras funções (p. ex., gerar informações das pessoas atendidas, gerar painéis de informação, administração de solicitações e suporte a decisões clínicas de rotina) e para intercâmbio eletrônico com outros médicos foi muito menor (Schoen et al., 2012). A National Physician Survey, realizada com médicos canadenses em 2014, concluiu que 42,2% dos médicos de família e comunidade estavam usando registros eletrônicos exclusivamente para registrar e recuperar observações clínicas das pessoas atendidas. Outros 37,5% estavam usando uma combinação de prontuários de papel e eletrônicos para esses propósitos, sugerindo que estavam em um período de transição do papel para os registros eletrônicos (National Physician Survey, 2014). Na mesma pesquisa, em resposta à questão "Que funções eletrônicas você está planejando usar nos próximos dois anos?", as funcionalidades mais comumente citadas foram o registro e a recuperação de observações das pessoas atendidas, seguidos pelos medicamentos usados pelas pessoas e os resultados de exames laboratoriais/diagnósticos. Claramente, os médicos de família e comunidade estão mudando rapidamente na direção da visão descrita pelos entusiastas.

Por que os médicos de família e comunidade estariam relutantes em adotar essa tecnologia? Um estudo pan-canadense de Terry e colaboradores (Terry et al., 2014) ao examinar essa questão encontrou vários temas: dúvidas se os benefícios dos prontuários médicos eletrônicos (PMEs) foram adequadamente demonstrados; incertezas sobre a forma ideal de implementar o PME na prática; tensão continuada entre o registro codificado de informações em vez da forma de entrada livre (o que reflete a preocupação com a perda das nuances ou de contextos da consulta clínica); e a falta de concordância e compreensão sobre o compartilhamento de dados. Existe a necessidade de mais pesquisa em todas essas áreas. Outros médicos demonstraram preocupações mais profundas. Conforme Reiser (2009), os computadores são melhores para armazenar informações e não podem realisticamente imitar o raciocínio de um médico, dada a natureza sutil da comunicação humana. Contudo, qualquer tecnologia, em especial as tecnologias intelectuais, tem efeito profundo nas pessoas que as usam. "Qualquer tecnologia intelectual engloba uma ética intelectual, um conjunto de suposições sobre como funciona a mente humana ou como deveria funcionar" (Carr, 2010, p. 45). Os prontuários eletrônicos, mais do que os de papel, atuam como uma ferramenta de filtragem que dita de modo aberto ou oculto o que deve ser registrado. Há uma preocupação realista de que as informações que não precisam ser registradas no prontuário eletrônico não aparecerão mais nas consultas. A crescente compreensão sobre a neuroplasticidade do cérebro humano fornece uma indicação sobre como nossas tecnologias nos moldam. "Sempre que usamos uma ferramenta para exercer maior controle sobre o mundo externo, mudamos nossa relação com aquele mundo" (Carr, 2010, p. 212). A riqueza que é característica da consulta clínica na medicina de família e comunidade fica resumida a um código alfanumérico. Também há preocupações realistas de que, à medida que administradores e governos continuem a controlar os custos da saúde, o PME e o PSE se tornarão uma "tecnologia prescritiva" intimamente ligada a padrões externos e remuneração (Franklin, 1999).

A adoção dos PSEs na prática parece estar relacionada com a satisfação do médico com essa tecnologia na medida em que são percebidos como melhora da qualidade de cuidados (Friedberg et al., 2013). Para os médicos neste estudo, esses benefícios foram percebidos como potenciais nesse momento, não tendo ainda sido demonstrados. Por outro lado, os efeitos negativos do PSE foram percebidos como mais imediatos e incluíam pouca praticidade, demora na entrada de dados, interferência com a consulta cara a cara, conteúdo de trabalho ineficiente e menos completo, incapacidade de troca das informações de saúde entre produtos de PSE e degradação da documentação clínica.

Muitos dos problemas com o uso do PSE serão abordados e melhorados. A geração de médicos de família e comunidade que iniciou sua carreira com prontuários de papel e passou para o prontuário eletrônico (digitalmente ingênua) está dando espaço para a geração mais nova (digitalmente nativa), que está mais confortável com a tecnologia, por isso é razoável esperar que alguns dos problemas citados anteriormente diminuam, ainda que sejam substituídos por novos problemas. Há poderosas forças sociais, econômicas e políticas envolvidas nos PSEs e no mundo mais amplo da TI em saúde. Entre as forças sociais pertinentes aos prontuários de saúde está o surgimento da voz do "consumidor". Cada vez mais a guarda do prontuário médico, que no passado era um papel apenas do médico, está se tornando uma colaboração entre o médico e a pessoa atendida.

Os médicos de família e comunidade devem cuidar para que estejam envolvidos na evolução da tecnologia, orientando-a em uma direção que respeite os valores da disciplina. Reiser (2009) utiliza o exemplo da introdução do estetoscópio na prática médica e mostra como isso serviu para transformar a relação entre a pessoa e o médico. O médico transferiu a atenção do que as pessoas diziam para o "som produzido por seus órgãos". Essa foi uma tecnologia distanciadora. Contudo, os médicos incorporaram a tecnologia do estetoscópio (embora isso esteja sendo superado por novas tecnologias como a ecocardiografia) e aprenderam também a escutar a pessoa. O desafio para os médicos de família e comunidade é incorporar da mesma maneira o PSE e outras tecnologias de saúde ao mesmo tempo em que continuam a escutar a pessoa atendida.

BIG DATA

O uso cada vez maior dos PSEs está gerando uma quantidade enorme de dados. Conforme apontado por Murdoch e Detsky (2013), alguns deles são quantitativos (p. ex., valores laboratoriais), alguns são qualitativos (p. ex., documentos baseados em texto e demografia) e alguns são transacionais (p. ex., registros de medicamentos administrados). O desenvolvimento de novas técnicas analíticas a partir da ciência da computação possibilita lidar com tipos diferentes de dados. Os usos desses dados em cuidados de saúde podem incluir a geração de novos conhecimentos por meio de técnicas computacionais como o processamento da linguagem natural aplicado a textos livres nos prontuários médicos; a disseminação de conhecimento por meio da análise dos PSEs existentes para a produção de um guia para as decisões clínicas; a integração da medicina personalizada na prática clínica; e a ligação entre os dados de saúde tradicionais e outros dados pessoais, integrando dessa forma o modelo médico tradicional com os determinantes sociais da saúde. "A primeira revolução da tecnologia da informação na medicina é a digitalização do prontuário médico. A segunda certamente é utilizar a informação contida no prontuário e combiná-la com outras fontes" (Murdoch e Detsky, 2013, p. 1352).

RESUMO

- Os custos da saúde são crescentes, e os médicos de família e comunidade devem estar engajados na identificação e na redução de exames e tratamentos desnecessários.
- Um setor de atenção primária forte reduz os custos em um nível populacional.
- O uso de um método clínico centrado na pessoa ajuda a reduzir os custos em um nível individual.
- O prontuário médico evoluiu de um *auxiliar da memória* do médico para um prontuário de saúde cujo conteúdo é do interesse de uma audiência muito maior. Ele se transformou em uma colaboração entre o médico e a pessoa atendida.
- O uso secundário da informação do PSE necessita de um cuidado adequado para proteger a privacidade das pessoas atendidas e dos médicos, sendo que os médicos devem estar envolvidos no desenvolvimento e na participação nessa proteção (College of Physicians and Surgeons of Alberta, 2009).
- Os médicos de família e comunidade, individualmente e por meio de suas associações e colegiados regulatórios, devem estar envolvidos na garantia do uso apropriado dos dados que surgem dos PSEs e das novas tecnologias de saúde de modo a beneficiar as pessoas atendidas.
- Dados e informações não são o mesmo que conhecimento, e o papel do médico de família e comunidade e da pessoa atendida na geração de conhecimento e significado na saúde e na doença segue sendo central na relação pessoa-médico (ver Cap. 6, *Fundamentos filosóficos e científicos da medicina de família e comunidade*).

NOTA

[1] Neste capítulo, prontuário médico eletrônico (PME) refere-se ao registro eletrônico de achados, investigações e tratamentos médicos. Prontuário de saúde eletrônico (PSE) refere-se ao prontuário eletrônico de todos os profissionais envolvidos no cuidado da pessoa, incluindo o médico.

REFERÊNCIAS

Berger J, Mohr J. 1967. *A Fortunate Man*. New York: Pantheon Books, a division of Random House.

Berwick DM, Nolan TW, Whittington. 2008. The Triple Aim: Care, health and cost. *Health Affairs* 27(3):759–769.

Brody H. 2010. Medicine's ethical responsibility for health care reform: The top five list. *New England Journal of Medicine* 362(4):283–285.

Carr N. 2010. *The Shallows: What the Internet is Doing to Our Brains*. New York: W. W. Norton.

Cohn J. 2013. The robot will see you now: Is your doctor becoming obsolete? *The Atlantic*: March, 2013:59–67.

College of Physicians and Surgeons of Alberta. 2009. *Data Stewardship: Secondary Use of Health Information*. http://cpsa.ca/wp-content/uploads/2015/05/Secondary_Use_of_Health_Information_-_Final_December_2009.pdf

Devereaux PJ, Anderson DR, Gardner MJ, et al. 2001. Differences between perspectives of physicians and patients on anticoagulation in patients with atrial fibrillation: Observational study. Commentary: Varied preferences reflect the reality of clinical practice. *BMJ* 323:1218.

Epstein RM, Franks P, Shields CG, Meldrum MS, Miller KN, Campbell TL, Fiscella K. 2005. Patient-centered communication and diagnostic testing. *Annals of Family Medicine* 3(5):415–421.

Fineberg HV. 2012. A successful and sustainable health system: How to get there from here. *New England Journal of Medicine* 366:1020–1027.

Fisher ES, Bynum JP, Skinner JS. 2009. Slowing the growth of health care costs: Lessons from regional variation. *New England Journal of Medicine* 360(9):849–852.

Fox TF. 1960. The personal doctor: And his relation to the hospital. *The Lancet* 275 (7127): 743–760 (April 2).

Franklin U. 1999. *The Real World of Technology*, rev. ed. Toronto: Anansi.

Friedberg MW, Chen PG, Van Busum KR, et al. 2013. *Factors Affecting Physician Professional Satisfaction and Their Implications for Patient Care, Health Systems, and Health Policy*. Santa Monica, CA: RAND. http://www.rand.org/content/dam/rand/pubs/research_reports/RR400/RR439/RAND_RR439.pdf

Hudzik B, Hudzik M, Polonski L. 2014. Choosing wisely: Avoiding too much medicine *Canadian Family Physician* 60:873–876.

Jamoulle M. 2015. Quaternary prevention: An answer of family doctors to overmedicalization. *International Journal of Health Policy Management* 4(2):61–64.

Khosla V. 2012. *Do We Need Doctors or Algorithms?* http://techcrunch.com/2012/01/10/doctors-or-algorithms/

Kuehn BM. 2012. Movement to promote good stewardship of medical resources gains momentum. *Journal of the American Medical Association* 307:218.

Macinko J, Starfield B, Erinosho T. 2009. The impact of primary healthcare on population health in low-and middle-income countries. *Journal of Ambulatory Care Management* 32(2):150–171.

Mossialos E, Wenzl M, Osborn R, Anderson C. 2014. *International Profiles of Healthcare Systems*. The Commonwealth Fund, New York.

Murdoch TB, Detsky AS. 2013. The inevitable application of big data to health care. *Journal of the American Medical Association* 309(13):1351–1352.

National Physicians Alliance. http://npalliance.org/

National Physician Survey. *2014 Results for Family Physicians*. http://nationalphysiciansurvey.ca/result/2014-results-family-physicians/

Neumann PJ. 2012. What we talk about when we talk about health care costs. *New England Journal of Medicine* 366(7):585.

Smith S. 2011. The "top 5" lists in primary care: Meeting the responsibility of professionalism. *Archives of Internal Medicine* 171(15):1385–1390.

Owens DK, Qaseem A, Chou R, Shekelle P. 2011. High-value, cost-conscious health care: concepts for clinicians to evaluate the benefits, harms, and costs of medical interventions. *Annals of Internal Medicine* 254(3):174–180.

Qaseem A, Alguire P, Dallas P, et al. 2012. Appropriate use of screening and diagnostic tests to foster high-value, cost-conscious care. *Annals of Internal Medicine* 156(2):147–149.

Randall F. 2000. Judgement and resource management. Chapter 5 in Downie RS, Macnaughton J (eds.), *Clinical Judgement: Evidence in Practice*. Oxford: Oxford University Press.

Reiser, SJ. 2009. *Technological Medicine: The Changing World of Doctors and Patients*. New York: Cambridge University Press.

Schoen C, Osborn R, Squires D, et al. 2012. A survey of primary care doctors in ten countries shows progress in use of health information technology, less in other areas. *Health Affairs (Millwood)* 31(12):2805–2816.

Starfield B, Shi L, Macinko J. 2005. The contribution of primary care to health systems and health. *The Millbank Quarterly*; 83(3):457–502.

Stewart MA, Ryan BL, Bodea C. 2011 Is patient-centred care associated with lower diagnostic costs? *Healthcare Policy* 6(4):27–31.

Terry AL, Stewart MA, Fortin M, et al. 2014. Gaps in primary healthcare electronic medical record research and knowledge: Findings of a pan-Canadian study. *Healthcare Policy* 10(1):46–59.

Weed LL. 1971. *Medical Records, Medical Education, and Patient Care*. Cleveland, OH: Press of Case Western Reserve University.

CAPÍTULO 19

Administração do serviço de atendimento médico

A eficácia de um médico de família e comunidade não depende apenas de suas habilidades clínicas, mas também de sua capacidade administrativa. A administração inadequada do serviço de atendimento leva a um atendimento ruim para as pessoas, insatisfação da população e desmoralização do médico e de seu pessoal. Este capítulo tem como foco a questão central da administração de um serviço de medicina de família e comunidade: *a alocação de recursos limitados para atender às necessidades e exigências do atendimento de forma a respeitar os valores da medicina de família e comunidade*. A palavra *limitados* é usada com conhecimento de causa. Mesmo nas sociedades mais ricas, os recursos são insuficientes para atender a todas as necessidades e a todas as demandas. Logo, cada médico de família e comunidade tem de estar envolvido no processo de avaliar as necessidades, estabelecer prioridades e alocar recursos. Um processo administrativo é ilustrado na Figura 19.1, o qual se aplica a clínicas de apenas um médico, clínicas de grupo e equipes. Como indicado no fluxograma, o processo é cíclico, e o retorno recebido da avaliação leva ao reexame de objetivos, prioridades e procedimentos práticos.

FORMULAÇÃO DE OBJETIVOS

No primeiro momento, os objetivos são determinados pelos valores do serviço de atendimento e das expectativas de quem usa os serviços. Salientam-se entre eles os valores da medicina de família e comunidade, como a acessibilidade do médico, a disponibilidade do serviço, o atendimento pessoal, a continuidade do atendimento e a preservação da relação médico-pessoa. A qualidade do trabalho clínico e a satisfação dos funcionários com o trabalho são valores compartilhados por todos os serviços de atendimento. A esses podemos adicionar os valores pessoais, como uma vida pessoal e familiar satisfatória para o médico. Outros objetivos podem estar relacionados mais especificamente com a prevenção e o manejo da doença.

```
┌─────────────────────────────┐
│  Formulação de objetivos    │──┐
└─────────────┬───────────────┘  │
              ▼                  │
┌─────────────────────────────┐  │
│ Definição da população do   │  │
│          serviço            │  │
└─────────────┬───────────────┘  │
              ▼                  │
┌─────────────────────────────┐  │
│  Avaliação das necessidades │  │
│  Avaliação das demandas     │◄─┤
│  Avaliação dos recursos     │  │
└─────────────┬───────────────┘  │
              ▼                  │
┌─────────────────────────────┐  │
│   Alocação de prioridades   │  │
└─────────────┬───────────────┘  │
              ▼                  │
┌─────────────────────────────┐  │
│   Formulação de políticas   │  │
└─────────────┬───────────────┘  │
              ▼                  │
┌─────────────────────────────┐  │
│   Avaliação do desempenho   │──┘
└─────────────────────────────┘
```

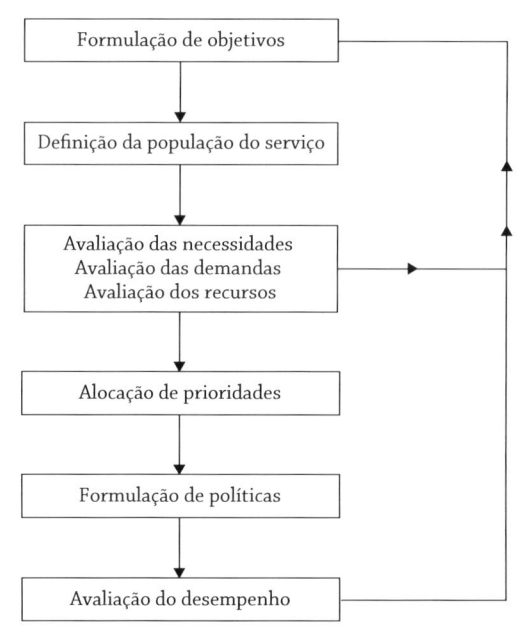

Figura 19.1 O processo de administração.

O resultado será uma lista de objetivos do serviço de atendimento, dos quais apresentamos os seguintes exemplos:

1. As pessoas que solicitam consulta para problemas agudos serão atendidas no mesmo dia. Isso imediatamente remete à seguinte questão: "O que é um problema agudo?" Como as políticas serão postas em prática pelos funcionários do serviço, eles precisarão de diretrizes. Por exemplo, em alguns serviços que conhecemos, uma pessoa que ligue por causa de um nódulo no seio é considerada com um problema agudo e deve ser vista no mesmo dia.
2. As pessoas que solicitam consultas em virtude de problemas não urgentes serão atendidas dentro de duas semanas.
3. Durante os horários de atendimento normais, as pessoas serão atendidas por seu médico pessoal.
4. O tempo médio de espera das pessoas na sala de espera não será superior a 15 minutos.
5. Pessoas que pedem para falar com o médico receberão um retorno no mesmo dia.
6. Todas as pessoas adultas terão sua pressão arterial medida a cada dois anos.
7. Pessoas em tratamento para hipertensão ou diabetes serão examinadas pelo menos uma vez a cada três meses.

Logo se tornará aparente que alguns desses objetivos estão em conflito. Como as pessoas com problemas agudos serão atendidas se todos os horários do dia estão preenchidos por pessoas com problemas não urgentes? A pessoa deve consultar com seu médico mesmo se todos os horários já estiverem tomados, mas houver outro médico disponível? Se os objetivos estão em conflito, devem ser postos em uma ordem de prioridades. Pode-se, por exemplo, considerar que os problemas agudos têm maior prioridade para serem vistos no mesmo dia do que a necessidade de a pessoa sempre consultar com seu próprio médico.

Uma possível resposta a esse conflito é o acesso avançado ou o sistema de marcação no mesmo dia, que procura equilibrar as necessidades das pessoas com a capacidade do médico de atendê-las. Essa abordagem foi retirada da aplicação da teoria de enfileiramento e dos princípios de engenharia industrial aplicados a um contexto de prática (Murray e Berwick, 2003; Mitchell, 2008). Nesse modelo, é oferecido às pessoas uma consulta com seu médico no mesmo dia, dessa forma garantindo a acessibilidade e a continuidade do atendimento. Isso está de acordo com os princípios básicos da boa prática em medicina de família e comunidade. Para chegar a esse grau de organização, é preciso o compromisso do médico, e já se viu que isso é possível em muitos países, inclusive nos Estados Unidos (Murray et al., 2003), no Canadá (Mitchell, 2008) e no Reino Unido (Pope et al., 2008), às vezes com adaptações locais. O acesso avançado melhora a satisfação da pessoa e do médico, reduz consultas de urgência (O'Hare e Corlett, 2004) e melhora o atendimento à pessoa (Solberg et al., 2006). Após a formulação dos objetivos, eles são transformados em políticas do serviço. Isso incluirá a alocação de responsabilidades entre os membros da equipe. Por exemplo, que ligações telefônicas o recepcionista deve passar para o enfermeiro ou para o médico? Quantos horários são deixados livres em cada dia para os problemas agudos? Quem verifica se a pressão arterial das pessoas foi medida? Quem é responsável por medir a pressão arterial? Quem verifica se as pessoas estão consultando para acompanhamento? Em que circunstâncias as pessoas recebem renovação de suas prescrições? Como essas prescrições são autorizadas?

DEFINIÇÃO DA POPULAÇÃO DO SERVIÇO DE ATENDIMENTO

Qualquer avaliação de necessidades exige a definição da população a ser atendida no serviço de atendimento. Em sistemas pré-pagos, isso é prontamente disponível, pois as pessoas se inscrevem no serviço. A definição da população em um sistema em que a pessoa paga por serviço é mais difícil, mas, mesmo assim, possível. A lista é compilada pela avaliação de todos os registros do serviço e pela anotação de todas as pessoas que têm usado o serviço regularmente. Como mais de 90% da população de um serviço consultam pelo menos uma vez em um período de cinco anos, a lista de pessoas que consultaram oferece um quadro quase completo da população de risco. É claro que a lista será imprecisa, pois contém algumas pessoas que se mudaram ou trocaram de médico. No entanto, o objetivo dessa lista é administrativo, não de pesquisa; logo, um alto grau de exatidão não é necessário. Um método alternativo, também possível no sistema de pagamento por serviço, é fazer um contrato de atendimento continuado quando uma nova família procura o serviço de atendimento. A avaliação das necessidades pode ser mais refinada se a população definida for listada na forma de um registro por idade e sexo. A compilação de um registro do serviço de atendimento usando métodos manuais é trabalhosa e demorada, e devemos enfatizar aqui que, apesar de ser um objetivo altamente desejável, o registro do serviço de atendimento não é, de modo algum, essencial para o próximo estágio do processo. Os registros eletrônicos de saúde simplificaram muito esse passo do processo.

AVALIAÇÃO DE NECESSIDADES NÃO ATENDIDAS

Dois tipos de necessidades não atendidas[1] podem ser identificados:

1. Necessidades de que a pessoa não tem consciência. Sabe-se muito bem que demanda por serviços não é a mesma coisa que uma expressão de necessidades. Pesquisas de saúde comunitária mostraram a existência de muitas necessidades não atendidas mesmo quando bons serviços de atenção primária estão disponíveis. A seguir, descrevemos alguns exemplos comuns:
   a. Deficiências que os idosos não reconhecem como problemas que podem ser tratados.
   b. Procedimentos de prevenção muito bem validados cuja necessidade pode não ser conhecida pela pessoa, tais como vacinas, preventivo do câncer de colo do útero e triagem para hipertensão.
   c. Doenças mentais, como depressão, em que a apatia ou a falta de entendimento inibe a pessoa e faz ela não procurar assistência.
2. Necessidades que a pessoa vê como não atendidas pelo sistema de assistência à saúde.

A satisfação do paciente, a adequação do atendimento preventivo e as necessidades não atendidas para problemas comuns específicos podem ser avaliadas por meio de um breve questionário apresentado para uma amostra de cada faixa etária, retiradas dos registros do serviço ou de um cadastro organizado por sexo e idade. Os resultados permitem que o médico identifique áreas específicas nas quais o serviço não está atendendo às necessidades. Outro método de avaliação é a realização periódica de pesquisas com subgrupos específicos da população considerada com alto risco de ter necessidades não atendidas. Grupos em possível risco são idosos, famílias com mães solteiras, famílias de pessoas com deficiências crônicas e grupos de imigrantes.

AVALIAÇÃO DAS DEMANDAS

As demandas por recursos podem ser divididas entre aquelas geradas pelo paciente e aquelas geradas pelo médico.

As demandas geradas pelos pacientes podem, por sua vez, ser subdivididas nas seguintes categorias principais:

- Consultas por telefone
- Consultas no consultório para condições agudas
- Consultas no consultório para problemas não urgentes
- Solicitação de consulta domiciliar
- Consultas no consultório para atendimento preventivo
- Solicitação de novas prescrições
- Chamados de emergência e à noite
- Consultas de atendimento pré-natal e de puericultura

Os médicos geram demandas por seus serviços ao pedir às pessoas que marquem consultas de acompanhamento e ao telefonar chamando-as para procedimentos preventivos.

As demandas podem ser prontamente avaliadas fazendo-se análises periódicas das chamadas telefônicas recebidas, das solicitações para consultas, das visitas domiciliares, da repetição de prescrições, e assim por diante. Podem-se obter mais detalhes registrando-se essas informações como rótulo de problema ou diagnóstico, fármacos ou outro tratamento prescrito, exames solicitados ou encaminhamentos feitos. Para propósitos administrativos, não há necessidade de registrar continuamente essas informações. É suficiente que se faça isso para todas as pessoas por uma semana de cada vez, ou para uma amostra de pessoas por um período semelhante.

AVALIAÇÃO DOS RECURSOS

Os recursos do serviço de atendimento incluem as instalações físicas, o sistema de comunicação, os médicos, os funcionários, outros trabalhadores lotados no serviço e os recursos hospitalares e comunitários que podem ser ativados pelo serviço.

ALOCAÇÃO DE PRIORIDADES

Considerando os objetivos definidos do serviço de atendimento, as necessidades da população atendida e as demandas geradas, será necessário estabelecer prioridades, já que não será possível fazer tudo.

FORMULAÇÃO DE POLÍTICAS

Devem ser definidas políticas para orientar todas as pessoas envolvidas a fim de alcançar os objetivos do serviço com relação às prioridades. Tais políticas garantem a estabilidade na maneira como o serviço é conduzido.

AVALIAÇÃO DO DESEMPENHO

O próximo passo é a avaliação para determinar se os objetivos estão ou não sendo atingidos. Diferentes tipos de avaliação são necessários para objetivos diferentes. Donabedian (1966) descreveu três tipos: avaliação da estrutura, do processo e de resultados. A estrutura refere-se às instalações físicas e à qualificação dos funcionários, sendo mais relevante para as auditorias externas do que para o tipo de avaliação interna que estamos discutindo aqui. A avaliação de resultados refere-se à verificação dos resultados do atendimento: recuperação da enfermidade ou incapacidade, alívio dos sintomas, capacidade de funcionamento e satisfação com o atendimento. Apesar de o resultado ser o critério máximo do bom atendimento, a avaliação de resultados apresenta certos problemas. O resultado frequentemente é determinado por fatores que estão fora do controle do serviço de atendimento: condições sociais e econômicas, por exemplo. Em condições crônicas, como hipertensão, o resultado pode ser obtido só muitos anos adiante. Desde que um critério de processo possa ser associado a um resultado positivo, pode ser usado como substituto satisfatório para a avaliação de resultados. Assim, é razoável usar o controle da hipertensão como um critério de processo, uma vez que previne os efeitos desfavoráveis da hipertensão. Por razões semelhantes, a proporção da população do serviço que passa por triagem pode ser usada como um critério de processo.

A maioria dos tipos de avaliação úteis ao médico permite a avaliação do processo. Uma exceção é a avaliação da satisfação com o atendimento. Sabe-se que os resultados do tratamento estão associados à satisfação da pessoa; por isso, esse é um aspecto importante da avaliação do serviço de medicina de família e comunidade.

Três estratégias principais de avaliação estão disponíveis para o médico de família e comunidade:

1. Abordagem direta da pessoa.
2. Avaliação periódica dos procedimentos do serviço de atendimento: documentação das ligações recebidas, cálculo do tempo médio na sala de espera e avaliação da demora em conseguir consultas para condições agudas e condições não urgentes.
3. Auditoria dos registros. Isso pode ser usado para monitorar aspectos do desempenho, como manejo, prescrição, encaminhamento e uso de exames complementares.

RECONSIDERAÇÃO DE OBJETIVOS E POLÍTICAS

Provavelmente, a avaliação revelará que alguns objetivos não estão sendo alcançados. Por isso, algumas perguntas devem ser feitas:

1. Os objetivos são realistas?
2. É possível alterar as demandas? Frequentemente pressupomos que as demandas em um serviço de atendimento são fatores estabelecidos. Certamente, há limites

para o grau em que podem ser influenciadas. Deve-se ter em mente, entretanto, que há duas formas de alterar as demandas. A educação da pessoa pode afetar não apenas a natureza das demandas, mas também sua distribuição. As instruções em folhetos, vídeos sobre o automanejo para problemas simples e visitas em grupos podem reduzir a demanda por atendimento para condições como infecções das vias aéreas superiores, por exemplo. Cursos de pré-natal e pós-natal para mães podem reduzir o número de chamados para atender bebês. A educação da pessoa por meio de conversas ou por panfletos preparados pelo serviço pode reduzir o número de demandas desnecessárias, como ligações fora do horário de atendimento para solicitar novas receitas. As demandas criadas pelos médicos também podem ser mudadas por intermédio da revisão das consultas de acompanhamento e dos serviços preventivos. Por exemplo, o médico deve atender a todas as pessoas recentemente hospitalizadas dentro de uma semana da alta, ou os recursos podem ser usados de forma mais efetiva utilizando-se outros profissionais de saúde?
3. Será que os recursos do serviço estão sendo usados para obter os melhores resultados possíveis? Quanto tempo está sendo perdido? O tempo do médico está sendo usado de forma vantajosa ou está mal distribuído? Uma parte suficiente do dia é dedicada às consultas no consultório? Está havendo perda de tempo em consequência de fluxo inadequado de pessoas, registros perdidos, instrumentos não disponíveis prontamente, ou em virtude de a comunicação ser ineficiente no consultório?
4. Os funcionários estão totalmente conscientes das políticas do serviço e as estão colocando em prática? Considerando que recebe as primeiras ligações, a pessoa-chave entre os funcionários do serviço é a recepcionista, que só pode trabalhar de maneira eficaz se tiver um entendimento claro do que é esperado.

DEFEITOS COMUNS NA ADMINISTRAÇÃO DO SERVIÇO

1. Ligações em excesso com relação ao número de linhas telefônicas. Pessoas com problemas agudos podem ter dificuldade em conseguir contato por causa do sinal constante de ocupado.
2. Serviço de secretária eletrônica inadequado para atendimento fora dos horários do serviço. O serviço comercial de secretária eletrônica pode estar sendo inadequadamente supervisionado. Pode haver atrasos inaceitáveis entre o momento em que a ligação é recebida e o momento em que é repassada para o médico.
3. Pessoas que precisem esperar dois ou três dias para consultar devido a condições agudas, como dor abdominal ou infecção urinária. Nessas circunstâncias, não surpreende que elas acabem usando os serviços de emergência dos hospitais.
4. Pessoas que não consigam passar pela barreira da recepcionista ou enfermeiro quando quiserem falar com o médico. Isso pode ser resultado da proteção exagerada que o recepcionista dá ao médico em relação às demandas das pessoas.

O médico deve adotar uma abordagem crítica para a administração do serviço; de outra forma, pode permanecer em total ignorância da existência desses defeitos em seu serviço de atendimento.

PRÁTICAS BASEADAS NA EQUIPE

Uma equipe de atenção primária interdisciplinar (API) consiste em um grupo de profissionais representando diferentes disciplinas que trabalham juntos em um arranjo que oferece uma gama de serviços de saúde a uma população na comunidade (Dinh, Stonebridge e Theriault, 2014). Essas equipes de API formais são uma característica de muitas iniciativas para reforçar a atenção primária em diversos países, mas é comum que os médicos de família e comunidade trabalhem em equipes informais ou pouco organizadas, e isso continuará a ser a regra em muitos lugares. De fato, a tradicional "equipe central" com dupla de médico-enfermeiro consegue oferecer um excelente cuidado centrado na pessoa (Sinsky et al., 2010), e isso pode ser suplementado por outros profissionais na comunidade de acordo com as necessidades da pessoa.

O movimento da atenção primária em direção a equipes de API é motivado por evidências de que essas organizações podem melhorar a saúde daqueles com problemas crônicos e fatores de risco, além de reduzir custos em outras partes do sistema de saúde (Dinh e Bounajm, 2013). Outros argumentam que essas equipes são uma maneira de lidar com a escassez de médicos, mas as evidências nessa área não estão claras (Grover e Niecko, 2013). Há a expectativa de que elas ajudem a abordar alguns dos fatores que levam à exaustão entre os médicos de família e comunidade (Sinsky, Willard-Grace e Schutzbank, 2013).

Quando as equipes de API atingem determinado tamanho, existe o perigo de que as pessoas tenham dificuldade para identificar um ou dois profissionais primários que elas considerem que as conheçam bem. Uma solução para isso é o uso de pequenas equipes (*teamlets*) que consistem em uma parceria estável entre o médico e outro profissional que trabalhem juntos todos os dias e compartilhem a responsabilidade pelas pessoas sob seus cuidados (Bodenheimer, Ghorob e Willard-Grace, 2014). É claro que isso reflete a tradicional dupla de médico-enfermeiro citada anteriormente.

Um desafio para as equipes de API é a manutenção dos princípios da medicina de família e comunidade. Elas podem manter a centralização na pessoa aplicando os princípios do método clínico centrado na pessoa à equipe (Stewart et al., 2014). Isso começa com a garantia de que todos na equipe compreendem o escopo de atuação uns dos outros além dos pontos fortes e experiências individuais. Isso cria a base para o desenvolvimento da linguagem compartilhada, da cultura e da filosofia da equipe. Deve haver concordância sobre os objetivos dos cuidados, bem como comunicação (formal e informal) e políticas e procedimentos sobre como reduzir e lidar com os conflitos. Tudo isso exige o compartilhamento de poder, a confiança nos colegas e o autoconhecimento.

No cuidado centrado na pessoa, compreende-se que as pessoas compartilham as decisões que afetam seus próprios cuidados. No nível de equipe, as pessoas podem participar das decisões coletivas do serviço por meio de um conselho de pacientes.

O estabelecimento e a garantia de que as equipes de API operem em seu potencial pleno exigem mudanças fundamentais na forma como muitos médicos de família e comunidade trabalham. Em algumas versões das equipes de API, há ênfase na governança e na administração, as quais, se não forem conscientes e responsáveis em relação às necessidades dos profissionais de saúde e dos pacientes, correm o risco de evoluir para um modelo de produção (Franklin, 1999) de cuidados de saúde. É importante que os médicos e outros profissionais de cuidados diretos estejam envolvidos na governança e na administração dessas equipes. Os médicos de família e comunidade devem considerar de modo mais consistente sua clínica e sua comunidade em um nível populacional e perguntar de que maneira a equipe de API pode melhorar a saúde global daquela população. Juntar todos os profissionais de saúde durante sua educação básica é algo desejável para nutrir as atitudes necessárias para o sucesso do trabalho nessas equipes.

PATIENT-CENTERED MEDICAL HOME

Patient-centered medical home (PCMH) descreve uma maneira de organizar a clínica de medicina de família e comunidade, reconhecendo a importância de seus princípios e as melhores práticas dos serviços de alto desempenho. Há oito características de uma PCMH (American College of Physicians, 2007):

1. Cada pessoa tem um médico pessoal que fornece cuidados de primeiro contato continuados e abrangentes para a maioria dos problemas de saúde.
2. Há uma equipe liderada por um médico que coletivamente é responsável pelas necessidades continuadas das pessoas.
3. O cuidado baseia-se no modelo de pessoa como um todo (holístico), responsabilizando-se por fornecer os cuidados que abrangem todas as necessidades da pessoa ao longo da vida ou garantindo que o cuidado seja feito por outros profissionais qualificados.
4. A equipe garantirá que o cuidado seja coordenado por toda a complexidade do sistema de saúde. A integração dos cuidados é garantida por registros do serviço, tecnologia da informação e troca de informações através do sistema.
5. Cuida-se para garantir que as pessoas recebam os cuidados indicados quando e onde elas necessitem e desejem de modo apropriado sob o ponto de vista cultural e linguístico.
6. A qualidade e a segurança são características dos cuidados oferecidos.
7. Maior acesso é disponibilizado por meio de agenda aberta, horário expandido e uso de outros meios como a comunicação entre o médico e a pessoa, como em portais para pacientes.
8. Uma estrutura de pagamento que sustente e estimule esse modelo de cuidados.

Há mais de 2 mil PCMHs reconhecidas nos Estados Unidos. Outras jurisdições desenvolveram modelos que demonstram esses mesmos princípios (Rosser et al., 2010).

O IMPACTO DA ATENÇÃO GERENCIADA

Atenção gerenciada (managed care), como são chamados os planos de saúde em parte da América do Norte, é o termo usado para sistemas de prestação de serviços de saúde, tais como as organizações de manutenção da saúde (HMOs, de *health maintenance organizations*), as organizações com prestadores de serviços preferenciais (PPOs, de *preferred provider organizations*) e as associações independentes de prestação de serviços (IPAs, de *independent practice associations*). O termo *atenção gerenciada* também é usado se referindo à diversidade de procedimentos usados por essas organizações para controlar os serviços de médicos e limitar as opções das pessoas. Exemplos de tais controles incluem a entrada no sistema apenas por intermédio do médico da atenção primária, que funciona como controlador de acesso, a obrigatoriedade de uma segunda opinião antes de uma cirurgia eletiva, a revisão formal da utilização de serviços e a aprovação mandatória de certos serviços discricionários.

Devido à necessidade de conter custos, a atenção gerenciada tornou-se prevalente nos Estados Unidos, com 90% dos norte-americanos segurados em alguma forma de atendimento desses planos de saúde. Tais planos estão rapidamente tomando o lugar dos planos de seguro por reembolso e se tornando o sistema predominante de organização e financiamento do atendimento à saúde (Weiner e de Lissovoy, 1993). Em um plano de reembolso, o patrocinador (i.e., o empregador) comprava os serviços por meio de uma empresa de seguros que funcionava como intermediária entre o comprador e os consumidores. Os consumidores podiam escolher seus fornecedores de serviços livremente, os médicos atuavam com poucas limitações, e as companhias de seguro pagavam a conta. Essas companhias aceitavam o risco financeiro, mas podiam passar qualquer aumento de custos para o patrocinador na forma de prêmios de seguro mais altos.

O que distingue os planos de atenção gerenciada é que "uma das partes assume a responsabilidade de integrar e coordenar o financiamento e o fornecimento de serviços entre o que antes eram entidades de fornecedor e pagantes fragmentados" (Weiner e de Lissovoy, 1993, p. 97). A instituição prototípica da atenção gerenciada é a HMO nos Estados Unidos. As HMOs têm o compromisso de assegurar atendimento aos inscritos que pagam um prêmio antecipado. A organização assume o risco financeiro e transfere um pouco desse risco para os médicos da atenção primária, que seguidamente recebem valores por uma taxa de capitação (pagamento regular por pessoa inscrita em seu serviço de atendimento, sem considerar se a pessoa recebeu ou não atendimento).

Há quatro tipos de HMOs. Nas HMOs com funcionários, os médicos são pagos, principalmente com salários. Nas HMOs de grupos, um serviço de um grupo com várias especialidades é a principal fonte de atendimento médico para os inscritos. As HMOs em redes fornecem serviços para os inscritos por meio de dois ou mais serviços de atendimento. Em uma IPA, ou cooperativas médicas, os médicos individualmente ou em pequenos grupos de serviços de atendimento fazem contratos diretos com os inscritos para lhes fornecer atendimento. Os médicos da atenção primária poderão ser pagos por capitação ou por serviço, havendo uma cláusula de compartilhamento do risco. O médico também poderá tratar pessoas fora da HMO com base em pagamento por serviço.

Em uma PPO, os consumidores podem escolher usar os médicos da rede preferencial, que são participantes do plano, ou médicos fora da rede. Os benefícios oferecidos servem de incentivo para que os consumidores usem os médicos preferenciais. Os médicos, por sua vez, concordam com as estratégias da atenção gerenciada e costumam receber um valor mais baixo por seus serviços. Os médicos que participam do plano se beneficiam do fato de que as pessoas são encaminhadas para eles.[2]

O risco financeiro é definido como "variação nos gastos" (Weiner e de Lissovoy, 1993). O grau de variação depende do número de inscritos e de seu estado de saúde. Se os números forem pequenos, uma pessoa que exige um tratamento caro pode aumentar muito o risco para quem paga. As organizações de atenção gerenciada transferem uma parte ou todo o risco para os médicos. Os médicos da atenção primária, por exemplo, podem concordar em receber um pagamento por valor combinado ou capitação, e assumem a responsabilidade de fornecer todos os serviços necessários, inclusive hospitalização e atendimento por especialistas. Essa transferência de risco pode acontecer nos serviços financiados pelo governo. No serviço nacional de saúde britânico, os serviços que mantêm fundos recebem pagamentos por capitação e são responsáveis por comprar os serviços de hospitais e de especialistas. Nos Estados Unidos, os pagamentos do Medicare têm como base os valores para grupos relacionados de diagnósticos (DRGs, de *diagnosis-related groups*). A taxa paga é uma média de todas as pessoas com o mesmo diagnóstico. Quando a renda do próprio médico é incluída no orçamento ou taxa de capitação, pode claramente surgir um conflito de interesse. A transferência do risco para os grupos de cuidado primário à saúde envolve os médicos em níveis de gestão muito além daqueles que vivenciam na prática particular, em que a cobrança é feita por serviço. Isso exige habilidades administrativas e pode se somar aos estresses do próprio serviço de atendimento. Entretanto, pode oferecer a oportunidade de inovação criativa na prestação de serviços.

Os avanços na tecnologia de informação tornaram possível que os administradores mantenham uma vigilância estrita das atividades dos médicos, inclusive o tempo gasto com pessoas, custos das prescrições, taxas de encaminhamento e adesão às diretrizes. Se muito rígida, essa vigilância pode ter efeitos deletérios na moral dos médicos e consequências negativas no atendimento às pessoas.

O termo *competição administrada* é usado para descrever a concorrência entre os planos de atenção gerenciada em um mercado regulado pelo governo. No serviço nacional de saúde britânico, por exemplo, o governo criou um mercado interno em que os fornecedores competem por contratos com os pagantes.

NOTAS

[1] A avaliação sistemática das necessidades de atendimento de saúde entre a população de um serviço de saúde, a identificação de problemas de saúde na comunidade, a modificação de procedimentos de atendimento e o monitoramento do impacto das mudanças são conhecidos como atenção primária orientada à comunidade (COPC, de *community-oriented primary care*) (Nutting, 1986; Wright, 1993). Nos Estados Unidos, a COPC foi implantada principalmente em organizações de atenção primária sem fins lucrativos. Sua aplicação até agora teve um escopo limitado. As dificuldades de implantação incluem os custos das pesquisas de saúde, a falta de habilidades em epidemiologia e os problemas de realocação de recursos em uma organização que já trabalha em seu limite máximo. Diz-se que a COPC exige um novo tipo de médico, híbrido, com competências em atenção primária, prevenção, epidemiologia, ética e ciências comportamentais. De acordo com Toon (1994), esses papéis podem estar em conflito, o que leva a tensões para o médico individualmente e no serviço de atendimento, especialmente quando o serviço é pequeno. Há, entretanto, alguns casos exemplares, como, em especial, o Dr. Tudor Hart, em seu atendimento de saúde no sul do País de Gales. Naquelas organizações em que a COPC foi implantada, há pelo menos um médico com um compromisso excepcional com o serviço (Nutting e Connor, 1986). Ainda resta demonstrar se a COPC poderá funcionar bem em uma escala maior. Mesmo que mostre ser impraticável na forma atual, os princípios poderiam ainda se aplicar de diferentes formas, tal como por colaboração entre um número de serviços de atendimento e uma unidade de saúde pública.

[2] Para um guia excelente sobre a nomenclatura frequentemente confusa dos planos de atenção gerenciada, ver Razing a tower of Babel: A taxonomy for managed care and health insurance plans (Weiner e de Lissovoy, 1993).

REFERÊNCIAS

American College of Physicians. 2007. Modified from: Joint principles of the patient-centered medical home, March 2007. http://www.acponline.org/advocacy/where_we_stand/assets/approve_jp.pdf.

Bodenheimer T, Ghorob A, Willard-Grace R, et al. 2014. The 10 building blocks of high-performing primary care. *Annals of Family Medicine* 12(2):166–171.

Donabedian A. 1966. Evaluating the quality of medical care. Part 2. *Millbank Memorial Fund* 44:166.

Franklin U. 1999. *The Real World of Technology*. Toronto: Anansi Press.

Grover A, Niecko LM. 2013. Primary care teams: Are we there yet? Implications for workforce planning. *Academic Medicine* 88(12):1827–1829.

Dinh T, Bounajm F. 2013. *Improving Primary Health Care Through Collaboration. Briefing 3: Measuring the Missed Opportunity*. Ottawa: The Conference Board of Canada.

Dinh T, Stonebridge C, Theriault L. 2014. *Getting the Most out of Health Care Teams: Recommendation for Action*. Ottawa: The Conference Board of Canada.

Mitchell V. 2008. Same day booking: Success in Canadian family practice. *Canadian Family Physician* 54:379–383.

Murray M, Berwick DM. 2003. Advanced access: Reducing waiting and delays in primary care. *Journal of the American Medical Association* 289:1035–1040.

Murray M, Bodenheimer T, Rittenhouse D, Grumbach K. 2003. Improving timely access to primary care: Case studies of the advanced access model. *Journal of the American Medical Association* 289(8):1042–1046.

Nutting PA. 1986. Community-oriented primary care: An integrated model for practice, research, and education. *American Journal of Preventive Medicine* 2(3):140.

Nutting PA, Connor EM. 1986. Community-oriented primary care: An examination of the U.S. experience. *American Journal of Public Health* 76(3):279.

O'Hare CD, Corlett J. 2004. The outcomes of open-access scheduling. *Family Practice Management*. www.aafp.org/fpm. February.

Pope C, et al. 2008. Improving access to primary care: Eight case studies of introducing advanced access in England. *Journal of Health Services and Research Policy* 13:33–39.

Rosser WW, Colwill JM, Kasperski J, Wilson L. 2010. Patient-centered medical homes in Ontario. *New England Journal of Medicine* 362: January 21.

Sinsky CA, Sinsky TA, Althaus D, Tranel J, Thiltgen M. 2010. "Core teams": Nurse-physician partnerships provide patient-centered care at an Iowa practice. *Health Affairs* 29(5):966–968.

Sinsky CA, Willard-Grace R, Schutzbank AM, Sinsky TA, Morgolius D, Bodenheimer T. 2013. In search of joy in practice: A report of 23 high-functioning primary care practices. *Annals of Family Medicine* 11(3):272–278.

Solberg LI, et al. 2006. Effect of improved primary care access on quality of depression care. *Annals of Family Medicine* 4:69–74.

Stewart M, Brown JB, Freeman TR, McWilliam CL, Mitchell J, Brown L, Shaw L, Henderson V. 2014. Team-centered approach: How to build and sustain a team. Chapter 13 in *Patient-Centered Medicine: Transforming the Clinical Method*, 3rd ed. London; New York: Radcliffe Publishing.

Toon PD. 1994. What is good general practice? Occasional paper 65. Royal College of General Practitioners.

Weiner JP, de Lissovoy G. 1993. Razing a tower of Babel: A taxonomy for managed care and health insurance plans. *Journal of Health Politics, Policy and Law* 18(1):75–103.

Wright RA. 1993. Community-oriented primary care. *Journal of the American Medical Association* 269(19):2544.

CAPÍTULO 20

⁓∞⁓

Os diversos profissionais na área da saúde comunitária*

Os médicos de família e comunidade podem oferecer os maiores benefícios às pessoas apenas se entenderem o papel de cada profissão da área médica. Como a própria medicina, esses papéis estão em mudança. O objetivo deste capítulo é resumir as funções contemporâneas dos profissionais na área de saúde que trabalham em colaboração com os médicos de família e comunidade.

ENFERMAGEM**

Os enfermeiros desempenham uma série de funções na comunidade:

1. *Enfermeiros de atendimento domiciliar.* Atendem pessoas com problemas agudos ou crônicos, ou após terem alta hospitalar. Durante suas visitas, podem fazer curativos; aplicar injeções; monitorar a pressão arterial, a temperatura e outros sinais vitais; dar banhos na cama ou banheira; tratar de áreas sob pressão para evitar escaras de decúbito; fazer exercícios de reabilitação, além de qualquer outro serviço de enfermagem. O atendimento de enfermagem domiciliar pode ser o único serviço

---

* N. de R.T. No Brasil, vários profissionais estão inseridos na conformação do Sistema Único de Saúde (SUS), alguns deles através do Núcleo de Apoio à Saúde da Família (NASF), como: Médico Acupunturista; Assistente Social; Profissional/Professor de Educação Física; Farmacêutico; Fisioterapeuta; Fonoaudiólogo; Médico Ginecologista/Obstetra; Médico Homeopata; Nutricionista; Médico Pediatra; Psicólogo; Médico Psiquiatra; Terapeuta Ocupacional; Médico Geriatra; Médico Internista (clínica médica), Médico do Trabalho, Médico Veterinário; profissional com formação em arte e educação (arte educador) e profissional de saúde sanitarista, ou seja, profissional graduado na área de saúde com pós-graduação em saúde pública ou coletiva, ou graduado diretamente em uma dessas áreas. Porém, esses ainda são profissionais escassos no sistema público. A composição de cada um dos NASFs será definida pelos gestores municipais e equipes Saúde da Família e deve considerar os critérios de prioridade identificados a partir dos dados epidemiológicos, das necessidades do território e das equipes de saúde que serão apoiadas. (Portal da Saúde/DAB/Núcleo de Apoio à Saúde da Família (NASF), perguntas mais frequentes. Disponível em: <http://dab.saude.gov.br/portaldab/nasf_perguntas_frequentes.php>. Acesso em 10 de junho de 2017).

** N. R.T. No Brasil, a enfermagem não tem a configuração descrita aqui, mas segue as atribuições que foram definidas pelo Ministério da Saúde. Tais atribuições podem ser encontradas em: <http://dab.saude.gov.br/docs/publicacoes/pactos/pactos_vol4.pdf>. Acesso em 11 de junho de 2017.

solicitado pelo médico de família e comunidade, ou parte de um serviço integrado de atendimento domiciliar. A melhor forma de organização é o trabalho conjunto do médico de família e comunidade e do enfermeiro de atendimento domiciliar como uma equipe. Um modo de conseguir essa organização é ter enfermeiros que façam parte do serviço de atendimento em que o médico de família e comunidade atende. Os enfermeiros de atendimento domiciliar podem receber treinamento especial e ter qualificações nas áreas de aplicações intravenosas, cuidados com ostomias, enfermagem para doentes terminais, atendimento de recém-nascidos ou enfermagem geriátrica.

2. *Enfermeiros de saúde pública.* Visitam as casas das pessoas e preocupam-se principalmente com a educação para a saúde, a prevenção de doenças e deficiências e a reabilitação. Podem trabalhar em áreas geográficas definidas ou estar ligados a um serviço de atendimento em medicina de família e comunidade. Em algumas áreas, sua base pode ser em escolas. As responsabilidades desses enfermeiros incluem a educação de saúde para mulheres grávidas, individualmente ou em grupos; visitas domiciliares pós-natais para orientações quanto aos cuidados com o bebê e a amamentação; orientações preventivas quanto ao desenvolvimento infantil; aconselhamento a respeito do planejamento familiar; preparação de doentes e de suas famílias para hospitalizações; acompanhamento após a alta do hospital; visitas a pessoas com doenças contagiosas, inclusive orientação à pessoa e a seus familiares quanto à prevenção de possível disseminação; orientação para pessoas com doenças crônicas; avaliação do funcionamento da família e do ambiente domiciliar; assistência ao médico por meio de observações e avaliações das pessoas que são atendidas em casa; e avaliação do estado de saúde dos doentes idosos que vivem em casa.

3. *Enfermeiras parteiras.* Podem trabalhar tanto em unidades obstétricas quanto na comunidade para fornecer atendimento pré-natal, intraparto e pós-parto em colaboração com os obstetras e os médicos de família e comunidade.

4. *Enfermeiros membros da equipe de atenção primária.* Cada vez mais, os enfermeiros e os médicos de família e comunidade trabalham juntos em equipe. A relação de trabalho diário permite que os papéis do médico e do enfermeiro evoluam de acordo com o contexto local e suas habilidades individuais. O enfermeiro pode estar disponível para os pacientes com novos problemas clínicos, e pode ser responsável por acompanhar pessoas com doenças crônicas, como diabetes e asma, realizando procedimentos de avaliação ou aconselhando aquelas com necessidades especiais.

5. *Papéis especializados na enfermagem.* Muitas especializações na enfermagem surgiram em anos recentes. Algumas dessas especializações, como a enfermagem na área de terapia intensiva ou oncologia, não têm envolvimento na atenção primária. Outros enfermeiros especialistas trabalham muito próximos aos médicos de família e comunidade. O sucesso do atendimento compartilhado depende substancialmente do papel de ligação que o enfermeiro especialista assume em áreas como

atendimento a pessoas com diabetes ou enfermagem psiquiátrica. Os enfermeiros especializados em atendimento paliativo muitas vezes trabalham em conjunto com médicos de família e comunidade.

Enfermeiros e médicos têm muito a aprender uns com os outros. Os médicos podem aprender com a experiência específica desses profissionais e também a partir da perspectiva diversa que a enfermagem traz ao atendimento ao doente. Como membro de uma equipe de atendimento paliativo, aprendi com os enfermeiros como avaliar o nível de dor e desconforto de uma pessoa e como a atenção aos menores detalhes é importante no atendimento a pessoas gravemente doentes. Para ser útil como colega, o médico deve estar bem preparado quanto às habilidades diagnósticas e terapêuticas com as quais o enfermeiro conta. Se o enfermeiro de atendimento paliativo precisa de ajuda com o controle da dor de uma pessoa, o médico só será útil se estiver devidamente preparado. Em muitos casos, o papel principal do médico de família e comunidade será contribuir com seu conhecimento sobre pessoas doentes e famílias, de forma que as decisões sobre o atendimento estejam de acordo com seus valores e preferências. Por exemplo, pode não ser o mais indicado mobilizar múltiplos recursos para uma família que sempre foi muito reservada e autossuficiente.

ENFERMEIROS CLÍNICOS

Os enfermeiros clínicos (ECs) ou enfermeiros clínicos avançados (ECAs) são enfermeiros registrados com educação e treinamento adicionais. O escopo da prática varia entre as jurisdições, mas costuma incluir a capacidade de solicitar e interpretar exames diagnósticos, comunicar diagnósticos, prescrever medicamentos e realizar alguns procedimentos. Sua abordagem enfatiza a promoção da saúde e a prevenção de doenças e lesões. Os ECs tornaram-se a base de muitas equipes de atenção primária, e seu papel específico irá variar dependendo das necessidades da população atendida pela equipe e de outros membros da equipe e de suas habilidades específicas. Eles podem lidar principalmente com casos de doenças agudas que chegam à clínica ou podem participar da promoção de saúde (p. ex., cessação do tabagismo), imunizações, monitoramento de doenças crônicas ou todas essas atividades. Trabalhando em colaboração com médicos de família e comunidade, os ECs podem aumentar muito os serviços disponíveis para a população. Em ensaios clínicos controlados randomizados envolvendo uma rede de equipes de saúde da família com médicos de família e comunidade, enfermeiros clínicos e farmacêuticos visitaram em casa 120 pessoas em risco de desfecho de saúde adverso de acordo com seus médicos de família e comunidade. Uma revisão abrangente dos medicamentos foi realizada e foi desenvolvido um plano ajustado a cada caso com a pessoa e o médico de família e comunidade. Em comparação com a linha de base, a avaliação da pertinência dos medicamentos 12 a 18 meses depois demonstrou melhora significativa (Fletcher et al., 2012). O papel dos ECs continua a evoluir e em alguns locais, como áreas rurais e remotas, eles trabalham de maneira independente dos médicos. Quando trabalham em colaboração com os médicos, os enfermeiros trazem uma abordagem única aos cuidados, a qual não deve ser perdida quando eles mudam de papel na equipe.

TERAPIA OCUPACIONAL

A terapia ocupacional usa atividades para ajudar as pessoas a recuperarem funções perdidas e a desenvolverem suas habilidades. Essas atividades vão desde tarefas diárias, como comer e se vestir, até trabalho criativo e atividades envolvendo relacionamentos interpessoais. Os terapeutas ocupacionais são habilitados para avaliar a capacidade que os doentes têm de trabalhar ou realizar as atividades da vida diária e para prescrever programas que respondam às suas necessidades. Esses terapeutas têm importante papel na reabilitação de pessoas com problemas frequentes na população, como acidente vascular cerebral, amputação, artrite, esclerose múltipla e transtornos mentais. As avaliações no domicílio são particularmente importantes na terapia ocupacional, pois podem levar a mudanças adequadas na distribuição física da casa. Os terapeutas ocupacionais também trabalham com crianças que têm deficiências, tentando ajudá-las a desenvolver novas habilidades.

FISIOTERAPIA

Os fisioterapeutas preocupam-se com a avaliação, a manutenção e a melhora das funções físicas. Como na medicina, a visão de função física como algo separado da função mental tem dado lugar a uma visão mais orgânica da função como expressão do bem-estar da pessoa como um todo. Uma avaliação com base nessa visão inclui o exame de todo o corpo, assim como do local em que os sintomas estão localizados. Também inclui a atenção aos sentimentos e às experiências da pessoa, sua flexibilidade corporal e respiração (Thornquist, 1992). Os estados mentais são associados a disfunções físicas, e a fisioterapia pode melhorar o bem-estar mental mesmo em doentes com esquizofrenia (Roxerdal, 1985).

Os fisioterapeutas são preparados para ser generalistas. Algumas diferenciações nos papéis podem aparecer dependendo da área de trabalho do profissional. A maioria dos fisioterapeutas trabalha em três áreas: distúrbios musculoesqueléticos e lesões, distúrbios neurológicos e distúrbios cardiopulmonares. Os fisioterapeutas têm um papel primordial na reabilitação. Alguns desenvolvem seu conhecimento em áreas mais específicas, como a medicina esportiva.

Os fisioterapeutas que trabalham em equipes de atenção primária têm excelentes oportunidades de prevenir deficiências por meio de intervenções precoces e educação para a saúde. Os médicos de família e comunidade também podem formar laços úteis com os fisioterapeutas que têm conhecimentos especializados em dor crônica, manejo do estresse (relaxamento, controle da respiração) e manipulação.

ASSISTÊNCIA SOCIAL NA MEDICINA

A meta da assistência social é ajudar as pessoas a melhorar seu funcionamento social. Dificuldades podem surgir de doença física aguda ou crônica, pobreza, deficiência mental ou física, desemprego ou problemas de relacionamento.

As funções listadas aqui são todas comuns na assistência social: avaliar os componentes emocionais e sociais dos problemas de saúde; obter o histórico social para conhecer os padrões de comportamento da pessoa no passado e relacioná-los aos problemas atuais; identificar famílias em risco de colapso mental ou social para que medidas preventivas possam ser adotadas; avaliar condições de elegibilidade para programas de assistência; estabelecer os contatos com os recursos adequados na comunidade; dar aconselhamento individual para, por exemplo, mães solteiras, pessoas isoladas e doentes com problemas de personalidade e relacionamentos; dar aconselhamento marital e familiar nos casos de problemas que surgem nos relacionamentos familiares.

Os encaminhamentos para o assistente social são especialmente úteis quando os problemas de relacionamento são um aspecto importante da doença da pessoa ou quando o apoio de recursos comunitários é necessário.

PSICOLOGIA CLÍNICA

Os psicólogos clínicos oferecem uma variedade de métodos de ajuda para pessoas e famílias identificarem e resolverem seus problemas. A abordagem usada por um psicólogo provavelmente se origina em uma das três teorias do desenvolvimento da personalidade e do comportamento humano: psicodinâmica, comportamental ou humanista. A meta principal daqueles que seguem uma orientação psicodinâmica é trazer os conflitos inconscientes para a consciência por meio de técnicas exploratórias analíticas ou interpretativas. Na orientação comportamental, os problemas são abordados para corrigir padrões de comportamento que, para a sociedade ou para o indivíduo, estão desajustados. A abordagem humanista concentra-se nas forças de autoatualização, que se acredita serem inerentes a cada indivíduo e, quando bloqueadas, produzem sofrimento emocional ou outros sintomas de funcionamento inadequado. Um aspecto fundamental dessa abordagem é que o crescimento e a mudança ocorrem no contexto de certas condições necessárias aos relacionamentos: consideração positiva e incondicional, congruência e compreensão empática.

Qualquer uma dessas abordagens terapêuticas pode ser aplicada a uma grande variedade de problemas e sintomas, desde disfunções familiares até sintomas psicofisiológicos, fobias ou outros distúrbios de funcionamento associados à ansiedade, depressão e ao afastamento da realidade. Os médicos de família e comunidade geralmente estão na melhor posição para avaliar as necessidades e capacidades da pessoa que requer intervenção psicológica e, dessa forma, buscar para ela o terapeuta e a abordagem terapêutica mais adequada.

Além de fornecer serviços psicoterapêuticos para os doentes tratados pelos médicos de família e comunidade, o psicólogo clínico pode servir como consultor para esses médicos em várias situações. Primeiro, ele geralmente tem conhecimento sobre psicologia do desenvolvimento. Assim, os sintomas ou comportamentos da pessoa podem ser interpretados como reflexos de crises de desenvolvimento. O psicólogo pode ajudar a colocar os sintomas em perspectiva, reconhecendo suas funções tanto adaptativas quanto inadequadas. Segundo, ele pode trabalhar com o médico para separar os sintomas orgânicos dos psicofisiológicos e, em consequência, diminuir o número de avaliações invasivas, bem como sugerir tratamentos e estratégias de manejo. Além disso, o psicólogo pode facilitar o entendimento e o manejo dos problemas de vida das pessoas pelo médico quando tais pessoas não aceitarem o encaminhamento para o psicólogo ou mesmo outro profissional da saúde. Por fim, a consulta psicológica pode ser útil para ajudar o médico a lidar com problemas na relação pessoa-médico, e com doentes difíceis – por exemplo, aquele que não aceita o tratamento, ou que o aceita superficialmente, pessoas com adição a drogas ou álcool, e pessoas e suas famílias que estão passando pelo processo de lidar com a doença ou a morte.

TERAPIA COMPORTAMENTAL

As técnicas de terapia comportamental desenvolvidas por psicólogos provaram ser úteis no tratamento de condições tão diversas quanto dor crônica, depressão, deficiência física, adições, sintomas psicofisiológicos e fobias (Bakal, 1979; Russell, 1986). Elas podem ser classificadas, de forma ampla, como condicionamento, terapia cognitiva, treinamento para o relaxamento e *biofeedback*. Além de serem usadas por psicólogos, essas técnicas também podem ser utilizadas por médicos e fisioterapeutas.

Condicionamento

O comportamento relaciona-se com estímulos ambientais de duas formas. O comportamento de resposta é controlado pelos eventos de estímulo precedentes. Um estímulo não condicionado produz uma resposta por associação direta, como quando um cão saliva quando a comida chega. Um estímulo condicionado produz uma resposta por associação, como quando o cão saliva ao ouvir uma campainha que antes foi associada à chegada da comida. O condicionamento clássico é o processo de aprendizagem de resposta aos estímulos condicionados.

O comportamento operante é afetado pelos eventos que se seguem ao comportamento. Se for seguido por reforço, o comportamento é salientado, um processo conhecido como *condicionamento operante*. Reforço positivo é qualquer evento que aumenta a frequência do comportamento que o precedeu. Reforço negativo ocorre quando a frequência de um comportamento aumenta após a retirada de um estímulo negativo.

O condicionamento é usado de várias formas para modificar o comportamento. No contracondicionamento, o medo ou a ansiedade produzidos pelo estímulo são substituídos por uma resposta alternativa aprendida. Um comportamento desajustado pode ser reduzido com a diminuição do reforço. Por exemplo, uma pessoa exageradamente dependente que exige atenção com frequência terá esse seu comportamento reforçado se o médico responder às exigências atendendo todas as suas demandas. Se, entretanto, o médico lhe oferece consultas regulares e não responde aos pedidos entre as consultas, o comportamento vai deixar de ser reforçado, e provavelmente sua frequência vai diminuir. Uma pessoa com dor crônica que recebe analgésicos toda vez que os solicita será reforçada quanto a seu comportamento em relação à dor. A medicação com analgésicos em intervalos regulares com nenhum reforço entre as doses tende a reduzir esse comportamento.

No condicionamento por aversão, a resposta é acompanhada por um estímulo desagradável, como no caso da administração de dissulfiram a alcoolistas. Muito do que fazemos para melhorar a adesão ao tratamento é uma forma de condicionamento. Ao remover efeitos colaterais desagradáveis, reduzimos os efeitos de aversão. Para ajudar as pessoas a lembrar de tomar sua medicação, tentamos associar esses medicamentos a certas pistas, tais como deixar o frasco de comprimidos perto da escova de dentes.

Algumas vezes, as pessoas não têm consciência dos estímulos que produzem os sintomas ou as respostas comportamentais. Sua conscientização pode ser aumentada se for pedido que escrevam um diário para registrar os eventos e as sensações que precedem ou acompanham o início de sintomas. Assim, o paciente desenvolve seu autoconhecimento, e o médico fica conhecendo os estímulos que devem ser removidos ou receber respostas diferentes.

Terapia cognitiva

Essa terapia tem base na observação de que condições como depressão e dor crônica são mantidas por processos de pensamento, como percepções, interpretações, expectativas e respostas inadequadas. Um homem de negócios que esteja deprimido pode interpretar de forma equivocada as pistas como se indicassem que seu negócio está indo mal. Uma pessoa com dor crônica pode ter desenvolvido respostas que na verdade aumentam a dor em vez de aliviá-la. A terapia cognitiva tem por meta ensinar à pessoa diferentes formas de responder e de lidar com os problemas.

A terapia cognitiva desenvolveu-se para dar à pessoa uma estrutura conceitual para que entenda a natureza de seus problemas. A pessoa aprende um modo diferente de lidar com o problema. Em vez de responder às indicações fisiológicas e psicológicas com uma reação de pânico ou de pensamentos que produzem ansiedade, a pessoa as utiliza com o objetivo de desencadear respostas para lidar com a situação para a qual foi treinada anteriormente.

Treinamento para o relaxamento

A resposta de relaxamento (Benson, 1975) é um estado fisiológico e psicológico no qual há diminuição da atividade do sistema nervoso simpático, redução da tensão muscular e tranquilidade mental. É induzida com a pessoa sentada ou deitada em uma posição confortável, respirando profundamente, relaxando cada grupo muscular sistematicamente, esvaziando a mente de todos os pensamentos e repetindo um som ou palavra durante certo tempo. A técnica é semelhante à prática de oração meditativa em todas as principais religiões. A teoria do treinamento para o relaxamento é que ele neutraliza o mecanismo que nos prepara para a "luta ou fuga", que é uma resposta ineficaz aos estressores psicológicos.

Biofeedback

O *biofeedback* é uma técnica que dá à pessoa certo controle sobre os sistemas fisiológicos que normalmente funcionam fora do nível da consciência. O método é o do controle com *biofeedback* negativo, um importante princípio da cibernética e da teoria de sistemas. Os processos fisiológicos, como a temperatura da pele, o pulso, a pressão arterial e as contrações musculares, são monitorados eletronicamente e mostrados para o indivíduo. Apesar de o *biofeedback* estar sendo usado de maneira bem-sucedida em situações como cefaleia recorrente, não é claro se o alívio de sintomas realmente depende do mecanismo de *biofeedback*. Talvez funcione por dar à pessoa uma estratégia para lidar com os problemas. Todos os métodos discutidos aqui são formas de dar às pessoas mais controle sobre seus próprios corpos, uma das três condições necessárias para o efeito placebo.

O Caso 9.5 traz um exemplo da aplicação dos princípios da terapia comportamental. Nesse caso, os princípios foram aplicados pelos médicos e pelo fisioterapeuta, sem o envolvimento de um psicólogo. O primeiro médico estava reforçando a reação de pânico da doente à dor no peito com a realização de ECGs toda vez que ela consultava. O segundo médico a ajudou a eliminar esse comportamento ao estabelecer consultas anuais com um cardiologista e deixar de realizar ECGs no espaço de tempo entre essas consultas. O fisioterapeuta reduziu os estímulos que levavam às reações de pânico e reforçou o comportamento que aumentava as atividades da pessoa. O médico de família e comunidade utilizou terapia cognitiva para ajudar a pessoa a mudar sua percepção do que estava acontecendo. O médico também reduziu e depois interrompeu a medicação, que estava reforçando a crença da pessoa em sua invalidez.

NUTRIÇÃO

Dois aspectos do trabalho de um nutricionista que têm importância para o médico de família e comunidade são a educação nutricional e os problemas de dieta. O nutricionista dá instruções para vários grupos na comunidade, incluindo mulheres grávidas, mães de filhos pequenos e pessoas idosas.

Os problemas mais comuns que exigem o aconselhamento com um nutricionista são a obesidade, o diabetes, a hiperlipidemia e os distúrbios digestivos. Pode-se usar aconselhamento individual ou em grupo. Os nutricionistas também têm um papel importante na nutrição enteral e parenteral.

FARMÁCIA

Com a diminuição do uso de manipulações, o papel do farmacêutico mudou e passou da preparação de remédios para o aconselhamento de médicos e doentes sobre o uso de medicamentos. Como consultor para o médico, o farmacêutico tem um papel importante ao informar sobre dosagens, efeitos colaterais, contraindicações e incompatibilidades medicamentosas. Para os doentes, ele interpreta as instruções do médico sobre o modo como os remédios devem ser tomados. Em muitas comunidades, os farmacêuticos são amplamente usados pelo público para aconselhamento a respeito do tratamento de distúrbios comuns, como resfriados, dispepsia e enterite. O rápido desenvolvimento de terapias com novos medicamentos aumentou a importância da comunicação entre o médico de família e comunidade e o farmacêutico. Se o médico puder identificar os farmacêuticos que preparam suas prescrições, é útil que a comunicação entre eles aconteça em nível pessoal. Os farmacêuticos também são importantes como membros de equipes de atenção primária interdisciplinar. Eles auxiliam nas revisões abrangentes dos medicamentos, no início de uma nova terapia medicamentosa e na reconciliação medicamentosa de pessoas recentemente liberadas do hospital, bem como outras funções.

QUIROPODIA E PODIATRIA

O cuidado adequado dos pés, especialmente em indivíduos com diabetes, é uma parte importante do atendimento. Monitoramento e resposta precoce são essenciais para evitar complicações como o pé diabético.

O termo *quiropodista* está sendo gradualmente substituído pelo termo *podiatra*, dependendo do país. Em alguns lugares, são legislativamente duas classes diferentes, com os quiropodistas tendo um campo de prática mais limitado. Os podiatras em muitos países incluem em seu âmbito de prática os distúrbios de pés, tornozelos, joelhos, pernas e quadril.

O CONCEITO DE EQUIPE

Nenhuma profissão pode responder a todas as necessidades de uma pessoa doente, e por isso é necessário trabalhar em equipes. Há pontos positivos, mas igualmente perigos, no trabalho em equipe, havendo também ideias equivocadas a respeito dele. Distinguimos aqui três tipos de equipes: nuclear, ampliada e *ad hoc**.

---

* N. de R.T. *Ad hoc* é uma expressão latina cuja tradução literal é "para isto" ou "para esta finalidade".

Equipe nuclear é aquela em que os membros trabalham juntos, todos os dias, integrados intimamente na realização de uma tarefa especial. Alguns exemplos comuns são as equipes de médico e enfermeiro que trabalham em unidades de terapia intensiva, unidades de tratamento paliativo e na medicina de família e comunidade. Na medicina de família e comunidade, a equipe pode incluir enfermeiros do consultório, enfermeiros de saúde pública (visitadores) e enfermeiros de atendimento no domicílio, se tiverem por base o serviço de atendimento. Ao trabalharem intimamente juntos, os membros da equipe desenvolvem um entendimento mútuo forte que pode melhorar de modo considerável o atendimento dos doentes.

Para alcançar isso, porém, é preciso prestar muita atenção ao moral da equipe e à comunicação entre os membros. Um grupo é uma equipe só no nome se não se encontrar de modo frequente e regular. Os encontros regulares devem ter por fim discutir casos ou situações, mas alguns encontros devem também ser dedicados ao funcionamento da equipe e ao apoio a seus membros. O respeito mútuo é um princípio-chave do funcionamento das equipes e não será alcançado sem que os pontos de vista de cada membro sejam escutados com respeito. Ser membro de uma equipe verdadeira significa estar preparado para que suas ações e visões sejam questionadas, o que algumas vezes para os médicos é difícil de aceitar. Cada membro da equipe tem seu próprio papel, no entanto, os papéis se sobrepõem, e há muitas decisões em que diferentes membros da equipe têm um interesse muito legítimo. Ao decidir qual o manejo para uma pessoa com adição a tranquilizantes, por exemplo, ou se alguém com câncer terminal deve receber um antibiótico para tratar a pneumonia, tanto os enfermeiros quanto os médicos têm muito a contribuir, apesar de ser o médico quem escreve a prescrição. O fato de as decisões serem discutidas de forma livre e aberta não significa que haja uma indefinição das responsabilidades. Quando se estabelece uma decisão, a responsabilidade por sua implantação deve ser claramente definida. A responsabilidade confusa e a fragmentação do atendimento são sinais de uma equipe que não está funcionando bem. Uma das mais importantes responsabilidades da liderança da equipe é manter o moral elevado, em especial em uma equipe em que haja um alto nível de estresse no trabalho. A chave para isso é a atenção e o apoio dado para cada membro. Quando uma equipe tem tarefas urgentes e difíceis para realizar, é muito fácil acabar perdendo suas prioridades para preservar seu bem-estar. Em um estudo sobre terapia intensiva e cuidados paliativos, Vachon (1987) constatou que o estresse e a "exaustão" eram muito menos frequentes nas equipes em que o bem-estar dos membros era a prioridade maior da liderança da equipe.

Equipe ampliada é a equipe nuclear somada aos membros adicionais que se juntam a ela para uma função específica, mas que só são envolvidos quando seus serviços são necessários. Um desses membros pode realizar a mesma função em várias equipes nucleares, por exemplo, quando um assistente social em um centro de saúde trabalha com vários atendimentos de medicina de saúde e equipes compostas de médico e enfermeiro. Há uma necessidade semelhante de encontros dos membros da equipe, respeito mútuo e discussão aberta. O relacionamento desses membros com a equipe, contudo, é um pouco diferente pelo fato de estarem menos envolvidos no dia a dia e por em geral estarem em outra unidade administrativa.

Equipe ad hoc é uma equipe reunida em função de um doente em particular e que existe apenas para aquele caso. O Caso 9.6 é um exemplo desse tipo de equipe. O médico de família e comunidade reuniu um cardiologista e um fisioterapeuta para trabalhar naquele problema. Não foi necessário que a equipe se encontrasse; foi essencial, porém, que suas atividades fossem coordenadas e que entendessem seu propósito comum. Sem liderança, o resultado seria a fragmentação do atendimento. No sistema de saúde moderno, a fragmentação é um problema muito comum (para mais detalhes sobre equipes na medicina de família e comunidade, ver Cap. 19, *Administração do serviço de atendimento médico*).

REFERÊNCIAS

Bakal DA. 1979. *Psychology and Medicine: Psychobiological Dimensions of Health and Illness*. New York: Springer.

Benson H. 1975. *The Relaxation Response*. New York: Morrow.

Fletcher J, Hogg W, Farrell B, Woodend K, Dahrouge S, Lemelin J, Dalziel W. 2012. Effect of nurse practitioner and pharmacist counseling on inappropriate medication use in family practice. *Canadian Family Physician* 58(8):862–868.

Roxerdal G. 1985. *Body Awareness Therapy and the Body Awareness Scale: Treatment and Evaluation in Psychiatric Physiotherapy*. Goteborg: Department of Rehabilitation Medicine, University of Goteborg.

Russell ML. 1986. *Behavioral Counseling in Medicine*. New York: Oxford University Press.

Thornquist E. 1992. Examination and communication: A study of first encounters between patients and physiotherapists. *Family Practice* 9:195.

Vachon MLS. 1987. *Occupational Stress in the Care of the Critically Ill, the Dying, and the Bereaved*. Washington, DC: Hemisphere Publishing.

CAPÍTULO 21

⊂\⊃

A rede de serviços na comunidade

Os médicos de família e comunidade estão acostumados a ver a si mesmos como parte da rede de atendimento médico, que distribui o serviço de vários especialistas para o benefício de seus pacientes. Sua familiaridade com o sistema médico surge da educação centrada em hospitais, que é a norma na maioria das faculdades de medicina. O ambiente educacional, entretanto, não os ajuda a entender que o médico é apenas um dos muitos recursos dentro da comunidade para ajudar as pessoas a lidarem com suas inter-relações entre saúde e problemas sociais. Se o médico de família e comunidade não mantiver bons canais de comunicação com esses serviços e o conhecimento do que eles têm a oferecer, sua efetividade será severamente limitada. O objetivo deste capítulo é apresentar uma descrição geral da rede de serviços comunitários. Apesar de haver diferenças nos detalhes entre locais distintos, e entre as comunidades urbanas e rurais, todas as sociedades industrializadas avançadas têm sistemas de apoio do tipo descrito aqui.

Esses serviços são importantes para os médicos de família e comunidade de duas formas. Primeiro, podem ser uma fonte de informação a respeito das pessoas atendidas. Isso se aplica especialmente nos dois serviços de saúde que se preocupam com as vidas de trabalho das pessoas: os serviços de saúde na escola e no trabalho. Segundo, podem oferecer apoio e ajuda de diferentes modos. Os médicos de família e comunidade que iniciam sua prática ou se mudam para uma nova área precisam se esforçar para aprender sobre a rede de serviços locais, de preferência pelo desenvolvimento de relacionamentos pessoais com as pessoas com quem lidam regularmente. A autoridade de saúde local e seu pessoal são de importância específica para o médico de família e comunidade. É importante educar o pessoal do atendimento de saúde a manter as linhas de comunicação abertas. Nada é mais irritante para um enfermeiro do que descobrir que, quando tenta falar com o médico de família e comunidade sobre uma das pessoas atendidas por ele, o caminho está bloqueado por outro enfermeiro ou recepcionista superprotetor.

SAÚDE PÚBLICA

A saúde pública e os médicos de família e comunidade são aliados naturais no desenvolvimento e na manutenção de sistemas de prevenção de doenças e promoção da saúde. Estabelecer e manter contatos com a secretaria de saúde pública local é uma ligação importante entre o médico de família e comunidade e o sistema de atendimento de saúde mais amplo. Alguns modelos de muito sucesso incluem a ligação organizada entre um enfermeiro de saúde pública (ESP) e os servidores de saúde na comunidade, o que promove a comunicação e estabelece a continuidade do atendimento entre os médicos de família e comunidade e a saúde pública. O ESP torna-se membro da equipe nuclear e faz visitas domiciliares de puericultura para mães que tiveram bebês há pouco, avaliam idosos que vivem isolados e organizam programas para atrair e atender adolescentes.

Campos-Outcalt (2004) define cinco funções que os médicos de família e comunidade devem preencher como parte do sistema de saúde pública: (1) implantar as diretrizes de serviços preventivos recomendadas em seus serviços de atendimento; (2) trabalhar na linha de frente do sistema de vigilância (p. ex., como médico sentinela); (3) quando adequado, encaminhar para o departamento de saúde pública (p. ex., para curso pré-natal ou de cuidados básicos com crianças); (4) aceitar encaminhamentos feitos pelo departamento de saúde pública (p. ex., novos doentes que ainda não têm um médico da família), e (5) interagir construtivamente com a secretaria de saúde local. O autor ainda sugere quatro níveis de conhecimento em saúde pública, começando com o básico e progredindo para o intermediário, o avançado e, por fim, o nível de liderança. Cada um desses níveis tem conhecimentos e habilidades definidas. Todos os médicos de família e comunidade deveriam ter o nível de conhecimento básico, e aqueles que trabalham como médicos sentinela devem ter nível intermediário de conhecimentos e habilidades. Aqueles que desejarem se envolver mais a fundo, como consultores ou diretores médicos, ou participar dos comitês de saúde devem ter conhecimentos e habilidades avançados. Geralmente, as pessoas envolvidas em papéis de liderança fizeram cursos para obter outros títulos, como mestrado em saúde pública.

SERVIÇOS PARA CRIANÇAS

Todas as sociedades avançadas têm legislações que protegem e cuidam do bem-estar das crianças. Todas têm órgãos oficiais ou voluntários que são responsáveis pelo bem-estar das crianças. Essas organizações tratam de questões como as apresentadas a seguir:

- Investigação de alegações de que há crianças que precisam de proteção
- Aconselhamento para problemas familiares
- Colocação de crianças em lares temporários, lares para grupos de crianças ou instituições de assistência

- Supervisão das crianças em instituições de assistência
- Aconselhamento para grávidas solteiras
- Adoção
- Prevenção de problemas infantis por meio do trabalho comunitário e da educação para a paternidade e maternidade

Creches para atendimento durante o dia são uma fonte importante de ajuda para as famílias que têm filhos pré-escolares, em especial para aquelas em que há só um dos pais. Além das crianças terem a garantia de serem cuidadas por trabalhadores competentes e treinados, os pais também podem aprender como criar seus filhos.

Nessa mesma categoria, devem ser incluídos os serviços para pais e futuros pais: grupos de atendimento pré-natal liderados por enfermeiros, grupos de pais jovens liderados por várias agências sociais e grupos de autoajuda para pais em dificuldades.

Todas as sociedades têm organizações para ajudar crianças com deficiências mentais ou físicas, que geralmente oferecem aos pais e ao médico de família e comunidade uma avaliação qualificada da criança, em conjunto com aconselhamento e apoio para seu atendimento e educação continuados. Essas organizações também existem para ajudar crianças com deficiências específicas, como cegueira, surdez, paralisia cerebral, distrofia muscular, fibrose cística e outras condições.

SERVIÇOS DE SAÚDE E ORIENTAÇÃO NA ESCOLA

Antigamente, os serviços de saúde nas escolas eram voltados para a saúde física dos escolares. Como a saúde das crianças melhorou, a atenção voltou-se para as deficiências de aprendizagem e os transtornos de comportamento que prejudicam a aprendizagem. As crianças podem ser encaminhadas para os serviços de saúde e orientação por um professor ou pelo médico de família e comunidade. Como os problemas de comportamento escolares em geral têm origem nos problemas familiares, a família com frequência é envolvida na avaliação. As informações fornecidas pelo médico de família e comunidade podem, dessa forma, ser muito úteis para a escola. As orientações para a criança podem incluir medidas especiais de aprendizagem, aconselhamento familiar e tratamento com medicação para transtorno de déficit de atenção/hiperatividade.

A apresentação de problemas de aprendizagem e comportamento ao médico de família e comunidade é indicação para a consulta à escola. A investigação de problemas pode ser planejada em conjunto entre o médico e os serviços educacionais. É importante para o médico de família e comunidade conhecer os serviços disponíveis no sistema escolar em sua área geográfica. Eles podem incluir serviços de orientação e psicologia, fonoaudiologia e educação especial. Os enfermeiros de saúde pública muitas vezes estão presentes em escolas, e os médicos da escola podem participar do diagnóstico e do manejo dos transtornos de aprendizagem e de comportamento.

SERVIÇOS DE SAÚDE OCUPACIONAL

Todas as sociedades industriais têm uma legislação que estabelece a saúde e a segurança ocupacional. Grandes indústrias geralmente têm seu enfermeiro ocupacional de tempo integral, o qual trabalha com ou sem um responsável médico, com frequência um médico de família e comunidade. O responsável médico responde pelo aconselhamento da empresa nos casos em que o assunto é a saúde e a segurança da força de trabalho, a prevenção de acidentes de trabalho e doenças, e a implementação da legislação sobre saúde do trabalho. Ele deve manter contato com o médico de família e comunidade quando alguém se fere ou adoece no trabalho, quando o doente volta a trabalhar depois de um problema de saúde ou lesão, ou quando o desempenho fraco ou as faltas são um sinal precoce de doença.

A reabilitação bem-sucedida de um trabalhador pode depender de uma volta gradual ao trabalho ou de uma mudança de função dentro da mesma empresa. Em qualquer caso, a colaboração com o médico responsável é importante. Os enfermeiros ocupacionais e os responsáveis médicos geralmente acabam conhecendo os trabalhadores muito bem, e podem ser os primeiros a notar sinais de saúde abalada. O primeiro sinal de alcoolismo, por exemplo, pode ser o não comparecimento ao trabalho nas segundas-feiras pela manhã. As informações prestadas pelo enfermeiro ocupacional podem, dessa forma, ser muito importantes para o médico de família e comunidade. Uma empresa também poderá ter seu próprio programa de reabilitação para empregados enfermos ou lesionados.

Apesar de a comunicação com os serviços de saúde ocupacionais ser importante, é preciso fazer um alerta a respeito da comunicação com os empregadores. A responsabilidade do médico de família e comunidade é com a pessoa, não com o empregador. Informações sobre as pessoas atendidas nunca deverão ser passadas para o empregador sem o consentimento delas.

SERVIÇOS DE SAÚDE MENTAL

A alta precoce de doentes de hospitais psiquiátricos aumentou as responsabilidades do médico de família e comunidade, mas também criou a necessidade de mais serviços comunitários para atender os doentes mentais. Acomodação em casas de passagem, oficinas de reabilitação, visitas de acompanhamento e terapia em grupo com assistentes sociais são alguns desses serviços. Unidades especiais para alcoolistas e drogaditos existem em muitas comunidades, além de grupos de autoajuda, como os Alcoólicos Anônimos.

Muitas comunidades urbanas também contam com serviços para crises que têm como modelo o movimento dos Samaritanos na Grã-Bretanha. As pessoas com problemas podem ligar para um número e falar com um voluntário treinado. Alguns serviços também oferecem aconselhamento pessoal para aqueles que estão desesperados e pensando em se suicidar.

SERVIÇOS PARA OS IDOSOS

Todos os serviços domiciliares são importantes para os idosos: enfermagem, fisioterapia, terapia ocupacional. A organização *Meals on Wheels* (Refeições sobre rodas) entrega refeições quentes nutritivas. Alguns hospitais oferecem avaliação, reabilitação, recreação e atividades sociais.

Igrejas, clubes de serviços e organizações de voluntários oferecem serviços de apoio e organizam atividades sociais. As unidades geriátricas oferecem a possibilidade de internações por prazo curto para que as famílias dos idosos possam ter um descanso.

SERVIÇOS DE ATENDIMENTO DOMICILIAR

Enfermeiros, terapeutas ocupacionais, fisioterapeutas e podiatras (quiropodistas) trabalham com visitas domiciliares. Em algumas áreas, esses serviços são integrados com serviços domésticos em um programa de atendimento domiciliar. O atendimento doméstico integrado pode ser útil às pessoas que tiveram alta do hospital, às pessoas tratadas em casa em virtude de problemas de saúde agudos ou crônicos, e em casos de doenças terminais.

GRUPOS DE AUTOAJUDA E DE AJUDA MÚTUA

Há muitas organizações para pessoas com doenças específicas, como câncer, esclerose múltipla, diabetes, artrite e doença pulmonar obstrutiva crônica. Algumas fornecem cadeiras de rodas, andadores, transporte, ajuda financeira, apoio e aconselhamento para as famílias, visitadores para as pessoas após mastectomia, amputação ou colostomia, além de orientações para doentes e famílias.

Algumas oferecem terapia de apoio para grupos, como as várias organizações disponíveis para pessoas que estão acima do peso. Outras oferecem apoio para aqueles que perderam entes queridos ou para os familiares de pessoas com transtornos como esquizofrenia e atraso de desenvolvimento.

VOLUNTÁRIOS

Além da rede formal de serviços comunitários, há também, em todas as comunidades, um sistema mais informal de serviços voluntários. Alguns deles são extensões de igrejas, clubes e outras organizações. Muitos existem na própria vizinhança; bons vizinhos que se reúnem em tempos de crise ou necessidade. O conhecimento desses recursos é muito útil para o médico de família e comunidade. Em muitas comunidades, as organizações de voluntários existem para oferecer serviços como entregas de refeições, visitação dos que vivem isolados e sozinhos, transporte de pessoas doentes e trabalho em unidades de hospitais.

LOCALIZAÇÃO DOS SERVIÇOS BÁSICOS

Um médico de família e comunidade novo em uma comunidade vai encontrar trabalhadores que administram os programas de apoio governamental no ministério público, na prefeitura, em escritórios de representação ou outros escritórios do governo. Por exemplo, as Children's Aid Societies são uma fonte importante de informação sobre serviços para a família e para as crianças. As bibliotecas têm publicações do governo que descrevem serviços oferecidos, junto com endereços dos escritórios locais.[*]

REFERÊNCIA

Campos-Outcalt D. 2004. Public health and family medicine: An opportunity. *Journal of the American Board of Family Medicine* 17:207–211.

---

[*] N. de R.T. Para informações sobre programas de apoio governamental no Brasil, consulte o site www.saude.gov.br/dab.

CAPÍTULO 22

Consultas com outros especialistas e encaminhamentos

Uma das obrigações mais importantes dos médicos de família e comunidade é a distribuição de todos os recursos da medicina e da sociedade para as pessoas. Sem o atendimento continuado e a responsabilidade do médico de família e comunidade, o atendimento por especialidades, não coordenado e fragmentado, pode ser tanto supérfluo quanto prejudicial. A comunicação eficaz entre colegas, na medicina e em outras profissões da área da saúde, torna-se uma habilidade essencial na medicina de família e comunidade. Uma falha na comunicação pode ser tão prejudicial ao paciente quanto uma condição não diagnosticada ou um erro de tratamento. A complexidade da medicina moderna traz consigo o risco de responsabilidade dividida, uma situação cheia de perigos. O sistema de comunicação descrito neste capítulo tem como objetivo eliminar a divisão da responsabilidade pela pessoa doente e esclarecer as linhas de comunicação entre colegas.

Em um estudo australiano, a frequência de encaminhamentos em um único ano foi de 10,6 por 100 consultas, mais frequentemente para um especialista, mas também para outros serviços de saúde, hospitais e departamentos de emergência. O encaminhamento para especialistas teve uma taxa de 7,7 por 100 consultas, com os mais comuns sendo para ortopedistas, oftalmologistas, cirurgiões e ginecologistas (Britt et al., 2003). Nos Estados Unidos, 5,1% das consultas em consultório levaram a encaminhamentos, com cirurgiões e especialidades médicas sendo responsáveis por mais de 76% desses encaminhamentos (Forrest et al., 2002). Em um período de cinco anos em 23 clínicas de medicina de família e comunidade e 29.303 pacientes na região sudoeste de Ontário, houve 544.398 consultas. O número médio de encaminhamentos por clínica nesse período foi de 2.694, com uma média de dois encaminhamentos por pessoa (Thind, Stewart e Manuel, 2012).

Utilizando os dados da National Ambulatory Medical Care Survey e da National Hospital Ambulatory Medical Survey de 1993 a 2009, Barnett e colaboradores (2012) concluíram que a probabilidade de uma consulta ambulatorial com um médico resultar em um encaminhamento para outro médico aumentou de 4,8 para 9,3%. Para os médicos da atenção primária, o aumento foi de 5,8 para 9,9% (Barnett, Song e Landon,

2012). As razões para esse aumento não estão claras, mas eleva a preocupação em relação à contribuição das taxas de encaminhamento para os custos dos cuidados de saúde e a qualidade dos cuidados.

CONSULTAS COM ESPECIALISTAS

Na consulta a outros especialistas, o médico responsável pelo doente pede a um colega sua opinião. O termo *consultor* nesse contexto significa "a pessoa que é consultada", e não implica qualquer cargo específico. A pessoa consultada pode ser outro especialista, um médico de família e comunidade ou um membro de uma das outras profissões na área da saúde. Apesar de a opinião ter seu peso, segui-la não é obrigatório. O doente não está, em momento algum, sob o atendimento do consultor; a não ser que haja o encaminhamento após a consultoria, o médico que solicitou a opinião continua responsável pela pessoa sob seus cuidados. Devido a seus respectivos papéis no sistema de atendimento à saúde, a maioria das solicitações de consulta parte dos generalistas para os especialistas. É importante reconhecer, no entanto, que outros tipos de consultoria também acontecem. Um médico de família e comunidade pode pedir a opinião de outro médico de família e comunidade que tem um interesse especial e experiência em certa área. Um especialista em outra disciplina pode buscar o conselho de um médico de família e comunidade depois do encaminhamento ter sido feito.

Os clínicos gerais, especialmente nas regiões rurais ou remotas, muitas vezes tinham áreas de interesse e habilidades especiais (p. ex., anestesia e cirurgia obstétrica), o que era disponibilizado aos colegas. Esses arranjos não tinham designação especial, mas foram necessários para atender às demandas nessa área. Isso continua sendo essencial e é reconhecido como parte necessária do treinamento na prática generalista rural[1]. Mais recentemente, os médicos de família e comunidade urbanos desenvolveram áreas de interesse especial e clínicas focadas[2]. No Reino Unido, espera-se que os clínicos gerais com interesse especial (CGIEs) mantenham suas clínicas de comunidade ao mesmo tempo que oferecem serviços adicionais aos colegas. Isso visa reduzir os custos dos cuidados de saúde e os encaminhamentos desnecessários para cuidados secundários; melhorar as habilidades e facilitar o manejo mais efetivo dos pacientes da atenção primária; melhorar os cuidados das pessoas ao reduzir atrasos; melhorar o acesso mantendo os cuidados próximos do domicílio; e potencializar os atendimentos fornecendo cuidados de nível especializado, considerando uma abordagem holística para as multimorbidades coexistentes. O credenciamento dessas pessoas considera os modelos de competência, bem como as necessidades locais (Royal College of General Practitioners, 2014). O College of Family Physicians of Canada (CFPC) diferencia entre médicos de família e comunidade com interesse especial (os quais mantêm sua clínica de comunidade ao mesmo tempo em que oferecem consultorias aos colegas) e aqueles com clínicas focadas (os quais mantêm uma clínica de comunidade, mas com foco exclusivo em uma área como medicina de emergência, medicina esportiva, etc.). Embora o CFPC supervisione o credenciamento para as áreas designadas de interesse especial ou clínica focada (IECF), não há no momento mensuração das necessidades locais (College of Family Physicians of Canada, 2014).

A seleção do consultor mais adequado para as necessidades da pessoa é uma responsabilidade importante do médico de família e comunidade. O Caso 9.5 apresentou um exemplo de seleção adequada, na qual a atitude do consultor teve um papel crucial na recuperação do doente.

A consulta pode ser formal ou informal. As consultas informais são parte da linguagem diária da medicina: no telefone, no corredor, na sala do cafezinho. A consulta formal frequentemente é um episódio crucial no tratamento de um doente. Nunca deverá ser combinada ou conduzida de maneira casual. Os passos a seguir são necessários para que a consulta seja efetiva:

1. O médico que solicita a consulta deve se comunicar diretamente com o consultor. Na maioria das vezes, a comunicação deverá ser por escrito: uma carta, anotação no quadro hospitalar ou formulário especialmente desenvolvido para isso, enviado por correio ou meios eletrônicos. Quando a solicitação é urgente, como em uma consulta sobre cirurgia no caso de um abdome agudo, a comunicação por telefone é um substituto aceitável. A forma ideal de comunicação, raramente possível hoje, é que o consultor e o médico que solicitou a consulta possam ver a pessoa juntos.
2. No mínimo, a carta solicitando a consulta deve listar todos os problemas significativos do doente, apresentar os achados principais feitos pelo médico, os exames que foram realizados, todas as medicações que foram prescritas e o propósito da consulta. As possíveis razões para se fazer uma consulta são muitas e variadas: ajudar com um problema diagnóstico difícil, aconselhar a respeito de um curso de tratamento específico, dar uma opinião sobre o significado de um resultado de exame ou de um achado físico, ou apenas tranquilizar a pessoa. Se o consultor não souber que pergunta está sendo feita, poderá perder tempo com exames desnecessários e acabar respondendo à pergunta errada.
3. A razão para a consulta deve ser explicada à pessoa. É importante que ela não veja a consulta e o encaminhamento como uma rejeição, um risco particularmente provável no caso de consultas com psiquiatras.
4. O consultor deve se comunicar prontamente (ou telefonar em casos urgentes), informando seus achados e opinião. Se não tiver condições de dar uma opinião, mas acha que outro consultor seria adequado, pode recomendar isso ao médico que encaminhou o caso. O consultor não deve, ele mesmo, encaminhar a pessoa para outro especialista. As consultorias cruzadas correm o risco de deixar o médico de família e comunidade de fora, causando fragmentação dos cuidados e falta de seguimento adequado das recomendações.
5. Por fim, a consultoria não está completa até que o médico de família tenha conversado sobre ela com a pessoa.

A influência do paciente na decisão de encaminhar seu caso parece alta na maioria dos países em que foi estudada (The European Study, 1992; Little et al., 2004). Pode haver problemas quando o doente solicita que o médico de família e comunidade consulte outro especialista. Se os médicos são inseguros sobre si mesmos, podem interpretar essa solicitação como uma falta de confiança daquela pessoa. Sentimentos de humilhação podem levar o médico a recusar a solicitação, opor resistência ou concordar de má vontade. A solicitação do doente para ter outra opinião deve sempre ser levada a sério, e não concordar prontamente deve ser reservado apenas para casos muito excepcionais. A situação pode ser evitada se a pergunta sobre a solicitação de outra opinião for realizada primeiro e discutida abertamente pelo médico de família e comunidade.

A falha em consultar um especialista pode ser explicada por duas causas: a falha dos médicos em perceberem suas próprias limitações, e um sentimento de que a consulta e o encaminhamento são derrotas pessoais. Nossa própria observação dos médicos é que a prontidão para solicitar a opinião de outro especialista geralmente é um sinal de maturidade e autoconfiança.

Podem surgir problemas quando o médico que encaminhou o caso discorda da opinião do consultor. Na maioria das faculdades de medicina, os alunos ainda são ensinados por especialistas em condições que tendem a afastar o foco da falibilidade do professor. Quando o médico jovem começa a praticar, a autoridade investida nos professores transfere-se para os consultores. Torna-se então muito difícil aceitar o fato de que o consultor possa estar errado, e mais difícil ainda tomar as atitudes adequadas que possam ser necessárias para proteger os interesses das pessoas. O fato é que, quando o médico que encaminhou o caso e o consultor discordam, cada um tem chances iguais de estar certo. O conhecimento especializado e a experiência do consultor são contrabalanceados pelo conhecimento que o médico de família e comunidade tem da pessoa e de sua doença. Desse modo, os médicos de família e comunidade devem aceitar a possibilidade de que os consultores possam estar errados. Duas possibilidades se abrem. Primeiro, o médico de família e comunidade pode discutir a questão abertamente com o consultor. Quando não há urgência, pode encaminhar o doente novamente para uma reconsideração. É justo que o consultor tenha a oportunidade de revisar sua opinião, talvez à luz de novas evidências. Se isso não resolver a questão, o médico de família e comunidade deve então falar para a pessoa a respeito do desacordo e oferecer-lhe a possibilidade de ter uma terceira opinião, se ela assim desejar. Para reiterar uma observação feita anteriormente, na consulta com o especialista, o médico que encaminhou o caso continua totalmente responsável e deve tomar qualquer atitude que seja do interesse dessa pessoa. Após o encaminhamento, quando a responsabilidade pela pessoa é temporariamente transferida, é mais difícil lidar com os desacordos sobre o atendimento ao doente. A responsabilidade contínua do médico de família e comunidade, porém, exige que ele comunique qualquer desacordo, verbalmente ou por escrito, ao médico responsável pelo atendimento. Outro problema difícil para o médico de família e comunidade é a falta de estabelecimento de uma ligação positiva entre o doente e o consultor. Essas situações exigem muito tato e sensibilidade (Caso 22.1).

CASO 22.1

Após uma mastectomia segmentar devido a um câncer de mama, uma mulher de 66 anos em minha (Thomas R. Freeman, TRF) clínica ficou extremamente agitada e com raiva ao ouvir de seu cirurgião que ela podia ir para casa. Ao fazer minhas visitas hospitalares de rotina, encontrei-a trancada em seu quarto do hospital e se recusando a falar com quem quer que fosse. Simplesmente sentei e esperei que a raiva passasse e, dessa forma, fui capaz de determinar que ficar um dia extra no hospital aliviaria um pouco a ansiedade da doente. Isso foi comunicado ao cirurgião, que concordou com o dia extra. Semanas mais tarde, ao falar sobre seus sentimentos naquele momento, a pessoa reconheceu que tinha passado pelo mesmo sentimento de vulnerabilidade e raiva que havia vivenciado muitos anos antes quando sua vida fora ameaçada por um bandido que invadiu sua casa. A colaboração próxima com o cirurgião possibilitou o manejo de uma situação difícil e, subsequentemente, resultou em uma compreensão mais profunda da experiência da pessoa.

ENCAMINHAMENTOS

O encaminhamento implica uma transferência de responsabilidade de algum aspecto do atendimento à pessoa. Para o médico de família e comunidade, a transferência de responsabilidade nunca é total, já que ele sempre retém uma responsabilidade geral pelo bem-estar da pessoa. Mesmo que ela seja submetida a uma grande cirurgia em algum centro médico distante, o médico de família e comunidade deve ainda assim estar disponível para a pessoa, a família e o cirurgião.

A divisão de responsabilidade entre o médico que encaminha o caso e o especialista deve ser claramente definida. Isso se torna mais fácil se definirmos os diferentes tipos de encaminhamentos:

1. ENCAMINHAMENTO TEMPORÁRIO. A pessoa é encaminhada para atendimento total por um tempo limitado. O médico que a encaminhou não tem responsabilidade durante esse período, exceto aquelas já descritas. Um exemplo comum é o encaminhamento para uma cirurgia de grande porte, ou para tratar uma doença médica grave. É essencial para o bom atendimento que, após o encaminhamento, apenas o especialista prescreva tratamentos. O médico de família e comunidade deve aconselhar e comentar, mas não recomendar tratamento, a não ser que solicitado pelo especialista. Essa situação pode surgir, por exemplo, se a pessoa desenvolve uma infecção respiratória, dermatite ou colapso mental após uma cirurgia. Nessas circunstâncias, seria natural para o cirurgião pedir o conselho do médico de família e comunidade como consultor que tem conhecimento especial daquela pessoa e a habilidade para lidar com distúrbios mais frequentes.

2. ENCAMINHAMENTO COLATERAL. O médico retém a responsabilidade geral, mas encaminha a pessoa para o atendimento de algum problema específico. O encaminhamento pode ser para atendimento prolongado, como no caso de glaucoma crônico, ou atendimento de curta duração, como no aconselhamento a respeito de um problema psicológico ou social.
3. ENCAMINHAMENTO CRUZADO. A pessoa é aconselhada a procurar outro médico, e o médico que a encaminhou não aceita mais responsabilidade alguma por seu atendimento. Isso pode ocorrer após o autoencaminhamento pela pessoa, ou mesmo após o encaminhamento por um médico de família e comunidade. Em qualquer caso, essa prática deve ser condenada, uma vez que é um desperdício de recursos, desmoralizador para o doente e alienante para o médico de família e comunidade. Se um consultor achar que a opinião de outro especialista é necessária, deve informar isso ao médico que encaminhou o caso antes de fazer, ele mesmo, qualquer encaminhamento.
4. ENCAMINHAMENTO DIVIDIDO. Acontece sob condições de serviços de atendimento com múltiplas especialidades, quando a responsabilidade é dividida de forma mais ou menos parelha entre dois ou mais médicos; por exemplo, um para o diabetes, outro para a doença cardíaca isquêmica. O perigo desse tipo de encaminhamento é que ninguém tem a responsabilidade geral pelo doente.

O perigo do atendimento fragmentado é a divisão de responsabilidade. Isso pode facilmente levar ao que Balint (1964) chamou de "o conluio do anonimato". Refere-se ao fato de que decisões sobre o manejo de uma pessoa são tomadas sem se ter um entendimento claro sobre quem é o responsável. Apesar de o trabalho em equipe ser necessário para o bom atendimento do paciente, as equipes não devem tomar decisões. Deve sempre ficar claro quem é responsável por tomar as decisões clínicas em relação a uma pessoa.

COMPREENDENDO A DECISÃO DE ENCAMINHAR UM PACIENTE

A decisão de encaminhar a pessoa para outro especialista é complexa e não bem compreendida. Ela deve ser vista como uma intervenção e estudada como qualquer outra intervenção, em particular em relação aos desfechos. Não há diretrizes amplamente aceitas para o encaminhamento, e isso deriva muito mais dos padrões da clínica médica do que de qualquer outra coisa (Katz, 2012). Em estudos acerca desse tema, o termo *encaminhamento* é usado para denotar tanto a consulta a um especialista quanto o encaminhamento como definido anteriormente. A taxa de encaminhamentos costuma ser expressa pelo número de encaminhamentos por 100 encontros entre a pessoa que busca atendimento e o médico (no consultório ou em casa). Estudos sobre os padrões de encaminhamento mostram variações consideráveis entre os médicos. Os 20% dos médicos com as taxas mais altas de encaminhamento encaminham duas vezes mais pacientes do que os 20% com as taxas mais baixas (Fleming, Cross e Crombie, 1991; The European Study, 1992). Não se encontrou associação alguma entre a taxa de encaminhamento e a distribuição de idade e classe social da população do serviço de atendimento à saúde ou distribuição de casos de apresentação entre os doentes. Em dois estudos dos Países Baixos, foi constatado que a distância do hospital (Gloerich, Schrijnemaekers e van der Zee, 1989) e a atitude do médico em relação à medicina defensiva (Grol et al., 1990) tinham uma fraca associação com as taxas de encaminhamento. Um estudo em 15 países europeus mostrou uma forte relação inversa entre as taxas de encaminhamento e o número de encontros entre a pessoa e o médico. Os médicos que encaminharam menos atenderam mais pessoas em uma semana de trabalho do que os médicos que encaminharam muitas pessoas. Dois estudos encontraram taxas de encaminhamento mais altas para médicos que tinham níveis mais altos de confiança e certeza nos diagnósticos (Reynolds, Chitnis e Roland, 1991; Calman, Hyman e Licht, 1992).

Fica claro, nesses estudos descritivos, que o encaminhamento é um processo muito complexo e que é importante não chegar a conclusões precipitadas sobre associações entre taxas de encaminhamento e qualidade de atendimento. Um grande volume de dados descritivos quantitativos já foi reunido, e atualmente há um movimento em direção à exploração de questões por meio de métodos qualitativos e ao estabelecimento de bases de pesquisa de acordo com uma estrutura conceitual. Dowie (1983) entrevistou 45 médicos e encontrou uma relação entre taxas de encaminhamento mais altas e a falta de confiança dos médicos e a atitude defensiva em relação ao encaminhamento. Muzzin (1991a, 1991b, 1991c), que entrevistou médicos de família e comunidade, consultores e doentes envolvidos em 50 encaminhamentos, identificou a confiança entre médicos, consultores e doentes como a chave para o encaminhamento satisfatório. Bailey, King e Newton (1994) aplicaram uma estrutura analítica para a decisão de encaminhar em um estudo que usou tanto métodos quantitativos quanto qualitativos. Na análise qualitativa, os que encaminhavam muito tinham maiores chances de encaminhar mesmo que com dúvidas a respeito da utilidade do encaminhamento (p. ex., a efetividade do tratamento), e há evidência de maior incerteza sobre a tomada de decisões entre os que encaminham muito. Não houve evidências de que as taxas de encaminhamento estivessem associadas ao fato de ser ou não centrado na pessoa.

A INTERFACE ENTRE ATENÇÃO PRIMÁRIA E SECUNDÁRIA

O encaminhamento bem-sucedido depende da boa comunicação entre o médico da atenção primária, o consultor especialista e o paciente, sendo que a boa comunicação é um reflexo do grau de integração entre os setores primário, secundário e terciário nos serviços de saúde. Ao estudar problemas de comunicação por meio dessas interfaces, é importante atentar para todos os participantes no processo: pessoas, médicos que as encaminham, consultores especialistas, enfermeiros, administradores e equipe profissional. Os problemas de comunicação raramente são falha de uma única pessoa no grupo. Qualquer solução para o problema provavelmente necessitará de intervenção em vários pontos da rede de comunicação.

Foi desenvolvido um conjunto de ferramentas para melhorar a comunicação entre os médicos que encaminham e os especialistas (Canadian Medical Association, 2014). Ele enfatiza a necessidade de alguma padronização dos formulários e processos de encaminhamento.

Wood (1993) e Wood e McWilliam (1996) abordaram problemas de comunicação entre médicos de família e comunidade e oncologistas em estudos qualitativos dos dois grupos. O problema identificado foi que as pessoas eram acompanhadas pelo oncologista em vez de serem encaminhadas de volta, mesmo em casos de condições claras, como o câncer de mama no estágio I.

A maior fonte de insatisfação entre os médicos de família e comunidade foi o fato de os oncologistas não lhes darem um papel específico no atendimento de acompanhamento. A comunicação ineficiente foi identificada como o problema-chave: dificuldades em chegar ao consultor adequado, vários especialistas acompanhando o mesmo doente, comunicação direta pelo telefone insuficiente e falta de informação sobre a alta e os planos de acompanhamento. Os médicos de família e comunidade também compartilharam alguns sentimentos que inibiam sua segurança em estabelecer um papel para si mesmos: falta de autoconfiança, medo de perder o apoio de um especialista, conhecimento inadequado, medo de ser culpado por não ter feito tudo o que foi possível.

Essas respostas fornecem um entendimento de como um problema em um componente pode afetar o funcionamento de todo o sistema. Os médicos de família e comunidade que não têm autoconfiança mostram uma tendência a se afastar do atendimento em casos de câncer, e o próprio ato de afastamento reduzirá suas experiências e prejudicará ainda mais sua autoconfiança. Essa falta de confiança provavelmente será sentida pelos pacientes, os quais terão nos oncologistas ou cirurgiões sua fonte de atendimento. A carga sobre o médico especialista em câncer aumentará; se entender que os médicos de família e comunidade não estão interessados naqueles atendimentos, possivelmente contratará assistentes para ajudá-lo com a carga de trabalho extra. As pessoas podem receber mensagens sutis (mesmo que não intencionais) do oncologista no sentido de que o médico de família e comunidade não está mais envolvido em seu atendimento. Essa mensagem pode ser passada simplesmente ao não mencionar o médico de família e comunidade.

Os oncologistas entrevistados por Wood consideravam os médicos de família e comunidade profissionais com um compromisso e conhecimento muito variável para acompanhar as pessoas com câncer. A comunicação seguidamente era distorcida por falta de tempo, dificuldade em contatar os médicos de família e comunidade e pelo fato de que as relações pessoais eram raras. Os oncologistas eram críticos a respeito dos médicos de família e comunidade por não lhes enviarem informações sobre exames ou problemas de saúde que ocorreram entre as consultas ao oncologista. Valorizavam suas relações com os pacientes e sentiam a necessidade de continuar atendendo alguns que estavam indo bem. Tanto os médicos de família e comunidade quanto os oncologistas expressaram o desejo de uma colaboração mais ativa, e suas sugestões para que isso fosse conseguido foram muito semelhantes.

Em uma exploração qualitativa das percepções de potenciais receptores e clínicos gerais de cuidados compartilhados em oncologia, houve sustentação para esses arranjos, em especial entre os moradores de áreas rurais, desde que se pudesse garantir que os clínicos gerais tivessem recebido treinamento extra. Os clínicos gerais também tinham preocupações sobre a obtenção de conhecimentos e habilidades extras, em especial pelo número potencialmente pequeno de doentes. Eles se preocupavam com a falta de suporte de colegas e a necessidade de algumas mudanças organizacionais. Ainda assim, com a preparação adequada e o suporte de oncologistas, arranjos dessa natureza podem ajudar a fornecer cuidados de boa qualidade mais próximos da casa do doente (Hall, Samuel e Murchie, 2011).

No estágio atual da evolução dos serviços de saúde, algum progresso foi feito na integração horizontal no nível da atenção primária. O desafio principal em muitos sistemas é a integração vertical entre os níveis. A tecnologia de informação está fornecendo as ferramentas para remover algumas dessas dificuldades. Para outras dificuldades, contudo, a rota de integração está no diálogo e no entendimento mútuo entre médicos da atenção primária, consultores, doentes e outros envolvidos.

ATENDIMENTO COMPARTILHADO

Os problemas na comunicação entre a atenção primária e a secundária aumentaram o interesse nos diferentes tipos de atendimento compartilhado. O atendimento compartilhado é definido como "a participação conjunta dos consultores especialistas do hospital e dos clínicos gerais na prestação planejada de cuidado a pessoas com uma condição crônica, caracterizada por uma troca de informações melhorada sobre as rotinas habituais" (Hickman, Drummond e Grimshaw, 1994, p. 447).

Hickman e colaboradores (1994) sugeriram uma taxonomia de sistemas de atendimento compartilhado que tinha seis categorias por análises feitas por questionários:

1. Mensagens eletrônicas, que exigem um banco de dados comum com múltiplos pontos de acesso para todos os médicos e enfermeiros participantes.
2. Atendimento compartilhado assistido por computador, no qual os doentes são chamados por uma base de dados central para a clínica geral ou para o hospital, e conjuntos de dados são coletados de comum acordo para serem colocados em um computador central.
3. Cartões de registros compartilhados, que podem tanto ficar com o doente quanto ser mandados por correio do clínico geral para o especialista e vice-versa.
4. Encontros para estabelecer ligações pessoais, usados com maior frequência nos casos de saúde mental ou dependência química.
5. Comunicação regular por carta ou registros padronizados (basicamente uma versão manual do atendimento compartilhado assistido por computador).
6. Clínica de atendimento na comunidade, em que um consultor especialista ou um enfermeiro especializado organizam encontros clínicos na atenção primária.

Greenhalgh (1994) revisou o atendimento compartilhado para diabetes e comentou que o estabelecimento de um sistema de atendimento compartilhado bem-sucedido é um exercício complexo na administração de mudanças.

Ela salientou a necessidade de que os clínicos gerais assumam a propriedade do sistema, sejam seus proprietários. Alguma forma de atendimento estruturado é necessária. Isso significa o registro de pessoas no momento do diagnóstico, os procedimentos para chamá-las para novas consultas, o estabelecimento de um sistema de lembretes e a revisão regular.

Uma revisão da literatura sobre atendimento compartilhado identificou que a comunicação continua sendo um problema (Hampson et al., 1996). As evidências são mistas em relação a se o atendimento compartilhado melhora os desfechos no tratamento de doenças crônicas (Smith, Allwright e O'Dowd, 2008) e se elas têm qualidade ruim (Ontario Health Technology Assessment, 2012).

Auditorias frequentes devem ser obrigatórias para todos os sistemas de atendimento compartilhado, e os efeitos do sistema nas outras instâncias do serviço de atendimento à saúde devem ser observados. Como as exigências mudam ao longo do tempo, o sistema também terá de mudar. Até recentemente, não se esperava que os clínicos gerais manejassem casos de diabetes melito tipo 1 (DM1). O uso crescente de insulina para DM1 e DM2 está fora do alcance dos endocrinologistas, e está se tornando o padrão de cuidados para os médicos de família e comunidade a instituição e o manejo da terapia com insulina (ver Cap. 14, *Diabetes melito*).

Uma melhor colaboração entre médicos de família e psiquiatras e profissionais de saúde mental tem sido uma área de desenvolvimento ativo desde meados da década de 1990. O atendimento compartilhado é um elemento do objetivo de melhorar a integração entre os provedores de cuidados. Kates e Craven (2011) definem o que os profissionais de saúde mental e os médicos de família e comunidade devem fazer para chegar a um cuidado mais integrado. Os profissionais de saúde mental devem:

- Compreender as demandas da atenção primária (o passo rápido, as interrupções frequentes, a imprevisibilidade);
- Respeitar e se adaptar ao ambiente e às rotinas da atenção primária;
- Conhecer as limitações do que são capazes ou incapazes de oferecer;
- Permitir tempo para a discussão de casos e para revisões de casos com os médicos de família e comunidade, além de ver novos doentes;
- Fazer essas discussões de caso breves e relevantes, com o máximo possível de aspectos práticos e informativos;
- Escrever (de maneira legível) no prontuário (eletrônico ou de papel) antes de deixar o consultório;
- Fornecer planos terapêuticos claros e concisos, com planos de contingência para falhas terapêuticas e crises.

Os médicos de família e comunidade devem:

- Tentar encontrar espaço adequado para o trabalho do psiquiatra ou profissional de saúde mental visitante;
- Estar disposto a passar algum tempo revisando casos;
- Estar disposto a discutir os problemas dos doentes e implementar aconselhamentos em vez de encaminhar todos os doentes para o psiquiatra ou profissional de saúde mental visitante;
- Seguir os planos terapêuticos após terem sido definidos;
- Defender essa abordagem com outras pessoas da equipe de atenção primária.

Juntos, o psiquiatra e o médico de família e comunidade devem:

- Encontrar-se periodicamente para avaliar o programa colaborativo e fazer quaisquer ajustes necessários;
- Determinar que populações de doentes e/ou problemas de saúde mental são as prioridades do cuidado colaborativo;
- Decidir como serão realizados os encontros, a organização de prontuários, o registro das anotações, as citações de relatos e assim por diante;
- Encontrar-se no início de cada dia para revisar quem está chegando (para o médico de família e comunidade e para a equipe de saúde mental), quais podem ser as necessidades de cuidados e como, se necessário, eles podem se ajudar;
- Encontrar-se periodicamente para revisar o funcionamento do modelo.

CONSULTAS ELETRÔNICAS E CONSULTAS TELEFÔNICAS AMPLIADAS

A maior disponibilidade de meios eletrônicos de comunicação e registros de saúde eletrônicos possibilitou as consultas eletrônicas. Uma consulta eletrônica consiste em um sistema com base na internet que suporte processos para a melhora da comunicação entre médicos de família e comunidade e especialistas. Isso pode variar desde simplesmente uma comunicação por escrito a uma comunicação por escrito com fotografias anexadas ou a uma comunicação por vídeo. Isso traz a vantagem de reduzir o tempo de espera até a obtenção da opinião de um especialista e aumenta a confiança do médico de família e comunidade. Um estudo da Mayo Clinic estimou que as consultas eletrônicas podiam evitar 1.800 consultorias com especialistas, reduzindo os custos diretos anualmente em 450 mil dólares (Homer, Wagner e Tufano, 2011). Isso não inclui a economia de tempo e os custos de transporte do doente. Os profissionais de atenção primária relatam melhor acesso a problemas não urgentes e menores prazos de espera para a obtenção de uma nova consulta para opinião de especialista (Hamo et al., 2000). A Champlain BASE (Building Access to Specialists through e-consultation) relatou sucesso na implementação de um serviço de consultas eletrônicas através de várias especialidades e provedores da atenção primária (PAPs). Entre 59 PAPs, houve 406 consultas eletrônicas em 16 serviços de especialidades. O serviço foi considerado altamente benéfico para os profissionais e para os doentes em mais de 90% dos casos, evitando um encaminhamento tradicional em 43% dos casos (Keely, Liddy e Afkham, 2013).

A necessidade de uma comunicação eletrônica completamente segura que proteja a privacidade das pessoas pode ser problemática e uma barreira potencial para o uso mais disseminado de consultas eletrônicas em algumas regiões do mundo.

O aconselhamento telefônico oportuno e imediato com a infraestrutura de um sistema dedicado é outra variação que aumenta a disponibilidade de aconselhamento especializado. O Rapid Access to Consultative Expertise (RACE) na província da Colúmbia Britânica oferece facilidade de acesso e é mais sustentável devido a uma agenda de rodízio organizada para especialistas de sobreaviso.

NOTAS

[1] Agradecemos ao Dr. Jill Konkin por trazer isso à nossa atenção.

[2] Os clínicos gerais/médicos de família e comunidade com interesses especiais são pessoas com treinamento extra em uma área da medicina (p. ex., dermatologia, procedimentos cirúrgicos menores) que oferecem consultas para doentes e colegas enquanto mantêm sua própria clínica geral. Um fenômeno relacionado refere-se àqueles médicos com treinamento em clínica geral/medicina de família e comunidade com foco exclusivo em outra área (p. ex., cuidados hospitalares, medicina esportiva, cuidados paliativos). Eles não oferecem cuidados clínicos baseados na comunidade. Há alguma preocupação que estes últimos possam representar uma negação à clínica geral com o potencial para fragmentar ainda mais o cuidado das pessoas.

REFERÊNCIAS

Bailey J, King N, Newton P. 1994. Analyzing general practitioners' referral decisions. II. Applying the analytical framework: Do high and low referrers differ in factors influencing their referral decisions? *Family Practice* 11(1):9.

Balint M. 1964. *The Doctor, His Patient and the Illness*. London: Pitman Medical.

Barnett ML, Song Z, Landon BE. 2012. Trends in physician referrals in the United States 1999– 2009. *Archives of Internal Medicine* 172(2):163– 170.

Britt H, Miller GC, Knox S, Charles J, Valenti L, Henderson J, et al. 2003. *General Practice Activity in Australia 2002– 03*. Canberra: Australian Institute of Health and Welfare.

Calman NS, Hyman RB, Licht W. 1992. Variability in consultation rates and practitioner level of diagnostic certainty. *Journal of Family Practice* 35(1):31.

Canadian Medical Association. 2014. Streamlining *Patient Flow From Primary to Specialty Care: A Critical Requirement for Improved Access to Specialty Care*. http://policybase.cma.ca/dbtw-wpd/Policypdf/PD15-01.pdf. College of Family Physicians of Canada, Section of Family Physicians with Special Interests or Focused Practice (SIFP). Project Update. http://www.cfpc.ca/uploadedFiles/Directories/Sections/SIFP%20Progress%20Update%20(FINAL%20ENG%20 July%205%202013).pdf.

Dowie R. 1983. *General Practitioners and Consultants: A Study of Out-patient Referrals*. London: King Edwards Hospital Foundation.

The European Study of Referrals from Primary to Secondary Care. 1992. Report to the Concerted Action Committee of Health Services Research for the European Community. Occasional paper 56. Royal College of General Practitioners.

Fleming DM, Cross KW, Crombie DL. 1991. An examination of practice referral rates in relation to practice structure, patient demography, and case mix. *Health Trends* 23:100.

Forrest CB, Nutting PA, Starfield B, Von Schrader S. 2002. Family physicians' referral decisions: Results From the ASPN Referral Study. *Journal of Family Practice* 51(3):215– 222.

Gloerich ABM, Schrijnemaekers V, van der Zee J. 1989. Referrals in sentinel practices. In: Bartelds AIM, Fraucheboud J, van der Zee J, eds. *The Dutch Sentinel Practice Network: Relevance for Public Health Policy*. Utrecht: NIVEL.

Greenhalgh PM. 1994. Shared care for diabetes: A systematic review. Occasional Paper 67. Royal College of General Practitioners.

Grol R, Whitfield M, De Maeseneer J, et al. 1990. Attitudes to risk taking in medical decision making among British, Dutch, and Belgian general practitioners. *British Journal of General Practice* 40:134.

Hall SJ, Samel LM, Murchie P. 2011. Toward shared care for people with cancer: Developing the model with patients and GPs. *Family Practice* 28(5):554– 564.

Hamo K, Paavola T, Carlson C, Viikinkoski P. 2000. Patient referral by telemedicine: Effectiveness and cost analysis of an intranet system. *Journal of Telemedicine and Telecare* 6(5):320– 329.

Hampson JP, Robers RI, Morgan DA, McGhee SM, Hedley AJ 1996. Shared care: A review of the literature. *Family Practice* 13(3):264– 279.

Hickman M, Drummond H, Grimshaw J. 1994. A taxonomy of shared care for chronic disease. *Journal of Public Health Medicine* 16(4):447.

Homer K, Wagner E, Tufano J. 2011. Electronic consultation between primary and specialty care clinicians: Early insights. *The Commonwealth Fund Issue Brief* pub. 1554, vol. 23.

Kates N, Craven M. 2011. Improving collaboration between mental health and primary care services. In: Goldbloom DS, Davine J (eds), *Psychiatry in Primary Care: A Concise Canadian Pocket Guide*. Toronto: Canadian Mental Health Association.

Katz MH. 2012. How can we know so little about physician referrals? *Archives of Internal Medicine* 172(2):100.

Keely E, Liddy C, Afkham A. 2013. Utilization, benefits, and impact of an e-consultation service across diverse specialties and primary care providers. *Telemedicine Journal and e-Health* 19(10):733– 738.

Little P, Dorward M, Warner G, Stephens K, Senior J, Moore M. 2004. Importance of patient pressure and perceived pressure and perceived need for investigations, referral, and prescribing in primary care: Nested observational study. *BMJ* 328:444.

Muzzin LJ. 1991a. Understanding the process of medical referral. Part 1: Critique of the literature. *Canadian Family Physician* 37:2155.

Muzzin LJ. 1991b. Understanding the process of medical referral. Part 2: Methodology of the study. *Canadian Family Physician* 37:2377.

Muzzin LJ. 1991c. Understanding the process of medical referral. Part 3: Trust and choice of consultant. *Canadian Family Physician* 37:2576.

Ontario Health Technology Assessment Series. 2012. Specialized community-based care: An evidence based analysis. *Ontario Health Technology Assessment Series* 12(20).

Rapid Access to Consultative Expertise (RACE). http://www.raceconnect.ca/.

Reynolds GA, Chitnis JG, Roland MO. 1991. General practitioner out-patient referrals: Do good doctors refer more patients to hospital? *British Journal of Medicine* 302:1250.

Royal College of General Practitioners. *GPs with a Special Interest (GPwSI) Accreditation.* http://www.rcgp.org.uk/clinical-and-research/clinical-resources/gp-with-a-special-interest-gpwsi-accreditation.aspx.

Smith SM, Allwright S, O'Dowd T. 2008. Does sharing care across the primary-specialty interface improve outcomes in chronic disease? *American Journal of Managed Care* 14(4):213–224.

Thind A, Stewart M, Manuel D, Freeman T, Terry A, Chevendra V, Maddocks H, Marshall N. 2012. What are wait times to see a specialist? An analysis of 26,942 referrals in Southwestern Ontario. *Healthcare Policy* 8(1):80–91.

Wood ML. 1993. Communication between cancer specialists and family doctors. *Canadian Family Physician* 39:49.

Wood ML, McWilliam CL. 1996. Cancer in remission: Challenge in collaboration for family physician and oncologists. *Canadian Family Physician* 42:899.

CAPÍTULO 23

Medicina alternativa ou complementar

Medicina alternativa, complementar ou não convencional[1] (MAC) é o nome dado para as práticas médicas em geral não disponíveis nas instituições convencionais e normalmente não ensinadas em faculdades de medicina ou outras faculdades profissionais. Apesar de aparentemente ambígua, essa definição reflete a história da relação dessas práticas com a medicina convencional, a qual apenas se delineou há 150 anos. Essas práticas fora da corrente dominante foram chamadas de *alternativas*; no entanto, à medida que algumas delas atingem maior aceitação, são consideradas complementares à medicina convencional e, em alguns casos, podem ser completamente aceitas como parte das práticas médicas. Todavia, a natureza vaga dessa definição leva a problemas em uma série de áreas. Algumas práticas que são alternativas em um país podem, por questões de história e costumes, ser incluídas no setor profissional em outro. A homeopatia na América do Norte é considerada não convencional, porém, no Reino Unido, tem uma aceitação muito maior, sendo mais bem descrita como parte dos setores tanto populares quanto profissionais do atendimento à saúde. O profissional da osteopatia nos Estados Unidos tem status semelhante ao dos médicos convencionais. As parteiras, em muitos países, atravessaram as fronteiras do setor alternativo para o profissional e são responsáveis por fornecer uma porção significativa do atendimento dos partos. Esses "cruzamentos" sem dúvida influenciam tanto as práticas anteriormente alternativas como a medicina convencional.

Mesmo em países com os sistemas mais avançados de atendimento médico e a tecnologia mais efetiva, o uso da medicina alternativa é generalizado. Com a utilização de dados da National Health Interview Survey e comparando as tendências em três pontos no tempo (2002, 2007, 2012), descobriu-se que um em cada três norte-americanos usou alguma forma de MAC[2] no ano anterior à análise. A abordagem de saúde complementar mais popular nos três pontos no tempo foi o uso de suplementos dietéticos não vitaminas e não minerais (p. ex., óleo de peixe, probióticos, pré-bióticos, melatonina, todos estes tendo aumentado, e equinácea, alho, *ginseng*, *ginkgo* e *saw palmetto*, todos estes tendo diminuído ao longo dos três períodos). As abordagens de mente/corpo, como ioga, tai chi e qi gong, tiveram seu uso aumentado de 6,7% dos entrevistados em 2002 para 10,1% em 2012. Mais de 95% dos entrevistados usaram abordagens de saúde complementar como adjuntos da medicina convencional em vez de substitutos (Clarke, Black e Sussman, 2015). Com a utilização das mesmas análises, descobriu-se que 11,6% das crianças com idade entre 4 e 17 anos usavam abordagens complementares (Black, Clarke e Barnes, 2015).

O uso disseminado de terapias alternativas também foi encontrado em outros países. Em uma revisão sistemática de estudos de prevalência de 12 meses em 15 países, as estimativas de utilização variaram de 26% no Reino Unido a 76% no Japão. As consultas com profissionais de medicina alternativa variaram de 12% no Canadá a 27% na Austrália (Harris, Cooper e Relton, 2012). Há resumos bastante abrangentes de MAC disponíveis (Zollman, Vickers e Richardson, 2008), e o National Center for Complementary and Integrative Health do National Institutes of Health mantém um *site* atualizado na internet.

Ao considerar por que há tanto interesse na MAC, um estudo nos Estados Unidos observou que aqueles que a utilizaram sentiam que ela se alinhava melhor com seus valores e crenças em relação à saúde e à vida. A intenção não era rejeitar a medicina convencional, mas combiná-la com a MAC (Astin, 1998). Por várias razões, os médicos de família e comunidade devem estar bem-informados a respeito da medicina alternativa. Devem estar preparados para aconselhar as pessoas que desejarem fazer uso de terapias alternativas. Algumas terapias não convencionais são conhecidas por sua efetividade em certas condições; algumas são potencialmente perigosas se usadas sem uma avaliação diagnóstica; alguns dos remédios são tóxicos, e outros podem interagir com a medicação prescrita pelo médico; muitas terapias são inofensivas e, apesar de não terem confirmação por evidências sólidas, podem trazer conforto para a pessoa. Como muitos dos praticantes da medicina alternativa não são membros de conselhos profissionais de autorregulação, o público tem pouca proteção contra charlatões. Os médicos de família e comunidade podem estar em uma posição de proteger as pessoas de prejuízos ou exploração, especialmente se tiverem conhecimento acerca dos fornecedores locais. A ajuda do médico de família e comunidade será maior se houver abertura entre o médico e a pessoa, e se esta perceber que o médico não é preconceituoso.

O uso concomitante de múltiplos sistemas de saúde, alternativos e convencionais, é visto como um retorno ao pluralismo médico que caracterizava as práticas de saúde antes do estabelecimento da hegemonia do que se reconhece como medicina convencional. Os profissionais biomédicos, sabendo ou não, com frequência compartilham o cuidado de seus doentes com abordagens não convencionais. Nos últimos 20 anos, o discurso da MAC na literatura médica mudou de examinar as diferenças das diversas práticas de MAC e de medicina convencional para como a MAC pode ser integrada à prática habitual (Jonas et al., 2013).

A medicina de família e comunidade serviu várias vezes como porta de entrada para as práticas da MAC na corrente dominante da medicina. Muitos médicos de família e comunidade combinam acupuntura e medicina convencional, por exemplo. A *medicina integrativa* existe explicitamente na fronteira entre a prática da medicina convencional e a MAC. Essa relação não deve ser surpreendente se considerarmos a sobreposição dos valores compartilhados por ambas. A medicina de família e comunidade, como algumas das práticas da MAC, enfatiza o diagnóstico da pessoa, não apenas da doença, procurando entender as dimensões biológica, psicológica e social e suas interações. Mesmo quando as crenças de uma pessoa sobre saúde existem fora da corrente dominante, o médico de família e comunidade aceita sua importância se melhorar a saúde daquela pessoa. Como algumas das práticas da MAC, a medicina de família e comunidade enfatiza o desenvolvimento de uma relação cooperativa com os doentes. O fato de haver uma sobreposição de valores já foi atribuído às raízes comuns da clínica geral e a algumas práticas da MAC que têm base na medicina humoral de Hipócrates (Greaves, 2003). Greaves argumenta que a medicina alternativa é uma continuação da medicina humoral, que enfatiza a necessidade de equilíbrio entre o corpo e suas partes e reconhece a forte relação entre os processos mentais e físicos. Quando o modelo biomédico se tornou dominante na metade do século XIX, a medicina humoral e seus praticantes foram relegados à categoria de "alternativos". A clínica geral, apesar de fazer parte da medicina convencional, nunca cortou completamente suas raízes com a tradição humoral.

ALTERNATIVA A QUÊ?

A terapia não convencional é definida em termos de seu oposto: a medicina convencional ou predominante. Entretanto, há diferentes maneiras pelas quais uma terapia pode ser não convencional. A medicina convencional tem uma série de níveis. Sua fundação, como em todas as ciências, é um conjunto de suposições a respeito de como o mundo se constitui. Essas suposições não são questionadas nem explicitadas (Kuhn, 1967). Podem assumir a forma de metáforas, tais como a metáfora da natureza como máquina. Em outro nível, a medicina tem teorias que podem ser testadas experimentalmente para verificar sua própria coerência e verdade. No nível prático, as terapias são derivadas de teorias que estão sujeitas à testagem de sua efetividade. Quando a medicina é vista de seu melhor ângulo, todos esses níveis são congruentes. As suposições são razoáveis, as teorias se sustentam no teste empírico, e as terapias derivadas das teorias são efetivas de acordo com ensaios clínicos. Frequentemente, porém, esse não é o caso. As terapias que deveriam funcionar de acordo com a teoria não funcionam na prática; já uma terapia derivada de uma teoria inadequada pode se mostrar muito efetiva. A força da medicina moderna é sua insistência de que uma terapia deve se provar experimentalmente, sem considerar quão bem fundada é sua teoria.

Parte da medicina não convencional é uma alternativa a todos esses níveis. A medicina tradicional chinesa é baseada em uma visão de mundo totalmente diferente daquela da medicina ocidental. Sua teoria de doença está em desacordo com a ciência ocidental. No entanto, a acupuntura pode ser avaliada em ensaios clínicos e pode ser adotada pela medicina dominante sem que se subscreva a teoria da qual se originou. A teoria da quiropraxia não tem fundamento empírico algum, mas a manipulação quiroprática é efetiva para certas condições. A hipnose foi, por muito tempo, rejeitada pela medicina convencional por causa de sua teoria de magnetismo animal. Atualmente, ela é reconhecida como uma terapia efetiva em algumas circunstâncias, e a teoria de magnetismo animal foi abandonada. Alguns paradigmas e teorias alternativos têm raízes profundas na tradição da medicina ocidental. Os vários movimentos na medicina que são agrupados sob o termo *holístico*, por exemplo, têm raízes na tradição hipocrática.

Na educação médica, há um reconhecimento crescente da necessidade de incluir alguma exposição dos estudantes de medicina à MAC (Wetzel et. al., 2003). Em uma pesquisa sobre as faculdades de medicina nos Estados Unidos, percebeu-se que, entre 53 instituições participantes (de 73), a maioria propiciou aos alunos apenas um número mínimo de horas de contato. Os tópicos que tendiam a enfatizar eram acupuntura (76,7%), ervas e produtos botânicos (69,9%), meditação e relaxamento (65,8%), espiritualidade/fé/prece (64,4%), quiropraxia (60,3%), homeopatia (57,5%), e nutrição e dietas (50,7) (Brokaw et al., 2002). Uma pequena pesquisa entre estudantes de medicina no Reino Unido descobriu que 54% deles haviam recebido aulas de MAC (Ho et al., 2013).

CATEGORIAS DA MEDICINA ALTERNATIVA

As práticas médicas alternativas apresentam-se em uma variedade assustadora. O relatório da British Medical Association listou 116 terapias. A maioria encaixa-se em uma das seguintes categorias:

1. Tradições médicas ancestrais como medicina tradicional chinesa (MTC), ayurveda e medicina tradicional iraniana (MTI), o que representa um paradigma completo, teorias e uma gama de práticas terapêuticas.
2. Cura xamanística em sociedades tradicionais que mantêm suas ligações com o passado. Apesar de usar a medicina fitoterápica, o xamã distingue-se pela iniciação que, de acordo com a crença, confere-lhe poderes sobre o mundo dos espíritos. O processo de cura frequentemente envolve estados alterados de consciência e inclui membros da família do doente e da comunidade.
3. Medicina popular: sabedoria popular passada de geração para geração, com frequência sobre as propriedades médicas das plantas. Alguns medicamentos e práticas modernas tiveram sua origem na sabedoria popular; por exemplo, vacina contra a varíola, quinino, digitálicos, ergotamina, colchicina.
4. Paradigmas e práticas alternativas com raízes recentes nas sociedades ocidentais: homeopatia, osteopatia, quiropraxia, medicina antroposófica, naturopatia.
5. Terapias nutricionais, desde medicação com ervas a regimes de alimentação.
6. Terapias corporais, inclusive muitos tipos de massagem.
7. Curas espirituais, inseridas nas religiões convencionais ou por meio de indivíduos que alegam ter poderes especiais.
8. Terapias individuais, trazidas de outras tradições ou desenvolvidas de forma autônoma: acupuntura, *biofeedback*, hipnoterapia, meditação, visualização.

A disponibilidade e o uso dessas terapias diferentes variam de um país para outro. Nos Estados Unidos, a osteopatia tornou-se tão próxima da medicina convencional que os osteopatas frequentemente são vistos como equivalentes dos médicos convencionais. A quiropraxia destaca-se bastante nos Estados Unidos e no Canadá; em várias províncias do Canadá, os serviços de quiropraxia são cobertos pelo Medicare. A naturopatia é amplamente difundida na Alemanha. A homeopatia é praticada por números significativos de médicos convencionais em vários países europeus.

Uma taxonomia das práticas de cura não convencionais é apresentada por Kaptchuk e Eisenberg (2005). Nessa classificação, há duas grandes divisões: MAC e medicina não convencional regional. A maior divisão (a MAC) é então subdividida em sistemas profissionais (quiropraxia, acupuntura, homeopatia, naturopatia, massagem e médicos com duplo treinamento), autocuidado com a saúde (megavitaminas, suplementos nutricionais, produtos botânicos, macrobióticos, orgânicos, dieta vegana), *new age* (energias esotéricas, cristais e magnetos, espíritos e médiuns, reiki, qi gong), mente-corpo (Deepak Chopra, Bernie Siegel, Curso em Milagres, Silva Mind Control, *biofeedback*, hipnose, visualização orientada, resposta de relaxamento, terapia cognitivo-comportamental) e não normativas (quelação, antineoplastos, terapia do câncer com bactérias pleomórficas, iridologia, análise do cabelo). A medicina não convencional regional tem três divisões: medicina étnica (espiritualismo porto-riquenho, uso de raízes da tradição afro-americana, vodu haitiano, práticas Hmong, curandeirismo méxico-americano), curas religiosas (igrejas pentecostais, renovação carismática católica, ciência cristã) e remédios caseiros (braceletes de cobre para artrite, canja de galinha para resfriado, fita vermelha para sangramento nasal). A essa classificação, alguns adicionam uma categoria chamada de setor popular, que inclui automedicação, conselhos de farmacêuticos, conselhos de família, amigos e grupos de autoajuda (Helman, 2001).

PRÁTICAS ALTERNATIVAS COMUNS

A frequência de uso da medicina alternativa torna aconselhável que os médicos de família e comunidade tenham um conhecimento básico das práticas mais comuns, do que alegam fazer, de seus benefícios e de seus riscos. Algumas são mais bem entendidas como complementares à medicina convencional, e não alternativas. Avaliar a utilidade de várias terapias da MAC é difícil para o médico devido à relativa falta de estudos de avaliação de boa qualidade. Isso é, de certa forma, originado nas diferentes epistemologias de muitas práticas de MAC e da medicina convencional. Esta última coloca grande valor nos ensaios controlados e randomizados e em sua replicação e tem raízes em uma base reducionista. Os praticantes de MAC argumentam que é necessário usar uma base mais ampla e dar crédito a diferentes tipos de conhecimento se quisermos entender completamente e ajudar nossos doentes. A maioria dos médicos de família e comunidade concordaria com isso. Há referências úteis disponíveis para os médicos, e algumas dessas referências estão listadas no final deste capítulo. Os *sites* têm a vantagem de serem atualizados com maior frequência e mais fáceis de acessar do que livros.

Manipulação

A terapia de manipulação espinal (TME) costuma ser usada no tratamento de dor nas costas e pescoço. Acredita-se que um mecanismo de alívio da dor, comum na manipulação, acupuntura, massagem e estimulação nervosa elétrica transcutânea, é a liberação de encefalina pela estimulação seletiva de mecanoceptores.

Uma revisão sistemática de 20 ensaios clínicos controlados randomizados (ECRs) envolvendo manipulação e mobilização, incluindo estudos de quiropraxia, terapia manual ou osteopática para dor lombar aguda, encontrou evidências de qualidade baixa a moderada. A TME não foi mais efetiva do que intervenções inertes, TME simulada ou quando acrescentada a outra intervenção. Considerando o número pequeno de estudos, os autores recomendam que mais estudos sejam realizados e que se possam considerar as preferências das pessoas, a segurança e o custo (Rubinstein et al., 2012).

Em uma revisão de 39 ECRs, constatou-se que a manipulação da coluna era mais efetiva para aliviar a dor e melhorar a capacidade de realizar as atividades diárias quando comparada com tratamentos simulados, mas não era mais efetiva do que as terapias de medicina convencional (Assendelft et al., 2004). A terapia de massagem, quando combinada com orientação de exercícios, pode ter benefícios no curto prazo para a dor lombar subaguda e crônica (Furlan et al., 2015).

Para a dor lombar crônica, há evidências de alta qualidade de que a TME não é melhor do que outros tratamentos na redução da dor ou na melhora da função (Rubinstein et al., 2011).

As contraindicações mais importantes de manipulação são doenças reumatológicas do pescoço, insuficiência basilar (acometimento da doença gerando quedas, vertigem), mielopatia vertebral, distúrbios de coagulação, inclusive pacientes tomando anticoagulantes, e qualquer doença vertebral que tenha o risco de compressão da medula espinal (osteoporose, metástases espinais).

Homeopatia

Introduzida na Alemanha por Hahnemann no fim do século XVIII, a homeopatia[3] estava em forte desacordo com a medicina alopática prevalente, com suas purgações e sangramentos. Sua base é que o semelhante cura o semelhante, que os males são curados por doses diminutas do medicamento que em doses maiores produziria os mesmos sintomas. Um diagnóstico individual e um regime de tratamento é estabelecido para cada doente. Os remédios homeopáticos são produzidos por meio de diluições em série e agitação (sucussão), um processo que se acredita aumentar a potência do medicamento.

Como as diluições em série podem remover todos os vestígios do remédio, quaisquer efeitos de remédios homeopáticos não podem ser explicados pelo conhecimento médico atual. Uma metanálise de 89 ensaios clínicos randomizados ou controlados com placebo publicada em 1995 mostrou um efeito positivo geral, com uma razão de chances (RC) de 2,45 em favor da homeopatia (Linde et al., 1997). Logo, parece que os resultados não podem ser explicados em termos de efeito placebo. Esses resultados foram contestados e ainda são controversos (Hahn, 2013).

Naturopatia

A naturopatia concentra-se no poder de cura do corpo, o princípio médico da antiguidade de *vis medicatrix naturae*. A meta da terapia é fortalecer os poderes da própria pessoa de curar por meio da atenção à dieta e ao descanso e do uso de estímulos para ativar o processo de cura. O diagnóstico é da pessoa, não da doença, um paralelo interessante com a medicina pré-moderna, quando o diagnóstico frequentemente tinha essa mesma conotação.[4]

Os naturopatas consideram que a saúde possui três componentes: estrutural, bioquímico e emocional. O diagnóstico é feito depois de uma longa avaliação física e da história do doente. Os naturopatas são generalistas que usam uma variedade ampla de modalidades terapêuticas, incluindo nutrição, homeopatia, fitoterápicos, hidroterapia, massagem, manipulação e medicina tradicional chinesa.

Ao concentrar-se no "hospedeiro", a naturopatia segue um princípio médico da idade antiga, e que foi negligenciado pela medicina moderna. Os médicos clínicos podem adotar alguns dos princípios da naturopatia mesmo continuando a usar a abordagem convencional do diagnóstico e tratamento (Boon, 1996).

Medicina fitoterápica

Os remédios preparados com material de plantas são usados em muitas sociedades tradicionais e em antigos sistemas de medicina, como o chinês. São hoje muito consumidos nos países ocidentais na forma de chás, pós, comprimidos ou cápsulas. Podem ser comprados sem receita médica em farmácias ou prescritos por um fitoterapeuta após a avaliação da pessoa atendida. Como são preparados a partir de plantas, contêm uma mistura de substâncias, e não um único ingrediente ativo.

No Canadá, uma em cada 10 pessoas diz estar tomando algum tipo de remédio natural, inclusive remédios fitoterápicos. As plantas mais populares no Canadá são o alho, a equinácea, o *ginseng*, a alfafa e a raiz de garra do diabo (Institute for Clinical Evaluative Studies [ICES], 1996).

Não é possível aqui nem mesmo resumir as propriedades de muitos dos fitoterápicos usados comumente. Há boas fontes de referência que podem ser mantidas na biblioteca dos serviços de saúde.[5] Devido à possibilidade de propriedades tóxicas e de interações com fármacos prescritos, o médico deve saber se a pessoa está tomando fitoterápicos. Essa informação pode não ser dada espontaneamente. Muitas plantas são inofensivas quando tomadas na dose recomendada, seguindo as diretrizes no Quadro 23.1. O fato de algumas plantas serem tóxicas não precisa ser usado para assustar as pessoas e fazê-las evitar todos os fitoterápicos.

Como os remédios fitoterápicos derivam de plantas, muitas pessoas acreditam, de forma equivocada, que não têm nenhum efeito prejudicial. Além de alguns efeitos tóxicos de certas plantas serem bem conhecidos, algumas preparações às vezes contêm aditivos potencialmente tóxicos que não estão listados no rótulo do produto. As pessoas devem ser aconselhadas a comprar medicações de fitoterapeutas profissionais, qualificados ou de fabricantes éticos (ver Quadro 23.1).

Algumas plantas são hepatotóxicas e podem causar necrose hepática aguda ou hepatite crônica e cirrose (ver Quadro 23.2). Várias plantas contêm os alcaloides de pirrolizidina, que são hepatotóxicos. Casos de insuficiência renal foram relatados em mulheres que tomavam remédios fitoterápicos chineses em uma clínica de emagrecimento (ICES, 1996). A amigdalina (Laetrile), usada para tratamento de câncer, pode causar envenenamento por cianeto.

Os remédios fitoterápicos podem interagir com as medicações ortodoxas. Tomar *ginseng* e inibidores da monoaminoxidase pode causar dor de cabeça e insônia. Os produtos da semente de psílio podem diminuir a absorção do lítio. O óleo de prímula, quando tomado com fenotiazinas, pode aumentar o número de convulsões. O alho aumenta o efeito da varfarina. O alcaçuz pode perturbar o controle da hipertensão por causar hipopotassemia e retenção de sal. A momórdica usada no curry pode desestabilizar o controle diabético por causar hipoglicemia. O lírio-do-vale contém glicosídeos cardíacos e pode

---

QUADRO 23.1

CONSELHOS PARA PESSOAS QUE USAM PRODUTOS FITOTERÁPICOS

- Se você vai tomar fitoterápicos, consulte um terapeuta formalmente treinado em medicina botânica.
- Compre os fitoterápicos de fontes reconhecidas e confiáveis. Evite fitoterápicos cuja pureza e qualidade sejam suspeitas, especialmente produtos importados.
- A maioria das plantas, assim como medicações, deve ser evitada durante a gravidez e a lactação, e não deve ser dada para crianças pequenas.
- Considere as interações entre medicamentos e fitoterápicos.
- Comece com dosagens baixas e tome cuidado com as dosagens: duas pílulas do mesmo frasco podem ter potências completamente diferentes.
- Para evitar possíveis efeitos crônicos, não use fitoterápicos por longos períodos.
- Se você se sentir mal, interrompa o uso imediatamente e procure atendimento médico.

Reproduzido, com permissão, de Getting Acquainted With Herbs: Weeding Fact From Fiction, In *Informed: Information For Medical Practitioners*, do Institute for Clinical Evaluative Sciences em Ontário (ICES) 1996: V2(2):2.

> **QUADRO 23.2**
>
> **ALGUMAS PLANTAS HEPATOTÓXICAS**
>
> - Chaparral
> - Confrei
> - Cavalhinha
> - Azevinho e escutelária
> - Óleo de neem
> - Chá mate
> - Chá de macela
> - Poejo
> - *Jin bu huan*
>
> Reimpresso, com permissão, de Koff RS. 1995. Herbal hepatotoxity: Revisiting a dangerous alternative. *Journal of the American Medical Association* 273(6):502.

potencializar o efeito dos digitálicos. A castanha-da-índia, o gengibre e o *ginkgo biloba* podem potencializar o efeito da varfarina (Penn, 1986; Ernst, 2005). Outros medicamentos com essas propriedades estão descritos nas fontes listadas no final deste capítulo.

Nutrição

Após anos sendo negligenciada, a nutrição agora está assumindo grande importância na educação, prática e pesquisa médica. Os cânceres de mama, de cólon e de pâncreas parecem estar associados a dietas com alto teor de gorduras e baixo teor de fibras nos países ocidentais. As pessoas com alto risco de doenças cardiovasculares que fazem uma dieta mediterrânea (baixo consumo de carne e derivados; alto consumo de vegetais, frutas, nozes, legumes, peixes e azeite de oliva), quando comparadas com aquelas com uma dieta pobre em gorduras, experimentam redução de 30% no risco relativo de acidente vascular cerebral, ataque cardíaco, morte por doença cardiovascular ou morte por qualquer causa em cinco anos (Estruch, Ros e Salas-Salvado, 2013). O número necessário a tratar (NNT) para esse grupo é de 1 em 61 sem danos conhecidos relacionados à dieta. Atualmente há muito interesse público no papel potencial da dieta na prevenção ou mesmo na interrupção da progressão do câncer. O aconselhamento dietético convencional está enfatizando a redução de carboidratos refinados na dieta, com a Organização Mundial da Saúde (OMS) recomendando que eles representem menos de 10% da ingesta calórica diária total, mas o objetivo é a redução para menos de 5%. Para um adulto de tamanho médio, 5% da ingesta calórica recomendada total representaria 25 gramas ou 6 colheres de chá de açúcar (WHO, 2014).

Fora da prática e de pesquisas convencionais, há argumentos que defendem terapias dietéticas na forma de regimes nutricionais completos ou a ingestão de megadoses de vitaminas. A dieta macrobiótica é composta por cereais integrais, vegetais e frutas, mas nenhum produto animal. Vitaminas e outros elementos podem ser adicionados. Há evidências de que essa dieta possa aumentar a sobrevida em casos de câncer pancreático avançado e câncer de próstata (Carter et al., 1993). Os nutricionistas convencionais consideram a dieta macrobiótica inadequada e certamente insuficiente para crianças. Contudo, pacientes mais velhos não têm as mesmas necessidades, e pode ser essa característica da dieta que talvez freie o crescimento de um tumor ao mesmo tempo que mantém o tecido normal (Wiesburger, 1993). Como temos muito pouco mais a oferecer para muitas pessoas com câncer em estágio avançado, há razões para apoiar aquelas que desejam tentar a dieta macrobiótica, apesar de a evidência existente hoje não fornecer justificativa para usá-la como terapia-padrão. Aquelas que usam megadoses de vitaminas, entretanto, devem ser alertadas sobre os efeitos tóxicos das vitaminas A e D.

O crescente interesse nos aspectos nutricionais da doença e a descoberta de bases científicas para algumas terapias não convencionais podem levar a uma nova era de terapias nutricionais com base em pesquisas bioquímicas e ensaios clínicos.

Hipnose

Após ser rejeitada pela medicina ortodoxa por muitos anos, a hipnose agora é aceita como terapia para certas condições e como forma de induzir analgesia e anestesia. Seus principais usos terapêuticos são em casos de estados ansiosos, fobias, dor crônica, adições e transtorno de estresse pós-traumático. A hipnose deve ser usada apenas por médicos, psicólogos e dentistas que estão preparados para usá-la como parte de um plano de manejo abrangente após uma avaliação clínica completa. O efeito da hipnose não é tanto o de remover os sintomas, mas de melhorar o controle do paciente sobre suas reações.

Meditação

A meditação, uma prática nas principais tradições espirituais, é usada atualmente como um método terapêutico. A medicina pegou emprestada essa técnica sem absorver as doutrinas com que ela se associa. A essência da meditação é a concentração da atenção sobre o que está acontecendo no momento presente em nossos corpos e mentes. Qualquer pessoa que tente fazer meditação pela primeira vez se surpreende com a dificuldade de manter sua atenção em foco. Nossa mente está constantemente andando de um pensamento para outro, e de um sentimento para o próximo. Por meio da redução sistemática da tensão no corpo, da atenção à sua própria respiração, e de constantemente trazer de volta sua mente a um ponto único de atenção, um estado de calma e relaxamento é induzido. O relaxamento produz mudanças fisiológicas (a resposta do relaxamento) e uma diminuição da excitação (Benson, 1975). A meditação é ensinada como uma forma de reduzir o estresse e a ansiedade e como uma resposta à dor crônica (Kabat-Zinn, 1990).

Acupuntura

A acupuntura com base nos princípios da medicina chinesa tradicional é praticada na China e em outras partes da Ásia, mas em menor extensão em outros lugares do mundo. Nos países ocidentais, uma forma modificada é praticada, com base em um modelo científico de explicação, e não na teoria chinesa dos meridianos. Sua principal aplicação é no alívio da dor em distúrbios musculoesqueléticos, dores nas articulações e dor de cabeça crônica (Ernst, 2005). Desde que haja técnicas de assepsia adequadas, oferece pouco risco, apesar de alguns casos de lesões internas terem sido relatados (British Medical Association, 1986).

Medicina integrativa

Insatisfeitos com o paradigma dominante da medicina, alguns médicos desenvolveram uma abordagem clínica baseada nos princípios tradicionais da medicina ocidental: o respeito pelo *vis medicatrix naturae*, o diagnóstico da pessoa bem como da doença, a atenção a todo o contexto da doença, e a formulação de um regime para cada pessoa como forma de restaurar e manter a saúde. Voltar a esses princípios básicos não significa rejeitar a abordagem convencional do diagnóstico e do tratamento sempre que forem adequados. Muitos dos valores da medicina integrativa são consistentes com os valores da medicina de família e comunidade representados na abordagem centrada na pessoa (Maizes, Rakel e Niemiec, 2009).

Algumas das terapias alternativas descritas anteriormente podem ser incluídas na prática holística. É provável que vejamos um intercâmbio maior entre a medicina dominante e a medicina alternativa, com tentativas sérias de validar práticas alternativas empiricamente. Há números crescentes de revistas científicas devotadas a esse tópico, como o *Journal of Alternative and Complementary Medicine*, e um importante livro-texto sobre o assunto (Rakel, 2007).

NOTAS

[1] Não há nome de consenso para o que se tem chamado de medicina alternativa, complementar ou não convencional. O termo *complementar* parece estar tomando o lugar do termo *alternativa*, pois tem a vantagem de expressar a relação entre a medicina convencional e as outras práticas de cura.

[2] Para essa análise, a definição de MAC incluiu acupuntura; ayurveda; *biofeedback*; terapia de quelação; quiropraxia; terapia de cura energética; dietas especiais (incluindo vegetariana e vegana, macrobiótica, Atkins, Pritikin e Ornish); medicina popular ou curandeiros tradicionais; visualização guiada; tratamento homeopático; hipnose; naturopatia; suplementos dietéticos não vitaminas e não minerais; massagem; meditação; relaxamento progressivo; qi gong; tai chi; ou ioga.

[3] Para leituras adicionais, ver o capítulo sobre homeopatia escrito por Heather Boon no *Nonprescription Drug Reference for Health Professionals*, Premier Edition (Ottawa: Canadian Pharmaceutical Association, 1996).

[4] Os naturopatas são registrados em Ontário, Manitoba, Saskatchewan e na Colúmbia Britânica, e nesta última seus serviços são cobertos pelo plano de saúde Medicare. Os naturopatas licenciados devem completar um programa de graduação de tempo integral em quatro anos no Colégio Canadense de Medicina Naturopática, ou em uma das três faculdades de naturopatia nos Estados Unidos.

[5] Por exemplo, a *Farmacopeia de Plantas Britânica*, e uma publicação semelhante usada na Alemanha, a *Nonprescription Drug Reference for Health Professionals*, publicada pela Canadian Pharmaceutical Association; e o *Desktop Guide to Complementary and Alternative Medicine: An Evidence Based Approach*, ed. Edzard Ernst (Mosby, 2001).

REFERÊNCIAS

Assendelft WJJ, Morton SC, Yu EI, et al. 2004. Spinal manupulative therapy for low back pain. *Cochrane Database of Systematic Reviews*, Issue 1.

Astin JA. 1998. Why patients use alternative medicine: Results of a national survey. *Journal of the American Medical Association* 279:1548–1553.

Boon H. 1996. Canadian naturopathic practitioners: The effects of holistic and scientific world views on their socialization experiences and practice patterns. Ph.D. dissertation, Faculty of Pharmacy, University of Toronto.

Benson H. 1975. *The Relaxation Response*. New York: Morrow.

Black LI, Clarke TC, Barnes PM, et al. 2015. *Use of Complementary Health Approaches among Children Aged 4–17 Years in the United States: National Health Interview Survey, 2007–2012*. National health statistics reports; no 78. Hyattsville, MD: National Center for Health Statistics.

British Medical Association (BMA). 1986. *Alternative Therapy: Report of the Board of Science and Education*. London: British Medical Association.

British Medical Association (BMA). 1993. *Complementary Medicine: New Approaches to Good Practice*. London: BMA.

Brokaw JJ, Tunnicliff G, Raess BU, Saxon DW, 2002. The teaching of complementary and alternative medicine in U.S. medical schools: A survey of course directors. *Academic Medicine* 77(9):876–881.

Carter JP, Saxe GP, Newbold V, et al. 1993. Hypothesis: Dietary management may improve survival from nutritionally linked cancers based on analysis of representative cases. *Journal of the American College of Nutrition* 12:209.

Clarke TC, Black LI, Sussman BJ, et al. 2015. *Trends in the Use of Complementary Health Approaches among Adults: United States, 2002–2012*. National health statistics reports; no 79. Hyattsville, MD: National Center for Health Statistics. 2015.

Ernst E. 2005. The evidence for or against common complementary therapies. In: Lee-Treweek G, Heller T, Spurr S, MacQueen H, Katz J, eds., *Perspectives on Complementary and Alternative Medicine: A Reader*. London; New York: Routledge.

Estruch R, Ros E, Salos-Salvado J, et al. 2013. Primary prevention of cardiovascular disease with a Mediterranean diet. *New England Journal of Medicine* 368(14): 1279–1290.

Furlan AD, Giraldo M, Baskwill A, Irvin E, Imamura M. Massage for low-back pain. Cochrane Database of Systematic Reviews 2015, Issue 9. Art. No.: CD001929. DOI: 10.1002/14651858.CD001929.pub3.

Greaves D. 2003. *The Healing Tradition: Reviving the Soul of Western Medicine*. Oxford; San Francisco: Radcliffe Publishing.

Hahn RG. 2013. Homeopathy: Meta-analyses of pooled clinical data. *Forschende Komplementarmedizin* 20: 376–381.

Harris PE, Cooper KL, Relton C, Thomas KJ. 2012. Prevalence of complementary and alternative medicine (CAM) use by the general population: A systematic review and update. *International Journal of Clinical Practice* 66:924–939.

Helman CG. 2001. *Culture, Health and Illness*. New York: Arnold.

Ho D, Chan K, Bewley S, Bender DA. 2013. Evidence-based medicine and complementary and alternative medicine teaching in UK medical courses: A national survey of the student experiences. *Focus on Alternative and Complementary Therapies* 18(4):176–181.

Institute for Clinical Evaluative Sciences in Ontario. 1996. Getting acquainted with herbs: Weeding fact from fiction. *Informed* 2(2):1.

Jonas WB, Eisenberg D, Hufford D, et al. 2013. The evolution of complementary and alternative medicine (CAM) in the USA over the last 20 years. *Research in Complementary Medicine* 20(1): 65–72.

Kabat-Zinn J. 1990. *Full Catastrophe Living: Using the Wisdom of your Body and Mind to Face Stress, Pain and Illness*. New York: Bantam Doubleday Dell.

Kaptchuk TJ, Eisenberg DM. 2005. A taxonomy of unconventional healing practices. In: Lee-Treweek G, Heller T, Spurr S, MacQueen H, Katz J, eds., *Perspectives on Complementary and Alternative Medicine: A Reader*. London; New York: Routledge.

Koff RS. 1995. Herbal hepatotoxity: Revisiting a dangerous alternative. *Journal of the American Medical Association* 273(6):502.

Kuhn TS. 1967. *The Structure of Scientific Revolutions*. Chicago: University of Chicago Press.

Linde K, Clausius N, Ramirez G, et al.1997. Are the clinical effects of homoeopathy placebo effects? A meta-analysis of placebo-controlled trials. *Lancet* 350:834–843.

Maizes V, Rakel D, Niemiec C. 2009. Integrative medicine and patient-centered care. *EXPLORE: The Journal of Science and Healing* 5(5):277–289.

National Center for Complementary and Integrative Health, https://nccih.nih.gov/.

Penn AG. 1991. Adverse reactions to herbal medicines. In: Shekelle PG, Adams AH, Chassin MR, et al. *The Appropriateness of Spinal Manipulation for Low-Back Pain*. Santa Monica, CA: RAND.

Rakel D (Ed). 2007. *Integrative Medicine*, 2nd ed. Philadelphia: Saunders, Elsevier.

Rubinstein SM, Terwee CB, Assendelft WJJ, et al. 2012. *Spinal Manipulation Therapy for Acute Low-Back Pain*. Cochrane Database of Systematic Reviews. DOI: 10.1002/14651858.CD008880.pub2.

Rubinstein SM, Van Middelkoop M, Assendelft WJJ, et al. 2011. *Spinal Manipulative Therapy for Chronic Low-Back Pain*. Cochrane Database of Systematic Reviews. DOI: 10.1002/14651858.CD008112.pub2.

Wetzel MS, Kaptchuk TJ, Haramati A, Eisenberg DM 2003. Complementary and alternative medical therapies: Implications for medical education. *Annals of Internal Medicine* 138(3):191–196.

Wiesburger JH. 1993. Guest editorial. A new nutritional approach in cancer therapy in light of mechanistic understanding of cancer causation and development. *Journal of the American College of Nutrition* 12(3):205.

World Health Organization. 2014. *WHO Opens Public Consultation on Draft Sugar Guideline*. http://www.who.int/mediacentre/news/notes/2014/consultation-sugar-guideline/en/

Zollman C, Vickers A, Richardson J, eds. 2008. *ABC of Complementary Medicine*, 2nd ed. Oxford: Wiley-Blackwell.

Useful WebsitesMedline plus-Alternative Medicine. A service of US National Library of Medicine and the National Institutes of Health.

National Center for Complementary and Alternative Medicine. https://nccih.nih.gov/

PARTE IV

Educação e pesquisa

CAPÍTULO 24

Autoeducação continuada

Cada caso tem sua lição, uma lição que pode ser (mas nem sempre é) aprendida, pois a sabedoria clínica não é o equivalente da experiência. Um homem que tenha visto 500 casos de pneumonia pode não ter o entendimento da doença que se obtém com o estudo inteligente de um grande número de casos, tal a diferença entre o conhecimento e a sabedoria.

Sir William Osler (1905, p. 169)

Qualquer observador de médicos percebe a grande variabilidade em sua capacidade de autoeducação. Em uma das pontas da escala, está o médico que aprende algo, mesmo que pouco, com cada pessoa e cada enfermidade. Na outra ponta, está o médico que continua cometendo os mesmos erros ao longo do tempo, ano após ano, com pouco crescimento intelectual ou pessoal. Qual a diferença entre eles? O bom aprendiz, pode--se dizer, será um leitor assíduo de revistas científicas e será visto frequentemente em cursos de pós-graduação, dessa forma se mantendo a par dos progressos médicos. Isso pode ser verdadeiro, mas nossas observações mostram que o mau aprendiz também lê revistas científicas e frequentemente participa de cursos. A diferença entre eles está no fato de que o bom aprendiz assimilou a verdade de que a fonte principal de desenvolvimento de um médico não está em algum centro distante de aprendizagem, mas na experiência do dia a dia em sua prática. As horas gastas ouvindo palestras ou debruçado sobre as revistas médicas serão de pouco uso a não ser que o médico tenha refletido profundamente a respeito de sua própria experiência. Dizer isso não é desqualificar o valor desses modos de aprendizagem; eles têm um papel importante na educação continuada do médico, mas não são suficientes.

É útil considerar diferentes tipos de conhecimento (Eraut, 1994; Epstein, 1999):

1. CONHECIMENTO PROPOSICIONAL. Consiste em fatos, teorias, conceitos e princípios. Ele é adquirido em programas formais de treinamento antes de se iniciar a prática da maior parte (mas não toda) da educação médica continuada. A leitura de programas e cursos são formas de o profissional se atualizar com os desenvolvimentos em sua área. A maioria dos principais periódicos médicos está disponível no formato *online*, o que facilita a atualização desse tipo de conhecimento.

2. CONHECIMENTO PESSOAL. Esse conhecimento só é adquirido por meio da experiência (Polanyi, 1962). Ele começa no período de pré-qualificação e continua ao longo da prática. Para aprender com sua experiência, os médicos devem obviamente saber o que é sua experiência. Devem conhecer o resultado de suas ações tanto a curto como a longo prazo. Devem ter algum parâmetro para medir seu desempenho e a capacidade de aceitar críticas e, se necessário, fazer mudanças em seu modo de atendimento. As informações acerca dos métodos de atendimento do médico e de seus resultados devem estar disponíveis nos registros do serviço de atendimento. Com frequência, entretanto, ficam escondidas nos registros. As informações não devem estar apenas disponíveis, mas também acessíveis. Não é suficiente para os médicos basear suas ações nos últimos dois ou três casos vistos; devem poder revisar todos os seus casos de diabetes, hipertensão, otite média, depressão ou qualquer outra condição que esteja sendo estudada. Os registros médicos eletrônicos tornaram essa tarefa muito mais fácil. Quando os médicos revisam seus casos, devem ter algumas perguntas em mente. Qual foi a apresentação da pessoa? Quais foram os sintomas iniciais? O diagnóstico poderia ter sido feito antes? O tratamento atingiu seus objetivos? Também estarão julgando seus resultados em relação a certos padrões. Dois tipos de padrão podem ser usados: empírico ou normativo. Os padrões empíricos são derivados de médias estatísticas obtidas em contextos semelhantes. Permitem que o médico compare suas atividades, como prescrição, encaminhamento ou acompanhamento, com aquelas realizadas por outros médicos. Os padrões normativos derivam-se de fontes tradicionais de padrões médicos ortodoxos. Quando a auditoria médica é usada como processo educativo, é melhor para o médico ou grupo começar pela definição de seu próprio padrão para um problema ou doença específica sendo estudada. O desenvolvimento desses padrões é um processo educacional por si mesmo, pois envolve a revisão da literatura, a revisão de dados empíricos e, frequentemente, discussões com consultores. Uma vez que os padrões tiverem sido definidos, os registros são revisados, e os dados, coletados. Quase certamente, os resultados mostrarão que o desempenho do médico fica abaixo de seus próprios padrões. Os médicos ou grupos devem, então, decidir se o padrão é realista; se for, devem tomar medidas para melhorar seu desempenho. A repetição da auditoria após um intervalo de tempo mostrará se as mudanças exigidas ocorreram.
3. CONHECIMENTO PROCESSUAL. Esse tipo de conhecimento refere-se a saber como fazer um procedimento ou realizar uma tarefa. Os médicos que desejem aprender uma habilidade específica, tal como interpretar um ECG ou fazer sigmoidoscopias, podem organizar-se para passar um tempo em um centro clínico, onde terão essas experiências.
4. KNOW-HOW. Refere-se a saber fazer as coisas, como a organização de encaminhamentos apropriados, a obtenção das investigações necessárias e o apoio da comunidade para as pessoas.

Ensinar é uma experiência valiosa de aprendizagem, já que força o professor a examinar seus próprios métodos de atendimento. A pesquisa também é valiosa, pois explora em profundidade algumas áreas da medicina de família e comunidade.

AUTOCONHECIMENTO E CONSCIÊNCIA PLENA

Mudanças importantes exigem autoconhecimento crítico. Como observaram Popper e McIntyre (1983), aprendemos com nossos erros. Sem autoconhecimento, porém, temos uma grande capacidade de esconder nossos erros de nós mesmos, em especial aqueles que surgem da contratransferência. Fazer parte de um grupo de colegas que se encontra regularmente para discutir suas experiências pode ser um apoio e uma oportunidade para aprendermos a respeito de nós mesmos. Quanto mais seguros os participantes do grupo se sentirem uns com os outros, mais à vontade se sentirão para confiar uns nos outros. O aprendizado em pequenos grupos com base em problemas é uma maneira cada vez mais popular de os médicos de família e comunidade aprenderem não apenas novas informações médicas, mas também com outros colegas. No passado, os médicos de família e comunidade demoraram a entender o quanto tinham a aprender uns com os outros.

A consciência plena (*mindfulness*) significa que se atente aos eventos ordinários da vida e do trabalho sem julgá-los. Muitas tradições filosóficas e religiosas recomendam práticas de consciência plena como uma forma de ligar a cognição, a memória e a emoção. "Os objetivos da prática da consciência plena são ficar mais conscientes de seus próprios processos mentais, escutar de forma mais atenta, tornar-se flexível e reconhecer vieses e julgamentos, e agir com princípios e compaixão" (Epstein, 1999, p. 835). Epstein descreve as características da prática de consciência plena. Ela envolve a observação ativa de si mesmo, do doente e do problema, bem como a curiosidade crítica, a adoção de uma mente de iniciante, humildade e presença, além de outras características. Isso envolve o aprendizado de autorregulação emocional e habilidades como o *debriefing** emocional após um atendimento difícil, além de se dedicar um tempo para o relaxamento fora do trabalho.

Prestar atenção com a consciência plena a suas próprias necessidades pode evitar que se chegue a um quadro de exaustão profissional (Bodenheimer e Sinsky, 2014), podendo ajudar a evitar o pensamento imperfeito e erros diagnósticos (Groopman, 2007).

Para os médicos de família e comunidade, estar bem informado e atualizado é necessário, mas não suficiente. A boa medicina de família e comunidade depende também dos relacionamentos, e o amadurecimento de um médico de família e comunidade é uma questão de educar as emoções tanto quanto o intelecto.[3] Aprender nesse sentido geralmente é uma questão de passar por algum tipo de mudança pessoal. Aprender a ser centrado na pessoa é um caso desse tipo. Não é apenas uma questão de aprender

---

* N. de T. *Debriefing* é uma técnica que significa revisão e reflexão pós-ação.

algumas habilidades de comunicação ou de seguir um conjunto de regras. Praticar a medicina centrada na pessoa é uma forma diferente de ser médico, e a não ser que essa mudança aconteça, técnica alguma será eficiente. O trabalho dessa natureza envolve, em algum nível, uma conversação com partes mais importantes e eternas de nós mesmos, "[...] a consumação do trabalho não é apenas aquilo que realizamos, mas quem nos tornamos ao fazer aquela tarefa" (Whyte, 2001, p. 5).

REFERÊNCIAS

Bodenheimer T, Sinsky C. 2014. From triple to quadruple aim: Care of the patient requires care of the provider. *Annals of Family Medicine* 12(6):573–576.

Eraut M. 1994. *Developing Professional Knowledge and Competence*. Philadelphia: Falmer Press, Taylor & Francis.

Epstein RM. 1999. Mindful Practice. *Journal of the American Medical Association* 282(9):833–839.

Groopman J. 2007. *How Doctors Think*. Boston; New York: Houghton Mifflin.

Osler W. 1905. On the educational value of a medical society. In: *Aequanimitas with Other Addresses to Medical Students, Nurses and Practitioners of Medicine*. Philadelphia, PA: Blackiston's Son.

Polanyi M. 1962. *Personal Knowledge: Towards a Post-Critical Philosophy*. Chicago: University of Chicago Press.

Popper K, McIntyre N. 1983. The critical attitude in medicine: The need for a new ethics. *British Medical Journal* 287:1919.

Whyte D. 2001. *Crossing the Unknown See: Work as a Pilgrimage of Identity*. New York: Riverhead Books.

CAPÍTULO 25

⚜

A pesquisa na medicina de família e comunidade

Dois pontos fundamentais de qualquer disciplina, como a medicina de família e comunidade, são a definição de um corpo de conhecimento e uma área ativa de pesquisa (McWhinney, 1966). A base de conhecimentos da medicina de família e comunidade tem suas raízes em um mundo clínico único. Desde o seu início como disciplina acadêmica na segunda metade do século XX, a pesquisa em medicina de família e comunidade aumentou muito essa base de conhecimentos. Os métodos de pesquisa foram expandidos e adaptados para o mundo do profissional. Este capítulo descreve de que forma a clínica geral tem contribuído para o conhecimento médico em geral, assim como para o conhecimento pertinente à prática diária. Também discute algumas das questões metodológicas levantadas pela pesquisa na área de medicina de família e comunidade.

UMA BREVE HISTÓRIA DO PROGRESSO DA PESQUISA NA MEDICINA DE FAMÍLIA E COMUNIDADE

A medicina deve ser vista como uma ciência baseada principalmente na tecnologia, no entanto tem suas fundações no conjunto descritivo de conhecimento acumulado por médicos ao longo dos séculos. Como outras ciências, a medicina desenvolveu dois sistemas conceituais inter-relacionados: um esquema observacional para classificar seu objeto de estudo e um esquema experimental para descrever as origens e os destinos dessas categorias. O esquema observacional é nosso sistema de classificação de doenças; o esquema experimental testa nosso conjunto de teorias sobre como essas doenças são causadas e como elas evoluem.

Os métodos usados na construção do esquema observacional são os mesmos do naturalista: observar, registrar, classificar, analisar (Ryle, 1936). O médico observa os fenômenos naturais da enfermidade, da mesma forma que os naturalistas em campo observam a flora e a fauna na região. Muitos dos primeiros médicos-cientistas foram naturalistas, em um sentido amplo. O médico rural Edward Jenner (1749-1823), por exemplo, tornou-se membro da Royal Society pela descoberta de que a fêmea do cuco invade o ninho de outro pássaro (geralmente de um pardal) e arranja lugar para seus filhotes atirando os pardais bebês para fora de seu ninho.

Jenner trabalhava como médico no século XVIII, uma época em que a clínica geral estava começando a tomar forma, sob o nome de *boticários-cirurgiões*. Sua grande descoberta foi a vacina contra a varíola. Já no século XVIII, e talvez até antes, as crianças eram expostas à varíola porque sua mortalidade (10%) era muito menor do que a mortalidade durante uma epidemia. Aqueles que se recuperavam da varíola ficavam imunes para o resto de suas vidas.

Logo, o conceito de imunização iniciou com duas protoideias (Fleck, 1979): uma foi a ideia de imunidade após sobreviver à varíola, que era generalizada na população; a outra foi a imunização após a varíola nos trabalhadores com laticínios nas áreas rurais. Jenner começou a estudar as enfermidades das vacas, levando consigo um artista para as fazendas, de forma que pudesse ter desenhos exatos das pústulas da varíola bovina. Então, pela primeira vez, o conceito chegou à mente de um cientista (Jenner) com poderes de observação comprovados e a determinação de seguir com sua investigação, apesar do ceticismo e do ridículo a que se expunha.

Passaram-se 20 anos antes que Jenner realizasse seu experimento crucial. Um garoto foi inoculado em uma varanda em seu jardim, primeiro com material de uma pústula de varíola bovina e, depois, com material de varíola humana. Ele estava pronto para enviar seu artigo para publicação. Jenner tinha muitos seguidores, mas também muitos críticos. Muitos deles não conseguiram replicar seu experimento. Os críticos haviam inoculado material de uma pústula, mas não de uma pústula de varíola. Que bom que Jenner era um observador meticuloso. Em outras mãos, o projeto inteiro poderia ter sido abandonado – seria considerado mais uma teoria sem confirmação.

William Withering (1741-1799) era parecido com Jenner em muitos aspectos. Foi educado em Shropshire por um cirurgião, estudou medicina em Edimburgo e se formou médico. De volta a Shropshire, estabeleceu um serviço de atendimento e trabalhou como médico na enfermaria de Staffordshire. Como Jenner, interessou-se por uma planta que uma "sábia mulher" de Shropshire lhe disse ser boa para a hidropsia. Withering sabia que Leonard Fuchs (1501-1566) usava a dedaleira e, como era um botânico destacado, foi capaz de dar uma base científica para o *Digitalis*. Seu estudo a respeito da dose e dos efeitos colaterais foi muito importante para o uso do *Digitalis*. Jenner e Withering foram capazes de usar suas capacidades de observação, registro, classificação e análise para o progresso da medicina.

Talvez nosso melhor exemplo do método naturalista na clínica geral tenha sido o clínico geral escocês James Mackenzie. Há muito a se aprender com seu trabalho e ele será descrito em alguns detalhes.

Mackenzie nasceu na Escócia em 1853, formou-se em Edimburgo em 1878 e, pouco depois, começou a trabalhar como clínico geral em Burnely, uma localidade produtora de algodão em Lancashire. Foi lá que, durante os 20 anos seguintes, ele realizou estudos que estabeleceram as bases da cardiologia moderna.

Como tantos antes e depois dele, Mackenzie ficava perturbado com sua incapacidade de diagnosticar tantas enfermidades que encontrava na clínica geral. Sua educação médica não o havia preparado para lidar com as doenças da clínica geral. Culpando-se por sua falta de conhecimento, pesquisou os manuais para buscar respostas, mas foi em vão. O conhecimento que procurava não existia. Em seu livro, *The Future of Medicine* (1919, p. 64), Mackenzie escreveu o seguinte:

> [...] das afirmações do paciente podem ser obtidas informações que são absolutamente essenciais para o reconhecimento da doença, especialmente em seu estágio inicial. Não seria exagero dizer que o fracasso da medicina em detectar doenças em seu estágio inicial se deve ao fato de as sensações das pessoas nunca terem sido adequadamente estudadas. Mesmo quando havia reconhecido a importância desse modo de investigação, encontrei enorme dificuldade para obter dessas pessoas tais sensações e para entender os mecanismos de sua produção [...] nas sensações das pessoas, há um campo de enorme valor [...]

Mackenzie forneceu-nos dois princípios da pesquisa clínica. O primeiro foi "registre os sintomas das pessoas". O segundo foi "acompanhe a pessoa indefinidamente". Com o estudo dos sintomas das pessoas, você aprenderá seu significado ("espere para ver"). Ao acompanhar as pessoas, você aprenderá sobre o prognóstico de suas doenças. Como podemos acompanhar as pessoas se elas abandonam nosso serviço de atendimento? Com a cooperação das pessoas que cuidamos, podemos combinar um acompanhamento para obter um relatório confidencial sobre sua saúde.

Uma das descobertas de Mackenzie foi a paralisia auricular, hoje chamada de fibrilação atrial. Ele descreveu a descoberta em uma carta a um amigo:

> Eu estava observando uma paciente com estenose mitral desde 1880, pois estava tentando descobrir quando a estenose mitral havia aparecido, e as mudanças que ocorreram em seu desenvolvimento. Essa paciente tinha há muitos anos um sopro pré-sistólico, pulsação da veia jugular e no fígado, devido à sístole da aurícula. O coração tinha ritmo regular [...] exceto por extrassístoles ocasionais. Em 1898, ela repentinamente ficou muito enferma, com falta de ar, cianose e um pulso fraco, rápido e irregular. Após algumas semanas, o coração ficou mais devagar, e os registros tomados mostraram um desaparecimento completo de todos os sinais de atividade auricular; no lugar de um pulso venoso negativo, havia agora um pulso venoso positivo e, durante a ausculta, o sopro pré-sistólico havia desaparecido, e o pulso havia agora se tornado persistentemente irregular. (Mackenzie, 1919, p. 104.)

Esse relato da descoberta de Mackenzie da paralisia da aurícula mostra o que um único médico, acompanhando uma única pessoa, pode alcançar por meio da observação cuidadosa. Não há razão para que um clínico geral não faça o mesmo hoje, com uma única pessoa ou com séries de pessoas reunidas por suas semelhanças.

O exemplo mostra que as descobertas podem não aparecer todas repentinamente. Uma descoberta que aparece "do nada", talvez quando o médico não está pensando a respeito daquele problema, pode exigir a combinação com outra ideia. Às vezes, a pessoa que une as ideias não é a pessoa que fez a descoberta original.

Mackenzie trabalhou sem estatísticas complicadas: tudo o que precisou fazer foi contar. Nem precisou de ensaios controlados randomizados. Esses ensaios claramente têm seus usos importantes, mas também têm suas desvantagens, em especial para os clínicos gerais. São muito caros, tanto que apenas poucos que são elegíveis podem ser levados adiante. Devido a seu alto custo, têm de ser encurtados, e às vezes ficam curtos demais para se testar adequadamente a eficácia de um novo medicamento ou tratamento. Ainda há espaço para estudos observacionais. Se nossas revistas científicas rejeitam todos menos os ensaios controlados randomizados, as pessoas não vão receber os benefícios das descobertas que, de outra forma, nunca serão reveladas.

É irônico que Mackenzie tenha ficado famoso por algo que ele entendia como um aspecto incidental de seu trabalho: sua invenção do polígrafo. Na época, como agora, tanto o público quanto os profissionais se impressionavam mais com aparelhos do que com observações clínicas, sem as quais os aparelhos seriam inúteis. Seus discípulos, a nova geração de cardiologistas, abraçaram a nova tecnologia, mas, para o desapontamento de Mackenzie, não foram capazes de apreciar a importância da observação clínica prolongada para descobrir a história natural da doença. Mackenzie não era contra a medicina investigativa ou o uso do laboratório; pelo contrário, fazia uso frequente de ambos. No entanto, nunca titubeou em sua crença de que a ciência básica da medicina é a observação clínica, e que a clínica geral é o melhor lugar para aprender a história natural da doença.[1]

Há, infelizmente, pouquíssima evidência de que o exemplo de Mackenzie seja seguido hoje. É raro lermos a descrição de observações clínicas feitas ao longo de um amplo período de tempo pelo próprio autor. Mais comumente, o autor extrai dados de registros feitos por outros médicos que, em geral, não resultaram de observações organizadas. Se há um acompanhamento sistemático, geralmente é por um curto espaço de tempo.

Inúmeras razões podem ser dadas para essa negligência com nossos métodos tradicionais. Nossa época é inquieta e impaciente. Esperar 10 anos para publicar nossos resultados nos traria poucos patrocínios e pouco crédito na faculdade de medicina. Alguns médicos podem pensar que a última palavra já foi escrita a respeito da história natural da doença. Ainda assim, caímos em armadilhas por causa de nossa ignorância.

Quando encontramos uma doença que não reconhecemos, devemos nos perguntar se talvez não seja uma daquelas doenças que estão esquecidas. Ludwick Fleck nos ensinou quanto tempo pode se passar antes que uma ideia científica se torne um fato; talvez séculos. "Os pensamentos passam de um indivíduo para outro, cada vez sendo transformados um pouco" (Fleck, 1979, p. 39). Um "coletivo de pensamento" é "uma comunidade de pessoas trocando ideias mutuamente ou mantendo interações intelectuais [...]" e promovendo "a existência do 'transporte' especial para o desenvolvimento histórico de qualquer campo de pensamento" (p. 68).

Antes de existir um fato científico, é preciso haver uma concordância com as suposições da sociedade. "A futilidade do trabalho que acontece em isolamento do espírito de sua época é demonstrada de forma marcante no caso daquele grande divulgador de ideias excelentes que foi Leonardo da Vinci, o qual, mesmo assim, não nos deixou nenhuma realização científica positiva" (Fleck, 1979, p. 45).

Alexander Fleming é um caso ilustrativo. O *Penicillium notatum* que cresceu por acidente em sua placa de Petri e matou os estafilococos poderia ter sido jogado fora. Fleming estava há anos procurando esse tipo de antibiótico. Publicou seus achados, mas foi ignorado. Os químicos com que trabalhava foram incapazes de produzir um bolor que permanecesse constante no corpo humano. Por fim, Fleming e seu trabalho foram esquecidos por 12 anos. Nos primeiros anos da Segunda Guerra Mundial, um cientista médico australiano formou uma equipe em Oxford junto com Chain, um químico alemão, e trouxe o trabalho de Fleming de volta do esquecimento. Após 12 anos, Chain forneceu o processo que o trabalho de Fleming exigia.

"O grande campo para as novas descobertas", escreveu William James, "é sempre o resíduo não classificado. Ao redor de toda ciência respeitável sempre voa certa nuvem de poeira de observações excepcionais, de pequeníssimas, irregulares e raramente encontradas ocorrências, que sempre se mostram mais fáceis de ignorar do que de receber nossa atenção" (James, 2007, p. 299). Não há campo mais amplo para o resíduo não classificado do que a clínica geral.

Desde a criação dos colégios nacionais de medicina de família e comunidade e de clínica geral após a Segunda Guerra Mundial, seguida por programas de treinamento e departamentos acadêmicos, os periódicos dedicados à medicina de família e comunidade aumentaram em número. Há atualmente 19 periódicos com foco em medicina de família e comunidade/clínica geral ou em atenção primária, e isso apenas em língua inglesa. À medida que aumentou a base de conhecimentos da medicina de família e comunidade, também aumentou o número de livros-texto; em 2012, havia mais de 400 em língua inglesa. Nas primeiras décadas da medicina de família e comunidade, os artigos nos periódicos concentravam-se em temas como o cuidado de famílias e seus problemas; modelos teóricos em saúde da família; métodos para o estudo de famílias e seus efeitos na saúde; bem como pesquisas originais em família e saúde (Culpepper e Becker, 1987). Esses temas eram bastante adequados e necessários para uma nova disciplina que tentava se definir. À medida que a medicina de família e comunidade acadêmica amadureceu e expandiu, também aumentou o volume e o escopo da pesquisa, abordando todos os aspectos da prática clínica, epidemiologia da prática, métodos de pesquisa, educação e teoria.

TIPOS DE PESQUISA

Observacional

Qualquer estudo que vise documentar e comunicar a experiência é um estudo observacional. Vários tipos de pesquisa observacional podem ser identificados. Primeiro, estão os estudos do curso natural e dos desfechos da experiência com a doença: o problema de saúde estudado pode ser uma categoria de doença bem definida, como herpes-zóster, por exemplo, ou um sintoma, como dor de cabeça. De forma estrita, a história natural da experiência com a doença significa o desfecho do problema de saúde caso não seja tratado. Quando a experiência com a doença tem ótima resposta, não é mais possível estudar sua verdadeira história natural. Ainda há, entretanto, inúmeras doenças que não são muito afetadas pelo tratamento. Também há muito a aprender com o estudo de doenças que respondem ao tratamento. A ação dos tratamentos sobre a doença pode produzir uma nova forma de doença que tem sua própria história natural. Na otite média, por exemplo, o tratamento da doença aguda com antibióticos foi seguido pelo surgimento da otite serosa. Nesse tipo de estudo, o denominador é o número total de pessoas com a doença ou o sintoma. Em um estudo a respeito da dor de cabeça, por exemplo, o denominador é todas as pessoas que se apresentam com dor de cabeça, e o numerador, os diferentes subgrupos dessa população com as características especiais associadas a desfechos específicos.

O segundo tipo de pesquisa observacional envolve os estudos de incidência e prevalência. A informação acerca da incidência e da prevalência de sintomas e doenças é usada pelos médicos de família e comunidade para calcular probabilidades diagnósticas. Estudos sobre a clínica geral já corrigiram informações equivocadas a respeito da incidência e da prevalência obtidas em estudos com populações selecionadas. A incidência e a prevalência geralmente são expressas como taxas por mil pessoas em risco. A taxa de incidência é o número de novos casos do problema ou da doença visto em cada mil pessoas da população em um ano. A taxa de prevalência é o número total de casos por mil pessoas na população em um ponto no tempo (o ponto de prevalência) ou no curso de um período de tempo (a prevalência do período). Para enfermidades agudas, a taxa de incidência é um número mais útil; para as doenças crônicas, a taxa de prevalência é mais útil. Deve-se tomar cuidado ao extrapolar as taxas de incidência e prevalência da medicina de família e comunidade para a população em geral. Um serviço de atendimento pode não ser representativo de toda a população. Contudo, uma população mais representativa pode ser obtida se um número maior de serviços de atendimento for computado. Como os registros de incidência dependem do fato de a pessoa consultar ou não, os episódios de experiência com a doença não vistos na medicina de família e comunidade serão excluídos. Os estudos de incidência e prevalência na medicina de família e comunidade têm como base o número de pessoas que consultam devido à doença ou ao problema sendo estudado (a taxa de consulta). Vários tipos de denominadores são usados para calcular essa taxa. Nos serviços de atendimento em que as pessoas são registradas, a população do próprio serviço pode ser usada; nos serviços de atendimento em que as pessoas não se registram, o denominador pode ser o número de pessoas que consultaram durante o ano, a população que se calculou contando o número de registros do serviço ou o número de consultas no consultório durante um ano. Nenhum desses denominadores é completamente satisfatório. As populações inscritas em um serviço de saúde podem incluir pessoas que se mudaram, mas não se registraram em outro serviço; a população obtida por contagem dos registros exclui pessoas em risco que nunca consultaram e pode incluir algumas pessoas que se mudaram; o número de pessoas que consultaram em um ano é apenas cerca de 70% do total da população do serviço.

Mesmo assim, os estudos de incidência e prevalência na medicina de família e comunidade fornecem, sem dúvida, um quadro muito mais completo da enfermidade do que os estudos feitos em hospitais, os quais raramente têm uma população representada no denominador. Muitos exemplos de estudos de incidência e prevalência podem ser citados. Alguns deles foram feitos por profissionais individualmente, como Hodgkin (1978) e Bentsen (1970). Outros foram estudos combinados, como o British National Morbidity Study, conduzido pelo Royal College of General Practitioners, o National Ambulatory Care Study nos Estados Unidos e a National Morbidity and Interventions in General Practice Survey, realizada no Netherlands Institute of Primary Care.

A determinação de sensibilidade, especificidade e valor preditivo dos sintomas ou exames faz parte do terceiro tipo de pesquisa observacional. Para determinar esses valores, certos dados devem ser coletados. A sensibilidade de um sintoma ou exame é a quantidade de pessoas com a doença que têm o sintoma ou um resultado positivo no exame:

$$\text{Sensibilidade} = \frac{\text{Verdadeiros positivos}}{\text{Todas as pessoas com a doença}} \times 100$$

Suponhamos que se queira descobrir a sensibilidade do baço palpável nos estágios iniciais da mononucleose infecciosa. Precisaríamos registrar, em todos os casos, a presença ou a ausência de baço palpável. O resultado seria, então, calculado da seguinte forma:

$$\text{Sensibilidade} = \frac{\text{Pessoas com baço palpável e mononucleose infecciosa}}{\text{Todas as pessoas com mononucleose infecciosa}} \times 100$$

O valor preditivo positivo de um sintoma ou exame é a quantidade de pessoas com o sintoma ou resultado positivo no exame e que têm a doença, ou seja, que são os verdadeiros positivos:

$$\text{Valor preditivo} = \frac{\text{Verdadeiros positivos}}{\text{Todos os positivos}} \times 100$$

Suponhamos que se queira descobrir o valor preditivo da dor sinusal na sinusite aguda em pessoas com dor de cabeça. Precisaríamos registrar a presença ou a ausência de dor sinusal em cada pessoa com dor de cabeça. Também seria preciso garantir que a dor sinusal fosse avaliada e registrada da mesma forma por todos os observadores, e que a sinusite fosse diagnosticada por critérios uniformes. O resultado seria, então, calculado da seguinte forma:

$$\text{Valor preditivo} = \frac{\text{Todas as pessoas com dor sinusal e sinusite}}{\text{Todas as pessoas com dor sinusal}} \times 100$$

Estudos observacionais com componente analítico

Esses estudos, algumas vezes chamados de explanatórios, tentam descobrir a etiologia de doenças ou a eficácia de tratamentos com o uso de comparações. Por exemplo, um estudo a respeito da doença arterial coronariana (DAC), por exemplo, pode mostrar que essa doença parece ter uma prevalência maior entre pessoas que se mudaram para uma área do que entre aquelas que sempre viveram lá. Para demonstrar que a significância observada não é resultado do acaso, devemos fazer um estudo controlado. Dois métodos estão disponíveis. Primeiro, em um estudo transversal, uma amostra aleatória da população do serviço de saúde será pesquisada em um momento específico. Suponhamos que 10% dos nativos e 20% dos imigrantes têm DAC (Tabela 25.1).

Tabela 25.1 ESTUDO TRANSVERSAL

	Com DAC	Sem DAC	Total
Não imigrantes	10	90	100 (10%)
Imigrantes	40	160	200 (20%)

Um teste de qui-quadrado (χ_2) aplicado a esses números mostraria que a diferença é significativa quando $P = 0,05$. Segundo, em um estudo de casos e controles, para cada caso de DAC, um controle, pareado de acordo com idade e sexo, deve ser escolhido. A cada um se perguntaria sua origem (Tabela 25.2).

Tabela 25.2 ESTUDO DE CASO-CONTROLE

	Não imigrantes	Imigrantes	Total
Com DAC	10	40	50
Sem DAC	20	30	50

Um teste de qui-quadrado (χ_2) aplicado a esses números mostraria que a diferença é significativa quando $P = 0,05$.

Estudos experimentais

Muito da pesquisa médica atualmente se volta para o desenvolvimento e a avaliação de ferramentas e métodos preventivos, diagnósticos e terapêuticos. O protótipo desse tipo de pesquisa é o ensaio controlado randomizado (ECR). Houve uma época em que se pensava que os métodos terapêuticos efetivos seriam dedutíveis da teoria da doença desenvolvida pela medicina experimental. Os resultados logo mostraram que nosso conhecimento teórico é incompleto. Novos métodos diagnósticos e tratamentos podem se derivar da teoria científica, mas, ainda assim, precisam ser testados empiricamente. Os ECRs foram desenvolvidos para esse fim.

Muito progresso tem sido feito na descrição e no desenvolvimento dos métodos diagnósticos, terapêuticos e preventivos na medicina de família e comunidade. Em muitos casos, esse processo envolveu a formalização de habilidades que haviam sido postas em prática em um nível intuitivo há muito tempo. Um dos resultados foi uma teoria de medicina de família e comunidade que tem por fim explicar a abordagem de diagnóstico, terapia e prevenção usada pelo médico. Os primeiros capítulos deste livro tentam apresentar essa teoria.

Para a avaliação de seus métodos, a medicina de família e comunidade usa as técnicas dos ECRs. Isso também é aplicável às ferramentas organizacionais da medicina de família e comunidade: os sistemas de registro, os sistemas de organização para descobrir casos ou controlar doenças crônicas e as funções da equipe de atendimento à saúde. Os medicamentos têm de ser testados na medicina de família e comunidade tanto quanto nos hospitais. Como as populações são muito diferentes, pode ser um erro extrapolar dados de uma população para outra. Por exemplo, apenas poucos ensaios sobre antidepressivos foram realizados na medicina de família e comunidade.

Ensaios clínicos pragmáticos

Estudos cuidadosamente controlados são importantes para estabelecer a eficácia de uma intervenção, mas há uma grande diferença entre se um tratamento funciona sob as condições ideais de um ECR e se ele funciona no mundo da prática clínica. Nossos pacientes raramente se parecem com aqueles dos estudos controlados, pois eles frequentemente têm muitas das características, como idade avançada e multimorbidade, que os excluiriam de tais estudos. Sob as pressões e as distrações da vida diária, os doentes esquecem de tomar os remédios conforme são prescritos e muitos fazem algum outro tipo de tratamento com medicina alternativa que pode alterar os efeitos farmacêuticos do fármaco prescrito. Os estudos pragmáticos são ensaios controlados delineados para informar as decisões da prática diária. Eles são fundamentais para determinar a efetividade de uma intervenção; enquanto os ECRs determinam a eficácia, os estudos pragmáticos determinam a efetividade. A pesquisa com estudos pragmáticos é importante na medicina de família e comunidade, mas apresenta desafios significativos (Godwin et al., 2003). Foram desenvolvidos padrões para a descrição de estudos pragmáticos (Zwarenstein et al., 2008).

Pesquisa qualitativa

A ciência produz generalizações ao fazer abstrações[2] do mundo da experiência concreta. O problema é que, quanto maior o nível de abstração, mais se perde da rica textura do mundo da experiência e de sua profundidade, e o mundo torna-se irreconhecível. Isso se aplica especialmente quando as coisas abstraídas são apenas aquelas que podem ser quantificadas.

No prefácio do livro *The Varieties of Religious Experience**, William James (1958) escreveu que "um grande conhecimento dos detalhes particulares com frequência nos torna mais sábios do que a posse de fórmulas abstratas, independentemente de quão profundas sejam". Uma grande parte do conhecimento médico é composta por fatos específicos ou por generalizações em um baixo nível de abstração.

Esse é o conhecimento acumulado ao longo de anos de observação na forma de relatos de caso ou séries de casos. Muito se tornou útil sem quantificação, ou com quantificação de um tipo muito elementar.

Essa forma de contribuir para o conhecimento médico ainda é válida. Quando os médicos de família e comunidade veem os resultados de alguns estudos quantitativos feitos na medicina de família e comunidade, sentem-se às vezes surpresos pelo fato de que refletem tão pouco a experiência real de seu mundo profissional. Talvez seja uma afirmativa crua dos resultados de um estudo sobre morbidade, sem dúvida muito útil no nível de planejamento, porém tão distante do mundo real que não tem quase nenhuma aplicação na prática do dia a dia.

Isso também se aplica a muitos estudos comportamentais. A generalização de que "as dificuldades de comunicação aumentam com a distância cultural" provavelmente tem menos valor do que a observação de que os sentimentos como raiva e gratidão não são expressos abertamente por nativos norte-americanos. É claro que o poder da generalização é sacrificado quando o conhecimento é mais concreto. Esse último item de conhecimento é útil apenas para médicos que atendem nativos norte-americanos. Tomando outro exemplo, já se demonstrou que a autopercepção está diretamente relacionada ao controle do diabetes juvenil: quanto pior a autopercepção, pior o controle. Um item menos abstrato de informação é que muitos jovens têm tanta vergonha do diabetes que tentam escondê-lo de seus amigos. Qual dessas informações é mais útil para um médico aconselhando um jovem com diabetes?

Algumas das perguntas mais importantes para a medicina de família e comunidade muito provavelmente não serão respondidas por pesquisas que envolvam um alto nível

---

* N. de T. Publicado em português com o título *"As Variedades da Experiência Religiosa"*.

de abstração e quantificação. Deve-se achar um método que preserve a riqueza e explore o significado da experiência na medicina de família e comunidade. Por exemplo, os médicos de família e comunidade trabalham com famílias? Como as pessoas vivenciam a experiência com a doença? Os métodos de pesquisa qualitativos foram desenvolvidos para responder a perguntas sobre o significado da experiência.

A medicina de família e comunidade não está sozinha em sua tentativa de encontrar seu caminho na pesquisa. As ciências humanas em geral estão envolvidas no mesmo debate, levantado pela aridez de muito do trabalho feito com os métodos experimentais. As ciências humanas diferem das ciências naturais em alguns aspectos fundamentais. Os eventos humanos não se repetem exatamente da mesma forma. Isso não significa que não podemos aprender ao estudar esses eventos. No entanto, significa que o objetivo na pesquisa humana é a compreensão em vez da previsão. Não se podem estudar pessoas como objetos. O próprio ato de estudá-las provoca mudança nessas pessoas ao alterar suas percepções dos eventos e de si mesmas.

Em um ensaio controlado de um sistema para detectar e manejar a hipertensão na clínica geral, as práticas de controle mudaram tanto quanto as práticas experimentais. Ambas estavam se realizando de forma muito diferente no fim do estudo em comparação ao início. Isso não significa que os resultados não tenham valor. O propósito da pesquisa em seres humanos costuma ser a produção de mudanças. No entanto, isso sugere que o método experimental tem valor limitado em questões humanas. A capacidade de prever é tornada inválida nessa capacidade de mudança: o que quer que seja previsto como resultado da pesquisa humana poderá ser tornado deliberadamente inválido pelos próprios sujeitos.

A randomização de sujeitos humanos geralmente é impossível. Os ensaios controlados de projetos educacionais tornam-se difíceis porque os estudantes que escolhem um novo programa são comparados a estudantes que não o escolhem. Nunca se pode ter certeza de que as diferenças são resultado do programa em si, e não dos fatores pessoais que levaram os estudantes a escolhê-lo. No entanto, novamente, isso não significa que a pesquisa educacional não tenha valor. Na educação médica, há muitos exemplos de modelos de demonstração cuidadosamente desenvolvidos, a partir dos quais muito foi aprendido.

A pesquisa qualitativa está preocupada com o significado de ações e eventos.[3] Não há testes empíricos para medir o estabelecimento de significado. Engel (1980) cita como exemplo de como pode se desenrolar a pesquisa sobre questões humanas o gesto de "desistir". Esse gesto pode ser observado, descrito, registrado; contudo, seu significado não pode ser deduzido a partir da observação. Não é que não possamos estabelecer seu significado; o problema é que temos de usar outros métodos. Podemos encontrar o significado se iniciarmos um diálogo com as pessoas acerca de seus sentimentos, podemos fazê-lo por meio do estudo do contexto do gesto em uma série de pessoas, podemos entender o sentido intuitivamente porque esse ato de comunicação é parte de nossa própria língua, ou podemos usar todas essas formas de entendimento do gesto. Após verificar o significado desse modo, fizemos uma contribuição valiosa para o conhecimento, apesar de não ser aplicável a todos os seres humanos. Outras culturas podem ter diferentes gestos para indicar o ato de "desistir".

A pesquisa qualitativa é intensiva e toma tempo. A profundidade exigida nas entrevistas limita o número de pessoas que podemos entrevistar. Aqueles que foram educados na tradição dos métodos quantitativos convencionais perguntam como é possível generalizar a partir de amostras tão pequenas. A resposta é que o propósito da pesquisa qualitativa não consiste em generalizar, mas enriquecer nosso entendimento. Um estudo com base em entrevistas aprofundadas com 19 doentes com multimorbidade concluiu que eles em geral tinham atitudes positivas em relação à vida e tentavam manter sua autonomia ao máximo. Emocionalmente, eles oscilavam entre ansiedade e força, tendendo a ter uma abordagem crítica em relação aos medicamentos (Loffler et al., 2012). Esses estudos nos fazem lembrar das maneiras diferentes como os doentes experimentam múltiplas doenças crônicas, aumentando nossa compreensão mesmo que os achados não possam ser generalizados para todos.

Não há uma antítese entre pesquisa quantitativa e qualitativa. O método escolhido dependerá da pergunta feita. O mesmo estudo pode incluir algumas perguntas que se respondem por métodos quantitativos, e outras, por métodos qualitativos.[4]

VALIDAÇÃO EM CIÊNCIAS HUMANAS

Na busca por um paradigma de pesquisa diferente, enfrentamos os mesmos problemas de validação que as outras ciências humanas. A ciência empírica tem critérios de validação bem-estabelecidos. Quais são os critérios na ciência humana? Como sabemos se as mudanças que fizemos são responsáveis pelos desfechos observados? Como sabemos que não estamos enganando a nós mesmos ao explicar e interpretar os eventos humanos? Nessa revisão dos meios de validação na investigação humana, agradeço a Reason e Rowan (1981), que descreveram oito processos de validação:

1. Preparação pessoal pelo investigador. Como observou Schumacher (1977), o entendimento daquele que sabe tem de ser adequado à coisa que ele sabe. Não é possível entender um estado psicológico sem a capacidade de vivenciá-lo, ou entender uma situação social sem entrar na experiência daqueles envolvidos. Esse tipo de preparação exige autoconhecimento e capacidade de lidar com a contratransferência.
2. Desenvolvimento interpessoal sistemático pelos coinvestigadores, com o mesmo propósito de melhorar o autoconhecimento.
3. Ter um membro da equipe de pesquisa cujo papel é agir como "advogado do diabo", ao questionar as conclusões atingidas pelo grupo. Isso é uma proteção contra a possibilidade de todos no grupo se autoiludirem.
4. Processo cíclico de testar, revisar e testar novamente suas conclusões muitas vezes (o ciclo hermenêutico). Está incluído aí dar retorno sobre os resultados para os sujeitos da pesquisa e refinar esses resultados a partir de seus comentários. Conclusões são suspeitas se não fizerem sentido para os sujeitos do estudo.

5. Juntar conhecimentos de diferentes níveis do saber. Gregory Bateson (1979) comentou que a profundidade extra do conhecimento é obtida pela justaposição de descrições obtidas de diferentes formas. Desenvolver diferentes modos de investigação humana não significa abandonar os modos mais ortodoxos.
6. Um esforço sistemático pelos investigadores para tentar refutar suas próprias conclusões.
7. Juntar as conclusões com outras evidências de diferentes fontes e de diferentes modos de investigação, um critério de validação conhecido como triangulação.
8. Uma descrição completa do contexto da investigação (descrição densa).

Ainda há muito a ser feito no intuito de achar soluções para os modos de investigação, de forma que façam justiça à rica textura da medicina de família e comunidade. O processo não exige que se abandonem os modos de investigação mais convencionais. Continuaremos a usar os métodos experimentais e quantitativos por suas próprias razões. Estimulamos um maior equilíbrio entre métodos e metodologias na pesquisa em medicina de família e comunidade.

DESCOBERTAS CLÍNICAS

Ao verem a enfermidade em seus estágios mais iniciais, os médicos de família e comunidade estão em excelente posição para fazer novas descobertas clínicas. Podem iniciar com observações, entendimentos ou palpites, que poderão se desenvolver ao longo do tempo e se tornar um novo achado importante. Os médicos que trabalham em clínicas em tempo integral raramente estão em condições de conduzir as pesquisas necessárias para se chegar a uma conclusão. As descobertas clínicas não começam como pesquisa. Elas não são planejadas com antecedência como as formas tradicionais de pesquisa, feitas, por exemplo, nos departamentos universitários. Elas surgem no curso da prática. As descobertas clínicas são iterativas. Determinada observação clínica atrai a atenção do médico. Ele toma nota e procura outros casos, e a cada caso adiciona um pouco mais de informação. Com o passar do tempo, as observações se juntam, e o médico poderá obter um entendimento intuitivo a respeito da questão. Tais entendimentos nem sempre são o resultado da lógica: são, talvez, uma observação-chave que não foi percebida anteriormente. A descoberta da radiografia por Roentgen é um caso ilustrativo disso. Sua descoberta havia sido ignorada por muitas pessoas da área. A descoberta de Alexander Fleming foi resultado de uma única observação: o efeito acidental de um bolor em uma placa de Petri contendo uma cultura de bactérias. Seu artigo foi publicado, mas ignorado. James Mackenzie foi atraído, ainda no início de sua carreira, pelo significado da pulsação da jugular. Mackenzie escreveu que "outros estudaram esse assunto antes e, além de reconhecer algumas de suas características, abandonaram o assunto como questão sem importância prática. Entretanto, usei suas informações como primeiro passo para ir adiante e, dessa forma, o mecanismo da ação regular do coração foi revelado" (Mackenzie, 1919, p. 128).

Na época de Mackenzie, não havia revistas científicas na área de medicina de família e comunidade. Entretanto, esse médico conseguiu publicar suas descobertas passo a passo nas revistas que existiam. Hoje há muitas revistas avaliadas por pares na área de medicina de família e comunidade e clínica geral. Muitos artigos de pesquisa foram publicados, porém pouquíssimos por médicos clínicos relatando suas descobertas. Já foi argumentado que os editores e revisores julgam essas descobertas com os critérios usados para a pesquisa tradicional.

A revista *Annals of Family Medicine* (McWhinney, 2008; Stange, 2008) agora tem uma categoria chamada *Descobertas Clínicas*, que será revisada e avaliada de acordo com quatro critérios: plausibilidade, apoio nas ciências básicas e em literatura adequada, clareza de conceitos e reprodutibilidade dos procedimentos.

DESAFIOS E RESPOSTAS NA REALIZAÇÃO DE PESQUISAS EM MEDICINA DE FAMÍLIA E COMUNIDADE

A pesquisa em medicina de família e comunidade tem encontrado dificuldades significativas, mas têm surgido respostas a cada desafio. Os profissionais individualmente costumam ter números pequenos de determinada entidade clínica, o que dificulta a análise estatística. Uma resposta a isso tem sido o surgimento de redes de pesquisa baseadas na prática (RPBPs), que são grupos de médicos de família e comunidade que trabalham juntos para responder a questões que surgem na prática e para implementar melhorias com qualidade baseada em evidências. O modelo para esse desenvolvimento é o Sir James McKenzie's Institute for Clinical Research, agora com mais apoio do que antes (Sullivan et al., 2014). A Agency for Healthcare Research and Quality (AHRQ) nos Estados Unidos alocou fundos para apoio a RPBPs e, em 2013, havia 161 registradas naquele país. A agência oferece um centro de recursos com uma bibliografia de artigos publicados por RPBPs e realiza uma conferência anual (http://pbrn.ahrq.gov/).

As RPBPs estão recebendo mais atenção das organizações de financiamento (Westfall, Mold e Fagnan, 2007). Essas RPBPs foram desenvolvidas nos Países Baixos, no Canadá, na Austrália, no Reino Unido e em outros lugares. Outro desenvolvimento foi uma grande quantidade de dados que surgiu de registros de saúde eletrônicos (ver Cap. 18, *Administração de recursos, informações de pacientes e dados*), o que facilitou a coleta de informações de saúde de grandes populações de pessoas e pode dar apoio à pesquisa e a iniciativas de melhora da qualidade.

No passado, os médicos de família e comunidade iniciavam a prática clínica com pouco ou nenhum treinamento formal em pesquisa. Agora há inúmeros estágios e cursos de graduação disponíveis com treinamento de novas gerações de pesquisadores para a medicina de família e comunidade e a atenção primária. O programa de estudos de pós-graduação do departamento de medicina de família e comunidade na Western University oferece treinamento até um grau de mestrado ou PhD, sendo disponibilizado em formato misto no local e *online*. Isso permite que os médicos de família e comunidade de todo o mundo aumentem seu conhecimento e suas habilidades ao mesmo tempo que continuam oferecendo os cuidados a suas comunidades.

Conforme citado, grande parte da pesquisa científica envolve um processo de abstração, algumas vezes levando a conclusões que parecem distantes da população atendida. Os métodos de pesquisa qualitativos e mistos tornaram-se mais comuns e ajudam a abordar esse problema. O Oxford Health Experiences Research Group (http://www.phc.ox.ac.uk/research/health-experiences) é um exemplo de como a pesquisa foi ampliada para levar em conta as experiências subjetivas das pessoas que enfrentam os problemas de saúde.

Para muitos profissionais, a relevância da pesquisa publicada nos principais periódicos médicos parece distante. A realidade é que as doenças mais comuns são as menos estudadas (de Melker, 1995). Os ensaios clínicos controlados e randomizados costumam não ter validade externa. Os estudos pragmáticos ajudar a preencher o espaço entre o que parece funcionar em ensaios clínicos cuidadosamente controlados e o que realmente funciona no mundo real da clínica. Relatos de casos e séries de casos estão recebendo mais atenção do que em um passado recente e costumam ser mais esclarecedores para os profissionais (Pimlott, 2014). Há atualmente periódicos especificamente dedicados a relatos de casos (Kidd e Hubbard, 2007).

Outro constante desafio tem sido a obtenção de financiamentos. No entanto, os desenvolvimentos recentes de financiamentos têm sido favoráveis à pesquisa em medicina de família e comunidade. Há fontes de financiamento para as RPBPs. Além disso, atualmente há correntes de financiamento específicas para a pesquisa em atenção primária dentro de institutos nacionais. Três exemplos são o Australian Primary Health Care Research Institute, a Community-based Primary Health Care Team Initiative do Canadian Institutes of Health Research e a School for Primary Care Research na Inglaterra. Além disso, há agências de financiamento que demandam pesquisas que se encaixam bem nos objetivos da pesquisa em medicina de família e comunidade, como as pesquisas aplicadas (a Netherlands Institute for Health Services Research [NIVEL], o Institute of Health Services and Policy Research no Canadá, o National Institutes for Health Research no RU) e as pesquisas centradas na pessoa (o Patient-Centered Outcomes Research Institute [PICORI] nos EUA e a Strategic Patient-Oriented Research [SPOR] no Canadá).

Os médicos de família e comunidade podem duvidar de que seu trabalho tenha algo a contribuir para a pesquisa médica, mas com uma compreensão mais ampla do real impacto da pesquisa (Dunikowski e Freeman, 2015) ficou mais claro que isso está longe de ser verdade. Os formuladores de políticas e as instituições de financiamento necessitam que os pesquisadores sejam mais responsáveis e que expliquem de que forma sua pesquisa tem um impacto social (Lancet, 2014). A pesquisa em medicina de família e comunidade tem local privilegiado para aproveitar esse desenvolvimento.

Agora os médicos de família e comunidade pararam de apenas receber seu conhecimento de outros ramos da medicina. Nos últimos 50 anos eles expandiram uma base única de conhecimento relevante para a disciplina e têm contribuído para maiores avanços na medicina. A pesquisa em medicina de família e comunidade tem enfatizado, entre outros tópicos, a importância do contexto tanto próximo (p. ex., família, ocupação) quanto distante (vizinhança, ambiente) na saúde e na doença; a importância da experiência subjetiva da doença; a atenção às populações marginalizadas; a diferenciação entre o processo de cura e a cura; e o método clínico centrado na pessoa.

NOTAS

[1] A filosofia de medicina e de educação médica de Mackenzie está expressa em seu livro *The Future of Medicine* (1919). O livro *Epidemiology in Country Practice* (1939), de William Pickles, e o livro *The Catarrhal Child* (1961), de John Fry, também são excelentes exemplos de pesquisa descritiva na clínica geral.

[2] Para uma discussão mais completa sobre abstração, ver Capítulo 6.

[3] Para descrições de métodos de pesquisa qualitativa, ver Liamputtong L, *Qualitative Research Methods*, 4th ed. (Oxford: Oxford University Press, 2012).

[4] Para exemplos de pesquisa qualitativa neste livro, ver Veale, p. 24-25; Miller, p. 56-57; Jones e Morrell, p. 256; Woodward; Muzzin, p. 453; Dowie; Bailey et al., p. 453; Wood, p. 453-454; Woodward, Broom e Legge.

REFERÊNCIAS

Bateson G. 1979. *Mind and Nature: A Necessary Unity*. New York: E. P. Dutton.

Bentsen BG. 1970. *Illness and General Practice*. Oslo: Universitetoforlaget.

Culpepper L, Becker L. 1987. Family medicine research: Two decades of developing its base. In: Doherty WJ, Christianson CE, Sussman MB, eds., *Family Medicine: The Maturing of a Discipline*. New York: The Howarth Press.

de Melker RA 1995. Diseases: The more common the less studied. *Family Practice* 12(1):84–87.

Dunikowski L, Freeman T. 2015. The impact of family medicine research (accepted for publication).

Engel G. 1980. The clinical application of the biopsychosocial model. *American Journal of Psychiatry* 137:535.

Fleck L. 1979. *Genesis and Development of a Scientific Fact*. Chicago: University of Chicago Press.

Fry J. 1961. *The Cattarrhal Child*. London: Butterworths.

Godwin M, Ruhland L, Casson I, et al. 2003. In primary care: The struggle between external and internal validity. *BMC Medical Research Methodology* 3:28.

Hodgkin K. 1978. *Towards Earlier Diagnosis in Primary Care*, 4th ed. Edinburgh: Churchill Livingstone.

James W. 1958. *The Varieties of Religious Experience: The Gifford Lectures on Natural Religion Delivered at Edinburgh in 1901–1902*. New York: New American Library.

James W. 2007. *The Will to Believe and other Essays in Popular Philosophy*. Cosimo Classics, New York.

Kidd M, Hubbard C. 2007. Introducing Journal of Medical Case Reports. *Journal of Medical Case Reports* 1:1.

Loffler C, Kaduszkiewicz, Stolzenback C-O, et al. 2012. Coping with multimorbidity in old age-a qualitative study. *BMC Family Practice* 13:45. doi: 10.1186/1471-2296-13-45

Mackenzie J. 1919. *The Future of Medicine*. London: Oxford University Press.

Mair A. 1973. *Sir James Mackenzie, M.D., General Practitioner, 1853–1925*. Edinburgh: Churchill Livingstone.

McWhinney IR. 1966. General practice as an academic discipline: Reflections after a visit to the United States. *Lancet* 19:419.

McWhinney IR. 2008. Assessing clinical discoveries. *Annals of Family Medicine* 6(1):3–5.

Pickles WN. 1939. *Epidemiology in Country Practice*. Bristol: John Wright.

Pimlott N. 2014. Two cheers for case reports. *Canadian Family Physician* 60(11):966

Reason P, Rowan J. 1981. Issues of validity in new paradigm research. In: Reason P, Rowan J, eds., *A Source Book of New Paradigm Research*. Chichester, UK: John Wiley.

Ryle J. 1936. *The Natural History of Disease*. London: Oxford University Press.

Schumacher EF. 1977. *A Guide for the Perplexed*. New York: Harper and Row.

Stange KC. 2008. Clinical discoveries: A new feature of the Annals. *Annals of Family Medicine* 6:175–176.

Sullivan F, Hinds A, Pitkethly, et al. 2014. Primary care research network progress in Scotland. *European Journal of General Practice* 20:337–342.

Westfall JM, Mold J, Fagnan L. 2007. Practice-based research: "Blue Highways" on the NIH roadmap. *Journal of the American Medical Association* 297(4):403–406.

Zwarenstein M, Treweek S, Gagnier JJ, et al. 2008. Improving the reporting of pragmatic trials: An extension of the CONSORT statement. *BMJ* 337:a2390.

ÍNDICE

A

Abell, TD, 60
Abordagem clínica
   à depressão, 326-333
   à doença respiratória, 299-302
   à dor musculoesquelética, 314-317
   à multimorbidade, 384-386
   à obesidade, 367-373
   ao diabetes, 345-356
Abordagem de cima para baixo, 287
Abstração, 138, 146, 148, 490, 494
   experiência e, 21, 137-140
   níveis de, 139 (tabela)
Abstrações de primeira e segunda ordem, 138
Abuso de substâncias, 330, 444. *Ver também* Opioides; Dependência de medicações controladas
Ação, estágio de mudança , 277
Acidentes, 57
Acupuntura, 463, 464, 465, 471
Ad hoc, equipe, 438, 439
Adaptação, variações resultantes de, 266
Ader, R, 118, 120
Adesão em pessoas diabéticas, 351-354
Adolescentes
   diabetes em, 74
   obesidade em, 363-364
Adrenérgicos, antagonistas, 370
Adverse Childhood Experiences (ACE), estudo, 60-61, 311
África do Sul, 223
Afroamericanos, 54, 62, 340, 362, 365, 465
Agency for Healthcare Research and Quality (AHRQ), 494
AGREE, critérios colaborativos, 287
Aids, 112, 380, 382
Ajuda mútua, grupos de, 445
Akenfield (Blythe), 26

Alameda County Study, 110
Alcaçuz, 468
Álcool, uso e abuso, 282-283, 355, 444
Alcoólicos Anônimos, 444
Alemanha, 87, 465, 467
α1-antitripsina, deficiência de, 304
α-glucosidase, inibidores da, 350
Alfafa, 467
Alho, 349, 461, 467, 468
Alto contexto, culturas de, 184-185
Amamentação, 57, 338-339, 364
Ambiente clínico pré-natal, sinais de alto risco, 67-69 (quadro)
American Cancer Society, 340
American College of Rheumatology, 308
American Diabetes Association, 350, 351
American Geriatrics Society, 384
American National Immunization Survey, 339
Americanos descendentes de irlandeses, pacientes, 43
Americanos nativos, 274, 365
Amigdalina, 468
Amitriptilina, 316
Amoxicilina, 300
Análise de decisões, 247
Anatomy of an Illness (Cousins), 399
Angina, 62, 115, 117, 208
Annals of Family Medicine, 494
Anomalias, 105-107, 108-112
   etiológica específica, 109-110
   experiência de doença/doença, 108-109
   mente/corpo, 110-112
Anormalidade, 268, 270
Ansiedade, 304-306, 320-331
Antagonistas do receptor de leucotrienos (ARLTs), 303
Antibióticos, 299, 300

Anticolinérgicos, 304
Antidepressivos, medicamentos, 316, 323, 331, 332, 370, 489
Antidepressivos tricíclicos (ADTs), 316, 331, 370
Antiepilépticos, 370
Antígeno prostático específico, 278, 280
Antipsicóticos, agentes, 332, 370
Antonovsky, A, 111, 115, 271, 274
Apothecaries Act de 1815, 6
Aprendizado em pequenos grupos com base em problemas, 479
Arendt, Hannah, 26
Aristóteles, 386
Armstrong, D, 278
Arritmia sinusal, 267, 268
Art and Illusion (Gombrich), 206-207
Arthur, Fred, 314-315
Artrite reumatoide, 308, 312, 337
Asma, 297, 298, 300, 302, 303
Assistência social na medicina, 434
Associações independentes de prestação de serviços (IPAs), 426
Atenção gerenciada (*managed care*), 10-12, 28, 33
    administração do serviço de atendimento médico e, 426-427
    definição, 426
Atenção primária, 8-10
    classificação, 87-98
    interface entre cuidados secundários e, 453-455
    orientada à comunidade, 428n 1
Atenção primária interdisciplinar (API), equipes de, 424-425
Atenção secundária, 7-8, 10, 453-455
Atenção terciária, 8, 10
Atendimento
    compartilhado, 455-457
    continuidade do, 24-26
    domiciliar, 19-20, 445
    domiciliar, enfermeiros de, 430
    episódios de, 87-88, 89-90
    integração horizontal e vertical do, 10, 455
    intermediário, 397-398 processo de, 87
Ativação comportamental, 330
Austen, J, 162
Austrália, 8, 33, 36, 87, 93, 96, 494

diabetes na, 343, 346, 351
medicina complementar/alternativa na, 462
multimorbidade na, 379
taxas de encaminhamento na, 447
visitas domiciliares na, 403
Australian Primary Health Care Research Institute, 495
Áustria, 87
Autoajuda, grupos de, 445
Autoconhecimento, 479-480
Autocuidado, 44-45
Autoeducação continuada, 477-480
Auto-hipnose, 113. *Ver também* Hipnose
Auto-organização, sistemas de, 127, 128-131
Azitromicina, 301

B

Bacon, F, 249
Badger, GF, 61
Bailey, J, 453
Baird, MA, 47
Baixo contexto, culturas de, 184-185
Baker, LC, 60
Balint, E, 193
Balint, M, 60, 121, 137, 186, 187, 190, 193, 209, 210, 321, 452
Banks, MH, 42
Barbados, 87
Barker, hipótese de, 338
Barnett, ML, 447
Baron, R, 146
Bass, M, 45
Bateson, G, 180, 493
Beck Depression Inventory (BDI-II), 329
Beckman, HB, 176, 219
Bélgica, 394
Bell, Daniel, xiii
Bentsen, BG, 487
Benzodiazepínicos, 383
Berger, J, 170, 410
Berrios, GE, 320
Berry, W, 19
β-Adrenérgicos, fármacos, 119
β-Agonistas, 303, 304
β-Agonistas de ação curta (BAACs), 303
β-Agonistas de ação longa (BAALs), 303, 304

β-Lactâmicos, 301
Bettelheim, B, 164, 170
Bettering Evaluation and Care of Health (BEACH), iniciativa, 96
Beyond Culture (Hall), 184
Biguanidas, 350
Biofeedback, 113, 147, 435, 437, 464, 465
Blacklock, SM, 108
Blogs, 150, 343-344, 365
Blythe, R, 26
Bodea, C, 410
Borgiel, AEM, 101
Boswell, J, 76
Boticários, 5, 6, 15n 2
Boticários-cirurgiões, 482
Boyce, WT, 58
Brage, S, 308, 310
Brennan, M, 49
Bridges, MW, 112
British Cohort Study, 312
British Medical Association, relatório, 464
British National Morbidity Study, 487
Brody, H, 408
Broncodilatadores, 304
Bronquite, 297, 300
Broom, B, 136-137
Brown, GW, 323-324
Brown, JB, 24, 35n 4, 312
Bruusgaard, D, 308, 310
Bupropiona, 331
Burack, RC, 176
Busca por um plano de manejo conjunto, 252
Byrne, PS, 189

C

Callahan, CM, 320
Campbell, J, 177
Campbell, TL, 179
Campos-Outcalt, D, 442
Canadá, 7, 8, 10, 12, 87, 412, 494
    administração da prática no, 419
    diabetes no, 335-336, 341, 343, 346, 350-352, 354
    indicadores de cuidados de saúde no, 407
    medicina complementar/alternativa no, 462, 465, 467
    obesidade no, 363, 366
    pesquisa no, 495
    queixas musculoesqueléticas no, 309
    sem-teto no, 404
    visitas domiciliares no, 393, 396, 403
Canadian Community Health Survey, 323
Canadian Diabetes Association, 346, 350
Canadian Diabetes Risk Assessment Questionnaire (CANRISK), 346
Canadian Institutes of Health Research, 495
Canadian Primary Care Sentinel Surveillance Network (CPCSSN), 322, 335-336
Canadian Task Force on Preventive Health Care (CTFPHC), 291, 322
Câncer
    de mama, 112, 113, 283, 380, 382
    de pâncreas, 469
    de próstata, 278, 470
    de pulmão, 286
    testicular, 147
Canela, 349
Cannon, W, 119, 221
Capacidade de compreensão, 271
Capacidade de gestão, 271
Capacidade de significação, 271
Capitação, 11, 426, 427
Carbamazepina, 370
Carel, H, 299
Carpenter, RR, 176
Cascata, efeito, 249
Caso-controle, estudo de, 488 (tabela)
Casos, apresentações de, 221-222
Casos, livros de, 222
Casos, procedimento de busca de, 277-278
Casos, relatos e séries, 495
Cassel, JC, 114, 115
Cassell, E, 151, 154, 156
Castanha-da-índia, 469
Causalidade, 110, 116, 123, 126, 127
Cefaleia, 108, 113, 126
Cegueira, 130, 133, 147, 148, 152, 153-154, 160
Celíaca, doença, 124-125
Central, sensibilização, 309
Cerimônias de manutenção, 204, 205
Cerimônias de transição, 204, 205
Chá verde, 349
Chain, 485

Champlain BASE, 457
Chan, BTB, 394
Charlson Index, 380
China, 223, 345, 471
Chlamydia, 301
Choosing Wisely, campanha, 409, 410
Chronic Illness Rating Scale (CIRS), 379
Cibernética, 129, 437
Ciclo de vida da família, 63, 64 (figura), 65 (tabela)
Ciclo hermenêutico, 492
Ciclofosfamida, 118, 120
Ciência
  carga de informações, 31
  mudança de paradigma, 104-107
Ciências do comportamento, novas descobertas nas, 9
Cinco As, abordagem dos (para obesidade), 368-370, 369 (tabela)
Círculos de conversas, 343
Cirurgia bariátrica, 368, 372
Citalopram, 316
Claritromicina, 301
Classe social/socioeconômica, 83n3
  convulsões não febris e, 56
  depressão e, 321
  diabetes e, 340-341
  doença respiratória e, 297-298
  dor musculoesquelética e, 312
  multimorbidade e, 379, 381
  obesidade e, 365
  resposta aos sintomas e, 42, 42 (tabela)
  saúde e, 274
  taxas de mortalidade e, 78
Classificação
  da atenção primária, 87-98
  de doenças, 231-234
Classificação Internacional de Atenção Primária (CIAP), 87-89
  códigos de sintomas, 91-92 (tabela)
  estrutura biaxial, 88 (figura)
Classificação Internacional de Doenças (CID), 87
Clínica geral, era da, 7
  consulta e, 448
  evolução da medicina de família e comunidade a partir da, 3
  mudança do nome para medicina de família e comunidade, 12-13
  primeiro uso do termo, 6
  tipos de utilização, 24
Clinicopathological Conference, 124-125
Clínicos gerais com interesse especial (CGIEs), 448
Clozapina, 370
Cnido, escola de, 125, 205-206, 206 (tabela)
Cochrane, projeto, 281
Cohen, N, 120
Coker, S, 111
Coleridge, ST, 133
Colesterol, 266, 281-282
College of Family Physicians of Canada (CFPC), 448-449
Comentário da maçaneta, 177
Common Sense Model of Self-Regulation of Health and Illness (CSM), 284, 285
Commonwealth Fund, 407
Community-based Primary Health Care Team Initiative, 495
Competição administrada, 427
Comportamental, aconselhamento/terapia, 276-277, 435-437
Comportamento de experiência com a doença, 38-39
Comunicação
  atendimento compartilhado e, 455-456
  autocuidados e alternativas na, 44-45
  comunidade, 36-45
  em famílias, 76
  encaminhamento inadequado na, 39-44
  pessoa-médico (*Ver* Comunicação pessoa-médico)
  prevalência mensal de doença na, 36, 37 (figura)
Comunicação pessoa-médico, 173-202
  contexto em, 173, 180-185
  cultura e, 182-185, 197
  dando más notícias e, 194-198
  dependência e, 199-200
  empatia e (*Ver* Empatia)
  entrevista e, 189
  erro por falha de, 131, 173
  escuta e, 189-192
  indireta, 177-178
  momentos de ligação e, 192-193
  perguntas-chave na, 194
  relacionamentos difíceis e, 185-188
  sintomas e, 173-178

somatização e, 178, 179-180
tranquilização e, 198-199
Concordância, 252, 368
Condicionamento, 118, 120, 435-436
Condicionamento por aversão, 436
Condicionamento clássico, 118, 435
Condicionamento operante, 435
Condições clinicamente dominantes, 380
Condições concordantes, 380
Condições discordantes, 380
Conduct of Life, The (Mumford), 31
Conhecimento
    auto, 479-480
    cumulativo sobre as pessoas, 28
    de generalistas vs. especialistas, 30-31
    incorporado, 136
    know-how, 478
    médico, 131-134
    pessoal, 478
    processual, 478
    proposicional, 477
    tácito, 136, 138, 255
    teórico, 136
Conhecimento, conjunto de, 136
Consciência focal, 221
Consciência plena. Ver *Mindfulness*
Consciência subsidiária, 221
Consenso universal, quimera do, 281
Constituição da Organização Mundial da Saúde, 265
Consulta, 204-205, 448-450
    eletrônica e telefônica, 457-458
    etapas necessárias para a efetividade, 449
    formal, 449
    informal, 449
Consumer Reports, 409
Contemplação, estágios da mudança, 277
Contexto, 18. *Ver também* Sociais, fatores/contexto
    comunicação pessoa-médico e, 173, 180-185
    cultura e, 182-184
    medicina de família e comunidade, 228-231
    pistas sobre o, 181
Continuidade do atendimento, 24-26
    cronológica, 23
    de informação, 24
    geográfica, 24

    interdisciplinar, 24
    interpessoal, 24
Contracondicionamento, 436
Contratransferência, 123, 163, 188
Convencional (acadêmica), escola de pensamento, 205-209
Conversão, 178-179
Convulsões não febris, 56
Cook, RJ, 286
Coreano-americanos, 342, 343
Coreia, 345
Corticosteroides inalatórios, 303, 304
Cos, escola de, 125, 205-206, 206 (tabela)
Cousins, N, 399
Crianças. *Ver também* Adolescentes
    abuso de, 114, 115, 323
    cuidados inadequados por parte dos pais e, 66-67
    deficiências em, 153
    disseminação de doenças infecciosas e, 60-61
    divórcio e, 72-73
    doença respiratória em, 300
    efeito do trauma em, 114-115
    importância familiar no desenvolvimento de, 55-59
    obesidade em, 363-364, 370
    pobreza e, 54, 77-79
    separação dos pais e, 56, 57
    serviços na comunidade para, 442-443
Crohn, doença de, 337
Crookshank, FG, 125, 205-206, 207, 208
Cuidados, plano de, 252-257
Cuidados de saúde, fornecimento de, 407
Cuidados paliativos, 396, 397, 403, 431
Cultura, 197
    de alto e de baixo contexto, 184-185
    e contexto, 182-184
    diabetes e, 342, 343
    normalidade definida pela, 267
    obesidade e, 364
Cumulative Illness Rating Scale (CIRS), 380
Cunningham, A, 113
Cura
    aspectos espirituais da, 164-166
    autoridade e, 169-170
    dimensão moral da, 166-168
    envolvimento e, 159, 161-164
    médicos e, 150, 157-160

natureza na, 157, 165
Curandeirismo, 465
Curandeiros tradicionais, 45
CURB-65, 302
Current Opioid Misuse Measure (COMM), 319
Cushing, H, 166
Custo-efetividade, limiar, 409
Custos adiante, 409
Custos
    administração de recursos e, 407-410
    derivados, 409
    do hospital no domicílio, 404
    método clínico centrado na pessoa e, 223
    razões para o aumento de, 407

D

Damasio, A, 193-194
Davies, R, 386
Davis Observation Code, 96
De Profundis (Wilde), 165
De Silva, P, 30-31
Decisão terapêutica, 250-251
Deficiências, 157
    efeitos na família de portadores de, 73-76
    experiência da pessoa, 153
Degeneração macular, 148
Degenerativas, queixas musculoesqueléticas, 308
Demência, 328
Dependência, 199-200
Dependência de medicações controladas, 186, 187, 188. *Ver também* Opioides
Depressão, 112, 115, 127, 129, 320-333. *Ver também* Antidepressivos, medicamentos
    abordagem clínica à, 326-333
    cultura e, 182
    diabetes e, 355
    doença pulmonar obstrutiva crônica e, 304-305
    dor musculoesquelética e, 316
    experiência com a doença, 324-325
    fatores familiares e, 322-323
    fatores sociais e, 323-324
    obesidade e, 362
    prevalência de, 321-322
    tratamento de, 330-332
Descrição densa, 493
Desemprego, 79, 111, 272

Detsky, AS, 413
Devotions upon Emergent Occasions (Donne), 164
Diabetes, 335-356, 438, 468
    abordagem clínica ao, 345-356
    adesão ao tratamento, 351-354
    algoritmo de tratamento para o controle glicêmico, 350 (figura)
    alvos de tratamento, 351-354, 352 (tabela)
    amamentação e, 338-339
    ambiente pré-natal e, 338
    atendimento compartilhado e, 456
    comorbidades e, 353, 355
    diagnóstico de, 346-348
    disparidades geográficas no, 336
    estágios do, 353 (figura)
    experiência subjetiva do, 342-345
    fatores familiares e, 337-339
    fatores sociais em, 340-342
    medicamentos e doses iniciais, 347 (tabela)
    medo das pessoas e, 344-345
    não diagnosticado, 336
    obesidade e, 372
    prevalência na medicina de família e comunidade, 335-336
    rastreamento para, 346-348
    rastreamento de complicações no, 356 (tabela)
    tipo 1, 74, 456
    tratamento, 344, 348-354
Diabo, raiz de garra do, 467
Diagnóstico
    certeiro, 236
    classificação do, 87, 93-96, 93 (figura), 94-95 (tabela)
    de depressão, 326-330
    de diabetes, 346-348, 346 (tabela)
    distribuição de, 101
    modelo de processo, 235 (figura)
    na medicina de família e comunidade, 225-228
    por exclusão, 233, 251
    precoce, 229
Diálise, 403
Diários alimentares, 368
Diários sobre a saúde, 37-38, 45
DIASCAN, estudo, 335
Dieta. *Ver* Nutrição/dieta
Digitálicos, 469, 482
Dingle, JH, 61

Direct Observation in Primary Care (DOPC), estudo, 93
Diretrizes da prática clínica (DPCs), 98, 257, 286-288
Dissulfiram, 436
Distúrbios gastrintestinais funcionais (DGFs), 38-39
Divórcio, 54, 72-73
Doctor and the Soul, The (Frankl), 155
Doctor, His Patient, and the Illness, The (Balint), 121
Doença
    aguda, 4, 394, 395, 396-397
    anomalia na, 108-109
    classificação da, 231-234
    comportamento da experiência com a, 38-39, 41, 42
    compreensão da pessoa, 146-150
    crônica, 4, 394, 395-396
    dando nome à experiência, 232
    diferenças familiares na vulnerabilidade, 59-60
    ecologia da, 19-20
    efeitos familiares da, 73-76
    episódios de, 88
    escuta da história clínica, 159-160
    experiência da pessoa, 150-154
    distinção entre experiência com a doença e, 203-204
    influência familiar na, 55-63
    na comunidade, 36-45
    organização, 230-231
    subaguda, 396-397
    suscetibilidade geral, 59
    terminal, 75-76, 199, 396, 398
Doença arterial coronariana (DAC), 488
    colesterol e, 281-282
    diabetes e, 355
    efeito placebo e, 117
    emoções e, 112
    identificação de fatores de risco, 283
    valor preditivo de testes para, 247
Doença cardiovascular, 280, 356 (tabela)
Doença pulmonar obstrutiva crônica (DPOC), 297, 298-299, 300, 303-306, 402
Doença renal, 356 (tabela), 403
    crônica, 356 (tabela)
    em estágio terminal (DRET), 403
Doença respiratória, 297-306
    abordagem clínica, 299-302
    aguda, 297
    contexto social, 297-298
    crônica, 297, 302-306
    experiência subjetiva, 298-299
    influências familiares, 298
    predominância de, 36, 56
    prevalência na medicina de família e comunidade, 297
Doenças infecciosas
    disseminação em famílias, 60-61
    ressurgimento de, 5
Doenças raras, 21, 238
Doherty, WJ, 47
Donabedian, A, 422
Donne, John, 164, 166
Dor abdominal, 109
Dor de garganta. *Ver* Mononucleose infecciosa
Dor disseminada crônica (DDC), 308, 312, 315
Dor lombar, 308, 309, 310, 311, 355, 466
Dor miofascial crônica (DMC), 308, 309
Dor musculoesquelética, 308-317
    abordagem clínica da, 314-317
    classificação da, 308
    contexto social da, 311-312
    experiência subjetiva da, 312-314
    fatores familiares e, 310-311
    prevalência na medicina de família e comunidade, 308-310
Dor no peito, 108
Dostoiévski, Fiódor, 162
Dowie, R, 453
Doxiciclina, 301
Dr. Thorne (Trollope), 6
Dramas, 204-205
Drug Abuse Screening Test (DAST), 319
Dubos, R, xii, 110, 265
Duloxetina, 316
Dutch College of General Practitioners (NHG), 287
Duvall, EM, 63, 64-65

E

Early Years Study, 58
Edmonton, Sistema de Estadiamento da Obesidade de, 362, 363 (tabela), 368
Educação para a saúde, 276
Eisenberg, DM, 465
Eisenberg, J, 182, 183

Eliade, M, 169
Eliot, G, 6, 158-159
Emergência, 128
Emery, J, 284-285
Emma (Austen), 162-163
Emoções, influência em estados de doença, 112
　comunicação pessoa-médico e, 174-176, 192
　dor musculoesquelética e, 313
　somatização de (*Ver* Somatização)
　tendência a desconsiderar, 21-22
Emoções egoístas, 162-163
Empatia, 122, 123, 193-194
　física, 122, 194
Empirismo, 131, 133
Encaminhamento, 251, 451-452
　colateral, 452
　compreendendo a decisão, 452-453
　cruzado, 452
　dividido, 452
　taxas de, 447-448, 452-453
　temporário, 451
　tipos de, 451-452
Encaminhamento/consulta inadequados, 39-44, 40 (figura), 322
Energia e informação, distinção, 130-131
Enfermagem, 430-432
Enfermeiros clínicos, 353-354, 397, 403, 432-433
Enfermeiros de saúde pública, 431, 442
Enfisema. *Ver* Doença pulmonar obstrutiva crônica
Engel, G, 121, 209, 210, 221, 491
Ensaios clínicos controlados randomizados (ECRs), 489, 495
Ensaios clínicos pragmáticos, 489-490, 495
Enteral, nutrição domiciliar, 402
Entrevista, 189. *Ver também* Entrevista motivacional
Entrevista motivacional, 277, 332, 367-368
Enurese, 57
Envolvimento
　cura e, 159, 161-164
　níveis de, 47-48
Enxaqueca, 113, 126
Epidemias I de Hipócrates, 205-206
Epidemiologia, 3-4, 284
Epigenética, xi-xii

diabetes e, 337
dor musculoesquelética e, 311
Episódios de atendimento, 87-88, 89-90
Episódios de doença, 88
Episódios de experiência com a doença, 87, 88
Epistemologia da medicina, 131
Epstein, R, 179, 410, 479
Equinácea, 461, 467
Equipe ampliada, 438, 439
Equipe nuclear, 424, 438-439
Erro médico, litígio, 257, 288, 394
Erros
　aprendizado a partir de, 479
　baseados na definição de "normal", 268-270
　conceitos errados sobre a causa de, 31
　falha de comunicação e, 131, 173
　identificação de, 258-261
　de manejo, 261
　na investigação, 259-260
Erva-de-são-joão, 332
Escitalopram, 331
Esclerose múltipla, 138-139, 149, 160
Escócia, 79
Escore ACE, 61, 61 (quadro)
Escuta, 159-160, 173, 189-192, 209, 219
　com atenção, 173, 209, 219
　de forma ativa, 219
　de forma passiva, 219
Esforço, queixas musculoesqueléticas relacionadas a, 308
Espanha, 223, 344
Especialização
　crescimento da, 5-6
　era da, 7-8
　na enfermagem, 431-432
　papel da, 29-31
Especificidade de testes, 239, 240 (quadro), 242, 244 (quadro), 244, 278, 487
Esperança, 158, 199
Espiritualidade
　cura e, 164-166
　na terapia complementar/alternativa, 464, 465
　sofrimento e, 167
Espirometria, 302, 304
Espondilite anquilosante (EA), 308
Esquema experimental, 481
Esquizofrenia, 52, 73, 74, 116

Essex, BJ, 255
Esteroides, 370
Estímulo condicionado, 435
Estímulo não condicionado, 435
Estresse, 110-111, 112, 114-115, 119
    doença respiratória e, 298
    obesidade e, 364, 365
    salutogênese e, 271-272
Estudos experimentais, 489
Estudos explanatórios, 488
Estudos observacionais com componente analítico, 488
Estudos transversais, 488 (tabela)
Europa
    diabetes na, 346, 351
    obesidade na, 364
    taxas de encaminhamento na, 453
    visitas domiciliares na, 394
European Association for the Study of Diabetes, 350
European General Practice Research Network, 376
Exame de saúde periódico (ESP), 289
Exame físico, 246, 251, 288-289
Exaustão, 424, 439, 479
Exclusão, diagnóstico por, 233, 251
Exercícios, 331, 349, 371, 371 (tabela)
Expectativas das pessoas, 257, 344, 382-383
Experiência e abstração, relação, 21, 138-140
Experiência subjetiva, 134-135
    da doença respiratória, 298-299
    da dor musculoesquelética, 312-314
    da multimorbidade, 381-383
    da obesidade, 365-367
    do diabetes, 342-345
    importância da, 20
Experiência vivida, 221

F

"Falácia da porção", 29
Falsos negativos, 240, 242, 244, 246-247
Falsos positivos, 240, 241, 242, 243, 244, 246, 280-281
Família, 47-83
    alterações recentes na estrutura e no funcionamento, 53-54
    definição, 52-53
    depressão e, 322-323
    desenvolvimento infantil e, 55-59
    diabetes e, 337-339
    disseminação de doenças infecciosas, 60-62
    doença respiratória e, 298
    efeitos de doença e deficiência na, 73-76
    importância universal, 82
    morbidade e mortalidade afetadas pela, 62
    multimorbidade e, 381
    níveis de envolvimento médico com a, 47
    normas, 51-52
    obesidade e, 364-365
    "pensar em termos de", 49, 55
    queixas musculoesqueléticas e, 310-311
    raízes, 79
    recuperação de doença e, 62-63
    saúde e doença influenciadas pela, 55-63
    tarefas de desenvolvimento da, 63-66, 65 (tabela)
    traumas em, 66-79
    visitas domiciliares e, 400
    vulnerabilidade a doenças, 59-61
Farmácia/farmacêuticos, 438
Fatores causais, identificação de, 282-283
Fatores de risco, 274, 282, 283
    obesidade como, 362
    para multimorbidade, 379-380
Feedback negativo, 129, 130
Feedback positivo, 129, 130
Feinstein, AR, 237
Felten, DL, 120
Felten, SY, 120
Fenilcetonúria, 244
Fenótipo econômico, 338
Fibrilação atrial, 483
Fibromialgia, 308, 309-310, 311, 312-314, 315, 316
Filosofia perene, 132
Fisioterapia, 433
Fitoterápicos, 349, 464
Fixação somática, 178, 179, 186, 187, 200n 3
Fleck, L, 141n 2, 484-485
Fleming, Alexander, 485, 493
Flexner, A, 7, 8
Florey, 485
Fluoroquinolona, 301-302
Fluoxetina, 316
Fluxogramas, 290, 355
Food and Research Action Center, 77

Ford, AB, 78
Formoterol, 303
Fortunate Man, A (Berger and Mohr), 170
Foss, L, 121, 126, 283
Fox, TF, 393
Framingham Heart Study, 268
França, 337, 402
Frank, A, 147, 151, 154-156, 160, 168
Frankel, R, 176, 219
Frankl, V, 156, 170
Freer, CB, 44-45
Freud, S, 163
Frônese, 386
Fuchs, Leonard, 482
Fulford, Robert, xiii
Future of Medicine, The (Mackenzie), 483

G

Gabapentina, 370
Gabapentinoides, 316
Gagueira, 57
Galenistas, 207
Ganho secundário, 179, 316
Gawler, I, 158
Gebser, Jean, 168
Gêmeos, estudos com, 311, 322
General Health Questionnaire (GHQ), 321-322
General Practitioner Committee of the British Medical Association (BMA), 398
Generalistas, papel dos, 29-33
Gerwin, RD, 309
Gestação
    adolescentes, 54
    ambiente pré-natal e diabetes, 338
    estresse e, 115
    pobreza e, 77-78
    tabagismo materno e risco de obesidade, 364
Gill, A, 381, 382
Gillies, JCM, 123
GINI, coeficiente de disparidade de renda, 323
Ginkgo, 332, 349, 461, 469
Ginseng, 461, 467, 468
Glaser, R, 111, 112
Glasgow, pesquisa, 36, 39-40, 44
Global Initiative for Asthma (GINA), 303
Goethe, Johann Wolfgang von, 135

Goldbourt, U, 62, 115
Goldstein, K, 121
Goldstein, paradigma, 121, 123, 135
Gombrich, EH, 206-207
Good, B, 182, 183
Good Work (Schumacher), 26
Gordon, I, 265
Grã Bretanha/Reino Unido, 8, 10, 87, 98, 444, 494
    administração da clínica na, 419
    autocuidados na, 44
    crescimento da especialização na, 6
    custos dos cuidados de saúde na, 407
    diabetes na, 338
    medicina complementar/alternativa na, 461, 462, 464
    método clínico centrado na pessoa na, 222
    pesquisa na, 495
    pobreza na, 78
    práticas de consulta na, 448
    visitas domiciliares na, 394, 397
Gradação quantitativa de doenças, 279
Graduate Education of Physicians, The (Millis), 8
Grant, G, 26
Grant, N, 187
Gray, DJ, 400
Greaves, D, 279, 463
Green, L, 36
Greenfield, S, 183
Grennhalgh, PM, 456
Griffin, SJ, 222-223
Grupos relacionados de diagnósticos (DRGs), 427

H

"Habitar" o processo, 221
Hábito, 225, 400
Haemophilus pneumonia, 301
Haggerty, RH, 60
Hahnemann, 466
Hall, ET, 184, 185
Hamilton Depression Rating Scale (HAM-D), 321, 329
Hannay, DR, 36, 39, 44
Harris, TO, 323
Hart, JT, 78, 428n 1
Hawkins, AH, 148-149, 164
Haynes, RB, 247

HbA1C, 341, 346-347, 349, 351, 352, 353, 354
Headache Study Group, 108
Health of Regionville, The (Koos), 41
Hennen, BKE, 24
Hermenêutica, 131, 132, 133
Hickman, M, 455
Hierarquias de sistemas, 128-129, 129 (figura)
Hilfiker, D, 168
Hinkle, LE, 59, 109, 114
Hipertensão, 62, 278, 286, 355, 372, 422, 468.
   Ver também Pressão arterial
Hipnose, 113, 147, 463-464, 465, 470
Hipócrates, 205-206, 207, 463
Hipoglicemia, 344-345, 354, 468
Hipótese, 236, 237-239
   convergência prematura, 259
   variedade de, 235 (figura)
Hipotético-dedutiva, abordagem, 225
Hispânicos. *Ver* Latinos/Hispânicos
História (anamnese), 173, 246-247, 251-252, 284-285
História de vida, abordagem da, 58
Hjortdahl, P, 25, 28
Hmong, práticas de cura, 465
Hodgkin, K, 487
Holística, abordagem, 121-122, 471
Hollnagel, H, 272
Holman, HR, 273
Holmes, TH, 115
Homeopatia, 461, 464, 465, 466-467
Hospitais
   cuidados domiciliares comparados com, 403
   mudança de papel, 9-10, 20
Hospital São Bartolomeu, 208
Howie, JGR, 234
Hsi, S, 169
Hull, JM, 152, 153-154, 160
Husserl, 136
Hustvedt, S, 174-175
Hux, JE, 336
Huygen, FJA, 59, 60, 80

I

Iatrotrófico, estímulo, 237
Idade/sexo, registros por, 101, 291, 420
Identificação, 140

Idosos, 37, 420
   depressão em, 328
   diabetes em, 354
   multimorbidade em, 383
   polifarmácia e, 383
   riscos da hospitalização para, 10, 20
   serviços comunitários para, 445
   visitas domiciliares para, 394, 395
Imigrantes, 52, 53, 341, 365, 488
IMPACT, modelo, 385
Imunização. *Ver* Vacinação/imunização
In Memoriam (Tennyson), 177
Incerteza, 30, 249, 282
Incidência, 486-487
Incretinas, 350
Índia, 51-52, 338
Índice de massa corporal (IMC), 362, 364, 367, 368, 370, 371, 372
Índice de mudanças de vida cumulativas, 115
Infecções do trato respiratório inferior (ITRI), 297, 300-302
Infecções do trato respiratório superior (ITRS), 297, 298, 299-300
Infecções estafilocócicas, 56, 60
Infecções estreptocócicas, 56, 60
Inferência causal, 116
Influências genéticas, 55, 337
Influenza, epidemia de, 393
Influenza, vacinação contra, 304
Infomédico, modelo, 121
Informação e energia, distinção, 130-131
Informações e dados sobre pacientes, 410-413
Infusão, terapia de, 401
Inibidores da monoaminoxidase (IMAOs), 331, 468
Inibidores da recaptação de serotonina e norepinefrina (IRSNs), 316
Inibidores reversíveis da monoaminoxidase (IRMAOs), 331
Inibidores seletivos da recaptação de norepinefrina (ISRNs), 331
Inibidores seletivos da recaptação de serotonina (ISRSs), 316, 331, 370
Innis, H, 184
Institute for Clinical Research, 494
Institute of Health Services and Policy Research, 495
Insulina, 350, 370

Integração de serviços, 10-12
   horizontal, 10, 455
   vertical , 10, 455
Integrating Physician's Services in the Home (IPSITH), 396-397
Interesse especial ou clínica focada (IECF), área de, 449
International Obesity Task Force (IOBTF), 364
Internet, 11, 45, 176, 185, 343-344
Interrupções, 258-259
Investigação, 239-252
   desfecho da, 250-251
   direcionada, 239-250
   erros, 259-260
   rotina, 251-252
Investigação fenomenológica, 131
Ioga, 461
Iranian Diabetes Society, 353
Irmãos Karamazov, Os (Dostoiévski), 162
Itália, 336
Ítalo-americanos, pacientes, 43-44

J

James, W, 18, 485, 490
Janet's Repentance (Eliot), 158-159
Jani, 321
Japão, 51, 91-92 (tabela), 462
Jenner, Edward, 6, 481-482
Johns Hopkins, 7
Johnson, Samuel, 76
Jones, J, 255
Jordan, WS, 61
Journal of Alternative and Complementary Medicine, 471
Journal of the American Medical Association, 221
Judeus, pacientes, 43-44

K

Kabat-Zinn, Jon, 170n 2
Kaplan, BH, 115
Kaplan, SH, 183
Kaptchuk, TJ, 465
Kennell, JH, 57
Kessel, M, 198
Kiecolt-Glaser, JK, 111, 112
King, N, 453
Klaus, AS, 57

Kleinman, A, 45, 154, 182, 183, 209-210
Know-how, 478
Koestler, A, 128
Konkin, J, 458n 1
Koos, EL, 41
Korzybski, A, 138, 140
Kraus, AS, 62
Kubler-Ross, E, 195
Kuhn, TS, 13, 104-107

L

Lamberts, H, 38
Lancet, xiii, 6
Langer, S, 27-28, 107
Latinos/Hispânicos, 339, 365
Lei do inverso do quadrado, 82n 2
Leibniz, 132
Levenstein, J, 210
Leventhal, H, 284
Levofloxacino, 301
Licentiate of the Society of Apothecaries (LSA), 6
Lifton, R, 149
Lilienfeld, AM, 62
Límbicos, atratores, 59
Lineu, 207
Linfossarcoma, 119
Lipscombe, LL, 336
Lírio-do-vale, 468
Litígio. *Ver* Má prática
Lítio, 370, 468
Little, P, 222
Lituânia, 351
Lloyd, DA, 114
Locke, John, 207
Lockshin, Michael, 313-314
Long, BEL, 189
Lorig, K, 273
Love Canal, desastre, 19, 273
Lukács, György, 168

M

Macbeth (Shakespeare), 157
Mackenzie, J, 226, 267, 482-484, 493, 494
Macrobiótica, dieta, 470
Macrolídeos, 301, 302
Maias, 313-314

Malásia, 345
Malterud, K, 272
Mamografias, 280
Manipulação espinal, 466
Manitoba Longitudinal Study on Aging, 272
Manual Diagnóstico e Estatístico de Transtornos Mentais (DSM), 22, 178, 326
Manutenção, estágio de mudança, 277
Más notícias, relato de, 194-198
Matthews, D, 193
Mayo Clinic, 457
Mays, JB, 325
Mazonson, PD, 273
McCormick, J, 283
McDaniel, S, 179
McIntyre, N, 479
McNamara, Robert, 31
McWhinney, IR, v, vii, xi-xiv, 42, 49, 50, 51, 52, 74, 79, 137, 155, 157, 161, 183, 192, 194, 197, 200n 2, 219, 258, 259, 314, 328, 393, 404
McWilliam, CL, 454
Meals on Wheels, 445
Mechanic, D, 38, 42
Medalie, JH, 62, 75, 115, 298
Medawar, P, 31
Medicare, 399, 402, 427, 465
Medicina, epistemologia da, 131
  mudança de paradigma na, 107-108
Medicina alternativa e complementar (MAC), 11, 332, 373, 461-472
  categorias de, 464-465
  educação médica sobre, 464
  na medicina convencional, 463
  patografias sobre, 148-149
  práticas comuns em, 465-472
Medicina antroposófica, 464
Medicina ayurvédica, 464
Medicina complementar. *Ver* Medicina alternativa e complementar
Medicina da vigilância, 278-279
Medicina de família e comunidade
  bases biológicas da, 125-128
  como disciplina clínica e acadêmica, 13-15
  definição, 17
  evolução a partir da clínica geral, 3
  mudança de nome a partir da clínica geral, 12
  princípios (*Ver* Princípios da medicina de família e comunidade)
  terapia de família diferenciada da, 48-49
Medicina de rua, 404
Medicina étnica, 465
Medicina fitoterápica, 467-469, 468 (quadro)
Medicina integrativa, 462, 471
Medicina interna, 14
Medicina não convencional, 461, 462, 463-464, 465. *Ver também* Medicina alternativa e complementar
Medicina preventiva, 22
Medicina tradicional, 464
  chinesa, 463-464, 467, 471
  iraniana, 464
Médicos. *Ver também* Médicos de família e comunidade
  como agente de cura, 150, 157-160
  crítica aos, 146-148
  níveis de envolvimento, 47-48
  papel nos cuidados domiciliares, 398-399, 402-403
  trabalho dos, 26-28
Médicos de família e comunidade. *Ver também* Médicos
  como generalistas, 29-33
  obesidade em, 367-368
  papel no sistema de saúde pública, 442
  trabalho com famílias, 80
Meditação, 464, 470-471
Mediterrâneo, dieta do, 349
Medo, 151, 211, 344-345
Meeting the Challenges of Family Practice (Willard), 8
Meglitinidas, 350
Melatonina, 461
Membership of the Royal Colleges of Physicians (MRCP), 49
Mente/corpo, relação
  anomalias, 110-112
  diabetes e terapia, 349
  implicações terapêuticas da unidade, 112-116
  medicina alternativa ou complementar e, 461
  sintomas e, 175
  visão dualística, 21-22
Metáforas, 177, 463
Metamensagens, 180

Metformina, 350, 354
Metilxantinas, 304
Método clínico, 203-261
    a busca no (*Ver* Investigação)
    a consulta no, 204-205
    classificação no, 231-234
    hipóteses no (*Ver* Hipótese)
    história do, 205-209
    identificação de erros no, 258-261
    pistas no (*Ver* Pistas)
    plano de cuidados e tratamento no, 252-257
    solução de problemas no, 225-228, 234-235
    tentativas de reformar o moderno, 209-210
    tomada de decisões no (*Ver* Tomada de decisões)
Método clínico centrado na pessoa, 15, 22, 33, 123, 125, 137, 159, 203, 211-224, 479-480
    abordagem não centrada na pessoa comparada com, 212-213
    administração de recursos e, 410
    aprendizado, 220-222
    avaliação do, 222-223
    componentes do, 210, 211 (figura)
    depressão e, 327, 329
    dor musculoesquelética e, 315
    exemplo de, 214-216
    fluxograma do, 217 (figura)
    medicina alternativa/complementar e, 471
    multimorbidade e, 386
    na medicina de família e comunidade, 223-224
    obesidade e, 368
    questões sobre, 219
    validação do, 220
Método experimental, 131
Mexicanos-americanos, 465
México, 342
Meyer, RJ, 60
Middlemarch (Eliot), 6
Miller, FJW, 57
Miller, WL, 204-205
Millis, JS, 8
Milnacipram, 316
Mindfulness (consciência plena), 26, 158, 164, 170n 2, 479-480
Mirtazapina, 331
Moclobemida, 331

Modelo biomédico, 108, 121, 123, 279
Modelo biopsicossocial, 121, 140, 209, 221
Modelo de Cuidados Crônicos, 45
Moerman, DE, 117
Mohr, J, 170
Momentos de ligação, 192-193
Momórdica, 468
Mononucleose infecciosa, 240-241, 240 (quadro), 244 (quadro), 247-248, 487
Monoteste, 239, 240 (quadro), 242, 243, 244 (quadro), 247-248
Montelucaste, 303
Moorehead, R, 226
Moralidade, 166-168
Morbidade, 87. *Ver também* Multimorbidade
    confluente, 384
    fatores familiares afetando, 62
    mudanças na, 4-5
    "nova", 53
Morrell, D, 255
Mortalidade
    associada à perda de entes queridos, 111
    autoavaliação da saúde e, 272-273
    cuidado domiciliar vs. hospitalar e, 403
    fatores familiares afetando a, 62
    isolamento social e, 110
    mudanças na, 4-5
    pobreza e, 77, 78
    rastreamento e redução da, 289

Morte de Ivan Illitch, A (Tolstoi), 194
Moxifloxacino, 301
Muito barulho por nada (Shakespeare), 180
Multimorbidade, 96-100, 376-386
    abordagem clínica, 383-386
    aglomerados, 380-381
    definição, 376-377
    experiência subjetiva de, 381-383
    fatores familiares e, 381
    fatores sociais na, 381
    gravidade da, 379-380
    na atenção primária, 378 (figura)
    na população geral, 378 (figura)
    polifarmácia e, 377, 383, 385
    prevalência de, 377-379
Mumford, L, 26, 31, 32
Mundo da vida, 136-137, 148
Murdoch, TB, 413
Murphy, E, 269

Muzzin, LJ, 453
Mycoplasma, 301

N

Não egoístas, emoções, 161-162, 163
Narrativa da busca, 154
Narrativas, 168, 221, 365-366
National Ambulatory Care Survey, 310, 487
National Ambulatory Medical Care Survey (NAMCS), 101, 447
National Center for Complementary and Integrative Health, 462
National Family Physician Workforce Survey, 100
National Health Interview Survey, 461
National Heart, Lung and Blood Institute, 371
National Hospital Ambulatory Medical Survey, 447
National Institutes for Health Research, 495
National Institutes of Health, 462
National Morbidity and Interventions in General Practice Survey, 487
National Physician Alliance (NPA), 408
National Physician Survey, 412
National Service Framework (NSF), 398
Nativos, populações, 336, 342, 343, 490
Natural (descritiva), escola de pensamento, 205
Natural killer (células de defesa), atividade das células, 111
Naturopatia, 465, 467, 472n 4
Needleman, J, 161, 163-164, 170
Nefropatia, 355
Negação, 175, 197
Negatividade na saúde, 242
Netherlands Institute for Health Services Research (NIVEL), 495
Netherlands Institute of Primary Care, 487
Neuropatia, 355, 356 (tabela)
Neuroticismo, 322
New Brunswick Extramural Hospital, 397
New England Journal of Medicine, The, 220
Newton, Isaac, 134, 135
Newton, P, 453
NHANES I, 340
Nietzsche, Friedrich, 32
Nível físico do ser, 132
Nível mental do ser, 132, 133
Nível transcendental do ser, 133
Normal, ciência, 105, 106
Normal, significado de, 266-271
Noruega, 87
Not All of Us Are Saints (Hilfiker), 168
"Nova morbidade", 53
Nova Zelândia, 93
Nuckolls, KB, 115
Número necessário para tratar, 286, 469
Nutrição/dieta
    diabetes e, 339, 348-349
    em terapia complementar/alternativa, 464, 465, 469-470
    profissionais de saúde e, 437-438
Nutrição enteral domiciliar (NED), 401, 402
Nutrição parenteral domiciliar (NPD), 401-402
Nutricionistas, 437-438

O

Obesidade, 362-373
    abordagem clínica, 367-373
    abordagem dos cinco As para, 368-370, 369 (tabela)
    definição, 362
    epidemia de, 362
    experiência subjetiva da, 365-367
    fatores familiares e, 364-365
    fatores sociais na, 365
    modelo dos quatro Ms para, 368
    prevalência de, 362-364
Objetividade, 134-135
Objetivo Triplo, 408
Observacional, esquema, 481
Observador, lugar do, 134-137
"Oferendas", 321
Olanzapina, 332, 370
"Old Americans", pacientes, 43-44
Óleo de peixe, 461
Olness, K, 118
Oncologistas, 454
Opioid Risk Tool (ORT), 319
Opioides, 316-317. *Ver também* Dependência de medicações controladas
    ferramentas de triagem para dependência de, 319
Organização Mundial da Saúde (OMS), 10, 265, 335, 348, 363, 373, 376, 469

Organização Mundial de Médicos de Família (WONCA), 8, 16n 5, 87, 410
Organizações de manutenção da saúde (HMOs), 10, 426
    de grupos, 426
Osler, W, 7, 8, 165-166, 477
Ostbye, T, 297, 309-310, 322, 336, 394
Osteoartrite, 308, 312, 355
Osteopatia, 461, 464-465
Osteoporose, 308
Otite média, 300
Ottawa Charter for Health Promotion, 274
Oxford Health Experiences Research Group, 495
Oxigenoterapia, 402

P

P12A, gene, 337
"Paciente oculto", 75, 81
Pacientes parciais, 279
Pagamento por serviços, sistemas de, 419-420, 425
Pain Assessment and Documentation Tool (PADT), 316
Países Baixos, 8, 59, 87, 91, 91-92 (tabela), 494
    depressão na, 321-322
    pneumonia na, 302
    queixas musculoesqueléticas na, 309
    taxas de encaminhamento na, 453
    visitas domiciliares na, 394
Palliative Education and Care for the Homeless (PEACH), 404
Pâncreas, câncer de, 469
Papanicolaou, esfregaço de, 280, 281
Papéis conflitantes, 22-24
Papel de doente, 38-39, 76
"Papel de refúgio", 200
Paradigma, 122, 123, 136
    na ciência, mudanças de, 104-107
    na medicina, mudanças de, 107-108
    novo, 121-125
    usos variados do termo, 141n 1
Paradigmas
    anomalias encontradas nos antigos, 108-112
    definição, 105
Paralisia auricular, 483
Paroxetina, 316, 331

Parsons, T, 38
Parteiras, 6, 431, 461
Patient-Centered Care and Outcomes Study, 222
Patient-centered medical home (PCMH), 425
Patient-Centered Outcomes Research Institute (PICORI), 495
Patient Experience Journal, 150
Patient Health Questionnaire (PHQ-9), 321, 329
Patografias, 148-150
Patografias testemunhais, 149
Pavlov, Ivan, 118, 120
Penicillum notatum, 485
Pensamento organísmico, 127
"Pensar em termos de família", 49, 54-55
Percentis, 269, 271
Perda de entes queridos, 62, 76-77, 111, 157, 324
Perda ponderal, cirurgia para, 365, 368, 372
Período pós-natal, sinais de alto risco, 70-71 (quadro)
Pés, cuidados com os, 356 (tabela), 438
Pesquisa, 481-496
    desafios e respostas, 494-496
    descobertas clínicas e, 493-494
    ensaios pragmáticos, 489, 495
    estudos experimentais, 489
    história do progresso da, 481-485
    observacional, 485-488
    qualitativa, 490-492
    tipos de, 485-492
    validação da, 492-493
Pessoa-médico, comunicação. *Ver* Comunicação pessoa-médico
Petrella, RJ, 370
Philosophy in a New Key (Langer), 107
Piaget, J, 135
Pistas, 178, 235-237
    definitivas vs. probabilísticas, 236
    não enxergar (interrupções), 258-259
    sobre o contexto, 181-182
Placebo, efeito, 117-118, 120, 437, 467
Planos de saúde por reembolso, 426
Plantas hepatotóxicas, 469 (quadro)
Pless, IB, 62
Pneumonia, 297, 300-302, 301 (tabela)
Pneumonia atípica, 301

Pneumonia estreptocócica, 301
Pneumonia Severity Index, 302
Pobreza, 53, 77-79, 83n 3
    doença respiratória e, 297-298
    obesidade e, 365
    prática preventiva e, 273
Podiatria, 438
Polanyi, M, 135, 136, 138, 221
Polifarmácia, 377, 383, 385
Polimialgia reumática, 232, 308
Polônia, 91, 91-92 (tabela), 336
Pontos dolorosos, 309, 315
Pontos-gatilho, 309
Popper, K, 14, 479
População de risco, 18, 23
População de rua, 77, 404-405
Popular, setor, 45
Porteiros, 426
Porto-riquenhos, 465
Portugal, 394
Positividade na doença, 240, 247
Positividade na não doença, 247
Positivismo, 131, 132, 134
Post, 323
PPAR-γ, receptor, 337
Pranlucaste, 303
Prática de família e comunidade
    contexto, 228-231
    diagnóstico clínico, 225-228
    exemplos de categorias amplas usadas, 233 (figura)
    fontes de variação na, 100-102
    método clínico centrado na pessoa na, 223-224
    métodos preventivos na, 288-290
    prevalência de diabetes, 335-336
    prevalência de doença respiratória na, 297
    prevalência de dor musculoesquelética, 308-310
Pré-bióticos, 461
Pré-contemplação, estágio de mudança, 277
Pré-paradigmática, fase, 105
Pressão arterial, 267, 268-269, 270-271. *Ver também* Hipertensão
Prestadores de serviços preferenciais (PPOs), 426-427
Prevalência
    de depressão, 321-322
    de diabetes na medicina de família e comunidade, 335-336
    de doença respiratória na medicina de família e comunidade, 297
    de dor musculoesquelética na medicina de família e comunidade, 308-310
    de multimorbidade, 377-379
    de obesidade, 362-364
    pesquisa observacional sobre, 486-487
    valor preditivo e, 244-246, 245 (tabela)
Prevenção de doenças, 420
    aconselhamento comportamental e, 276-277
    diretrizes clínicas, 286-288
    ferramentas de organização para, 290-291
    na medicina de família e comunidade, 288-290
    para condições específicas, 291
    princípios gerais, 273
    problemas na interpretação eaplicação de evidências, 280-284
    promoção da saúde vs., 18, 274
    rastreamento (*Ver* Rastreamento)
Prevenção primária, 273
Prevenção quaternária, 273, 410
Prevenção secundária, 273
Prevenção terciária, 273, 276
Price, R, 147
Primary care trusts (PCTs), 398
Primeiro portal, 175-176
Prímula, óleo de, 468
Princípios da medicina de família e comunidade, 17-35
    aplicações universais, 34
    descrição, 17-20
    implicações, 20-22
Priorização, 408
Probabilidade, 237-238
Probabilidade condicional. *Ver* Valor preditivo
Probabilidade preexistente, 238
Probióticos, 461
Problemas
    crônicos mais frequentemente tratados, 98 (tabela)
    mais frequentemente tratados, 97 (tabela)
    principais, 176
    tipos e frequências, 99 (tabela)
Problemas, solução de, 225-228, 234-235
Problem-Oriented Medical Information System (PROMIS), 410

Processo, conhecimento de, 478
Processo de "cima para baixo", 287
Profissionais da saúde, 430-440
Programa de livros falados, 148
Prolapso da válvula mitral (PVM), 139-140, 267-268
Promoção da saúde, 18, 274, 277
Prontuário de saúde eletrônico (PSE), xii, 410-414, 414n 1, 420, 494
Prontuário médico eletrônico, 322, 412, 414n 1
Próstata, câncer de, 278, 470
Psicologia clínica, 434-435
Psiquiatria, 13, 170, 333n 1, 456-457
Psílio, sementes de, 468
Public Hospitals Act, 397
Pulmão, câncer de, 286

Q

Qi gong, 461
Quatro Ms, modelo dos (para obesidade), 368
Queixa de apresentação, 176
Queixas musculoesqueléticas inflamatórias, 308
Quetiapina, 332
Quiropodia, 438
Quiropraxia, 463, 464, 465

R

Rahe, RH, 115
Raiva, 149, 151, 192
Raízes familiares, 79
Ramsey, CN, 60
Rapid Access to Consultative Expertise (RACE), 458
Rastreamento
    antecedentes históricos, 278-279
    avaliação de, 277-278
    com base na efetividade, 288
    de complicações do diabetes, 356 (tabela)
    definição, 276
    multifásico, 289
    para diabetes, 346-348
Raymond, MC, 312
Razão desengajada, 21
Razão instrumental, 21
Razão para o encontro (RPE), 87, 88
Razões de probabilidade, 247-249

Reason, P, 492
Recursos, administração de, 20, 23, 407-410, 417
Recursos de cuidados de saúde. *Ver* Recursos, administração de
Recursos de resistência geral (RRG), 115, 274
Rede de organizações de manutenção da saúde (HMOs), 426
Rede de serviços na comunidade, 18, 441-446
    grupos de autoajuda e de ajuda mútua, 445
    localização de serviços básicos, 446
    para os idosos, 445
    saúde pública e, 442
    serviços de atendimento domiciliar, 445
    serviços de saúde mental, 444
    serviços de saúde na escola, 443
    serviços de saúde ocupacional, 444
    serviços para crianças, 442-443
    voluntários na, 445
Redes de pesquisa baseadas na prática (RPBPs), 494, 495
Reducionismo, 126, 128
Redundância, 259-260
Reforço negativo, 435
Reforço positivo, 435
Registro médico orientado pelo problema, 221
Regras institucionais, 257
Reid, M, 140
Reiser, SJ, 410, 412, 413
Relaxamento, treinamento/prática, 113, 435, 437, 464, 465, 471
Relógio falante, 148
Retinopatia, 356 (tabela)
Retorno, 237
Reumatismo, tecidos moles, 308
Reunião com a família, 80-81
Risco
    absoluto e relativo, 286
    incerteza diferenciada de, 282
    percepção a partir da história familiar, 284-285
Risperidona, 332, 370
Roentgen, Wilhelm Konrad, 106, 493
Rogers, C, 190
Roland, A, 51-52
Rosser, WW, 281
Rothenberg, K, 121, 283
Rotinas, 204
Rowan, J, 492

Royal College of General Practitioners (RCGP), 398, 487
Royal College of Surgeons, 6
Royce, J, 25
Rudebeck, CE, 193-194, 224
Rússia, 336
Ryan, BL, 410
Ryle, J, 267

S

Sackett, DL, 247, 286
Sacks, O, 149, 167
Saída, problema de, 177
Sala de parto, sinais de alto risco em, 69-70 (quadro)
Salbutamol, 303
Salmeterol, 303
Salutogênese, 271-272, 274, 385
Samaritanos, movimento dos, 444
Satterwhite, BB, 62
Saúde
  autoavaliada, mortalidade e, 272-273
  continuum da melhora, 274-276, 275 (tabela)
  definição, 265-266
  influência familiar na, 55-63
  pública, 4, 442
Saúde mental, 4, 152, 379, 420
  atendimento compartilhado e, 455, 456-457
  estresse e, 114
  serviços comunitários para, 444
  suporte social e, 115-116
Saunders, C, 156
Saw palmetto, 461
Scheier, MF, 112
School for Primary Care Research, 495
Schumacher, EF, 26, 132, 133, 492
Science and the Modern World (Whitehead), 107
Screener and Opioid Assessment for Patients-Revised (SOAPP-R), 319
Seaburn, DB, 179
Segundo portal, 176
Selye, H, 114, 118
Sensibilidade de testes, 239, 240 (quadro), 240-241, 243, 244, 244 (quadro), 246, 278, 487

Sentido de coerência (SC), 271-272
Serotonina, antagonistas da, 370
Sertralina, 316, 331
Serviço, administração do, 417-428
  alocação de prioridades, 421
  atenção gerenciada e, 426-427
  avaliação de demandas, 420-421
  avaliação de desempenho, 422
  avaliação de necessidades não atendidas, 420
  avaliação de recursos, 421
  defeitos comuns, 423-424
  definição da população atendida, 419-420
  formulação de objetivos, 417-419
  formulação de políticas, 421
  patient-centered medical home e, 425-426
  práticas baseadas na equipe, 424-425
  processo, 418 (figura)
  reconsideração de objetivos e políticas, 422-423
Serviço nacional de saúde britânico, 78, 427
Serviços de saúde e orientação na escola, 443
Serviços de saúde ocupacional, 444
Sexual, comportamento, 270
Shakespeare, William, 157, 180
Shi, L, 78
Siegrist, J, 272
Sigerist, HE, 38
Significado, 173
Síndrome, 138, 139, 141n 4
  de adaptação geral (SAG), 118-119
  de dor miofascial (SDM), 309
  do coração partido, 75
  "do envelope cheio", 186
  do intestino irritável, 38-39
  metabólica, 347
Sintomas, 224-225, 236-237
  apresentação de, 224-225, 236
  classificação de, 91-93, 91-92 (tabela)
  clinicamente inexplicados (SCIs), 108-109, 178-179
  comunicação pessoa-médico e, 173-178
  definição, 174
  dez mais frequentemente apresentados pelas pessoas, 41 (quadro)
  graves, sub-relato, 39-44
  porcentagem recebendo um diagnóstico específico, 109 (tabela)
  probabilidade de consulta médica por, 43 (tabela)

sem importância, consulta para, 39-44
somatização (*Ver* Somatização)
Sinusite, 487-488
Sistema imune, 111, 112, 119-120
Sistemas abertos, 128
Sistemas de registros, 290-291. *Ver também*
Prontuário de saúde eletrônico; Prontuário médico eletrônico
Sistemas fechados, 129
Six Minutes for the Patient (Balint e Balint), 193
Skrabanek, P, 283
Smith, AP, 111
Sobel, DS, 273
Sociais, fatores/contexto
depressão e, 323-324
diabetes e, 340-342
doença respiratória e, 297-298
dor musculoesquelética e, 312
multimorbidade e, 381
obesidade e, 365
Social, apoio, 115-116, 341
Sociomédicas, pesquisas, 279
Sofrimento, 152, 153, 154-156, 157-158
espiritual, 167-168
pedagogia do, 168-169
vicariante, 156
Somatização, 178, 178-179, 200n 2
Spiro, H, 25
St. Joseph's Primary Care Diabetes Support Program, 353
Stamper, Andrija, 16n 4
Starfield, B, 78, 98, 408, 410
START/STOPP, critérios, 385
Stedeford, A, 76
Stein-Leventhal, síndrome de, 232
Stensland, P, 313
Stephens, G, 30, 255
Stetten, D, 133, 147-148
Stevenson, Robert Louis, 27, 170
Stewart, M, 100, 220, 222, 410
Stott, N, 200
Strategic Patient-Oriented Research (SPOR), 495
Structure of Scientific Revolutions, The (Kuhn), 104-105
Styron, W, 193, 325
Suchman, A, 193
Suécia, 341, 345, 381

Suíça, 407
Suicídio, 328, 329, 330, 444
Sulfonilureias, 350, 370
Sumatriptana, 126
Suplementos, 349, 461
Surdez, 153
Suscetibilidade geral a doenças, 59
Sydenham, Thomas, 207

T

Tabagismo, 298, 299, 304, 355, 364, 370
Tai chi, 461
Tailândia, 345
Tait, I, 208
Taiwan, 345
Tarefas de desenvolvimento, 63-66, 65 (tabela)
Taylor, C, 21
TCF2, gene, 337
TCF7L2, gene, 337
Tecnologia
cuidados domiciliares, 401-403
da informação (TI), 411, 414
impacto no trabalho médico, 27
Tennyson, Alfred, 177
Teofilina, 304
Teoria geral de sistemas, 128-131. *Ver também*
Teoria de sistemas
Teoria de sistemas, 47, 59, 437. *Ver também*
Teoria geral de sistemas
Terapia cognitiva, 316, 330-331, 349, 435, 436, 465
Terapia de família, 48
Terapia de manipulação espinal (TME), 466
Terapia de solução de problemas (TSP), 330
Terapia interpessoal (TIP), 330
Terapia ocupacional, 433
Terapia. *Ver* Tratamento/terapia
Terapias corporais, 464
Terkel, S, 188-189
Terry, AL, 412
Testes. *Ver também* Falsos negativos; Falsos positivos; Valor preditivo; Sensibilidade de testes; Especificidade de testes
na investigação de rotina, 251
na investigação direcionada, 239-249
probabilidade de resultados anormais por múltiplos, 269 (tabela)

ritual anual, 281
úteis, ausência de, 260
Testículo, câncer de, 147
Thomas, KB, 199
Thousand Families, estudo, 56
Tiazolidinedionas, 350, 370
Tolstoi, Liev, 194
Tomada de decisões, 225-228, 257-258
Tonga, 343
Toombs, SK, 130, 149, 151, 152, 159, 160, 193, 326
Toon, PD, 23
Toque, 192
Toronto Family Study, 73
Tournier, P, 167, 192
Toye, F, 313
Trabalho de equipe, 33, 424-425, 438-440
Tradição europeia, 131
Tranquilização, 198-199
Transferência erótica, 163
Transferência negativa, 163
Transferência positiva, 163
Transformations of Man, The (Mumford), 26
Transições epidemiológicas, 4-5, 279
Transportadores de glicose ligada ao sódio (SGLT2), 350
Transtorno de ansiedade generalizada, 320
Transtorno de desenvolvimento pervasivo (TDP), 75
Tratamento/terapia
    da depressão, 330-332
    do diabetes, 344, 348-354
    plano de cuidados e, 252-257
Treinamento de especialização, 101
Tristeza, 151, 176
Trollope, Anthony, 6
Tugwell, P, 247
Turner, RJ, 114, 115-116
Turquia, 336
Tyrell, DAJ, 111

U

Uganda, população de, 351
Umwelt, 130
U.S. Preventive Services Task Force (USPSTF), 276, 291, 322
Universities, American, English and German (Flexner), 8
University of Western Ontario, 210

V

Vacina pneumocócica, 304
Vacinação/imunização, 6, 111, 304, 409, 482
Validação
    do método clínico centrado na pessoa, 220
    nas ciências humanas, 492-493
Valor preditivo, 239, 240 (quadro), 242-247, 244 (quadro), 487-488
    definição, 238
    prevalência e, 244-246, 245 (tabela)
Valores de base, 271
Valores de referência, 270
Valproato, 370
Vanier, J, 168
Varfarina, 468
Variabilidade, 27, 266-267
Varieties of Religious Experience, The (James), 490
Varíola, vacina contra, 482
Vastyan, EA, 165
Veale, BM, 24, 34n 3
Venlafaxina, 331
Verhaak, PFM, 321
Vias fisiológicas, 118-119
Viés da comunicação, teoria do, 184
Viés de seleção, 173
Violência doméstica, 53, 71-72
Virginia Club, 6
Vis medicatrix naturae, 157, 467, 471
Visitadores de saúde. *Ver* Enfermeiros de saúde pública
Visitas domiciliares, 393-404
    avaliação da pessoa e, 400-401
    custo dos cuidados, 404
    pressão para mais, 395
    qualidade dos cuidados, 403
    razões para, 399
    redução das, 393-394
    remuneração e, 394, 397, 404
    tecnologia e, 401-403
    tipos de, 395-399
Visualização orientada, 465
Vitaminas, megadoses, 469-470
Viúvos e viúvas, 62, 111, 112
Vodu, 465

Voluntários, 445
Von Bertallanfy, L, 128
Von Uexküll, T, 130

W

Walter, F, 284-285
Ware, JE, Jr, 183
Wasson, JH, 109
Watts, CAH, 330
Way of the Physician, The (Needleman), 161
Western University, vii, 494
Weston, WW, 185, 187
Wheaton, B, 114
Whitehead, AN, 32, 107, 132, 134
Wilde, O, 165, 314
Willard, RD, 8
Williams, C, 34, 82, 400
Withering, William, 482
Wittstein, IS, 75

WONCA (Organização Mundial de Médicos de Família), 8, 16n 5, 87, 410
Wong, E, 100
Wood, ML, 454
Woolhouse, S, 78
Wright, R, 21

X

Xamanismo, 169, 205, 464

Y

Y-de-Roux, cirurgia de derivação gástrica, 372
Yates, FE, 126
Yudkin, J, 280

Z

Zborowski, M, 43
Zola, IK, 43
Zucker, A, 125